必携テキスト

鍼灸マッサージ師のための
スポーツ東洋療法

［監修］
東京有明医療大学保健医療学部特任教授
福林 徹

［編著］
公益社団法人
東洋療法学校協会スポーツ東洋療法研究委員会

［編集協力］
公益社団法人
全日本鍼灸学会スポーツ鍼灸委員会

JN192063

医道の日本社
Ido・No・Nippon・Sha

刊行にあたって

　この度、『鍼灸マッサージ師のためのスポーツ東洋療法』が刊行されましたことは、誠に時機を得たものであり、大きな意義を持つものと考えております。

　本書の旧版である、『スポーツ東洋療法ハンドブック』が出版されたのが2001年でありますので、実に17年ぶりの全面改定となります。旧版が出版された当時、あん摩マッサージ指圧師、はり師きゅう師（あはき師）の業が急速に変化を遂げ、スポーツ分野や福祉分野などに職域が広がりを持つようになったことを背景に、あはき師に新たな知識を普及させる必要があったことが、発刊の契機になったわけですが、その後、スポーツ分野におけるあはき師の役割が、スポーツ選手はもとより一般のスポーツ愛好者に対する施術、治療に及び現在に至っていることは、周知の事実であります。また、学術研究の分野でもあはきの効用や可能性についてさまざまな知見が報告されてきており、科学的根拠が少しずつ見出されてきております。一方、2020年に東京オリンピック・パラリンピックの開催に向け、選手のケアやサポートを他の医療職種とともに行っていく機運が高まりつつある現在、多くのあはき師がスポーツとかかわる可能性に鑑み、より正確な知識や技術を広めていく必要性が生じてきております。

　このような背景により本書の発刊の企画立案がなされてきたわけですが、東洋療法学校協会では、本書の発刊に向け、教材研究部のなかに特別委員会を設置するとともに公益社団法人全日本鍼灸学会スポーツ鍼灸委員会や旧版にかかわっていただいた監修者、執筆者、業界団体の先生方にも協力を得て、精力的に準備を進めてきました。携わっていただいた多くの先生方に敬意を表するとともに衷心より感謝を申し上げる次第です。

　本書は、旧版の内容を現状に見合ったものに改訂するとともに、あはきとスポーツに関するエビデンスを紹介する章を設け、より正確かつ科学的視野に基づいた内容となっております。さらに、スポーツ分野に造詣の深い方々にご執筆をお願いしましたので、より実践的な書に仕上がっているものと思量します。したがって、スポーツ分野にかかわりを持つあはき師や他の医療職種の方々には、本書を是非ご活用いただき、日々の診療、選手のケアなどに役立てていただければ幸いであります。また、本書は初学者教育や各種講習会での活用も視野に入れており、多くの方にご利用いただきたく考えているところであります。

　最後になりましたが、本書発刊に多大なる尽力をいただいた関係各位、特に編集から出版に至るすべての工程においてご努力いただいた医道の日本社編集部の皆様に感謝を申し上げ、発刊の挨拶に代えさせていただきます。

2018年8月

公益社団法人東洋療法学校協会
会長　　坂本　歩

鍼灸マッサージ師のためのスポーツ東洋療法
監修者・編集・執筆者一覧

監 修

福林　徹　東京有明医療大学保健医療学部特任教授

編 集

公益社団法人東洋療法学校協会スポーツ東洋療法研究委員会

編集委員長

関口　正雄　東京メディカル・スポーツ専門学校学校長

編集委員（五十音順）

朝日山一男

片山　憲史

古屋　英治

溝口　秀雪

執筆委員（五十音順）

泉　　重樹

印南　　秀

金子　泰久

近藤　　宏

鳥海　　崇

藤本　英樹

編集協力

公益社団法人全日本鍼灸学会スポーツ鍼灸委員会

執筆者（五十音順）

赤間　高雄　早稲田大学スポーツ科学学術院

朝日山一男　神奈川衛生学園専門学校　東海医療学園専門学校

足立麻由佳　履正社医療スポーツ専門学校

池宗佐知子　帝京平成大学ヒューマンケア学部

石塚　洋之　日本指圧専門学校

泉　　重樹　法政大学スポーツ健康学部

泉　　秀幸　東京有明医療大学保健医療学部

伊藤由美子　ハイライトボディケア　元・女子バスケットボール日本代表トレーナー

伊藤　良彦　株式会社R&S COMPANY　元・国立スポーツ科学センター

稲葉　優希　国立スポーツ科学センター

今井　一博　東京大学大学院総合文化研究科

岩本　広明　公益財団法人日本陸上競技連盟医事委員会トレーナー部部長

印南　　秀　東京メディカル・スポーツ専門学校

上原　明仁　呉竹学園東洋医学臨床研究所

臼井　義雄　専門学校浜松医療学院

大西　千佳　神奈川衛生学園専門学校

小川　波郎	バークレー鍼・統合医療専門職大学院（AIMC バークレー）	
小沢　邦彦	REFRESH 指圧センター DAIKANYAMA	
片山　憲史	ミモザ鍼灸サロン　元・明治国際医療大学鍼灸学部	
金子　泰久	呉竹学園東洋医学臨床研究所	
亀井　明子	国立スポーツ科学センター	
川浪　勝弘	北海道鍼灸専門学校	
蒲原　一之	国立スポーツ科学センター	
久野　譜也	筑波大学大学院人間総合科学研究科	
香田　泰子	筑波技術大学障害者高等教育研究支援センター	
後関　慎司	東京スポーツレクリエーション専門学校	
小堀　孝浩	こぼり治療院　長生学園　日本工学院八王子専門学校	
近藤　　宏	筑波技術大学保健科学部	
櫻庭　　陽	筑波技術大学保健科学部	
佐藤　卓弥	筑波大学理療科教員養成施設	
新原　寿志	常葉大学健康プロデュース学部	
鈴木　俊三	鈴木富士見鍼灸院　元・呉竹鍼灸柔整専門学校	
塚本　賢史	兵庫鍼灸専門学校	
津田　清美	花田学園アスレティックトレーナー専攻科	
恒松美香子	帝京平成大学ヒューマンケア学部	
妻木　充法	東京メディカル・スポーツ専門学校	
手塚　賢二	東京メディカル・スポーツ専門学校	
富永　賢介	東京メディカル・スポーツ専門学校	
鳥居　　俊	早稲田大学スポーツ科学学術院	
鳥海　　崇	東京メディカル・スポーツ専門学校	
中村真理子	国立スポーツ科学センター	
能瀬さやか	東京大学医学部附属病院女性診療科・産科	
畑中　仁美	明治東洋医学院専門学校	
林　健太朗	東京大学医学部附属病院	
藤本　英樹	東京有明医療大学保健医療学部	
古屋　英治	呉竹学園東洋医学臨床研究所	
前田　　弘	公益財団法人日本サッカー協会アスレティックトレーナー	
松下　美穂	森ノ宮医療学園専門学校	
水野　浩一	東海医療学園専門学校	
溝口　秀雪	日本鍼灸理療専門学校	
三村　　聡	日本医学柔整専門学校	
宮本　　直	明治東洋医学院専門学校	
宮本　俊和	東京有明医療大学客員教授	
宮本　陽平	日本工学院八王子専門学校	
廻谷　　滋	株式会社東京スポーツ鍼灸代表取締役　筑波大学理療科教員養成施設	
山口　大輔	朝日医療大学校	
山下　浩平	大阪ハイテクノロジー専門学校	
山本小百合	茗溪学園中学校高等学校職員	
吉田　成仁	帝京平成大学ヒューマンケア学部	
吉田　行宏	明治国際医療大学鍼灸学部	

目 次 Contents

刊行にあたって　iii
執筆者一覧　iv

Chapter 1　総論 ·········· 1

1節　スポーツ東洋療法　2
2節　スポーツ東洋療法の施術に当たる施術者の資質　4
3節　障がい者スポーツ　6
4節　日本におけるトレーナーの歴史と役割　13
5節　日本と海外における現状比較　17
6節　スポーツ東洋療法の現状と今後の展望　24

Chapter 2　スポーツ現場活動に必要な知識 ·········· 39

1節　メディカルチェック　40
　　1）整形外科的メディカルチェック　40
　　2）内科的メディカルチェック　43
2節　マネージメント　46
　　1）セイフティーマネージメント　46
　　2）リスクマネージメント　49
3節　スポーツ生理学　55
4節　発育発達　63
5節　老化　69
6節　女性とスポーツ　77
7節　メディカルリハビリテーション（物理療法）　86
8節　アスレティックリハビリテーション　93
9節　コンディショニング　97
10節　トレーニング科学　106
11節　バイオメカニクス　115
12節　スポーツと栄養　124
13節　アンチ・ドーピング　129

Chapter 3　各論 ── スポーツ現場で遭遇しやすい疾患 ── ·········· 135

1節　整形外科疾患　136
　　1）頭部　136
　　2）頚部　139
　　3）肩関節・上腕　148
　　4）肘関節・前腕部　159
　　5）手関節　165
　　6）手指部　169
　　7）背部　173
　　8）腰部　177
　　9）股関節　185
　　10）大腿部　191
　　11）膝関節　196
　　12）下腿部　210

13）足関節　216
　　　14）足部　222
　2節　内科疾患　225
　3節　婦人科疾患　233
　4節　循環器疾患　240
　5節　特殊環境における体調変化　244

Chapter 4　鍼灸マッサージの有効性 ················· 255

　1節　症状別　256
　　　1）スポーツ分野における頸部痛に対する鍼・マッサージ治療　256
　　　2）スポーツ分野における肩関節障害に対する鍼・マッサージ治療　258
　　　3）スポーツ分野における腰痛に対する鍼・マッサージ治療　260
　　　4）スポーツ分野における膝関節障害に対する鍼・マッサージ治療　262
　　　5）スポーツ分野における足部外傷・障害に対する鍼・マッサージ治療　264
　　　6）スポーツ分野におけるに肘部の障害に対する鍼・マッサージ治療　266

　2節　筋障害別　269
　　　1）スポーツ分野における筋痛に対する鍼・マッサージ治療　269
　　　2）スポーツ分野における筋疲労に対する鍼・マッサージ治療　271
　　　3）ハムストリングスの肉離れに対する鍼灸・マッサージの有効性　275

　3節　体調管理と活動　277
　　　1）スポーツ選手のコンディショニングに対する鍼灸マッサージ　277
　　　2）女性アスリートの月経困難症（月経痛）に対する鍼灸・マッサージの有効性　280

Chapter 5　スポーツ現場の実際 ················· 283

　1節　サッカー　284
　2節　野球　288
　3節　女子バスケットボール　297
　4節　視覚障がい者柔道　302
　5節　陸上　307
　6節　水泳　310

索引　314

Column

○ 競技団体のトレーナー制度　35
○ 高齢者と運動と鍼灸マッサージ治療　74
○ 「力」と「パワー」はどう違う？　121
○ 跳躍高を算出できるマットの仕組み　122
○ 頭部・頸部のスポーツ外傷　147
○ プロ野球や各競技のトッププレーヤーのトレーナーを経験して思うこと　158
○ トレーナー業務における鍼灸師の強み　184
○ サッカー現場でのグロインペイン　190
○ 大腿部で見逃されやすい外傷・障害—疲労骨折　195
○ 膝前十字靭帯損傷と競技復帰について　209
○ 足関節捻挫後の足関節不安定性と可動域制限　221
○ 女性アスリートとむくみ　239

Chapter 1

総　論

Chapter 1-1

① スポーツ東洋療法

1. はじめに

　2013年9月、国際オリンピック委員会（IOC）は2020年夏季大会の開催都市を東京に決定した。我が国での開催は、夏季と冬季を合わせて4回目となる。オリンピック・パラリンピックの開催はその都度、夢と感動を与えている。

　これを機に鍼灸・あん摩マッサージ指圧を盛り上げるべく、2014年2月に公益社団法人全日本鍼灸学会スポーツ鍼灸委員会が発足した。同委員会の目的は、スポーツ選手のコンディション調整に貢献してきた鍼灸・あん摩マッサージ指圧についてエビデンスを根拠に再構築して、スポーツ分野での鍼灸・あん摩マッサージ指圧の適正使用につなげていくことである。

2. スポーツを支える東洋療法

　はり師、きゅう師、あん摩マッサージ指圧師の施術をスポーツに応用したものを「スポーツ東洋療法」と称している。これを行う者は、必然的にスポーツについての知識が必要になる。活動の場所、対象となる選手によってはトレーナー業務についても、その業務の全部もしくは一部について理解しておく必要がある。トレーナー業務の詳細については、公益財団法人日本スポーツ協会のアスレティックトレーナー認定制度[1]を参考にしていただきたい。

　近年、コンディショニングという言葉が使用されているが、これは「目的とする試合に向けての期間を限定されたなかでの調整と、日常的なトレーニングをいかにによりよい状態で効果的に継続していくかということへの対応」が一般的であろう。研究事業[2]も展開され、その成果は今日の競技ス

ポーツを支える基礎となっている。

3. スポーツ東洋療法の概要

　スポーツ東洋療法は2014年、公益社団法人全日本鍼灸学会学術大会愛媛大会で「東京オリンピック・パラリンピックに向けて我々は何をすべきか～今までの総括、これからの目標～」[3]でまとめられ、翌年のふくしま大会では、「鍼灸再考・鍼灸の可能性を探る」[4]として、スポーツ現場におけるメディカルスタッフの協働の重要性、スポーツ医学に関する幅広い知識と技術の必要性が明らかにされている。

　エビデンスに関して、2017年に「スポーツ分野における鍼灸マッサージに関するエビデンスレポート2015」が発行され、2018年3月に厚生労働省統合医療情報発信サイト（http://www.ejim.ncgg.go.jp）で公開された。

　スポーツ東洋療法の定義は明確ではないが、上記内容から考察すると、その役割はコンディション調整を通して、競技スポーツでは競技力の向上、スポーツ愛好家では健康の維持増進に寄与することであろう。さらに、素養としてスポーツ医学およびスポーツ東洋療法の知識と技術の研鑽はもとより、医療スタッフとの協働が求められている。

4. スポーツ東洋療法の今後の課題と提案

　スポーツは身近に存在するものである。しかし、総務省統計局の資料ではスポーツをした人の割合は1991年から2011年の20年間一貫して低下[5]しており、スポーツを身近に感じる子どもや若者が少なくなり、運動経験がないまま成人していくこ

2

とが懸念されていることも事実である。スポーツ基本法の基本理念には青少年のスポーツが国民の生涯にわたる健全な心と身体を培い、豊かな人間性を育む基礎となるとの認識の下に、学校、スポーツ団体、家庭および地域における活動を相互に連携することが提唱されている。

スポーツ東洋療法の普及は、未知の領域である超高齢社会において噴出するであろう問題の、いくつかの解決策の一つとなり得る期待もある。もちろんスポーツ活動が主体であるが、スポーツ東洋療法を併用することによる付加価値を見出すことも重要である。今後は多くのはり師、きゅう師、あん摩マッサージ指圧師がスポーツにかかわる機会が増えると想定されるため、スポーツ東洋療法は競技志向が高い一部のアスリートのものだけという概念を払拭して、日常的で身近な存在としての役割を見出すことが大切であると考えている。

5. まとめ

「日本鍼灸に関する東京宣言2011」[6]では最終目標を「国民のためになる鍼灸医療になる」と位置づけて、診療ガイドラインの策定、認定研修制度の確立などを提案している。我々も「国民のためになるスポーツ東洋療法」という大きな目標に向かって「質の向上」を図り、他職種との連携、協働で求められる専門性の確立を目指していきたいと考えている。

そして、スポーツ東洋療法の効用を国民に正確に伝えることができれば、2020年以降の我が国のスポーツを支える力となり得るであろう。これは我が国から発信するスポーツ東洋療法という文化の始まりかもしれない。

【古屋英治】

【参考文献】
1) 公益財団法人日本スポーツ協会「アスレティックトレーナー」：http://www.japan-sports.or.jp/coach/tabid/218/Default.aspx（2018年8月）
2) 公益財団法人日本オリンピック委員会「Vol.1 オリンピックにおけるコンディショニング」：http://www.joc.or.jp/column/playersupport/conditioning/（2018年8月）
3) 古屋英治, 他. 東京オリンピック・パラリンピックに向けて我々は何をすべきか〜今までの総括, これからの目標〜. 全日本鍼灸学会雑誌. 2014；64(3)：141-54.
4) 木下裕光, 他. 東京オリンピック・パラリンピックに向けた鍼灸再考. 一サッカー界における鍼灸の可能性を探る一. 全日本鍼灸学会雑誌. 2015. 65(3)：144-57.
5) 総務省統計局. スポーツをした人の割合の推移：http://www.stat.go.jp/data/topics/topi642.htm（2018年8月）
6) 坂本歩. 日本鍼灸は日本の医療を変えることができるか一鍼灸教育の現状と課題を通じての考察一. 全日本鍼灸学会雑誌. 2015. 65(3). 170-7.

Chapter 1-2

② スポーツ東洋療法の施術に当たる
施術者の資質

1. はじめに

　スポーツ選手が良い成績を残すためには、以下のようないくつかの要因が不可欠である。競技選手自身の内的要因としては、①素質や才能、②努力の継続、③競技に応じた知識・戦術、④強い精神力などが挙げられる。また、外的要因としては、①人的な支え、②施設などの環境、③経済的な支援など、選手を取り巻くさまざまな事項が挙げられる。このうち、人的な支えとしては、監督やコーチの指導力、チームドクターやトレーナー、栄養士の資質、選手の家族や友人の支援などが考えられる（図1）。

　本稿では、スポーツ東洋療法に当たる施術者、すなわち選手を支えるトレーナーとしての資質について述べる。

2. スポーツ東洋療法の担い手として必要な資格

1）施術者の資格

　スポーツ東洋療法にかかわる施術は、あん摩マッサージ指圧師、はり師、きゅう師の養成学校または大学を卒業し、資格試験に合格した者が携わらなくてはならない。特に競技特性や外傷・障害の発生機転などスポーツ医学の基礎、臨床に造詣が深く、さらにスポーツ選手や愛好家に真摯に向き合い、細かな要求への対応と連携ができることなどが要求される。

2）アスレティックトレーナーの資格

　現在の日本におけるスポーツトレーナーの制度

は、1965年に財団法人日本体育協会（現・日本スポーツ協会）おいて始められたが、1994年から新たに公認アスレティックトレーナーの育成を開始し、一定の水準を確保する事業が本格化した（p.14参照）。その養成課程の内容は、スポーツ医学の知識、トレーニング科学、栄養学などであり、幅広い知識と技能の習得を目指している。東洋療法の資格を有した者が、公認アスレティックトレーナーを取得することも多く、近年は、各競技団体とも密接な連携がなされてきている。

　アスレティックトレーナーは、アマチュア、プロを問わず、対応に当たる選手やチームの置かれている事情や環境を十分に理解し、広い医療知識と敏速かつ的確な判断力、協調性、コミュニケーション能力を発揮し、そのなかで可能な範囲の施術や指導を行う。

3. 競技現場におけるスポーツ東洋療法家に求められる資質

1）チーム医療の一員であることの自覚

　競技レベルのスポーツ東洋療法に当たる施術者（アスレティックトレーナー）は、外傷・障害の予防や治療、日頃のコンディショニングなどに対し、トレーナーとして施術にかかわるのはもちろん、他に種々の重要な役割を担うことになる。

　第一に、チーム医療の一員であることの自覚と認識が重要である。監督、指導者やコーチ、スポーツドクターや医療機関、臨床心理士や栄養士などとの連携を図り、相互のパイプ役としても活動する。日頃から、チームスタッフや選手との交流や意志の疎通を深めておく必要があるだろう。それ故に、チーム医療のなかで越権行為やスタンドプレーは厳禁である。

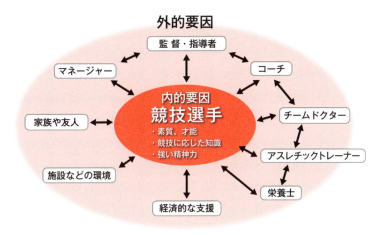

図1　競技選手を取り巻く環境

2) 選手を支える豊かな人間性

スポーツ東洋療法に当たる施術者は、選手と身近に接する機会が多いため、多くの相談が寄せられることになり、選手の置かれている環境や競技スキル、目的など日頃から指導者やチームドクター、他のスタッフとの交流や意思の疎通を深めておくことが、適切なアドバイスにつながると考えられる。つまり、前述の施術や連携能力以外に、精神的な支えとなったり、悩みの相談を受けることもできる幅広い人間性・人間力が問われることになる。

3) 現場での的確な対応力

より良いパフォーマンスを発揮させるためのコンディショニングや傷害に対する処置において、競技レベルの高い選手は、医学、運動学、栄養学などの専門分野のスタッフによるサポート体制が構成されているため、選手の置かれている環境を十分に理解して対応する必要がある。

競技現場で発生した外傷・障害は、本来なら医師の診断のもとに適切な処置が行われることが望ましいが、スポーツ東洋療法の資格者による応急処置が行われる場合は、医療スタッフの一員としての協調性と施術可能な範囲の自覚を持ち、十分に注意して行わなければならない。

また、薬品の投与や指示は、医療用医薬品ばかりではなく市販薬品についても、法的に厳重に禁止されている行為である。感冒薬など、薬局で買える一般薬でも問題が発生する可能性もある。ドーピング禁止物質は毎年更新されており、常に最新の情報を把握しておく必要があるだろう。

4. スポーツ東洋療法の強み

スポーツ東洋療法では、競技現場ばかりではなく、施術所での日常的な対応こそが外傷・障害の発生を未然に防ぐ方法として重要になる。外傷・障害の発生要因の一つとして、疲労の蓄積による使い過ぎ症候群（overuse syndrome）が指摘されている。したがって、疲労や痛みを早期回復させることは、外傷・障害の発生予防ばかりではなく、円滑なトレーニングの継続や効率化を図り、コンディションづくりに寄与するものである。これらの取り組み・対応が東洋医学の真骨頂である「未病治」につながるものであると確信する。

【片山憲史】

【参考文献】
1) 市川宣哉．スポーツ外傷・障害の基礎知識．南江堂．1987．
2) 福林徹監，社団法人東洋療法学校協会スポーツ東洋療法研究委員会編著．スポーツ東洋療法ハンドブック．医道の日本社．2002．

Chapter 1-3

③節 障がい者スポーツ

1. 障がい者とは

　障害者基本法において、「身体障害、知的障害、精神障害（発達障害を含む。）その他の心身の機能の障害（以下「障害」と総称する。）がある者であって、障害および社会的障壁により継続的に日常生活又は社会生活に相当な制限を受ける状態にあるものをいう」と定義されている。

　障がい者は、身体障がい者、知的障がい者、精神障がい者に大別される。また、身体障がいは、肢体不自由、視覚障がい、聴覚障がい、内部障がいの4つに分類される。

　なお、障がい者のなかには、これらの障がいが単独でなく複数合わせもっている重複障がいの者がいる。また、障がいの発生時期からみて、先天性（生まれつき）と後天性（事故などによる）に分けられる。さらに、徐々に障がいの程度が重くなる進行性の障がい者もいる。

　障害者白書（平成29年版）による障がい者数は、身体障がい者392.2万人、知的障がい者74.1万人、精神障がい者392.4万人となっており、合わせると国民の約6.7％に相当する。

2. 障がい者スポーツとは

　障がい者が行うスポーツ活動を総称して、「障がい者スポーツ」と呼んでいる。「障がい者スポーツ」というと一般的なスポーツとは異なる特別なスポーツというイメージがあるかもしれないが、そうではない。ただ、健常者が行っているスポーツのルールや用具をそのまま障がい者に適用すると、スポーツの実施が「困難である」「危険である」「障がいを悪化させるおそれがある」場合があるため、障がい者スポーツでは、ルールや用具

を障がいの状況に合わせて、安全に、楽しく、公平に行うことができるように工夫しているにすぎない。例えば車いすバスケットボールは、下肢に障がいがあり、一般のバスケットボールをプレーするのが難しい人が、車いすに乗って一般のバスケットのコートとボールを用いて、ルールを若干変更して行っているバスケットボールなのである。

　つまり、障がい者スポーツで行われている工夫は、一般のスポーツでもルールや用具を対象者の性別や発達段階に合わせて少し変更しているのと同様と考えられる。そのため、体育学分野においては、障がい者スポーツを障がいにとらわれない、より広い概念として、「アダプテッド・スポーツ（Adapted Sports）」と呼んでいる。「アダプテッド」とは、「対象者に合わせた」という意味である。また、「ユニバーサルスポーツ」という呼び方もある。障がいの有無に関係なく、誰もが一緒に実践できるスポーツを意味している。

　さらに最近は、「パラスポーツ」という言葉がメディアなどで使われている。これは2020年パラリンピック東京大会開催が決定し、パラリンピックをはじめとした障がい者スポーツへの関心が高まるなか、使用されはじめた呼称である。なお、パラスポーツの定義はIPC（国際パラリンピック委員会）によると、「障がいのあるアスリートが行うすべてのスポーツのことで、パラリンピック競技大会で採用されている競技であるかないかは関係しない。この表現はパラリンピック競技大会の枠を超えて、すべてのスポーツイベントで使用されている」となっており、パラリンピック競技以外も含んでいる。

3. 代表的な障がい者スポーツ種目

　障がい者が行っているスポーツ種目には、さま

ざまなものがある。国際的な種目もあれば、主に国内のみで行われているものもある。また、障がい種別によって行われる種目に違いがあるが、主な種目として次のようなものがある。

1）個人・対人競技

陸上競技、水泳、トライアスロン、アーチェリー、フェンシング、パワーリフティング、自転車、視覚障がい者柔道、テコンドー、車椅子ダンス、乗馬、ヨット、ボート、スキー、スノーボード、ボウリングなど。

2）団体競技

車椅子バスケットボール、シッティングバレーボール、ウィルチェアーラグビー、車いすテニス、卓球、サウンドテーブルテニス、野球、フットベースボール、グランドソフトボール、サッカー（脳性麻痺者7人制、視覚障がい者5人制、アンプティサッカー）、ゴールボール、ボッチャ、アイスホッケー、車いすカーリングなど。

4．障がい者スポーツの特徴

前述のように、障がい者スポーツは特別なものではない。しかし、スポーツの目的やルール、用具などにおいて、一般のスポーツと少し異なる特徴がある。

1）スポーツの目的

障がいのある人がスポーツを行う目的は、健常者と同じように、競技スポーツとして、あるいはレクリエーションや健康の維持・増進を目的として行われている。さらに、障がい者スポーツの特徴として、リハビリテーションという目的がある。障がいによる機能低下を補うため、リハビリテーションの効果をスポーツ実施により獲得すること

を目的としている。

2）スポーツ専用の用具

さまざまな種目において、スポーツの実施時には、日常的な用具とは異なる、競技種目に適した用具が開発され使用されている。

例えば車いすでは陸上競技、車いすバスケットボール、車いすテニス、ウィルチェアーラグビー（フォワード用、ディフェンス用と異なる）など、各種目に合った専用の車いすが使われている。さらに近年はその開発が進み、性能（素材、操作性、重量など）がますます向上しており、競技力向上への貢献もめざましい。

また、義手や義足もスポーツ専用の用具が開発されており、日常生活用とは素材、形態、機能など大きく異なっている。

これらの用具は各選手の障がいの状況に応じて作成されており、オーダーメード化されている。

3）クラス分け制度

障がい者スポーツの競技大会では、「クラス分け制度」がある。これは、競技するうえで、選手の競技能力よりも、障がいの程度や状況が勝敗に影響してしまうことを避けるため、同じ程度の障がい選手同士で競うための制度である。大会では、「クラシファイヤー」というクラス分けができる資格を持った専門家が選手の障がい状況をチェックし、競技クラスを決定している。

また、団体競技（車いすバスケットボールやウィルチェアーラグビー）では「ポイント制」という制度がある。各選手に障がいの程度に応じた持ち点がつけられ、障がいが軽いほど点数が大きく、重いほど小さい。試合ではコート上で戦う選手のポイントの合計点の上限が決められている。

さらに冬季のアルペンスキー、クロスカントリースキー、バイアスロンでは、「計算タイム制」が取り入れられている。これは、各カテゴリー（座位、立位、視覚障がい）内で選手の障がいの程度が異なるので、各選手に障がいの程度に応じ

第1章3節　障がい者スポーツ　7

た係数を設定し、実走タイムにその係数をかけた計算タイムで順位を決定するものである。

5．各障がいの特徴と配慮事項

　障がい者におけるスポーツの有効性は、障がいのない人と同様である。さらに、健康の維持・増進やQOL、ADLの向上といった観点から、障がい者にとってスポーツは障がいのない人以上に意義があると考えられる。

　障がい者のスポーツ活動場面にかかわる際には、共通の配慮事項として、対象者の障がいの特徴を理解することが重要である。さらに、同じ障がいであっても対象者によって障がいの状況は異なるので、対象者個々の障がいや合併疾患の有無など、個別性を理解することも重要である。また当然のことながら、障がいの悪化を防ぐように配慮しなければならない。必要に応じて主治医との連携も検討すべきである。

　各障がいの特徴とスポーツ活動時に配慮すべきポイントは以下となる。

1）身体障がい

A：肢体不自由

　上肢や下肢、体幹に永続的な障がいがあり、原因からみると切断・欠損（先天性や事故などによる）、脊髄損傷、ポリオなどのその他の機能障がい、中枢神経障がい（脳性麻痺、脳血管疾患）などがある。

　切断・欠損ではスポーツ用の義足や義手を用いることがあるが、断端部への負荷が大きいため、皮膚状態への配慮が必要である。また、脊髄損傷・頚髄損傷の場合は殿部などの褥瘡への配慮が、自律神経機能に障がいがある人には体温調節などへの配慮が必要となる。脳血管障害の場合は生活習慣病などの合併疾患を有していることがあり、運動時の血圧などにも気をつけたい。

　肢体不自由者のスポーツ活動は、専用の車いすや義足、義手を用いて一般的な競技を行ったり、重度障がい者のための球技であるボッチャなどが行われている。

B：視覚障がい

　視覚障がい者は、視力や視野に障がいがあることで、見えない（盲）あるいは見えにくい（ロービジョン）状態の者である。原因疾患として、緑内障、糖尿病網膜症、網膜色素変性症などがある。視覚からの情報が制限されるので、活動する場の安全な環境整備と、周囲の状況やスポーツのやり方・身体の動かし方などについて具体的で詳細な説明が必要となる。

　スポーツは聴覚情報（音）や触覚情報を活用して行われる。一般的な種目では、目の代わりを務める晴眼者がサポートしながら活動する競技がある。また、ゴールボールという視覚障がい者のための球技も行われている。

C：聴覚障がい

　聴覚障がい者は、音が耳から脳までに至る経路に障がいがあることで、聞こえない（ろう）、聞こえにくい（難聴）状態にある者を指す。伝音難聴（外耳から内耳までに障がい）、感音難聴（内耳から聴覚中枢までに障がい）、両者を合併した混合難聴がある。

　一般的にはスポーツを実施するのに支障がないが、コミュニケーションの取り方に配慮が必要であり、手話や筆談、身振り手振りなど、意思疎通の確認が重要である。また、聴覚障がい者のなかには平衡障がいがある者もいるので、配慮が必要である。なお、補聴器をつけている場合、激しいスポーツや水中活動では外すことが勧められる。また、人工内耳（手術により内耳に電極を埋め込む）装用者は頭部への衝撃に注意が必要である。

D：内部障がい

　内臓（心臓機能、腎臓機能、呼吸器機能、膀胱または直腸機能、小腸機能、ヒト免疫不全ウィルスによる免疫機能、肝臓機能）に障がいがある者をいう。疾患や対象者の身体状況（運動禁忌の有無）を理解・把握し、スポーツ実施の是非や適切な運動強度について配慮する必要がある。

2）知的障がい

知的障がい者は、「知的発達の障がい」があることで日常生活などに支障が生じ、支援が必要な者である。おおむね18歳までに現れ、知能指数（IQ）が70または75までを指す。原因が不明なことも多いが、原疾患が明らかな者もいる。合併疾患を有する者もいるので、身体状況にも配慮が必要である。

スポーツ活動時は発達段階に応じた対応が必要で、説明を分かりやすく短い言葉で示すことや、周囲の支援者らと連携し、対象者の個性や特徴について情報交換や情報共有しながら、個人に合った対応方法が望まれる。障がいの程度などにより、競技に参加する者やレクリエーション的な活動を行っている場合がある。

なお、スポーツ活動場面では、発達障がい者も知的障がい者と一緒に活動していることがある。対象者への配慮は知的障がい者と同様に、個人の特徴や状態に合わせた対応が必要である。

3）精神障がい

気分障がい（躁うつ病など）、統合失調症、神経症性障がい（パニック障害など）などの疾患がある。スポーツの実施については、治療のための服薬による副作用や症状が不安定な場合があり、慎重な対応が必要となる。しかし、スポーツによる対人関係の改善や人間関係づくりの練習などの効果が期待され、社会復帰のリハビリテーションとしての有効性が期待できる。健康スポーツやレクリエーションスポーツの実施や、競技としてバレーボールやフットサルなどが行われている。

6. 障がい者スポーツにおける 医科学支援

我が国では、障がい者の競技スポーツにおける医科学支援は健常者のそれに比べていまだ低調で

ある。また、それらに関する研究も僅少である。近年は障がい者スポーツに対する関心の高まりや2020年のパラリンピック東京大会開催に向けて競技力向上および医科学支援の必要性の高まりから、財政的な支援も含めて、医科学的な支援体制が徐々にではあるが整備されつつある。そのような環境の変化に伴い、トレーナー制度も整備されてきた。

1）障がい者スポーツのトレーナー資格

公益財団法人日本障がい者スポーツ協会は公認障がい者スポーツ指導者制度を設けている。我が国における障がい者スポーツの振興と競技力向上に当たる、障がい者スポーツ指導者の資質と指導力向上を図ることなどを目的として制定された制度である。

この制度のなかに医科学的な資格として、「障がい者スポーツトレーナー」資格がある。「スポーツトレーナーとして、質の高い知識・技能、障がいに関する専門知識を有し、障がい者の健康管理やスポーツ活動に必要な安全管理、またアスレティックリハビリテーションやトレーニング、コンディショニング指導などを通じて協会や関係団体と連携して競技力の維持・向上を支援する指導者」と位置づけられている。この資格を取得できるのは以下の①、②のいずれかに該当する者で、日本障がい者スポーツ協会が主催する養成講習会を受講し、検定試験に合格することで資格を取得できる。

①日本スポーツ協会公認アスレティックトレーナー資格の保有者
②PT、OT、柔整、あマ指師、鍼灸師のいずれかの資格を有し、かつ日本障がい者スポーツ協会登録競技団体・都道府県・指定都市の障がい者スポーツ協会または指導者協議会の推薦がある者（活動経験2年以上）

現在、この資格を取得し各競技団体などで活動して選手を支援する人材が増えつつあるが、まだ取得者が少ないのが現状である（2018年5月末現

在で181人)。

なお、医師については障がい者スポーツ医という資格がある。またこれ以外の資格として、初級・中級・上級障がい者スポーツ指導員資格や、スポーツコーチ(ある種目に特化して選手強化や育成に携わる人材)の資格がある。

2)障がい者スポーツと
アンチ・ドーピング

競技場面において、障がい者においても、アンチ・ドーピング活動は健常アスリートと全く同様であり、世界的にはパラリンピックなどで、アンチ・ドーピング違反で複数の選手がメダルを剥奪される事態が生じている。

なお、選手によっては障がいの治療として薬物の使用が必須な場合があり、治療使用特例(TUE)申請が必要となる可能性がある。健常選手同様に、薬の使用には注意が必要である。

7. 障がい者スポーツの歴史と
パラリンピックなどの世界大会

1)パラリンピックとは

パラリンピックは現在、オリンピックの後に同じ開催都市・競技会場で行われる世界トップレベルの障がい者のスポーツ大会であり、夏季大会・冬季大会がある。パラリンピックは現在に至るまでに、さまざまな経緯があった。

障がい者スポーツは、受障後のリハビリテーションが始まりである。障がい者スポーツの発祥ともいわれるのが、イギリス・ロンドン郊外にあるストーク・マンデビル病院である。ここは第二次世界大戦で負傷した脊髄損傷の兵士のためにつくられた病院で、この病院の整形外科医であったルードウィッヒ・グットマン博士がスポーツにリハビリテーション効果が高いことに着目し、積極的にスポーツを取り入れた。博士の言葉である「失

われたものを数えるな、残されたものを最大限に生かせ」は、障がい者スポーツの意義を示す言葉として有名である。

1946年にロンドン・オリンピックが開催されたが、その開会式に合わせて病院内でリハビリテーションの成果を発表するためのスポーツ大会(アーチェリー大会)が開催された。この大会がその後、国際大会へと発展していき、現在のパラリンピックの起源となっている。

「パラリンピック」と呼ばれる大会は、第1回が1960年のローマ大会、第2回が1964年の東京大会であった。当初は脊髄損傷の選手だけが参加していたが、徐々に他の障がい選手も参加するようになり、国際オリンピック委員会(IOC)との連携が構築されていった。国際パラリンピック委員会(IPC)が組織され、オリンピックとパラリンピックが一つの大きな世界大会という位置づけとなった。それと同時に、競技性が高まり競技レベルもどんどん高まっている。なお、パラリンピックの語源は、「pararell(もう一つの)」と「Olympic」を合わせた造語である。

2020年パラリンピック東京大会では、表1にある22競技が行われることになっている。また、冬季パラリンピックでは、アルペンスキー、スノーボード、クロスカントリースキー、バイアスロン、アイスホッケー、車いすカーリングが実施されている(2018年平昌大会)。

ただしパラリンピックは障がい者のうち、聴覚障がい者、内部障がい者、精神障がい者は参加していない。また、障がいの程度からみると、ある程度重い者が対象であり、我が国の障害者手帳保持者の全員が出場対象とはならない。前述した厳密なクラス分け制度をもとに、出場選手が選抜されている。

2)その他の世界大会:デフリンピック、
スペシャルオリンピックス

聴覚障がい者は「デフリンピック」という聴覚障がい者のためのオリンピックを、夏季大会と冬

表1　夏季パラリンピック実施競技（2020年東京大会）

出場対象障がい	実施競技
身体障がい[※1]	陸上競技、自転車、ボート、水泳、トライアスロン
肢体不自由[※2]	アーチェリー、ボッチャ、カヌー、馬術、パワーリフティング、射撃、シッティングバレーボール、卓球、車いすバスケットボール、車いすフェンシング、ウィルチェアーラグビー、車いすテニス、バドミントン、テコンドー
視覚障がい[※3]	5人制サッカー、ゴールボール、柔道
知的障がい	陸上競技、水泳、卓球

※1 「身体障がい」に記載されている競技には、肢体不自由者と視覚障がい者が出場できる
※2 肢体不自由者のみが出場できる
※3 視覚障がい者のみが出場できる

表2　全国障害者スポーツ大会実施競技

出場対象障がい	実施競技
身体障がい[※1]	陸上競技、水泳、卓球、フライングディスク
肢体不自由	アーチェリー、車いすバスケットボール
視覚障がい	サウンドテーブルテニス、グランドソフトボール
聴覚障がい	バレーボール
知的障がい	陸上競技、水泳、卓球、フライングディスク、ボウリング、バスケットボール、ソフトボール、バレーボール、サッカー、フットベースボール
精神障がい	バレーボール

※1 「身体障がい」では肢体不自由者、視覚障がい者、聴覚障がい者、内部障がい者によって出場できる競技が若干異なる

季大会それぞれ4年ごとに開催している。デフリンピックでは競技において安全のため補聴器の使用を禁止し、必要となる聴覚的な情報を視覚的に保障している（ランプの点灯などを利用）。

また、知的障がい者の世界的なスポーツ組織として、日常的なスポーツトレーニングとその成果の発表の場を提供する「スペシャルオリンピックス」があり、4年に一度、夏季・冬季の世界大会が開催されている。

3）日本における障がい者スポーツと全国障害者スポーツ大会

我が国で障がい者スポーツの発展の契機になったのは、第1段階が1964年のパラリンピック東京大会、第2段階が1998年に開催された冬季の長野パラリンピックといわれている。

前述のように1964年に開催されたパラリンピック東京大会は第一部としての世界大会に続き、第二部として国内大会が開催された。その後この国内大会が継続され、毎年、全国身体障害者スポーツ大会が開かれるようになった。この大会はその後、他の障がい者も参加する大会となり、現在は全国障害者スポーツ大会として、国民体育大会が開催される都道府県において、国体の後に開催されている。なお、この大会は「障害者のスポーツ参加の促進、国民の障害者の理解促進」を目的としており、身体、知的、精神障がい者が、表2

に示すようなさまざまな種目に参加している。

また、競技レベルの高い大会として、陸上競技、水泳、ウィルチェアーラグビー、ボッチャ、ゴールボール、アルペンスキーは「ジャパンパラ競技大会」が毎年開催されているほか、種目ごとの全国大会などが開かれており、国際大会への日本代表選手の選考の場にもなっている。

8．障がい者スポーツの現状と課題

我が国における障がい者スポーツの管轄官庁は長年、厚生労働省であった。しかし、その後、文部科学省に移管され、2015年9月にスポーツ庁が設置されたことにより、現在はスポーツ庁が管轄している。2011年に施行された「スポーツ基本法」でようやくスポーツ施策に障がい者スポーツに関する言及がなされた。この理念を実現するために策定されたスポーツ基本計画の第2期（2017年度〜）のものにおいては、障がい者のスポーツ実施率の向上（成人障がい者の週1回のスポーツ実施率を現状の19.2％から40％へ）をはじめ、競技スポーツ、地域スポーツ、学校スポーツに関して、さまざまな振興施策や目標が提示されている。

障がい者スポーツに関する認知や理解は徐々に進んできたが、その発展にはまだざまざまな課題があり、より多くの人材による多面的な支援が求められている。　　　　　　　　　　　【香田泰子】

第1章3節　障がい者スポーツ　11

＊表記について

　「障がい」の表記は、本稿では公益財団法人日本障がい者スポーツ協会が用いている表記に準じた。なお、法律や固有名詞についてはその表記に則って記載している。

【参考文献】

1）公益財団法人日本障がい者スポーツ協会. 新版障がい者スポーツ指導教本 初級・中級. ぎょうせい. 2016.
2）植木章三, 他. イラストアダプテッド・スポーツ概論. 東京教学社. 2017.
3）公益財団法人日本障がい者スポーツ協会. 障がい者スポーツの歴史と現状：http://www.jsad.or.jp/about/pdf/jsad_ss_2018_web_180322.pdf（2018年6月）
4）スポーツ庁. 第2期スポーツ基本計画：http://www.mext.go.jp/sports/b_menu/sports/mcatetop01/list/1372413.htm（2018年8月）

Chapter 1-4

4節 日本におけるトレーナーの歴史と役割

1. 歴史と変遷

　紀元前9世紀頃始まった古代オリンピックは、393年の第293回オリンピック競技大会まで続いた。その後、オリンピックは途絶えたが、ピエール・ド・クーベルタン（フランス）が提唱し、近代オリンピック競技大会の第1回大会が1896年にギリシア（アテネ）で開催された。

　日本が初めて参加したオリンピックは1912年のストックホルム（スウェーデン）大会で、嘉納治五郎（講道館柔道の創始者、当時の東京高等師範学校〔現在の筑波大学〕校長）を団長とした役員2名、陸上競技男子選手2名であった。その後、オリンピックに参加する競技者は徐々に増え、1928年のアムステルダム（オランダ）大会には女子選手も参加するようになった。ストックホルム大会で日本の団長を務めた嘉納治五郎は1909年にアジア初のIOC委員に就任し、1911年に大日本体育協会（現・日本スポーツ協会）を設立した。

　明治以降、教育の基本は知育・徳育・体育の「三育」といわれている。現在の教育基本法第一条（教育の目的）には、「教育は、人格の完成を目指し、平和で民主的な国家及び社会の形成者として必要な資質を備えた心身ともに健康な国民の育成を期して行われなければならない」と定められている。

　学校体育の充実から日本人のスポーツへの関心が高まったといっても過言ではない。明治から昭和初期までは、日本古来の武道のほか、野球、蹴球（サッカー）、籠球（バスケットボール）などだったが、1945年以降、国民体育大会の発展とともに、多くのスポーツが学童のみならず一般国民にも浸透してきた。

　学校体育、大学での競技、プロ競技やオリンピック代表選手など多くの競技者から、スポーツ愛好家まで、観て楽しむスポーツだけではなく、健康志向もあいまって実践するスポーツへとその楽しみ方も変わってきた。

　そんななか、日本において職業としてのトレーナーの歴史が生まれたきっかけとなったのは、大正、昭和初期の大学スポーツ（とりわけ野球や陸上など）のほか、プロ野球である。このトレーナーとして、マッサージ師などが選手のコンディショニングに携わるようになった。プロ野球は日本が戦争に参戦した影響から一時中断されたものの、終戦の1945年以降、復活した。1965年頃よりトレーナーがスポーツメーカーやスポーツチームに雇用され、社会人スポーツで野球、バスケットボール、バレーボールや陸上競技など活躍の場が広がっていった。その後1980年代頃から、陸上競技やバスケットボール、水泳などの競技団体にトレーナー部会が発足し、他の競技団体でもこれに追従するようになった。

　1975年以降、アメリカの全米アスレティックトレーナー協会の認定資格取得を目指し、多くの留学生が海を渡った。スポーツ文化が発展しているアメリカで学び、日本に帰国し活動する者や、現地でアスレティックトレーナーとして、また、教育者として活動する者もあり、トレーナーの国際交流が盛んになった。

　月刊誌の『テーピングニュース』（ソニー企業）、『ザ・テーパー』（テーパー）でトレーナーやテーピング技術が紹介されるようになると、1981年、『月刊トレーニングジャーナル』（ブックハウスエイチディ）においても「日本のトレーナー」が特集された（図1）。以後、同誌では「これからのトレーナー」や「アメリカのトレーナー」、「テーピング」が特集され、アメリカのトレーナーやテーピング技術が広く紹介されるようになり、日本におけるトレーナー分野の活動はますます盛んに

1. 総論

2. 現場で必要な知識

3. 各論

4. 鍼灸マッサージの有効性

5. スポーツ現場の実際

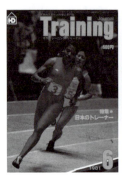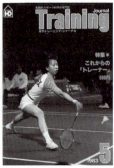

図1 1980年代初頭の『月刊トレーニングジャーナル』(写真左：特集「日本のトレーナー」、写真右：特集「これからのトレーナー」)

表1 日本スポーツ協会公認アスレティックトレーナー養成の流れ

1994年	JASA公認アスレティックトレーナー養成開始（94-95：移行講習により271人を認定）
1996年	養成講習会開始（加盟団体推薦）
1996年	免除適応コース開始（カリキュラム認定校）
2000年	JASA-AT 連絡会議設置
2003年	JASA-AT 全国ネットワーク構想
2004年	ブロックディレクター設置
2005年	養成講習会カリキュラムの改訂
2006年	都道府県AT協議会設置
2007年	JASA-AT 教育カリキュラム改定
2008年	JASA-AT マスタープラン策定

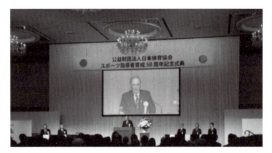

図2 2015年スポーツ指導者育成50周年記念式典

なった。

2. 日本スポーツ協会公認スポーツ指導者制度とアスレティックトレーナー

　東京オリンピックの翌年の1965年より、日本体育協会スポーツ指導者養成事業が始められた。指導者資格の名称は「スポーツトレーナー」とされ、1級・2級の養成講習プログラムが開催され、1976年まで続けられた。この「スポーツトレーナー」は当時の西ドイツのスポーツ指導者資格の名称を参考にしたもので、各競技技術の向上に必要な、体力に関する基礎理論から実践までを修得し、各競技のコーチとなるべき指導者とされた。故に、現在の公認アスレティックトレーナー（AT）とは異なる。その後、1971年度より、スポーツ指導員の指導者養成プログラムも開始され、今日に至っている（図2）。

　トレーナーについては、スポーツ界の発展に伴い、トレーナーの重要性とともに共通言語を有したアスレティックトレーナーの育成が唱えられた。1994年、日本体育協会（現・日本スポーツ協会）スポーツ指導者の資格として、新たに「アスレティックトレーナー」の養成講習会が始まった。同年開催の講習会は各中央競技団体より推薦を受けたトレーナーに対して講習と試験が行われ、第1期の「公認アスレティックトレーナー（以下、公認AT）」が誕生した。翌年にはプロ野球やプロサッカーチームのトレーナーを取り込み、第2期の公認ATが養成された。このトレーナー養成制度は、日本体育協会やスポーツドクターのほか、多くのスポーツ関係者の理解と協力とで制定された。その背景には、当時のトレーナーの地道な活動があった（表1）。

　その後、各競技団体および都道府県体育協会の推薦を受けたトレーナーに対して、日本体育協会の公認AT養成講習会が引き続き開催された。また、スポーツ指導者試験講習免除適応校として現在、大学や専門学校66校が認定され、学校教育においても公認AT養成講習会カリキュラムの教育が行われている。この養成講習会カリキュラム

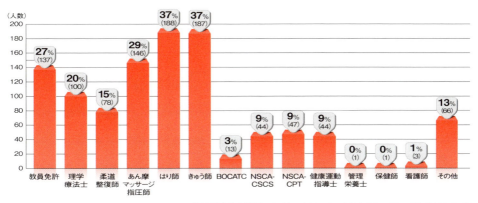

図3　公認AT（2009年1,356人）の保有資格

は2005年に見直され、AT養成共通科目（共通科目Ⅰ・Ⅱ・Ⅲ）と、AT専門科目が定められ、テキストも改められた。この専門科目には、180時間の現場実習も含められている。

公認ATの検定試験は毎年実施され、2017年10月現在3,453人が「公認アスレティックトレーナー」として認定されて、すべての都道府県でアスレティックトレーナーが活動している。なお、公認スポーツドクターは5,960人である。

現在の試験制度は、「理論試験」と「実技試験」が行われている。理論試験を受験するには、赤十字救急法救急員の資格取得が必要とされている。問題は必修問題20問、一般問題200問の220問で、5肢択一または択二問題である。この理論試験に合格した者が実技試験を受験することができるが、講習・試験免除適応コースの受験者は要件として現場実習180時間以上の履修が必修となる。実技試験に合格して、初めて公認ATとして認定されるが、資格取得後は、定められた更新講習を受講するとともに、BSL資格の保有も義務づけられ、5年ごとの更新制度となっている。

3. アスレティックトレーナーの役割

公認ATの役割については、専門科目テキスト『アスレティックトレーナーの役割』（日本スポーツ協会）によると、①スポーツ外傷・障害の予防、②スポーツ現場における救急処置、③アスレティックリハビリテーション、④コンディショニング、⑤測定と評価、⑥健康管理と組織運営、⑦教育的指導、の7項目が挙げられている[11]。

競技者に対して良心と誠意を持って接し、常にスポーツを行う者の健康管理やコンディションの調整に留まらず、競技復帰に向けたアスレティックリハビリテーションや外傷・障害などの予防への取り組みは、トレーナーにとって重要な役割の一つである。日本スポーツ協会では、公認ATの資格を「機能解剖や運動学に関する専門的な知識を有し、スポーツ活動現場において、スポーツドクター及びコーチとの緊密な連携・協力のもとに、競技者の健康管理、スポーツ障害・外傷の予防、救急処置、アスレティックリハビリテーション及び体力トレーニング、コンディショニングなどにあたる方のための資格」としている。認定に求められる知識と能力としては、①機能解剖・運動学的な知識、②スポーツ外傷・障害の救急処置に関する知識と技能、③スポーツ外傷・障害の予防対策に関する知識と技能、④競技者のスポーツ現場復帰への援助に関する知識と技能、⑤競技者のコンディショニングに関する知識と技能、5項目を挙げている。

トレーナーは選手（競技者）の体力向上やコンディションの調整など、外傷・障害、再発の予防への取り組みという役割を担ってきた。選手に対して、まず自分の身体の特徴やコンディションな

どについて知ってもらうこと、東洋的な考え方に基づけば未病の状態について知ってもらうことに努めてきたのである。

　また、周知のごとく、日本におけるトレーナーの発展は、スポーツ医科学の進歩抜きに語ることはできない。スポーツによる外傷・障害やスポーツ医科学に関する書籍や雑誌の発刊されるようになるなか、整形外科の分野では1980年、スポーツ外傷・障害の治療を目的に、関東労災病院が日本で初めて「スポーツ整形外科」を標榜する科を新設した（p.26）。その後、医学界では内科や循環器科、婦人科などスポーツを取り巻く環境が整えられてきた。こうしたスポーツ医科学の発展や海外の文献などを通して、外傷予防のメカニズムが医科学的に少しずつ解明されるようになると、トレーナーによる予防やリハビリテーションへの取り組みにも大いに反映されたのである。

【朝日山一男・溝口秀雪】

【参考文献】
1）公益社団法人全国柔道整復学校協会編．柔道整復理論．南江堂．2005．2-13．
2）公益社団法人全国柔道整復学校協会編．関係法規．医歯薬出版社．2003．
3）公益社団法人東洋療法学校協会編．関係法規．医歯薬出版社．2006．
4）公益社団法人東洋療法学校協会編．あん摩マッサージ指圧理論．医道の日本社．2003．
5）溝口秀雪編．スポーツマッサージ．文光堂．2006．2-9．
6）公益社団法人東洋療法学校協会編．鍼灸理論．医道の日本社．2003．
7）溝口秀雪，他．スポーツトレーナーマニュアル．南江堂．1996．197-205．
8）金子魁一，金子純雄．スポーツマッサージ．協栄出版部．1951．
9）芹澤勝助，星虎男．スポーツマッサージ．講談社．1976．
10）公益財団法人日本体育協会，公益財団法人日本オリンピック委員会編．財団法人日本体育協会・日本オリンピック委員会100年史．2012．
11）公認AT専門科目テキスト編集班．アスレティックトレーナーの役割．公益財団法人日本体育協会．2007．

Chapter 1-5

5節 日本と海外における現状比較

1. アスレティックトレーニング専門職の概要

　海外のアスレティックトレーナーの現状を述べるうえで、まず課題となることとして「誰を、または何をもってアスレティックトレーニングの専門家とするのか」が挙げられる。医師や看護師など歴史が長く、世界各国に存在する専門職と比較し、比較的歴史の浅いと考えられるアスレティックトレーニングの専門職を比較するうえで、まず、それぞれの国において「アスレティックトレーナー」という名称の専門職が存在するのか、ということと同時に、使われている言語の違いやまたその言葉をどのように訳すのかという翻訳上の問題がある。また、たとえ名称が同じだとしても、必ずしも行っている業務が同じとは限らず、あるいは他の専門職が、アスレティックトレーナーが行うものと考えられる業務のすべて、またはその一部を行っていることも考えられる。本稿ではこれらのことを考慮し、現実的なアプローチとして以下の方法に基づいて行うこととする。

2. アスレティックトレーニング専門職の定義

　2000年にアスレティックトレーニングの国際機関として、アメリカとカナダのアスレティックトレーニング専門職団体が中心となり、世界アスレティックトレーニング＆セラピー連盟（World Federation of Athletic Training & Therapy：WFATT）が設立された（p.27）。
　2016年の時点でWFATTには12カ国、37団体の、さまざまなバックグラウンドを持った団体が加盟している。イギリスのスポーツ理学療法士

協会（Association of Chartered Physiothera-pistsin Sports Medicine：ACPSM）やスペイン・スポーツ看護師協会（Spanish Association of Sport Nurses）、韓国認定運動専門職協会（Korean Association of Certified Exercise Professionals：KACEP）など、WFATT加盟団体の名称からみても、さまざまなタイプのアスレティックトレーニングの専門家・専門職が存在していることをうかがい知ることができる。現在、WFATTの説明として「WFATTはスポーツ、エクササイズ、外傷・疾患の予防と治療の領域におけるヘルスケア専門職の国レベルでの団体の連合組織である（The World Federation is a coalition of national organizations of health care professionals in the fields of sport, exercise, injury/illness prevention and treatment.）」としており、その会員は、「スポーツ、エクササイズ、外傷・疾患の予防と治療の領域におけるヘルスケア専門職の団体である（Members are organizations of health care professionals in the fields of sport, exercise, injury/illness prevention and treatment.）」としている。本稿においては、WFATTに加盟している各国の専門職団体をアスレティックトレーニング職とみなして、それぞれの専門職の①名称、②業務、③教育バックグランド、④資格認定を記すことで、海外における現状について示すこととした。
　また、各団体のアスレティックトレーニング専門職の情報については、この分野の研究は非常に限られており、かつ、いくらかの情報はホームページなどにより提供されている可能性があるものの、言語の違いなどにより取得できる比較可能な情報は非常に限られている。そこで、本稿で取り上げた各国の団体については、2011年に行われたWFATT加盟団体を対象とした「アスレティックトレーニング＆セラピー専門職の教育と資格

調査（Athletic Training and Therapy Professional Education and Credential Research）」に参加し、情報を提供した団体を対象とした。そのため、取り上げた団体の専門職や国以外にもアスレティックトレーニング専門職団体が存在し、また存在する可能性があることを記しておく。

　日本においては、アスレティックトレーニング専門職は、現時点では名称および業務独占を持つ国家資格制度が存在していない。本稿においては、前項の第4節（p.14〜15）で紹介された公益財団法人日本スポーツ協会公認アスレティックトレーナーを、海外の団体との比較に用いることとした。

3. 各国のアスレティックトレーニング 専門職

1）アメリカにおけるアスレティック トレーニング専門職

A：名称

　アメリカは世界で最初に、スポーツのケアに携わる人たちに「アスレティックトレーナー（Athletic Trainer）」という名称を用いたと考えられる国である。しかし、現在においてもその名称が、アスレティックトレーナーが行っているヘルスケア領域の業務を正しく表しているかは議論になっている。特に近年増加しているパーソナルトレーナーなどの、健康増進のための運動指導を行うフィットネス関係職種との混同を避けるため、その名称の変更についての調査が2003年と2012年に行われている。

B：業務

　アスレティックトレーナーが行う業務領域（Domain）については Board of Certification Inc.（BOC）によって約5年ごとに行われる、全米規模での無作為抽出調査である役割概説研究（Role of delineation Study/Practice Analysis：RDS/PA）によって定期的にアップデートされている。そのため、発足当時にアスレティックトレーナー

が行うとされていた業務と違いがみられる。1982年に行われたRDS/PA-1においてアスレティックトレーナーの業務領域では、アスレティックトレーナーの役割は、

①スポーツ外傷・疾患の予防
　（Prevention of athletic injury/illnesses）
②スポーツ外傷・疾患の評価と医師への紹介
　（Evaluation of athletic injuries/illnesses and medical referral）
③応急処置と救急のケア
　（First aid and emergency care）
④リハビリテーションとリコンディショニング
　（Rehabilitation and reconditioning）
⑤組織と管理
　（Organization and administration）
⑥カウンセリングとガイダンス
　（Counseling and guidance）
⑦教育（Education）
　の7つであった。しかし、2015年版のPA-7版においては、

①外傷・疾患の予防とウェルネスの保護
　（Injury/illness prevention and wellness protection）
②臨床評価と診断
　（Clinical evaluation and diagnosis）
③緊急および救急処置
　（Immediate and emergency care）
④治療介入
　（Therapeutic intervention）
⑤ヘルスケアの運営と専門職における責務
　（Healthcare administration and professional responsibility）
　となっている。アメリカにおけるアスレティックトレーナーの業務領域およびその表現は今後も変化していくことが想定される。

C：教育背景

　アメリカにおけるアスレティックトレーナーの教育は、全米で377校の大学におけるアスレティックトレーニング教育プログラムに基づいて行われている。その教育課程は、独立機関であるアス

レティックトレーニング教育認定委員会（Committee on Accreditation of Athletic Training Education：CAATE）によって審査、認定されている。その教育においては、最新のRDSに基づいて定められた8つのコンテンツ（Contents）の業務を行うのに必要な能力（コンピテンシー）が獲得できるよう、そのための知識とスキルが教えられている。現在、公認資格試験の受験資格を得ることのできるエントリーレベル（初級レベル）の教育プログラムは学士レベル以上でなければならないとされており、実際認定されている377のプログラムのうち、2018年時点では291校が学士課程で、86校が修士課程におけるプログラムになっている。アメリカにおけるアスレティックトレーニング教育プログラムは今後、すべて修士レベルに移行することが決定されており、現在、多くのプログラムが修士課程への移行を進めている。

D：資格認定

アメリカにおけるアスレティックトレーナーの公認資格はATC（Athletic Trainer, Certified）と呼ばれ、BOCがその認定を行っている。アメリカではアスレティックトレーナーの法的根拠の確立のため、各州で法制化が進められ、現在アスレティックトレーナーに関する法律が全米50州のうち、カルフォルニア州以外の49州とワシントンD.C.で制定されている。アスレティックトレーナーの行うことができる業務は、州によって差がある。その多くでBOCの公認資格をもって各州の認証を受け、活動を行うことができるが、一部の州では公認資格に加えて、別の試験を受ける必要がある場合もある。ライセンス制度を持っている州のライセンスを受けているアスレティックトレーナーは、BOCの公認資格の名称であるATCに加えて、LAT（Licensed Athletic Trainer）の称号を用いることが許されている。

E：その他

アスレティックトレーナーが専門とする領域である「アスレティックトレーニング」の定義は、NATAの理事会によって「アスレティックトレーナーは医師と協力して活動を行うヘルスケアの専門家である。アスレティックトレーナーが行う業務は外傷や医療的サービスが必要な状態に対しての、予防、救急処置、診断、治療介入、リハビリテーションから成り立っている」（2013年1月NATA理事会で承認）と定められている。つまり、「現在のアスレティックトレーナーが行っている業務が、アスレティックトレーニングの領域である」という説明が、現状では成り立つのである。

2）カナダにおけるアスレティックトレーニング専門職

A：名称

カナダにおけるアスレティックトレーニング専門職の名称は、Athletic Therapist（アスレティックセラピスト）である。アメリカでアスレティックトレーニングを学んだカナダ人アスレティックトレーナーが中心となり、1965年にCanadian Athletic Trainers' Associationを発足させ、その後、名称をCanadian Athletic Therapist Association（CATA）とし、その専門職の名称を今のアスレティックセラピストにしている。

B：業務

CATAもアスレティックセラピストに対して2010年に業務分析（Practice Analysis）を実施した。その結果、アスレティックセラピストの業務領域を以下の5つに定めている。

①予防（Prevention）
②評価（Assessment）
③介入（Intervention）
④現場管理（Practice Management）
⑤職業における責任
　（Professional Responsibility）

C：教育背景

カナダにおけるアスレティックセラピストの教育は、8校の大学の学士課程にて行われている。その教育課程はCATAによって審査、認定されている。アメリカのアスレティックトレーナーと同様にその教育は、業務分析によって明らかにされている5つの領域におけるアスレティックセラ

ピストの業務を行うのに必要な6つの能力（コンピテンシー）獲得のためにデザインされている。教育プログラムにおいては、知的スキルを含む認知領域、および手技とスキルの実践を含む心理領域、専門家としての価値と姿勢を含む情動領域が各プログラムにおいて教えられている。

D：資格認定

　カナダにおけるアスレティックセラピストの公認資格保有者はCAT©（Certified Athletic Therapist）と呼ばれ、CATAがその認定を行っている。アメリカと同様、州の独立性の強いカナダでもアスレティックセラピストの関連法は州単位となっており、すでにケベック州でも関連法がつくられており、その他の州でも法制化が進められている。

3）アイルランドにおけるアスレティックトレーニング専門職

A：名称

　アイルランドにおけるアスレティックトレーニング専門職は、Athletic & Rehabilitation Therapist（アスレティック＆リハビリテーションセラピスト）である。このアスレティック＆リハビリテーションセラピストの統括団体はAthletic & Rehabilitation Therapy Ireland（ARTI）である。

B：業務

　アスレティック＆リハビリテーションセラピストの専門領域として、以下の5つが挙げられている。

①スポーツおよび身体活動による外傷の予防（Prevention of injuries associated with sporting and physical activity）

②スポーツおよび身体活動による外傷の神経、筋、骨格の評価・診断（Neuromusculoskeletal evaluation and diagnosis of injuries resulting from sporting and physical activity）

③スポーツおよび身体活動による急性外傷・疾患の応急処置（Acute care of injuries and illnesses associated with sporting and physical activity）

④スポーツおよび身体活動による外傷を持つ人の治療、リハビリテーション、リコンディショニング（Treatment, rehabilitation and reconditioning of individuals with injuries resulting from sporting and physical activity）

⑤専門職としての責任と職業の継続的発展（Professional responsibility and continuing professional development）

C：教育背景

　アイルランド国内の3つの大学（Institute of Technology, Carlow, Dublin City University, Athlone Institute of Technology）において、ARTIの認める教育プログラムが行われている。

D：資格認定

　公認アスレティック＆リハビリテーションセラピスト（Athletic and Rehabilitation Therapist, Certified：ARTC）になるには、ARTIが認定している教育プログラムを修了し、理論試験と実技試験の2つで構成される公認資格試験に合格しなければならない。

4）アスレティックトレーニングにおけるMRA

　資格互換協定（Mutual Recognition Agreement〔Arrangement〕：MRA）は、違った国や団体間などにおいて認定の結果を相互に認め合うことを指し、医師や看護師の資格などについても多国間で行われている。

　アスレティックトレーニング＆セラピーにおいてのMRAは最初に、アメリカのアスレティックトレーナーの資格認定団体であるBOCとカナダのアスレティックセラピストの資格認定を行っているCATAとの間で、2005年に結ばれた。これにより、アメリカのアスレティックトレーナーの公認資格であるATCの保有者と、カナダのアスレティックセラピストの公認資格であるCATの保有者は、他方の国の資格試験を受けられるこ

ととなった。

2014年には長年の交渉の末、アイルランドのアスレティックトレーニング＆セラピー団体であるARTIが、この協定に参加することとなり、MRAは3カ国間協定に発展した。現在、一定数の有資格者が締結国の資格試験を受験し、資格を取得している。

4. その他の国におけるWFATT アスレティックトレーニング団体 と専門職

MRA締結国においては、認証審査過程で、基本的には教育および資格レベルでは共通していると認められている。しかしながら、他の国ではそれぞれの環境などの違いから、さまざまな違いが存在する。参考のため、以下に前述のアンケート調査に参加した台湾、イギリス、南アフリカのアスレティックトレーニング職業団体について記す。

1）台湾におけるアスレティック トレーニング専門職

A：名称

台湾におけるアスレティックトレーニング専門職の名前は、中国語表記で「運動傷害防護師」であり、その英語の翻訳名はAthletic Trainerとされている。

B：業務

台湾の運動傷害防護師の業務領域として、以下の5つが挙げられている。

①職業開発と責任（Professional development and responsibility）

②スポーツ外傷・障害の予防（Prevention of athletic injuries/illness）

③スポーツ外傷・障害の認知・評価・管理（Recognition, evaluation & management of athletic injuries/illness）

④健康管理（Health management）

⑤リコンディショニング＆コンディショニング（Reconditioning & conditioning）

C：教育背景

教育プログラムの認定は行われておらず、各大学レベルにおいて指定されている15の必須コースの単位を取得と、学士の学位を取得することで受験資格を得ることができる。現在、台湾においては15すべての必須コースを開講している大学は3校ある。

D：資格認定

台湾におけるアスレティックトレーナーの認定資格試験は、Taiwan Athletic Trainers Society（TATS）が政府の委託を受けて公認アスレティックトレーナーの認定を行っている。

2）イギリスにおけるアスレティック トレーニング専門職

A：名称

イギリスのWFATT加盟アスレティックトレーニング専門職団体の専門職のうちの一つとして、Sports Therapists（スポーツセラピスト）がある。

B：業務

イギリスのスポーツセラピストの業務としては、以下の6つが挙げられている。

①外傷の予防（Prevention of injury）

②外傷の認知と評価（Recognition & evaluation of injury）

③管理（Management）

④外傷の治療と処方（Treatment and referral of injury）

⑤リハビリテーション（Rehabilitation）

⑥教育（Education）

C：教育背景

スポーツセラピストの職業団体としてThe Society of Sports Therapists（SST）があり、イギリスにおいて24の学士レベルでSSTの認定するスポーツセラピスト教育プログラムがある。

D：資格認定

SSTで教育プログラムの終了をもって専門職

とみなし、公認資格試験を行っていない。

E：その他

イギリスのWFATT加盟団体には、SST以外にAssociation of Chartered Physiotherapists in Sports Medicine（ACPSM）と British Association of Sport Rehabilitators and Trainers（BASRAT）が存在する。

3）南アフリカにおけるアスレティックトレーニング専門職

A：名称

南アフリカのWFATT加盟団体であるBiokinetics Association of South Africa（BASA）の専門職として、Biokineticist（バイオキネティシスト）がある。

B：業務

バイオキネティシストの業務として、以下の4つが挙げられている。

①整形外科的リハビリテーション
　（Orthopedic rehabilitation）
②健康増進（Health promotion）
③慢性疾患の管理（リハビリテーション）
　（Chronic disease management〔rehabilitation〕）
④スポーツパフォーマンス向上のためのプログラミング
　（Sport performance programming）

C：教育背景

BASAとは別団体の、南アフリカ医療従事者（Health Professions Council of South Africa：HPCSA）が認定する学士レベルにおける13の教育プログラムが存在する（BASAは職業団体であり、教育プログラムの認定は行っていない）。

D：資格認定

資格試験は行われておらず、600時間の臨床実習を含む、学位の取得と1年間のインターンシップの修了をもってバイオキネティシストとして活動できる。

5. 世界におけるアスレティックトレーニング専門職と日本との違い

本稿で記した国々においても「スポーツ、エクササイズ、外傷・疾患の予防と治療の領域におけるヘルスケア専門職」がさまざまな名称で存在し、ここに述べた国以外では、さらに多くの名称で存在することは想像に難くない。専門職として存在するもの、世界各国で存在する職業の専門性の一つとして存在するもの、違った役割を担って存在するものなどがある。その背景として、その国独自の歴史、既存の専門職、医療関連の職業の資格制度とその業務に影響を与える法制度が挙げられる。そのため、それぞれの国で必要とされている役割を行うのが必ずしも「アスレティックトレーナー」という名称であったり、専門職である必要はないことが分かる。

前述のアスレティックトレーニング専門職と日本スポーツ協会公認アスレティックトレーナー（JSPO-AT）制度とを比較した場合、他国と似ているところと違っているところの両方が存在する。JSPO-AT制度は、我が国における特徴的な環境である、①国民皆保険制度とスポーツ障害・外傷のカバーする範囲、②はり師、きゅう師、あん摩マッサージ師、柔道整復師らの保健医療従事者・理学療法士制度を含む我が国の医療従事者制度の独自性とその歴史的背景、③プロスポーツと社会人スポーツを含むスポーツビジネスの発展の歴史とその規模が、JSPO-AT制度の発足とこれまでの発展に影響を与えてきている。

JSPO-AT制度の発足の目的として、スポーツ選手のケアやサポートを行っていたさまざまなバックグラウンドを持った人たちの間で共通言語をつくるということがあった。そのため、海外と比較しての主な違いとして、①一部の国のアスレティックトレーニング専門職の資格が公的に認められた法的根拠を持つものや、開業して医療行為のできる医療関連資格であるのに対して、公益財団

法人の認定するスポーツ指導者であること、②本稿で紹介した団体がすべて大学レベルでの学士以上の教育プログラムであるのに対して、大学レベルでの専門教育である必要がないこと、③複数の国でそうであるように専門職団体の認定する資格ではないこと、が挙げられる。

しかし、スポーツが国際化し、また一般化するなか、WFATTを中心に世界レベルでのアスレティックトレーニング専門職の資格制度の発足が検討され、これを念頭に2015年にはアスレティックトレーニング専門職の教育プログラムのグローバルスタンダードが作成、発表されている。今後、我が国においても独自の背景とこれまでの事情を加味しながら、発展してきた我が国独自のアスレティックトレーナー制度においても、世界的視野に基づいた、①スポーツに関する知識、②スポーツにおける身体機能の理解、③スポーツで起こりやすい外傷・障害とその管理、④スポーツでの予防、などに特化したより高い専門知識と技術を含む能力をもった人材の育成が求められている。

【泉 秀幸】

Chapter 1-6

6節 スポーツ東洋療法の現状と今後の展望

1. はじめに

2001年に『スポーツ東洋療法ハンドブック』が出版されてから15年以上の歳月が流れた。その間、北京、ロンドン、リオオリンピック・パラリンピックが開催された。リオにおける日本のメダル数はオリンピックで過去最高の41個、パラリンピック24個はロンドンを上回った。2020年開催予定の東京オリンピック・パラリンピックに向け、またスポーツ界にとっても大きな影響を与えた大会であった。これらの大会では帯同トレーナーが多数参加したが、彼らが果たした役割は大きいといえる。

高校、大学の部活動や企業スポーツ、あるいはプロスポーツなどでトレーナーが大きな役割を担う時代になってきたが、学校部活動にあってはトレーナーを有しない競技が多い。

しかし、着実にトレーナーは増え、なかでも鍼灸師・マッサージ師の需要は高いといえる。日本のトレーナーの歴史からいっても、スポーツにおいて鍼灸マッサージ師は重要な役割を担ってきた。そこで本稿では、トレーナーと鍼灸マッサージ師がスポーツにどのようにかかわってきたかを探ってみる。

2. 日本におけるトレーナーの歴史と鍼灸師・マッサージ師のかかわり

日本では、鍼灸・マッサージや柔道整復などの資格を有した者がトレーナーとして、スポーツの現場に携わってきた。

柔術は攻撃法と救急法を表裏一体としたものといわれていて、柔術の師範は稽古中に発生したけがの手当てを行っていた。そこで発達した接骨術

は広く庶民にも親しまれるようになり、これを生業として行う人々、すなわち柔道整復師が出るようになった。柔道整復師は柔道を通して、スポーツ外傷・障害の手当てに始まり社会復帰やスポーツ復帰まで、トレーナーの役割を担ってきたのである。

他方、マッサージは明治初期、陸軍軍医総監の橋本綱常がオーストリアのライブマイルの書を日本に持ち帰り、部下の長瀬時衛に紹介し、臨床に用いられた。そのマッサージ術と日本古来の按摩手技が統合されて、日本独自のスポーツマッサージが確立された。金子魁一・金子純雄共著の『スポーツマッサージ』（1951年発行）によると、著者らはホッファやザブルドウスキーなどのマッサージをはじめ、日本按摩の吉田流按摩術を研究した。さらに、杉山流按摩術をも調査したと記されている。マッサージでは術者が専ら手を使用するが、按摩術では手、腕、肘、足、膝などの力を使用する。さらに、手を使用するのが不便な場合は両者とも器具を応用することもあると述べている。

この日本独自のスポーツマッサージは1930年、東京YMCAで初めて講習会が開催された。体育専門学校では、二階堂トクヨ女史がこれに着眼し、「体育マッサージ」を取り入れた。その後、東京教育大学体育学部において、「運動生理学」のなかで「スポーツマッサージ」が科目として取り上げられ、芹澤勝助、星虎男らが担当した。

1931年の第1回日米水上競技会ではトレーナー活動の一環として、選手に対してスポーツマッサージが施されていた。また、翌年のロサンゼルスオリンピックの水泳競技部に浅見清四郎が陸上競技部に大川福造がトレーナーとして帯同し、マッサージを行った。その後のベルリンオリンピックでは、マッサージを行うことを主としたトレーナーが初めて日本選手団に随行した。

1949年の『医道の日本』誌に、本間祥伯が「ス

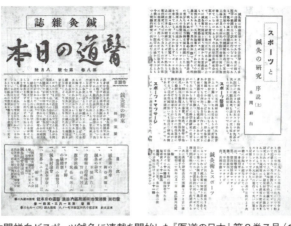

図1　本間祥白がスポーツ鍼灸に連載を開始した『医道の日本』第8巻7号（1949年）

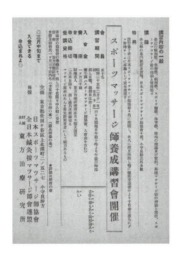

図2　『随證療法』第2巻1号（1949年）に掲載された、小守良勝主催のスポーツマッサージ師養成講習会の案内（左）と、小守ら「スポーツマッサージ師」がプロ野球団のトレーナーに就任したことを報じる記事（右）

ポーツと鍼灸の研究」と題して、スポーツマッサージやスポーツ鍼灸について6回にわたり連載した（図1）。そのなかで、本間は「個別的にはスポーツマンに対して治療も相当行い、其の治効も挙げていたのであるが、此れを組織的に研究し実験的に証明せんとする企が全くなかったのである。我々の業態も何時迄も個人医学に止まっていてはならない。社会医学に矛先を向けなければならない。」と記している。また、同年発行の『随證療法』誌（東方治療研究所）の1ページに、小守良勝主催のスポーツマッサージ師養成講習会の案内が出されている。ここに「プロ野球のトレーナーとして活躍できる」と記されており、当時のトレーナー事情がうかがい知ることができる（図2）。

1）小守良勝と井上龍男にみる鍼灸マッサージと日本トレーナー史

A：小守良勝と井上龍男

　トレーナーの誕生といえば、小守良勝の名前が挙がる。小守のもとで教えられた井上龍男の証言（『月刊スポーツメディスン』第23号〔1998年〕）によると、井上は疎開先の京都・平安中学にて、「肩が痛い」と訴える野球部の選手にマッサージをしたところよくなったという経験を得た。それから他の部活の生徒もみるようになった。そのことを、当時スポーツ選手をまだみていなかった小守に伝えたという。

　また、井上が、当時の慶應義塾大学野球部の腰

本寿監督が「アメリカにはトレーナーという人がいる」とラジオ放送で話したのを聞き、小守を腰本監督に紹介。それがきっかけで、小守が慶應大野球部の専属トレーナーになったとのことである。その後、小守は法政、明治、立教などの各大学野球部もみるようになり、トレーナーの草分けになったようである[1]。

B：日本トレーナー小史

小守と井上から始まったトレーナーという職業が、日本のスポーツ界で果たした役割を、年を追って確認してみよう。また、p.33～34では、年表としてまとめてあるので、そちらも参照してほしい。

1929年、小守らが東京大学サッカー部の要請でスポーツマッサージ（図3）を実施。1931年には、第1回日米水上競技大会でスポーツマッサージが行われた。同年、第1回日米野球戦のため、ルー・ゲーリックらアメリカ大リーグ選抜チームが来日。アメリカのトレーナーとの交流がなされた。1934年にはベーブ・ルースらアメリカ大リーグオールスターチームが来日。ここでも、小守とアメリカのトレーナーとの間で技術交流がなされた。この間の1932年、ロサンゼルスオリンピックには鍼灸マッサージ師が帯同している。

1936年、「日本職業野球連盟」が組織された。その後1939年に「日本野球連盟」として生まれ変わったと同時に、「日本プロ野球トレーナー協会」が組織された。しかし、第二次大戦により、プロ野球は中止されてしまう。戦前においては、鍼灸マッサージ師が中心となり、トレーナー活動が行われていたようだ。

戦後に入ると、1949年には本間祥伯が『医道の日本』誌に「スポーツと鍼灸の研究」を連載開始。その翌年にはプロ野球球団が2リーグに分かれた。これに伴って各球団が専属のトレーナーをつけるようになり、日本のプロ野球におけるトレーナーの地位が確立された。ここでのトレーナーは、すべて「小守のトレーナー」だったといわれている。こうしてプロ野球の世界に、スポーツマッサージが積極的に取り入れられることとなった。

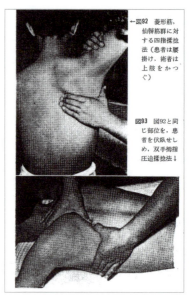

図3　1963年発行の『図説マッサージの臨床7 スポーツ系』（医歯薬出版）の一節。小守良勝が執筆を担当している

一方、同年のアメリカでは、競技けがの多いアメリカンフットボール選手への予防や処置に対応するため、全米アスレティックトレーナーズ協会（NATA）が組織されている。

1964年、東京オリンピックが開催された。これを契機に、国際大会へのトレーナー帯同が増えていくこととなる。そして、翌1965年、公益財団法人日本体育協会（現・日本スポーツ協会）スポーツ指導者制度が発足。1977年には、日本人として初めて鹿倉二郎がNATA公認アスレティックトレーナー（ATC）を取得している。

なお、年々日本人のATC資格取得者が増えている。2018年6月現在では、ジャパン・アスレティックトレーナーズ機構（JATO）に属しているATCは、ホームページに公開されているリストによると262人であるが、実際には300～350人は取得しているといわれている。

80年代に入ると、スポーツ外傷・障害への認識が高まっていく。1980年、関東労災病院にて、日本で初めての「スポーツ整形外科」が開設（p.16）。1982年には日体協で公認スポーツドクター制度が発足し、1986年には日本整形外科学会公認スポーツドクター制度も発足した。アメリカ

では1990年、アメリカ医学会（AMA）がATCをallied health professionとして公式に認知している。

2000年末には、アメリカのNATAとカナダのCATAが中心となって、世界アスレティックトレーニング&セラピー連盟（World Federation of Athletic Training and Therapy：WFATT）が設立された（p.16）。設立当初は、日本体育協会を含め6カ国7組織が参加した。

WFATTでは、情報交換などを行う目的で2001年より2年に1回、World Congress（世界会議）を開催している。第1回は、2001年6月にNATA年次総会に合わせ、ロサンゼルスで開催された。日本からも参加してプレゼンテーションを行っている。2007年には、日本体育協会主催のもと、アジア初となるWorld Congress東京2007が開催され、日本のスポーツ分野の鍼療法も紹介された（図4）。

また、この間、出版の分野でも鍼灸マッサージとスポーツのかかわりをフォローする動きがみられた。一例として、『月刊スポーツメディスン』第16号（1998年）では「スポーツと鍼灸・マッサージ・柔道整復」、『医道の日本』臨時増刊NO.9では「競技別アスレティックトレーナー」と題した特集が組まれている。

3. 国民体育大会とのかかわり

1）多職種連携での活動

我が国の総合体育大会としては、1924年から1943年まで行われた明治神宮競技大会がある。戦後はこの大会をもとに、1946年、新たに「国民体育大会」が京阪神地域を中心に近畿地区で開催された。この大会の開催は、それ以後のスポーツ振興に大きく寄与することとなる。

1992年、山形べにばな国体で鍼灸マッサージブースが設置され、1994年には広島県トレーナー協会が、1996年の広島国体に向けて設立された。

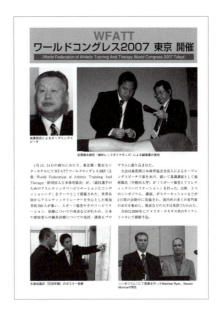

図4　WFATTワールドコングレス2007の模様を取材した『医道の日本』第66巻2号の記事（2007年）

多職種のトレーナー協会としては先駆けといえる。1997年には、2000年の富山国体に向けて富山県アスレティックトレーナー協会が設立された。

1998年、神奈川国体に向けて、神奈川県体育協会医事委員会のなかにトレーナー部会が設置された。近年において代表的なものでは、富山県アスレティック協会、青森県では2003年に青森県スポーツドクターの会トレーナー部会（現・青森県アスレティックトレーナーの会）が設立された。

2008年には千葉県アスレティックトレーナー協議会、2011年には石川県スポーツトレーナー連絡協議会が設立された。

近年、都道府県体育協会と協力できる体制での、トレーナー部会が結成されるケースが多い。その活動は、和歌山国体、岩手国体においても多職種でのトレーナー活動が行われている。

しかし、国体終了後はほとんどの県で縮小されることが多い。神奈川県も同様ではあったが、公益財団法人神奈川県体育協会で神奈川国体開催前に発足した「神奈川県体育協会医事委員会トレーナー部会」の活動は注目すべきである。その後、国体開催県では同様の活動が行われるようになった。神奈川県では国体後、そのトレーナー部会で

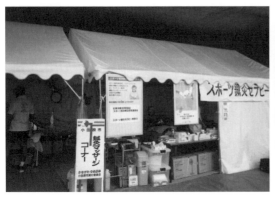
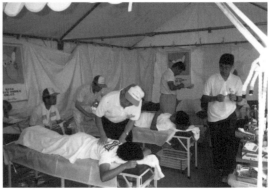

図5　神奈川ゆめ国体リハーサル大会でのスポーツ鍼灸セラピー神奈川の活動の様子

何を行っていくかの話し合いが行われた。その結果、日体協のカリキュラムを参考にトレーナー研修会を開催することとなった。それと同時に、医師、鍼灸師・マッサージ師、理学療法士、柔道整復師などのほかにボランティア学生も含めて、同じテントで選手の応急処置、コンディショニングなどに当たるメディカルサービスステーションを開設することになった。現在でも、神奈川陸上競技選手権大会、ハンドボールマスター、横浜体操フェスティバルで、活動を行っている。

さらに神奈川県立高校では、外部講師を招く部活動のインストラクター制度があり、約1000人のインストラクターがコーチあるいはトレーナーとして活動を行っている。この例にならって、安全管理の一環として、トレーナー部会から県立高校へのトレーナー派遣を企画した。これは県教育委員会で承認され、現在も6校にトレーナーを派遣している。部活動の安全管理の観点から鑑みても、この活動は全国で展開されることが望まれる。

また、日本スポーツ協会では県ごとに公認アスレティックトレーナー連絡協議会の発足を呼び掛け、都道府県で連絡協議会が設立された。ブロック単位ごとに講習会を開催し、公認アスレティックトレーナーの更新講習会としても認められている。アスレティックトレーナー以外の人も受け入れるブロック講習会も多く、地域活動の情報交換の場所としても活用される。現在、国体においては、公認アスレティックトレーナーを県本部帯同トレーナーとして配置できることが要綱に盛り込まれている。

なお、トレーナー活動を行うに当たっては、日本スポーツ協会の「公認アスレティックトレーナーの役割」に則り、ドクター、監督、コーチ、栄養士、心理士などと共通言語で対応することが必要とされている。各業団の研修会や実際の現場活動においても、これらの役割を念頭に置き、カリキュラム編成や現場活動に反映させることが重要である。

2) 鍼灸マッサージ団体での活動

国体での活動は、先述したように山形県鍼灸師会が1992年にべにばな国体で施術コーナーを設けたのが最初である。1996年の山梨インターハイで、山梨県鍼灸師会がトレーナーテントを設置した。1997年のなみはや国体ではべにばな国体を参考に、大阪府鍼灸マッサージ師会と大阪府鍼灸師会の吹田市・摂津市・茨城市・高槻市の会員で、11市の会場において鍼灸マッサージコーナーを開設した。吹田市の国体実行委員会に、大阪府鍼灸マッサージ師会の佐々木暘明が初めて参入した。

同年、神奈川県では、なみはや国体の視察後、かながわゆめ国体・ゆめ大会参加に向け、社団法人神奈川県鍼灸マッサージ師会、社団法人神奈川県鍼灸師会、社団法人神奈川県鍼灸学会、横浜市立盲学校、横浜訓盲院、神奈川衛生学園専門学校、湘南医療福祉専門学校の7団体がスポーツ鍼灸セ

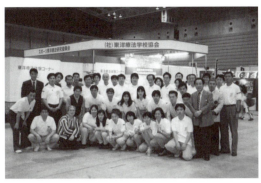

図6 ヨコハマスポーツウェーブに出展された東洋療法学校協会ブース

ラピー神奈川を結成した（図5）。これを契機に1998年、ヨコハマスポーツウェーブのイベント会場で鍼灸マッサージコーナーと健康相談コーナーを開設した（図6）。東洋療法学校協会の教員および盲学校・専門学校・業団のメンバーが合同で活動を行った、初めてのイベントであった。そして、国体参加までに、リハーサル大会・各種競技会・スポーツイベントを含め17大会35日間の研修を経て国体に臨んだ。

かながわゆめ国体では、7競技7会場で施術者138人、学生56人で対応し、1,923人の選手大会関係者の施術を行った。これらの団体が合同で活動したことは、後の各県の国体での活動に大きな影響を与えた。

一般社団法人神奈川県鍼灸マッサージ師会では、現在も年間7つのマラソン大会と3つのスポーツイベント、さらには年間3～4回の震災ボランティア活動も行っている。また、2013年の全国高等学校体育大会南関東大会では、7競技の種目でブースを設置、選手のコンディショニングに当たった。

他方、1999年のくまもと未来国体、2000年の富山国体では、多数の団体が合同で活動を行っていたが、その後は都道府県単独での師会の活動になり、国体・身障者体育大会で鍼灸マッサージブースを開設している（図7）。

このように国民体育大会を契機に、中央団体だけでなく各都道府県の鍼灸マッサージ団体でも、スポーツにかかわる活動、多くの講習会が開催さ

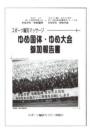
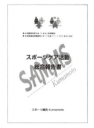
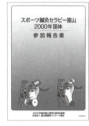
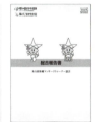

図7 各地の国民体育大会におけるスポーツ鍼灸セラピーの報告書

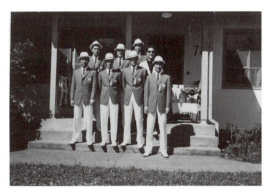

図8 東京オリンピック当時のサッカー日本代表と帯同した安齋勝氏（後列右端）の記念写真（東京都目黒区・安斎治療室提供）

れるようになっている。

4. 2020年東京オリンピック・パラリンピックに向けて

1964年の東京オリンピックでは、開催に当たり日本選手団強化選手のトレーナー活動を行うため、小守良勝や芹澤勝助らが中心となり、都内近郊の病院などに勤務するマッサージ師ら100人あまりをトレーナーとして集め、各競技に役立つトレーナー育成の講習会を開催した。その参加者たちが、オリンピックでのトレーナー活動を推進した。

このときのことを井上龍男は、次のように回想している。

「当時は、オリンピックにトレーナーを連れてこない国も多数ありました。オリンピックは東京都の主催ですから、都から頼まれて、トレーナーがいない国のためにと有資格者を集めて、講習会を何度もやり、オリンピックに備えたのです。」[1]

1991年、長野県鍼灸師会が長野冬季オリンピックを見すえ、「スポーツ鍼灸制度」を立ち上げた。この制度のもと、1997年の長野オリンピック開催期間中に、長野県鍼灸師会のメンバーがブースや個人の施術所内で、メダリストも含め255人の選手、大会関係者に施術を行うことができた。また、同県では、ジャパン・アスレチック・トレーナーズ協会（JATAC）においてもトレーナーブースを設置し、活動している。

鍼灸マッサージ業界では、オリンピック、国民体育大会やインターハイ、マラソン大会やスポーツイベントでの活動を活かして、2020年の東京オリンピック・パラリンピックに活動を行うべく準備を進めている。具体的には、公益社団法人全日本鍼灸マッサージ師会、公益社団法人日本鍼灸師会、公益社団法人全日本鍼灸学会、公益社団法人東洋療法学校協会が協力し、東京オリンピックに向けての準備委員会を設置した。また、全日本鍼灸マッサージ師会では、2010年からスポーツ鍼灸マッサージ指導者育成講習会を開催している。講師陣はオリンピックや国際大会参加経験のあるドクター、トレーナー、心理士、栄養士、選手、大会関係者である。S級とA級のクラスを設け、年4日間で28単位の講習会を実施。オリンピック・パラリンピックに対応できる体制を整えている。

5. マラソンブームをサポート

現在のスポーツ界、とりわけ陸上界をみてみるとマラソンブームが起こっており、ブームの過熱で参加エントリーが難しくなっている大会もある。

こうした動きは、近年の東京マラソンがブームへの拍車をかけたといえる。鍼灸マッサージ団体でも、各種マラソン大会へのサポート活動には長年にわたって力を入れている。

A：神奈川県指圧師会の取り組み

1982年、第2回横浜マラソンでの神奈川県指圧師会の指圧コーナー設置に始まり、続いて1984年の青梅マラソンでも開設された。東京都指圧師会は日本赤十字社の救急員の資格講習会を行っていたが、これを有効活用しようと1983年、日赤指導における社会奉仕団を結成した。これは、主に災害時に備えたものであるが、一般の行事の際にも指圧と二本立てで救護活動ができるようにと幅広く構成されたものであった。このことが青梅マラソンでの指圧ボランティア活動につながったのである。

これらのマラソン大会での指圧ボランティアの開設には、マラソンランナーとして参加していた故川上金造の助言、指導が大きかったようだ。川上の長男に当たる川上和明の証言によると、当時マラソンランナーであった金造は東京都日赤紺綬有功会に携わっていた関係で社会奉仕を考え、連携することになったという。1978年、金造は伊豆大島地震の視察に訪れ、疲弊した島民が東京に避難した際にボランティア活動として陣頭指揮しながら指圧を施し、島民に感謝された。ここに氏の社会奉仕活動の原点があるように思われる。そして、日赤に指圧の奉仕団が結成され、同時に神奈川県指圧師会でも同様の組織が設立されると、マラソン大会などに指圧コーナーを設けるようになったとのことで、ここに今日、全国で展開されているマラソン大会での施術活動の原点を見出すことができるだろう。加えて、先述のように長野オリンピック、国体、インターハイでの施術コーナーの開設があったことが、マラソン大会への参加の契機となったといえる。

B：全日本鍼灸マッサージ師会・日本鍼灸師会の取り組み

2015年、全日本鍼灸マッサージ師会スポーツ事業委員会の調査によると、各都道府県の鍼灸マ

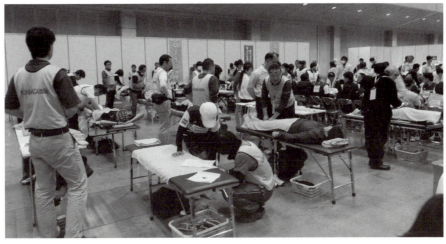

図9　2016年の横浜マラソンにおける4団体合同の治療ブースの様子

ッサージ師会で対応しているマラソン大会は67大会（市町村対応は含まない）あり、スポーツイベントは56大会だった。また、日本鍼灸師会の調査ではマラソン大会51大会、スポーツイベント13大会で、合計ではマラソン大会118大会、スポーツイベント69大会であった。

日本鍼灸師会では、2010年以降、東京マラソンにおいても施術ブースを開設している。そのほか対応している代表的なマラソン大会は、霞ヶ浦マラソン、埼玉マラソン、横浜マラソン（図9）、名古屋ウイメンズマラソン、京都マラソン、福岡国際マラソンなどである。

マラソン大会への鍼灸マッサージ団体の参加が普及してきたとはいえ、2015年のランナーズバイブルの調査によると、主だったマラソン大会だけでも全国で3110大会が開催されており、まだまだ参加する余地があるといえる。多いところでは東京都553大会、大阪190大会、神奈川182大会、少ない県で秋田県18大会、徳島16大会、愛媛15大会となっている。各都道府県でのさらなる参加が期待される。

6. 鍼灸マッサージ師のスポーツへのかかわり方は、今後どうあるべきか

多くのスポーツ大会への参加経験から筆者（朝日山）は、鍼灸マッサージ師がスポーツにかかわるうえで次の事項が重要であると考えている。
①選手のコンディショニングのみを行う。
②急性の外傷については医師のいる救護室にお願いし、医師の指示を仰ぐ。
③現場は応急的に対応する場であり治療の場ではない。
④競技現場は、選手が最高のパフォーマンスを発揮できる環境をつくる場で、業界団体の宣伝の場ではない。
⑤医療過誤のないようガイドラインを遵守する。
⑥現場は、医師、監督、コーチ、大会関係者などと連携し、選手のために活動を行う場であることを認識させる。
⑦研修会を行ってから実施する。

例えば地元のマラソン大会をサポートすることは、ランナーのコンディショニングに対する鍼灸マッサージの有効性を理解してもらうことに留まらず、地域貢献、行政、競技団体、多職種との連携にもつながってくる。これらスポーツを介した

地域での連携は、各市町村で取り組みが進んでいる地域包括ケアシステムへの参入、災害協定締結などにも結びついていくといえる。最後にこの2点について論じ、本稿を終える。

1）地域包括ケアシステムへの参入

2015年の日本人の平均寿命は男性80.79歳、女性87.05歳で、女性は世界1位となった。しかし、健康寿命は、2013年の厚生労働省「国民の健康の増進の総合的な推進を図るための基本的な方針」によると男性71.19歳、女性74.21歳であり、平均寿命との差が約10年あることが分かる。健康寿命の延伸を阻害するものとして、メタボリックシンドローム、ロコモティブシンドローム、ニューロの問題（認知症、うつ病など）があり、その原因の一つとして国民の運動不足が問題視されている。

一方、国民の運動習慣について、同省「国民健康・栄養調査」によると、週2回以上1回30分以上、1年以上の継続した運動習慣のある人は、年齢が高い60〜70代が増加している。しかし、若年層は男女とも運動習慣は低く、特に女性20代（9.5%）、30代（15.7%）と低い。総務省「社会生活基本調査2011」による運動種別でいうと1位は「ウォーキング・軽い体操」で、都市部で高い率を示している。

いずれにしても、現代社会における運動不足は否めない。この問題に対し、厚労省は地域包括ケアシステムを構築し、介護予防の分野にも力を入れている。このシステムは医師・看護師・理学療法士・作業療法士・柔道整復師・栄養士・社会福祉士など、多くの医療職が参加できるもので、はり師・きゅう師・あん摩マッサージ指圧師もここに加わっている。また一般の人々の運動指導には健康運動指導士、健康運動実践指導者の活用を試みているが、地域自治体の単位で考えると、現場における指導者不足は否めない。

これらの政策に対応し、専門学校、大学でも地域の自治体と提携し、介護予防体操などを展開し

ており、業界団体においても指導者講習会を開設して地域住民の健康を担うべく活動に着手している。はり師、きゅう師、あん摩マッサージ指圧師も、国民の健康を担う立場にあることから、運動・栄養・休養・心の問題など総合的に指導できることが望まれる。

国民の健康に対するニーズに応えるべく「健康指南役」としての役割を認識しつつ、個々人の健康維持には何が必要かを適切に指導できなくてはならない。スポーツ選手のけがの予防やアスレティックリハビリテーションの補助、コンディショニングなどに加え、国民の健康寿命延伸の実現のための運動指導、栄養指導、休養のあり方の指導、ニューロの問題に対する運動指導にも、鍼灸マッサージはかかわっていくことになるであろう。

2）災害支援

近年は、災害の多発により被災地域の多くの住民が避難所生活や仮設住宅での暮らしを余儀なくされるケースが増えているが、ここでも運動不足が指摘されている。災害現場では医師、看護師、栄養士、心理士の活動が盛んに行われており、東日本大震災（2011年）、茨城県常総市の水害（2015年）、熊本地震（2016年）の後に、多くの鍼灸マッサージ師が避難所や仮設住宅での施術を行ってきた。熊本地震では、全日本鍼灸マッサージ師会、日本鍼灸師会、全日本鍼灸学会の4団体が初めて同一のフォーマットで申し込み、窓口を一つにすることで災害対策本部とともにコーディネートできた。その結果、130人の鍼灸マッサージ師が避難所で活動を行い、一部はエコノミークラス症候群に対する体操指導なども行った。

これからは多くの災害時にスポーツにかかわった鍼灸マッサージ師も含め、被災者の支援を行う必要があると考える。そうすることで運動指導も含め、被災者のニーズに合った幅広い活動が展開できるであろう。

【朝日山一男・溝口秀雪】

【参考文献】
1) トレーナー関連団体とその活動. スポーツメディスン. ブックハウスエイチディ. 1998；23. 21-3.
2) 公益財団法人日本体育協会. 公認アスレティックトレーナー専門科目テキスト1 アスレティックトレーナーの役割. 公益財団法人日本体育協会. 2007. 16.
3) 福林徹監, 東洋療法学校協会スポーツ東洋療法研究委員会編著. スポーツ東洋療法ハンドブック. 医道の日本社. 2001. 24-9.
4) 日本指圧協会編. 日本指圧協会50年誌. 1996.
5) 一般財団法人厚生労働統計協会. 2016/2017国民衛生の動向. 2017. 63(9). 84, 100.
6) 溝口秀雪, 泉秀幸, 小山浩司, 笹木正悟. 日本におけるトレーナーの変遷. 東京有明大学雑誌. 2010. 23. 37-44.
7) 笹川スポーツ財団. スポーツ白書2014. 2014. 76-80.
8) 山田栄二, 後藤治久, 大西雅士, 朝日山一男, 豊田敏子, 石橋謙一ら. スポーツ鍼灸マッサージゆめ国体・ゆめ大会参加報告書. スポーツ鍼灸セラピー神奈川. 1998.

表1　日本におけるトレーナーと鍼灸マッサージに関する年譜

1929年（昭和4）	・小守良勝、井上龍男らが東京大学サッカー部でマッサージを実施。慶応義塾大、法政大、明治大などでもトレーナー活動を始める。
1931年（昭和6）	・第1回日米水上競技大会でスポーツマッサージが行われる。 ・第1回日米野球大会開催。ルー・ゲーリックら米大リーガーが来日し、日米のトレーナーが交流した。
1932年（昭和7）	・ロサンゼルスオリンピックが開催され、マッサージ師が帯同する。
1934年（昭和9）	・ベーブ・ルースらアメリカ大リーグオールスターチームが来日し、小守良勝らがアメリカのトレーナーと技術交流を行う。
1936年（昭和11）	・日本職業野球連盟組織される。
1939年（昭和14）	・日本職業野球連盟が「日本野球連盟」として改組。日本プロ野球トレーナー協会が組織される。 ・第二次世界大戦勃発。トレーナー活動が中断される。
1945年（昭和20）	・第二次世界大戦終結。
1946年（昭和21）	・第1回国民体育大会が開催される。
1947年（昭和21）	・日本鍼灸按摩マッサージ連盟が発足し、初代会長に小守良勝氏が就任。
1949年（昭和24）	・日本鍼灸師会が発足。 ・プロ野球球団が2リーグに分かれる。各チームに専属トレーナーがつくようになった。 ・本間祥伯が『医道の日本』誌に「スポーツと鍼灸の研究」を連載。
1950年（昭和25）	・アメリカで全米アスレティックトレーナー協会（NATA）が発足。
1964年（昭和39）	・東京オリンピックが開催。約100人のトレーナーが選手らにマッサージを行った。
1965年（昭和40）	・日本体育協会でスポーツトレーナー制度が発足。当時はコーチの要素が強いものであった。
1975年（昭和50）	・日本東洋医学系物理療法学会が設立。
1977年（昭和52）	・日体協に公認スポーツ指導者制度が発足。 ・鹿倉二郎氏が日本人で初めてNATAのATCを取得。
1980年（昭和55）	・関東労災病院にて日本で初めてのスポーツ整形外科が開設。 ・モスクワオリンピックが開催。日本は出場をボイコットした。
1981年（昭和56）	・全日本鍼灸学会が設立。
1982年（昭和57）	・日体協に公認スポーツドクター制度が発足。 ・横浜マラソンにて、神奈川県指圧師会が指圧コーナーを開設。

第1章6節　スポーツ東洋療法の現状と今後の展望　33

1984年（昭和59）	・青梅マラソンにて、東京都指圧師会が指圧コーナーを開設。
1986年（昭和61）	・日本整形外科学会公認スポーツドクター制度が発足。
1991年（平成3）	・Jリーグが開幕。 ・長野県鍼灸師会がスポーツ鍼灸制度を設立。
1992年（平成4）	・山形べにばな国体にて、山形県鍼灸師会が鍼マッサージコーナーを開設。 ・はり師・きゅう師・あん摩マッサージ指圧師の資格が厚生労働大臣資格国家試験となる。
1994年（平成6）	・日体協公認アスレティックトレーナー制度が発足。271人が公認された。 ・広島県トレーナー協会が設立。
1995年（平成7）	・柔道整復師会でJATACが発足。
1996年（平成8）	・山梨インターハイにて、山梨県鍼灸師会が鍼マッサージコーナーを設置。 ・アトランタオリンピック・パラリンピックが開催。 ・福岡ユニバシアードで鍼灸コーナーが開設。
1997年（平成9）	・業団、学会、盲学校、専門学校8団体合同して、鍼灸セラピー神奈川を設立。 ・なみはや国体にて、大阪府鍼灸マッサージ師会と大阪府鍼灸師会が11市で鍼・マッサージコーナーを開設。国体実行委員に初めて入る。 ・Jリーグアスレティックセラピスト会が設立。 ・富山県アスレティックトレーナー協会が設立。
1998年（平成10）	・長野オリンピック開催、長野県鍼灸師会が各人の施術所で鍼灸施術を行う。 ・神奈川県体育協会医事委員会にトレーナー部会が発足。 ・ヨコハマスポーツウェーブにて、スポーツ鍼灸セラピー神奈川と東洋療法学校協会所属の教員が健康相談コーナーと施術コーナーを開設。 ・かながわゆめ国体7会場・ゆめ大会4会場で鍼マッサージコーナーが開設。
1999年（平成11）	・熊本未来国体にて、スポーツ鍼灸Kumamotoが鍼マッサージコーナーを開設。
2000年（平成12）	・シドニーオリンピック・パラリンピックが開催。 ・スポーツ振興基本計画が策定される。 ・とやま国体にて、スポーツ鍼灸セラピー富山が鍼マッサージコーナーを開設。
2001年（平成13）	・東洋療法学校協会編著『スポーツ東洋療法ハンドブック』が医道の日本社より発刊される。
2003年（平成15）	・青森県スポーツドクターの会トレーナー部会（現・青森県アスレティックトレーナーの会）が設立。
2004年（平成16）	・アテネオリンピック・パラリンピックが開催。 ・島根インターハイにて、島根県鍼灸マッサージ師会が鍼灸マッサージコーナーを開設。
2005年（平成17）	・日体協公認スポーツ指導者制度が改定され、共通科目152.5時間、専門科目600時間、現場実習180時間になる。試験は筆記100問と実技になった。
2008年（平成20）	・北京オリンピック・パラリンピックが開催。
2010年（平成22）	・第4回東京マラソンから東京都鍼灸師会が円皮鍼コーナーを設置。 ・全日本鍼灸マッサージ師会がスポーツ鍼灸マッサージ指導者育成講習会を開始。
2011年（平成23）	・石川県スポーツトレーナー連絡協議会が設立。 ・東日本大震災が発生。
2012年（平成24）	・ロンドンオリンピック・パラリンピックが開催。
2013年（平成25）	・2020年のオリンピック・パラリンピックが東京で開催されることが決定。
2014年（平成26）	・南関東インターハイにて、神奈川県鍼灸マッサージ師会が7競技鍼マッサージコーナーを開設。
2016年（平成28）	・希望郷いわて大会にて、岩手県鍼灸マッサージ師会が鍼マッサージコーナーを開設。 ・全日本鍼灸マッサージ師会、日本鍼灸師会、全日本鍼灸学会、東洋療法学校協会が東京オリンピック・パラリンピックに向けて委員会を立ち上げ。 ・リオデジャネイロオリンピック・パラリンピックが開催。

Column

競技団体のトレーナー制度

溝口秀雪

ここで、各競技団体におけるトレーナー制度についても簡単に紹介しておく。

1)公益財団法人日本陸上競技連盟

日本陸上競技連盟では1977年の岡山インターハイ、青森国体の頃から、企業の販促の一環としてテーピングなどの施術を選手に提供していた。1985年の鳥取国体では、複数の企業トレーナーが協力して日本陸上連盟トレーナーサービステントを設置（図1）。販促の一環としてではない、トレーナー活動が行われた。

その後、1989年にトレーナー会を結成。1992年には日本陸上競技連盟医事委員会下部組織となった。同年よりトレーナーセミナーが開催され、1994年からA級、B級、C級のクラスを設けている。3日間の講習でC級取得、経験によりB級、A級を取得できるシステムになった。現在は、国体、インターハイのみならず国内の国際大会でのフィジオルームの設置、またオリンピックや世界選手権の帯同などを行っている。

2)公益財団法人日本サッカー協会

日本サッカー協会は、1990年に第1回サッカー医学セミナー（図2）を開催し、医事委員会の下部組織として「マッサー部会」を設置した。1992年には同部会が廃止され「トレーナー連絡会」になり、その後「Jリーグアスレティックセラピスト会」になった。そして、2013年には「Jリーグクラブライセンス」の取得を義務づけている。「Jリーグクラブライセンス規則交付」（2013年）第10章の人事体制組織運営基準によると、「ライセンス申請者は医務をサポートし、トップチームのトレーニング試合中の医療手当及びマッサージについて責任を有するメディカルスタッフを置き、Jリーグに届け出なくてはならない」とある。この構成員は、あん摩マッサージ指圧師、理学療法士、柔道整復師、日本スポーツ協会公認ATである。

Jリーグのほとんどのチームが、医療従事者を雇用している。J1、J2、J3のトレーナー数は150人を超えており、このうち鍼灸師・マッサージ師の割合は約80％弱である。このことからして、選手のケアに鍼灸マッサージがしばしば

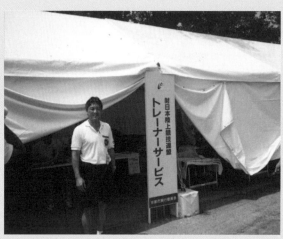

図1　京都インターハイでの日本陸上連盟トレーナーサービステント

1990年サッカー医学セミナー（第1回）

なぜわれわれはこのセミナーをもつのか

(財)日本サッカー協会
医事委員会
委員長　若山待久

　近年、世界のスポーツにおいて、スポーツ医学・科学のはたす役割は、ますます重要になっています。
　このたび(財)日本サッカー協会は、医事委員会の下部組織として「マッサー部会」を設置し、全国のサッカー関係マッサーに対して、1) スポーツ医学の知識のレベルの統一化、2) サッカー競技に対する知識のレベルの統一化、を目的としてサッカー医学セミナーを開催することとなりました。
　このセミナーは、年2回開催し、2年間でスポーツ医学の全般に触れるつもりです。
　我々は、このセミナーを通じて全国的なマッサーの新しいつながりの輪をつくりたいと思っています。そしておたがいがこのセミナーで得た知識を、サッカーの現場に一日も早く還元するよう強く希望します。

図2　第1回サッカー医学セミナーの案内に記された発足の辞

Column

行われていることがうかがえる。

3) 公益財団法人日本水泳連盟

　日本水泳連盟は、1988年に日本水泳ドクター会議を設立し、1991年には日本水泳トレーナー会議が連携組織として発足した。当初は日本水泳トレーナー会議とドクター会議を同時に行っていたが、その後別々に開催されるようになった。しかし、近年、「水泳競技メディカルサポート研究会」としてドクターとトレーナーが同時に研修を行っている。トレーナーは約300人で、構成員は鍼灸マッサージ師、柔道整復師、理学療法士、NATAのアスレティックトレーナーなどさまざまであるが、オリンピックの帯同などでも多くの鍼灸マッサージ師が活躍している。トレーナー部会への加入は、「日本水泳トレーナー会議」のトレーナーの推薦が必要になる。

4) 公益財団法人日本バスケットボール協会

　日本バスケットボール協会は、1987年に医科学研究部を設置し、1990年に医科学委員会の下部組織としてトレーナー部会を設けた。翌年よりセミナーが開催され、セミナー修了者で同協会が認めた者が登録トレーナーになるというものだった。セミナーは1994年まで続けられ、日本体育協会公認アスレティックト

レーナー制度が始まったのを契機に、この制度は廃止された。現在は、それぞれの大会やカテゴリ別に、専任トレーナーをはじめとしたアスレティックトレーナーを派遣している。

5) 公益財団法人日本ラグビーフットボール協会

　2019年に、日本でラグビーのワールドカップが開催される。日本ラグビーフットボール協会のメディカル委員会トレーナー部門が主体となり、トレーナーセミナーを開催している。またトレーナーセミナー修了者を対象として、ブラッシュアップの研修会を開催している。

6) 公益財団法人日本テニス協会

　日本テニス協会では1999年、トレーナー部会が発足した。その後、医事委員会のなかにトーナメント部会とナショナルチーム部会が設けられ、前者がトレーナー育成講習会、後者がナショナルチームトレーナー研修会を開いている。これらの講習会・研修会で認定された者が、トレーナー、ドクターとして派遣される。ナショナルチーム部会は、ナショナルチームの強化部や日本代表のチームサポートをしている。このなかにはトレーナー、ドクター、栄養士、ストレングスコーチ、動作チェックの科学者などがサポートに参加しているおり、2017年度からこの制度が稼働している。

第1章6節　スポーツ東洋療法の現状と今後の展望　37

Chapter 2

スポーツ現場活動に
必要な知識

Chapter 2-1

1 メディカルチェック

1 整形外科的メディカルチェック

1. 整形外科的メディカルチェックの目的と概要

　スポーツは骨・関節・筋肉・腱などの運動器を介して行われるので、アスリートやスポーツ愛好家にとって運動器の損傷は頻度が高く、可能な限りスポーツに伴う運動器損傷（スポーツ損傷）を予防する必要がある。スポーツ整形外科的メディカルチェックの概念が1985年に提唱され[1]、以降整形外科的メディカルチェックは競技スポーツ選手、一般スポーツ選手、市民スポーツ愛好家、整形外科的疾患を持つ人、それぞれに対して運動器損傷の予防に欠かせないものとなっている[2]。チェックの進め方として、問診、運動器（骨・関節・筋肉・腱）のチェック、四肢・体幹のアライメントチェック、関節弛緩性テスト、タイトネステスト、結果のフィードバック、の順に行う。

2. 整形外科的メディカルチェックの実際

1）問診

　個々が持っている身長・体重・利き腕・利き足といった身体的特徴に加えて、年齢的要素や性別を加味する。これまでのスポーツ歴、現在のスポーツ内容、スポーツ損傷の既往歴および治療歴、現在どのような症状が存在しているかをチェックする。事前に問診票を用いてアスリート自身に記入してもらい、問診にて身体的特徴、スポーツ歴、スポーツ内容、スポーツ損傷歴、現在の有症状を確認する（表1）。

2）運動器のチェック

　問診によって確認した内容に基づいて、運動器のチェックを行う。スポーツ損傷歴がある部位、現在症状がある部位に加えて、野球投手に対する肘関節・肩関節のチェックなど競技特性や個々の身体的特徴・年齢・性別に応じて、運動器に異常がないか整形外科的テストにてチェックを行う。運動器がスポーツ活動をするために十分な機能を果たし得るかもチェックする。さらに詳しいチェックが必要な場合は医療機関を紹介し、医療機関にてレントゲン検査・MRI検査など各種検査を行う。

3）四肢・体幹のアライメントチェック

　上肢では左右のcarrying angleを測定し、内反肘・外反肘などがないかチェックする。体幹では側弯のチェックに加え、脊椎の前弯・後弯に異常がないかチェックする。下肢ではO脚・X脚のチェック、脚長差、足の形状（扁平足・凹足・外反母趾など）をチェックする。競技特性に応じて下肢動的アライメントをみて、膝前十字靱帯損傷の危険因子であるknee-in toe-outなどがないかをチェックする。

4）関節弛緩性テスト

　東大式の全身関節弛緩性テストが広く用いられている（図1）。肩関節、肘関節、手関節、脊椎、股関節、膝関節、足関節の7関節をチェックする。4関節以上で弛緩性テストが陽性の場合は、全身関節弛緩性が高いと判定され、肩関節脱臼、膝前十字靱帯損傷、膝蓋骨脱臼などの危険因子となる。

表1 整形外科的メディカルチェックの内容

身体的特徴	年齢、性別、身長、体重（ベスト体重・階級体重） 利き腕、利き足（軸足・踏み切り足）
スポーツ歴	幼少期、小・中・高校、大学、社会人、現在まで
スポーツ内容	種目、ポジション、練習量、練習内容、試合予定
既往歴	スポーツ損傷の既往歴・治療歴
現在の有症状	現在の症状、スポーツ損傷の経過、治療内容
運動器チェック （整形外科的テスト）	スポーツ損傷歴がある部位 現在症状がある部位 競技特性や身体的特徴・年齢・性別に応じて
測定・計測	四肢・体幹のアライメント 関節弛緩性 タイトネス
フィードバック	所見のまとめを記載 問題解決のために行うべき項目の列挙 トレーニング上のアドバイス 今後の治療方針

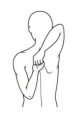
1. 肩関節

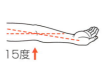
2. 肘関節

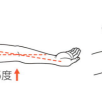
3. 手関節

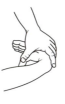
4. 脊椎

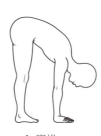
5. 股関節

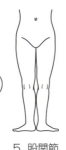
6. 膝関節

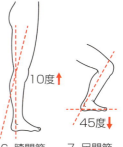
7. 足関節

●関節弛緩性の陽性基準
1. 肩関節：背中で指を組むことができる
2. 肘関節：15度以上過伸展する
3. 手関節：母指が前腕につく
4. 脊椎：前屈して手掌が床につく
5. 股関節：立位で外旋し180度以上開く
6. 膝関節：10度以上過伸展（反張）する
7. 足関節：45度以上背屈できる
※7関節中4関節以上で関節弛緩性が陽性の場合は、全身関節弛緩性が高いと判定される

図1　関節弛緩性テスト（東大式）

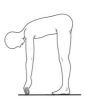
腰背筋

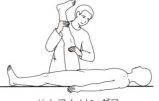
ハムストリングス

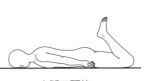
大腿四頭筋

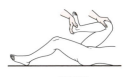
腸腰筋

1. 腰背筋：ハムストリングスの要素も入るが、前屈して指先が床につかなければ陽性
2. ハムストリングス：SLRテスト（下肢伸展挙上）で70度以下のときは陽性
3. 大腿四頭筋：腹臥位で膝を屈曲させて、踵が殿部につかなければ陽性
4. 腸腰筋：トーマステスト（膝かかえ姿勢）で、股関節が屈曲して膝が持ち上がれば陽性
※陽性の場合は、筋腱の緊張度が高いと判定される

図2　タイトネステスト

5）タイトネステスト

筋腱の緊張度をチェックする（図2）。成長期の場合は骨の成長が早く、筋腱の伸展が追いつかないために、骨格と筋腱柔軟性とのバランスが崩れやすく筋腱の緊張度が高いことが多い。筋腱の緊張度が高い場合にはオスグッド病などの骨端症、膝蓋腱炎などの腱炎、肉離れ（筋断裂）、といったスポーツ損傷の危険因子となる。

6）結果のフィードバック[3]

整形外科的メディカルチェックの最後に所見のまとめを行い、記載する。問題ありの場合には、問題解決のために行うべき項目を列挙する。アライメントチェック、関節弛緩性テスト、タイトネステストなどから得られた、それぞれの競技者の身体特性に応じたスポーツ損傷予防および競技パフォーマンス向上のためのトレーニング上のアドバイスをその場で行う。治療が必要な場合には治療方針を立て、状況によって医療機関を紹介する。

---

3. まとめ

スポーツは身体にさまざまな刺激・負荷を与え、その刺激が適切であれば良い効果を及ぼすが、負荷が強すぎる・不適切であればスポーツ損傷（外傷・障害）を引き起こす。2011年にスポーツ基本法が施行され、近年ではスポーツ活動は一般市民や子供、中高年者、整形外科的疾患を持つ人も含め、さまざまな背景を持つ者が楽しむ健康志向のものが増えてきた。運動器の耐用性を増すために、個々の運動器の特徴を把握し、無理なく安全に機能させるための整形外科的メディカルチェックが不可欠になってきている。アスリートに対しても、現役の選手だけではなく育成段階にある子供のときから現役引退後の生涯に渡ってアスリートの健康を守るために[4]、整形外科的メディカルチェックをシーズン前・シーズン後などの時期に定期的に繰り返し行い、運動器の問題点を早期に発見し、問題解決に向けてトレーニングなどにより強化を行い、スポーツ損傷を予防することが求められる。

【今井一博】

【参考文献】
1）中嶋寛之. スポーツ整形外科的メディカルチェック. 臨床スポーツ医学. 1985. 2(6). 735-40.
2）中嶋寛之. 運動のためのメディカルチェック—整形外科系. スポーツ医学研修ハンドブック. 日本体育協会指導者育成専門委員会スポーツドクター部会監修. 文光堂. 2004. 80-5.
3）増島篤. スポーツ整形外科的メディカルチェック. 公認アスレティックトレーナー専門科目テキスト3 スポーツ外傷・障害の基礎知識. 公益財団法人日本体育協会. 2007. 213-8.
4）今井一博, 他. 競技者に対するスポーツ医学の役割〜競技者の健康を生涯守るために〜. 体力科学. 2017. 66(5). 323-33.

2　内科的メディカルチェック

1. 内科的メディカルチェックの目的と意義

　スポーツを安全かつ効果的に行うために、内科的メディカルチェックを受けることは重要である。その目的を表1に示す。

1）突然死の予防

　内科的メディカルチェックの目的の一つは、突然死の原因となるような異常を発見し、不慮の事故を予防することである。イタリアにおけるトップアスリートに対するメディカルチェックの効果を調べた報告[1]によれば、心血管系突然死の年間発生率はメディカルチェックの実施により大幅に減少したことが示されている。

　運動中の突然死の原因は心疾患が多く、脳出血や大動脈破裂もみられる。心疾患の内訳は、中高年では冠動脈硬化が多いが、若年者では心筋症や先天性冠動脈奇形などが多い。脳出血、大動脈破裂に関しても、中高年では動脈硬化によるものが多いが、若年者では先天性の血管異常によるものが多い。長身のアスリートにしばしばみられるマルファン症候群では、心血管系の異常が突然死の原因となることがあるため、疑ったら心エコー検査を行うべきである。その他、心疾患ではブルガダ症候群、完全房室ブロックなどの不整脈疾患にも注意が必要である。

2）スポーツへの参加に制限がある病態の検出

　突然死を来たすほどの重篤な問題ではないものの、運動制限が必要な病態を検出することも重要である。それによって、どの程度の運動なら行って良いのかを判断する。

表1　内科的メディカルチェックの目的

1. 突然死の予防
突然死の原因となるような異常の検出 （特に心血管系の異常）
2. スポーツへの参加に制限がある病態の検出
運動制限が必要な病態を検出する
3. その他の内科的な問題の検出
健康や運動パフォーマンスに悪影響を及ぼすような内科的な問題を検出する

3）その他の内科的な問題の検出

　スポーツへの参加に制限を来たすほどの問題ではないものの、健康や運動パフォーマンスに悪影響を及ぼすような内科的な問題を発見して、必要ならば治療することも目的の一つである。代表的な疾患としては貧血や気管支喘息、甲状腺機能異常などが挙げられる。

2. 内科的メディカルチェックの実際

1）内科的メディカルチェックの項目

　日本臨床スポーツ医学会学術委員会内科部会勧告[2]（以下、内科部会勧告という）に基づくメディカルチェックにおける基本検査項目を表2に示す。

A：問診

　一般の内科診療においても重要となる既往歴、家族歴、服薬歴、喫煙歴や自覚症状以外にも、食事やサプリメントに関すること、睡眠に関すること、体重の変化なども参考になる。女性アスリートの場合は、月経異常に関しての問診も重要である。

B：尿一般検査

　尿糖、尿蛋白、尿潜血などをチェックする。尿の比重の測定は、脱水の程度の推定に役立つ。

C：血液検査

　内科部会勧告で挙げられている項目（表2）を最低限検査するとよい。

第2章1節　メディカルチェック　43

表2 メディカルチェックにおける基本検査項目

1. 血液学検査
赤血球数、ヘモグロビン、ヘマトクリット、白血球数 （注1）血小板数は対象により考慮する。
2. 生化学検査
ALT（GPT）、AST（GOT）、γ－GTP、総タンパク、総コレステロール、中性脂肪、尿酸、BUN、クレアチニン、血糖 （注2）アルカリフォスファターゼ、LDH、CPKは対象により考慮する。 （注3）Fe、フェリチンを女性あるいは競技スポーツ選手で貧血が予想される場合に測定する。 （注4）肝臓疾患が疑われたときは原因ウイルスの検索（IgM HA抗体、HBs抗原、HCV抗体など）、および以下の項目を選択する：アルブミン、コリンエステラーゼ、プロトロンビン時間またはヘパプラスチンテスト、総ビリルビン
3. 尿検査
尿タンパク、尿潜血、尿糖 （注5）尿沈渣は、対象により考慮する。
4. 胸部エックス線写真
5. 安静心電図
（注6）運動負荷心電図をすべての対象に行うことが望ましいが、施設・マンパワーの面で現状では完全に対応できないことから、安静心電図に異常の認められた例、40歳以上の男性、50歳以上の女性には基本検査とする。

（日本臨床スポーツ医学会学術委員会内科部会勧告. 日本臨床スポーツ医学会誌. 2006.14（1）. 94. をもとに作成）

D：胸部レントゲン検査

肺の異常所見の有無のほか、心胸郭比もチェックする。心陰影の拡大を認めた場合は、心疾患の存在を疑い、心エコー検査の追加実施を考慮する

E：安静時心電図検査

標準12誘導心電図を撮る。異常があれば心エコー検査、ホルター心電図、運動負荷試験などの追加実施を考慮する。

F：内科的診察（血圧測定を含む）

血圧測定と胸部聴診、腹部触診を行い、眼瞼結膜の色調、頚部リンパ節腫脹や甲状腺腫大の有無、浮腫の有無、咽頭所見などをチェックする。

以上A～Fで述べたような項目を検査し、必要に応じて以下G～Hを追加で検査する。

G：心エコー検査

心陰影の拡大を認めた場合や心雑音を聴取した場合、心電図異常を認めた場合などに実施を考慮する。

H：ホルター心電図検査

不整脈を認める場合に実施を考慮する。

I：運動負荷試験

心筋虚血性変化を疑う場合のほか、運動誘発性の不整脈や喘息の検出目的で実施を考慮する。

J：肺機能検査

気管支喘息などの呼吸器疾患を疑った場合に実施する。

2）検査結果の解釈

各検査で異常がみられた場合、どの程度の運動まで許可するかについては、日本臨床スポーツ医学会学術委員会内科部会勧告[2] に記載のある「スポーツ参加・禁止基準」が参考になる。

CPKやAST値を解釈する際には、トレーニングによる筋損傷の影響を考慮する必要がある。激しいトレーニング後では、これらはしばしば異常高値を示すが、ほとんどの場合は問題ない。

逆に一般的には異常でなくても、そのアスリートのパフォーマンス低下の原因になっている可能性を、特にトップアスリートのメディカルチェックにおいては考える必要がある。

3）セルフチェック

メディカルチェックを十分に行ったとしても、事故を完全に防ぐことはできない。そこでリスク

を少しでも減らすために、スポーツ行事参加当日のセルフチェックが推奨されている。

3. まとめ

　内科的メディカルチェックについて概説した。メディカルチェックを受ける対象者の年齢や体格などに留意して、チェックすべきポイントを整理して実施すると良い。

【蒲原一之】

【参考文献】
1) Corrado D, et al. Pre-Participation Screening of Young Competitive Athletes for Prevention of Sudden Cardiac Death. JACC. 2008. 52(24). 1981-9.
2) 日本臨床スポーツ医学会学術委員会内科部会勧告. 日本臨床スポーツ医学会誌. 2006. 14(1). 93-118.

Chapter 2-2

② マネージメント

1　セイフティーマネージメント
（安全に施術するための管理と対処）

1．はじめに

　本書はスポーツ選手を対象とするだけでなく、スポーツの現場における施術を想定していることから、一般の施術所外における施術、東洋療法のなかでも侵襲性の高い鍼灸を念頭に置いた安全対策を中心に述べる。鍼灸以外の侵襲性の低い徒手療法などは、愛護的な施術を行うことで事故や有害事象を防ぐことができる。救急処置については別項を参照し、一般的な鍼灸の安全対策は全日本鍼灸学会安全性委員会のホームページ（http://safety.jsam.jp）や他の専門書籍を参照していただきたい。

2．施術所以外における
　　施術に当たっての準備

　施術所外で施術を行う場合には、以下の点に注意する。

・専ら出張で施術を行う場合は、原則、その都道府県知事に届け出を行う必要がある（あん摩マッサージ指圧はりきゅうに関する法律　第九条の三）。

・施術所外で施術する場合には予測困難な事故が発生する可能性があるため、施術所内で行う以上に注意を払う必要がある。当然のことながら、万が一の事故に備えて賠償責任保険には必ず加入しておく。

・緊急時あるいは事故発生時の具体的な対応を記載した危機管理マニュアルを作成しておき、これを元にスタッフ教育を行っておく。危機管理

マニュアルは施術を行う場所を想定して随時変更を行う。

・危機管理マニュアルの冒頭には、緊急対応計画を見やすいように1ページにまとめて記載する。緊急対応計画とは緊急時に患者を早急に医療機関に搬送するために必要な情報を簡潔にまとめたものである。内容は緊急時の判断基準（何をもって緊急時とするか）、救急車の呼び方、AEDの設置場所、緊急時の連絡先などで、必ず活動場所で現況確認のうえ、記載する。

・危機管理マニュアルとともに施術計画書（日時、場所、対象、施術内容）を作成し、事前に会場あるいは大会の責任者にこれらを提出し許可を得ておく。

・会場に救護班が設置される場合は、担当者と役割分担について話し合い、責任の所在を明確にしておく。

・事前に施術環境について調べておく。必要に応じて安全対策あるいは衛生対策を講じる。調査は直接出向いて確認することが推奨される。

3．施術環境

　施術の安全性を担保するためには、いかなる場合であっても安全で衛生的な環境が確保されていなければならない。原則、安全や衛生が確保されていない場所で施術を行うべきではない。

・選手（患者）や施術者およびスタッフが安全に移動できる空間であること。清潔な空間であること。特に施術道具を置く清潔な場所（Clean area）の確保は必須であり、治療台や治療機器など施術者の手に触れるものは、消毒用アルコールや既製の消毒用清拭布により清拭消毒を行う。

・流水と石鹸による手洗いができる環境があるこ

46

と。事前に手洗い場を確認しておく。

・適切な温度や湿度が維持され、十分な明るさが確保された空間であること。安全および衛生の観点から、原則、施術は衛生的な屋内空間で行われるべきであるが、やむを得ず屋外（テントなど）で行う場合は、直射日光、雨、突風、温度（寒さ・暑さ）、粉塵などの対策を施す。

4. 施術に当たっての注意

施術に当たっては、一般の施術と同様に現病歴と既往歴などを聴取する。施術後のトラブルを避けるためにも予診票やカルテを作成することが望まれる。その他、下記に注意する。

・施術中の状態の急変や感染などの危険を避けるため、脳血管疾患や肝疾患などを中心に服薬も含めて聴取する。

・施術に当たっては、施術内容（施術様式、刺激量）と起こり得る副作用および注意事項について十分に説明し、患者の同意を得る（インフォームド・コンセント）。口頭のみならず文書による説明と同意が望ましい。

・刺激量は競技の前後で調節する必要がある。特に競技前の過度な刺激は、運動パフォーマンスを低下させるだけでなく事故につながる可能性があるため注意が必要である。刺激強度は、最低刺激量から始めるべきである。

・施術に当たり、選手（患者）にチーム関係者（監督、コーチ、トレーナー、チームドクターなど）が施術を受けることを知っているか確認を取ること。特に未成年の場合は、保護者の同意を得る必要がある。可能であればコーチ同席のうえで、施術の目的と方法（鎮痛・可動域確保など）を明確化・共有化することが望ましい。チーム関係者が「私が知らないところで選手に勝手に治療した」という結果にならないように注意すること。

5. 適応と不適応の鑑別

対象とする疾患（傷病）が施術の適応か不適応を見極めることは、極めて重要である。

・重大な疾患あるいはその疑いがある場合には、救急処置を除き、安易な施術は避けるべきである。

・救護班が設置されている場合には連携し、適切な対応を行う。

6. 手指衛生

施術所外、特に屋外で行う場合には感染に特段の注意を払う。感染制御の基本は標準予防策にある。標準予防策（スタンダード・プリコーション）は手指衛生と感染経路別予防策に大別され、なかでも手指衛生（手洗いと手指消毒）は最も重要視されている。

鍼施術に当たってはメディカルグローブ（以下グローブ）を着用すべきである。特に流水と石鹸による手洗いが行えない場所での施術に当たっては、グローブの着用が必須である。これは感染制御の意味のほかに、他の医療関係者らからの社会的信頼を得る意味もある。現場の救護班などに駐在する医療関係者（医師・看護師など）は医療における標準予防策の実施は当然であり、それら医療関係者の評価に耐えられる感染制御対策が必要である。

1）メディカルグローブ装着時

・施術の開始時と終了時に流水と石鹸による手洗いを行う。手指に目に見える汚れがなく、かつ血液や体液あるいは排泄物に接触し手指が汚染されている可能性がない場合は、アルコールベースの速乾性手指消毒薬による擦式手指消毒（ラビング法）で代用する。

・刺鍼や抜鍼直前にグローブを装着した状態で、

---

1. 総論

2. 現場で必要な知識

3. 各論

4. 鍼灸マッサージの有効性

5. スポーツ現場の実際

第2章2節　マネージメント　47

アルコールベースの速乾性手指消毒薬による擦式手指消毒を行う。

・グローブは最低でも施術ごとに交換する必要があるが、長時間の装着はグローブ内の手指が湿り、連続施術時の装着を困難にするほか、手指上の細菌などが増殖する可能性がある。そのため、患者への刺鍼・抜鍼時以外はグローブを外し、擦式手指消毒を行って手指を乾燥させることが望ましい。

・施術中にグローブに目に見える汚れが付着した、あるいは血液や体液に接触した場合は直ちにグローブを外し、手指の洗浄および消毒を行ってから新しいグローブを再装着する。

7. 施術野の消毒

　刺鍼あるいは施灸を行う施術部は清潔でなければならない。特に刺鍼を行う場合には施術部の消毒が法律で義務付けられている（あん摩マッサージ指圧はりきゅうに関する法律 第六条）。

・刺鍼を行う場合、施術野をアルコール消毒綿で清拭（スワブ法）しなければならない。

・施術野の消毒には消毒用アルコール（アルコール濃度70％以上）を使用する。消毒綿には、揮発によるアルコール濃度の低下防止の観点から包装タイプのものが推奨される。また、携帯にも便利である。

・中水準消毒薬であるアルコール（エタノール、イソプロピルアルコール）にアレルギーがある場合は、クロルヘキシジンやベンザルコニウムなどの低水準消毒薬で代用する。しかしながら、これらの消毒剤は殺菌スペクトルが狭いこと（殺菌できる病原体の種類がアルコールに比べ少ない）、消毒薬自身が汚染されやすいことから包装タイプのものが推奨される。

・運動後の身体は汗のみならずさまざまな汚れや病原体が付着しており、消毒綿だけでは十分消毒できない可能性が高い。また、運動直後の身体は循環がよく刺鍼による出血や施灸による熱

傷を起こしやすいと考えられていることから、シャワーなどで汚れを十分に落とすとともにクールダウン後に施術を行うことが望まれる。

・競技現場など運動直後に施術をする環境では、汗や泥、その他さまざまな異物が身体に付着している可能性があり、ベッドやタオルなども汚染されると考えたほうが良い。特にベッド上は広範囲に選手の身体が接触するので毎施術後に消毒するか、ディスポーザブルシーツなどの単回使用を推奨する。

8. 使用する鍼

　生体への刺入を目的とした毫鍼や円皮鍼あるいは皮内鍼は、使い捨て（ディスポーザブル）の単回使用（シングルユース）が望ましい。単回使用を前提としたこれらの既製品（鍼）は、再滅菌を行ったとしても再使用してはならない。

・再使用を前提とした鍼具（ローラー鍼、いちょう鍼、梅花鍼、鍉鍼）などは滅菌済のものを使用する。

・再使用を前提とした鍼具は必ず滅菌バッグに入れて高圧蒸気滅菌（オートクレーブ滅菌）し、使用開始直前に開封して使用する。

・開封前であっても床に落ちた鍼などは汚染されたとみなし、使用してはならず廃棄しなければならない。

・円皮鍼などを皮膚に長時間貼付する場合は、直接露出することのないよう衣服やテープで覆うことが望ましい。特に選手同士の接触が起こる可能性のある競技は、円皮鍼の脱落および擦過による出血に注意する。

9. 使用済みの鍼などの廃棄

　原則、使用済みの鍼や消毒綿あるいはその他のゴミは必ず自院の施術所に持ち帰り、適切に廃棄する。

・使用済みの鍼は携帯可能なサイズの感染性廃棄物容器（シャープコンテナー）に廃棄し、これを持ち帰る。
・汗を除く血液や体液あるいは糞尿のついた消毒綿は感染性のあるものとして扱い、感染性廃棄物容器に廃棄する（標準予防策）。血液や体液あるいは糞尿のついたシーツやタオルなどはビニール袋などに入れて持ち帰り、廃棄するか、自院にて次亜塩素酸ナトリウムで消毒したあと、洗濯を行う。
・他のゴミはビニール袋などに入れて持ち帰り、自院にて一般ゴミとして廃棄する。

10. 結び

　原則、上記の事項を守り、安全で衛生的な施術を行わなければならない。安全を犠牲にしてまで治療効果を求めるべきではない。危険あるいは不衛生な状況下での施術は、仮に事故が発生しなかったとしても、業界の社会的信用を失墜させ、今後のさまざまな活動に支障を来たしかねないことを施術者一人ひとりが十分に理解しておくべきである。安全を前提とした安心で有効性の高い鍼灸療法の確立が強く望まれる。

【上原明仁・新原寿志】

2　リスクマネージメント

1. RICE処置について

　スポーツ外傷の局所反応として発赤、腫脹、熱感、疼痛、出血などの症状がある。これらに対して適切な処置を行うことが、速やかな競技復帰のためには必要な第一歩である。皮膚からの出血がみられる場合には、止血のための処置が必要となるが、そういった出血を認めない場合には、損傷直後から開始するRICE処置が第一選択である。
　RICE処置は、Rest（安静）、Ice（冷却）、Compression（圧迫）、Elevation（挙上）を指すが、これにProtection（保護）を含めたPRICEという定義も使われる。受傷直後から（P）RICEを行うことで、患部組織での出血と炎症は周辺組織の二次的低酸素損傷につながり、損傷部の拡大や重症度の悪化を招くため、それらを最小限に抑え、できるだけ防止することが重要である[1]。
　筋損傷に対する（P）RICE処置の場合には、圧迫と挙上を同時には行わないという方法を推奨する考え方もあり、特にイギリスChartered Society of Physiotherapyのガイドライン[2]によると、手足を下垂しているときには圧迫を行うが、挙上した際には圧迫を行わないことを勧めている。

1）RICE処置の実施方法

　アイシング（冷却）の準備として、ビニール袋や氷嚢に氷を入れ、アイスパックを作成する。アイスパックのなかに空気が入ると、冷却効果が低下する。できる限り空気を抜いて、氷が皮膚表面に密着する面積を大きくすることが重要である[3]。このため、平らな面を作成できるキューブアイス、または体表の凹凸に適応しやすいクラッシュアイスを用いると冷却効果が高くなりやすい。
①患部の安静を保つために運動を中止させ、楽な姿勢を取らせる。

第2章2節　マネージメント　49

②患部に対してアイスパックを当て、包帯・バンテージなどで圧迫を加えながら固定する。
③アイスパックは患部を効果的に冷却するため、患部を包むように、できるだけ広く行う。そのうえで、患部を心臓よりも高く挙げ、静脈還流を促すことで、浮腫・腫脹をできる限り予防する（図1）。

アイシングについては、部位や環境状況にもよるが、おおよそ20〜45分、1〜2時間に1回の割合で行う。冷却をしない間も安静・圧迫・挙上については継続することが望ましく、RICE処置は24〜72時間経過するまで繰り返し行う。

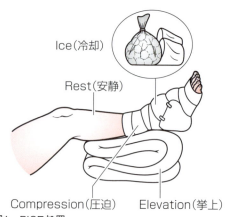

図1　RICE処置

2）冷却の副作用

アイシングの副作用として、血行障害や凍傷が挙げられる。それらを予防するためには、以下のような点に注意する必要がある。

まず、一点目は使用する冷却媒体である。表面に水滴のある氷の使用が最も望ましく、表面に霜の張っているような温度の低すぎる氷では冷却効果が低いだけでなく凍傷を引き起こす可能性が高くなってしまう。こういった氷を使用する場合には、水で表面を濡らすなどの対応が必要となる。

二点目は実施時間である。大腿部の深部までを冷却するためには少なくとも20分以上が必要であるが、長く継続しすぎることも、循環障害や凍傷になるリスクが高くなる。特に、睡眠中に冷却を行うことは、上記のような間欠的な冷却の実施ができない可能性があるため禁忌である。

三点目としては寒冷刺激に対する過敏症である。冷却による蕁麻疹や血流低下によるレイノー現象などが起こる場合には、冷却の適応とならない。その場合には、冷却以外でのRICE処置を実施する。

2. BLS[4]について

救急処置においてはいかに迅速に適切な処置を行い、救急隊や医師に引き継ぐことができるかが予後に直結するため、医療従事者として常に適切な対応について研鑽を積み続けておく必要がある。

救急処置は一次救命処置（Basic Life Support：BLS）と二次救命処置（Advance Life Support：ALS）に分けられる。一次救命処置は呼吸と循環をサポートする一連の処置であり、胸骨圧迫と人工呼吸による心肺蘇生（CPR）と自動体外式除細動器（AED）を用いた除細動、異物で窒息を来たした場合の気道異物除去の3つからなる。これらは誰もが、すばやく実施可能な処置であるが、心肺停止状態の傷病者の社会復帰を含めた予後に対して大きな役割を果たす。

1）BLSの実施について

医療従事者は倒れている人や患者に気づいたら、顔色・呼吸などの異常の有無を確認するとともに、反応があるかを確認する。反応がない場合には、大声で応援を呼ぶとともに、緊急通報（119番通報）・AEDを依頼する。

次に呼吸の確認をするが、医療従事者では市民救助者と異なり、気道確保を行ったうえでの呼吸の確認が勧められている。正常な呼吸があれば、気道確保し、回復体位で応援やALSチームを待つこととなる。

呼吸がない（または死戦期呼吸である）場合にはCPRを開始する。CPRは胸骨圧迫から始めるが、

胸骨圧迫は胸骨の下半部を約5cmの深さまで100〜120回/分のテンポで押す。人工呼吸用のデバイスが到着するまでは胸骨圧迫のみを行い、準備でき次第、30：2の割合で胸骨圧迫に人工呼吸を加える。このときも気道確保を行いながら、実施する必要がある。

AEDが到着したら、パッドを右前胸部と左側胸部に貼付する。AEDが心電図解析を開始したら、傷病者に触れないようにし、電気ショックが必要な場合には音声メッセージに従ってショックボタンを押し、電気ショック後は直ちに胸骨圧迫を再開する。救急隊などのALSを行う救助者に引き継ぐまでBLSを継続し、AEDの電源は切らず、パッドは貼付したままにする（図2）。

2）BLSに対する心構え

重篤な傷病者の救命率を高めるためには、冷静に現場で行えることを判断して実行することが何よりも必要である。こういったBLSの手順については、日常のなかで経験することが稀であり、知識として知っているだけでは実施できない可能性が高い。どのようなタイミングで傷病者に出会ったとしても、適切な行動を実行できるためのスキルを磨き続けることが何よりも重要であると考える。

3. 熱中症について

地球温暖化の影響もあり、世界的にも熱中症の危険性が増加しつつある。こういったなかで、運動中に限らず熱中症になる人が増えていっており、年間30〜40万人以上に上るともいわれている。

熱中症は、暑熱環境によって生じる障害の総称で、従来、臨床症状から熱失神、熱疲労、熱痙攣、熱射病などに分けられる。しかし、これらの暑熱による諸症状は対処のタイミングや内容、患者側の条件により刻々と変化する。早期に熱中症による異常を認識し、対処・治療につなげることを目的として日本救急医学会は3段階の重症度に応じた熱中症分類を作成した。

Ⅰ度は、めまい、立ちくらみ、生あくび、大量の発汗、筋肉痛、筋肉の硬直（こむら返り）、意識障害を認めない（JCS=0）もの。

Ⅱ度は頭痛、嘔吐、倦怠感、虚脱感、集中力や判断力の低下（JCS≦1）を認めるもの。

Ⅲ度は中枢神経症状（意識障害JSC≧2、小脳症状、痙攣発作）、肝・腎機能障害（入院経過観察、入院加療が必要な程度の肝または腎障害）、血液凝固異常（急性期DIC診療基準にてDICと診断）の上記3

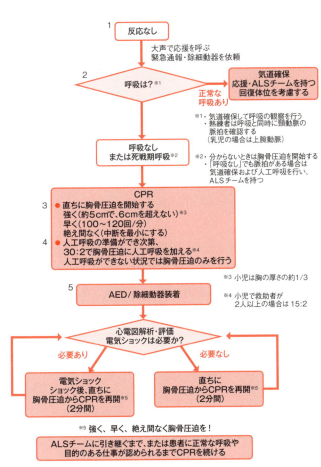

（文部科学省. 平成28年度学校保健統計調査報告をもとに作成）

図2　医療用BLSアルゴリズム

つのうちいずれかを含むものといった分類となっている。

また、これらに対する処置としては、Ⅰ度の症状が徐々に改善している場合には現場での応急処置と見守りで良いとされている。しかし、Ⅱ度の症状が出現したり、Ⅰ度の症状改善がみられない場合にはすぐ病院へ搬送することとなっており、Ⅲ度か否かは救急隊員や病院到着後の診察検査により診断されることになっている[5]。

1）現場での応急処置の実施内容

①風通しの良い日陰など、涼しい環境へ避難させること。
②衣服を緩め、また必要に応じて脱がせ、身体を冷却しやすい状態にすること。
③露出させた皮膚に霧吹きなどで水をかけ、団扇や扇風機などで扇ぐことにより身体を冷やすこと（このとき、冷たい水は皮膚血管を収縮させ、熱を体内にこもらせるため、水または常温が良い）。
④氷嚢、アイスパックなどを頸部、腋窩部、鼠径部に当てて皮下の血流を冷やすこと。
といったことが挙げられる[3]。

2）熱中症の予防

上記のような発症後の対処よりも、熱中症は予防することが大切である。

日本スポーツ協会からの「スポーツ活動中の熱中症予防ガイドブック」[7]に予防5カ条が記載されている。これによると、熱中症は気温が高いほど、そして同じ気温でも湿度が高いほど熱中症の危険性は高まるため、環境温度にあった運動強度に調整するとともに適宜な休息、適切な水分補給を心がけることが大切である（表1）。

また、気温の変化が大きく、暑熱訓化がなされる前でも熱中症になりやすいため、夏の初め、合宿初日などは注意が必要である。こまめな水分補給も大切であり、発汗により水分と塩分も失われるため、スポーツドリンクなどを利用して0.1～0.2％程度の塩分の補給が良いとされている。

運動前後で体重を測定し、運動による体重減少が2％以下に抑えるようにすることも大切である。AHAのガイドライン2010でもHeart injuryの記載があり、汗によって失われた以上の水分補給の重要性とともに、経口糖質・電解質飲料や牛乳の効用が示されている[8]。

また、スポーツ医学の観点からもトレーニングや試合前、中、後の適切な飲水は、体内水分や循環血漿量の損失を減らし、最大下運動時の心拍数を下げることによってパフォーマンスを維持して、熱ストレス、熱疲労と熱射病を減らすといわれている[9]。

体温調節には皮膚からの放散も関係が深いため、通気性や吸湿性の良い素材を選ぶことも重要である。

体調不良の場合には体温調節機能も低下し、熱中症につながるリスクが高まるため、疲労や睡眠不足、発熱や下痢などの症状があるときには、運動を控えることも大切である[10]。

表1　熱中症予防運動指針

熱中症予防運動指針

WBGT℃	湿球温度℃	乾球温度℃		
31	27	35	運動は原則中止	WBGT31℃以上では、特別の場合以外は運動を中止する。特に子どもの場合には中止すべき。
28	24	31	厳重警戒（激しい運動は中止）	WBGT28℃以上では、熱中症の危険性が高いので、激しい運動や持久走など体温が上昇しやすい運動は避ける。運動する場合には、頻繁に休息をとり水分・塩分の補給を行う。体力の低い人、暑さになれていない人は運動中止。
25	21	28	警戒（積極的に休息）	WBGT25℃以上では、熱中症の危険が増すので、積極的に休息をとり適宜、水分・塩分を補給する。激しい運動では、30分おきくらいに休息をとる。
21	18	24	注意（積極的に水分補給）	WBGT21℃以上では、熱中症による死亡事故が発生する可能性がある。熱中症の兆候に注意するとともに、運動の合間に積極的に水分・塩分を補給する。
			ほぼ安全（適宜水分補給）	WBGT21℃未満では、通常は熱中症の危険は小さいが、適宜水分・塩分の補給は必要である。市民マラソンなどではこの条件でも熱中症が発生するので注意。

4. 低体温症について

低体温とは深部体温（鼓膜温または直腸温）が35度未満となった状態である。生体には通常、体温調節機能があり、過剰な熱放散を抑制する[3]が、体温調節機能が正常に働かない場合に低体温となりやすい。また、熱産生を促進するホルモンの分泌異常などによって機能が低下した場合にも低体温となりやすい。

体温低下に伴ってふるえ、運動失調、意識障害などの症状が出現し、不整脈のリスクが高まる[11]。低体温となった場合には、呼吸数が著しく低下し除脈や不整脈も呈することがあるため、心停止の判断が非常に困難となる。こういったことから通常の場合と異なり、呼吸や脈拍の評価を注意深く行う必要がある。また、低体温状態では心筋の被刺激性が高まることから、容易に心室細動などへ移行しやすい状況となる。

上記のようなことから、低体温症を疑う傷病者に対して実施できることは限られてくる。愛護的に接し、濡れた衣服の除去や毛布による保温に努めながら、体温低下をできる限り防ぐことが重要である。そのうえで、救急隊（ALS）に引き継ぐことが求められる。

5. 止血について

人間の血液量は約80ml/kgで、大出血によりその1/3が失われた場合には、生命が危険になるといわれている。そのため、早急に適切な対応を取り、止血することが大切である。

1) 止血法

止血の方法には直接圧迫法と間接圧迫法があるが、出血に対する第一選択としては直接圧迫法となる。これは出血部位に対して、ガーゼや布を用いて直接圧迫を行う止血方法である。局所の冷却は、四肢の内出血の止血を補助するものとしては提案されるものの、開放性出血に対する局所冷却を支持するエビデンスはないとされている[4]。

損傷部を骨折しており、圧迫止血が実施困難な場合、損傷した面積が広い場合、大動脈の損傷による場合など、直接圧迫法により止血ができない場合には、間接圧迫止血法を行う。これは、出血部位よりも近位で動脈の拍動が感じ取れる部位を強く圧迫して止血を行う方法である。上肢では腋窩動脈、下肢では大腿動脈を手や指などで強く圧迫する（図3）。

2) 止血帯法

これらの方法によっても止血のできない場合の最終手段として止血帯を用いた止血帯法を用いる

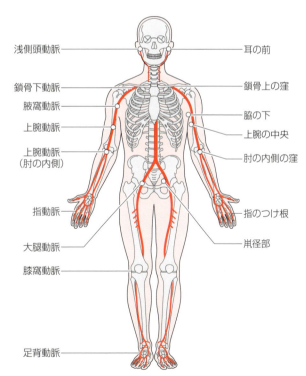

（鳥居俊, 岩沼聡一朗, 飯塚哲司. 日本人健康男子中学生における身長、除脂肪量、骨量の最大増加時期. 発育発達研究. 2016. 70. をもとに作成）

図3　止血点

〜60分に1回は止血帯を緩め、末梢組織の血流再開を図ることが必要である。あくまでも最終手段としての使用が勧められている。

【後関慎司】

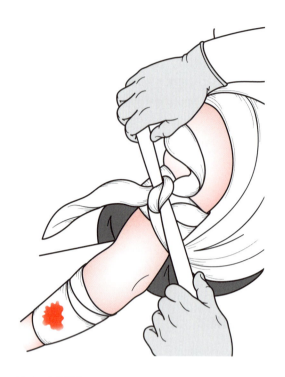

図4　止血帯法

ことがある（図4）。これは、止血などについての訓練を受けた者が標準的な上記の2つの止血法によっても重度の四肢の出血を止血できない場合に提案されている方法である。

　出血部位よりも近位に止血帯を巻き、半結びにしたあとに棒状のものを結び目に通し、捻りながら出血が止まるまで締め続ける方法である。30

【参考文献】
1) 吉田成仁. スポーツ外傷に対する鍼治療の効果. 臨床スポーツ医学. 2010. 27(6). 637-42.
2) Kerr K, et al. Guidelines for the physiotherapy management of soft tissue injury with PRICE during the first 72 hours. Association of Chartered Physiotherapists in Sports Medicine. 2002.
3) 公益財団法人日本体育協会. 公認アスレティックトレーナー専門科目テキスト8 救急処置. 公益財団法人日本体育協会. 2007.
4) 一般社団法人日本蘇生医学会. JRC蘇生ガイドライン2015. 医学書院. 2016.
5) 一般社団法人日本救急医学会. 熱中症診療ガイドライン2015：http://www.jaam.jp/html/info/2015/pdf/info-20150413.pdf
6) 山本利春, 吉永孝徳. スポーツアイシング. 大修館書店. 2001.
7) 公益財団法人日本体育協会. 公認アスレティックトレーナー専門科目テキスト4 健康管理とスポーツ医学. 公益財団法人日本体育協会. 2007.
8) Markenson D, et al. Part 13: First Aid 2010 American Heart Association and American Red Cross International Consensus on First Aid Science With Treatment Recommendations. Circulation. 2010. 122(16 suppl 2). 582-605.
9) Von Duvillard S.P., et al.. Sports drinks, exercise training, and competition. Current sports medicine reports. 2008. 7(4). 202-8.
10) 川原貴, et al. スポーツ活動中の熱中症予防ガイドブック. 財団法人日本体育協会. 1994. 7-8.
11) 金田正樹. 寒冷による障害. 臨床スポーツ医学. 1996. 13(6). 650-4.

Chapter 2-3

3節 スポーツ生理学

ヒトが運動した際の生理的応答やトレーニングに伴う適応の仕組みについて、エネルギー代謝、呼吸、循環を中心に概説する。

1. スポーツとエネルギー供給機構

我々の身体は、筋肉（骨格筋）が収縮することにより、スポーツ活動をはじめ日常生活での身体活動を行うことが可能になる。その骨格筋が収縮し張力を発揮するためのエネルギーは、筋線維のなかでつくり出されるアデノシン三リン酸（adenosine triphosphates：ATP）が加水分解するときにできるエネルギーによってまかなわれる。

1）筋収縮のエネルギー源

図1のように、ATPはアデノシン二リン酸（adenosine diphosphate：ADP）とリン酸（inorganic phosphate：Pi）に分解され、その際に発生するエネルギーが筋収縮のエネルギーとして利用され、収縮・弛緩する。骨格筋に貯蔵されているATP量はごくわずかで、骨格筋1kg当たり4〜5mmolである。そのため激しい運動などは数秒間しか継続することができず、運動を継続するためにはATPを再合成し続ける必要がある。

2）エネルギー供給機構

筋収縮のエネルギー源であるATPを合成する機構は、
　A：ATP-PCr系（クレアチンリン酸〔PCr〕の分解）
　B：解糖系（グリコーゲンなどの分解）
　C：有酸素系（脂肪酸、グリコーゲンなどの有酸素的分解）

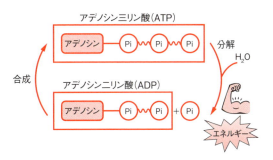

図1　アデノシン三リン酸（ATP）の加水分解によるエネルギー生成

の3つに分類される。

A：ATP-PCr系

ATP-PCr系は、PCrがクレアチン（creatine：Cr）とPiに分解される際に発生するエネルギーを利用して、ADPとPiからATPを再合成する系である。ATP-PCr系では、クレアチンキナーゼ（creatine kinase：CK）と呼ばれる酵素によって触媒され、1molのPCrから1molのATPが合成される。ATP-PCr系は酸素を利用しない代謝反応であり、エネルギー供給機能のなかで最も早くATPを供給することができ、単位時間当たりに最も多くのATPが再合成される。しかし、PCrの含有量が少ないために、エネルギー供給が短時間しか持続しない。したがって、このATP-PCr系は、スプリント走などのように短時間で大きいパワーを発揮する運動の際に、多く利用される。

B：解糖系

解糖系は、図2のように、肝臓・筋肉に貯蔵されているグリコーゲンが、グルコース→ピルビン酸に分解されATPが生成される過程を指す。解糖系はATP-PCr系と同様酸素を利用しない代謝反応であり、単位時間当たりのATP生成量はATP-PCr系に次いで多い。したがって、この解糖系は400m走や800m走などのように数十秒から数分間の高いパワー発揮や、間欠的にパワーを

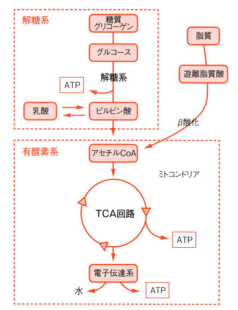

図2　解糖系および有酸素系におけるエネルギー供給機構

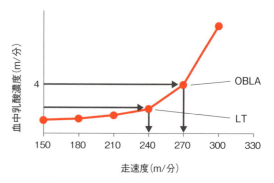

図3　漸増負荷時の血中乳酸濃度の変化

発揮する運動の際に多く利用される。

　ピルビン酸生成後の反応は、運動強度に応じた解糖系の寄与率により異なる。運動強度が相対的に低く、ピルビン酸の生成が緩やかな場合にはピルビン酸の多くはアセチルCoAに変換されて、Cの「有酸素系」へ進む。一方、高強度運動ではピルビン酸からアセチルCoAへの変換が間に合わず、ピルビン酸から乳酸が生成される。解糖系によって生成された乳酸の多くは酸化されてピルビン酸に変換され、有酸素系を通したATP生成のためのエネルギー源となる。

C：有酸素系（酸化系）

　有酸素系のエネルギー源として主に用いられるのが糖質と脂肪である。糖質は「B：解糖系」でピルビン酸が生成されたあと、ミトコンドリア内でアセチルCoAに返還され、トリカルボル酸（tricarboxylic acid：TCA）回路に入る。また脂肪の分解によって生成された脂肪酸もβ酸化されアセチルCoAとなり、TCA回路へ入り二酸化炭素とATPが生成される。このとき水素も生成され、電子伝達系へと運ばれ、酸化還元反応が起こり、水が生成されるとともにATPが生成される（図2）。

　有酸素系は他の系に比べ、多くのATPを生成する。単位時間当たりに生成されるATP量は最も少ないが、酸素を十分に利用することができれば最も長い時間のエネルギー供給が可能である。したがって、有酸素系はマラソンやトライアスロンなどの長時間運動や、相対的に低強度の運動に多く利用される。

3）乳酸性作業閾値

　運動強度の増加に伴い、糖の利用が増える。つまり、運動強度の増加に伴い乳酸産生も増え、血中乳酸濃度が増加する。運動強度に対して、血中乳酸濃度が急激に増加しはじめる強度のことを乳酸性作業域値（lactate threshold：LT）といい、血中乳酸濃度が4mmol/ℓのときの運動強度は血中乳酸蓄積開始点（onset of blood lactate accumulation：OBLA）と呼ばれる（図3）。

　競技現場では、漸増負荷による乳酸カーブテストにより得られたLT（または2mmol/ℓ）およびOBLA時の走速度（あるいは運動負荷）や心拍数などを用い、トレーニングメニューの立案やトレーニング効果の検証などに活用している。

4）骨格筋線維のタイプ分類

　骨格筋線維は構造上の特徴、収縮速度の違い、ATP合成能力の特徴などからいくつかのタイプに分類できる。

　ヒトの筋線維は大きく分けて、速筋線維（Fast-twitch fiber：FTまたはType Ⅱ）と遅筋線維（Slow-twitch fiber：STまたはType Ⅰ）に分類できる。速筋線維は収縮速度および弛緩速度が速い筋線維で、遅筋線維は収縮速度および弛緩速度が遅い筋線維である。また、速筋線維はType Ⅱ a線維とType Ⅱ b線維のサブタイプに分けられ、Type Ⅱ a線維は収縮速度が速く、比較的疲労耐性に優れた筋線維で、Type Ⅱ bは収縮速度が速く、疲労耐性に乏しい筋線維である。表1に遅筋線維と速筋線維の特性を示す。

ヒトの骨格筋の特性（組成や筋線維タイプなど）や機能（代謝など）を調べるためには、直接筋組織を採取する筋生検（muscle biopsy）がゴールデンスタンダードな方法として知られている。最近では、磁気共鳴分光法（magnetic resonance spectroscopy：MRS）を用いて非侵襲的に骨格筋内の化合物やグリコーゲンの量を測定し、骨格筋の機能特性を評価することも可能になり、研究が進められている[6]。

表1　骨格筋線維の特性

	遅筋(TypeI)線維	速筋(TypeII)線維
収縮速度	遅い	速い
クレアチンリン酸貯蔵	低い	高い
発揮張力	小さい	大きい
ATPase活性	低い	高い
解糖系酵素活性	低い	高い
酸化系酵素活性	高い	低い
毛細血管密度	高い	低い
ミオグロビン含有量	高い	低い
ミトコンドリア密度	高い	低い
グリコーゲン貯蔵	高い	高い
中性脂肪貯蔵	高い	低い
疲労耐性	高い	低い

（勝田茂、征矢英昭編. 運動生理学20講 第3版. 朝倉書店. 2015.3より引用）

2. スポーツと呼吸

肺にはそれ自体で膨らんだり縮んだりする能力はなく、吸息筋と呼息筋などの呼吸筋の収縮・弛緩により胸郭が拡大・縮小し、間接的に肺を伸張することで呼吸が行われる。運動時には換気量が増加するが、吸息時には横隔膜に加えて肋間筋や胸鎖乳突筋など、呼息時には肋間筋や腹直筋などが機能し、胸腔容積の拡大・縮小を補助する。

1）呼吸調節

呼吸中枢は脳幹にあり、呼吸の深さ（1回換気量）や速さ（呼吸数）が決定される。呼吸中枢には大脳、肺、動脈など各受容器から多数の信号が入力され、さらにそれが統合されて、横隔膜や肋間筋に収縮・弛緩の指令が出力される（図4）。この呼吸調節は、大脳、視床下部、小脳などの上位中枢からの入力（セントラルコマンド）と、筋、

関節、肺、呼吸筋、血管などにある受容器からの入力に大別される。骨格筋、関節、肺、呼吸筋には、収縮や動きなどの機械的刺激に応答する機械受容器や化学刺激に応答する代謝受容器があり、運動による機械刺激や代謝産物を感知し呼吸中枢へ信号を送る。動脈血中の酸素や二酸化炭素、その他の化学物質を感知する受容器は末梢化学受容器と呼ばれる。

2）運動時の呼吸調節

運動に伴う換気量の増加は、呼吸の深さ（1回換気量：TV, tidal volume, mℓ）と速さ（呼吸数：回/分）によって決まる。成人の安静時における1回換気量は約500mℓ、呼吸数は約12〜18回/分であり、毎分換気量（$\dot{V}E$, ℓ/分）はおよそ6〜9ℓ/分になる。運動時の毎分換気量は運動強度の漸増に伴って疲労困憊に至るまで増加し続け、運動中に得られた毎分換気量の最大値を最大毎分換気量（$\dot{V}E$ max）という。$\dot{V}E$ maxは、成人男性でおよそ100〜120ℓ/分、女性では80〜100ℓ/分となり、安静時の15〜20倍にもなる。また、$\dot{V}E$ maxは持久性トレーニングにより増加し、200ℓ/分程度まで到達するアスリートもいる。

運動強度増加に伴い換気量が増加するが、中程度の運動強度になると換気量増加の屈曲点が観察できる。この屈曲点は換気性作業域値（ventilation threshold：VT）と呼ばれ、酸素換気当量（$\dot{V}E$/

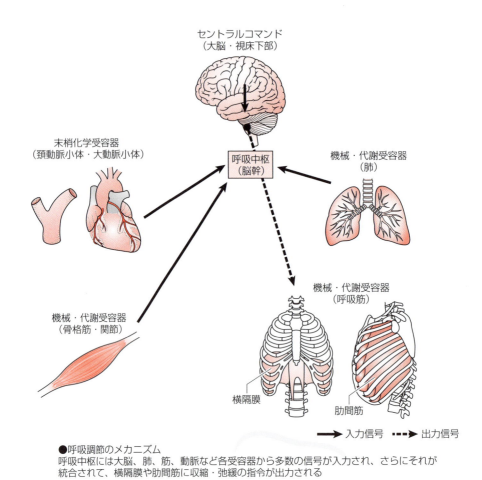

●呼吸調節のメカニズム
呼吸中枢には大脳、肺、筋、動脈など各受容器から多数の信号が入力され、さらにそれが統合されて、横隔膜や肋間筋に収縮・弛緩の指令が出力される

図4　呼吸調節機構

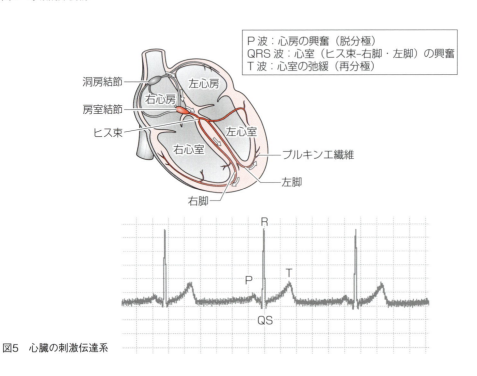

図5　心臓の刺激伝達系

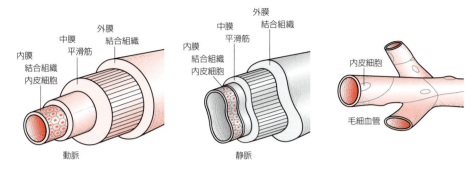

動脈は、心臓から拍出される血液の強い圧力に耐えるために、静脈に比べて中膜が厚くなっている。内膜は一層の内皮細胞と少量の結合組織からなる。中膜は平滑筋と弾性線維（エラスチン、コラーゲン）が含まれている。外膜は結合組織が主成分をなしている。一方、毛細血管には平滑筋はなく、一層の内皮細胞から構成されている

図6　血管の種類と構造

$\dot{V}O_2$）の増加や呼吸交換比の急増などの変化点として特定されている。

3）運動と酸素利用

　1分間当たりに肺から体内に取り込まれる酸素量のことを酸素摂取量（oxygen uptake：$\dot{V}O_2$, ℓ/分）という。酸素摂取量は、心拍出量（cardiac output：CO, ℓ/分）と、心臓から出ていく動脈血の酸素含有量と心臓に戻ってきた静脈血の酸素含有量との差（arterial − venous O_2 difference：a-v O_2 diff.）の積によって求められる（フィックの法則）。このa-v O_2 diffは、組織で抜き取られた酸素の量を表す。

$$\dot{V}O_2 = CO \times \text{a-v } O_2 \text{ diff}$$

　酸素摂取量は運動強度に伴って増加するが、運動強度が増加しても酸素摂取量が増えなくなる。この現象をレベリングオフといい、このレベリングオフが観察されたときの最も大きな値を最大酸素摂取量（maximal oxygen uptake：$\dot{V}O_2max$, ℓ/分）という。最大酸素摂取量はいわゆる有酸素性作業能力の評価指標として用いられ、絶対値（ℓ/分）で算出されるが、個人間で比較するため体重で除した体重1kg当たりの相対値（mℓ/kg/分）で示されることが多い。若年成人男性の最大酸素摂取量は約40mℓ/kg/分、女性では約33mℓ/kg/分である。持久性アスリートでは60〜70mℓ/kg/分を超える者も多い。

3．スポーツと循環

1）心臓とポンプ機能

　心臓は体外に取り出しても拍動を続ける自動性を持ち、一定のリズムで拍動している。この固有のリズムは洞房結節の電気信号で決まり、洞房結節に始まる電気的興奮は、房室結節−ヒス束−右脚−差脚−プルキンエ線維へ続く刺激伝達系により伝えられ、心筋は収縮し拍動する（図5）。

　1分間当たりの心臓の拍動回数を心拍数（heart rate）といい、左心室が1回の拍動で動脈に送り出す血液量を1回拍出量（stroke volume）という。心拍数と1回拍出量をかけたものを心拍出量（cardiac output）といい、中心循環および心臓ポンプ機能を示す指標となる。

$$\text{心拍出量（ℓ/分）} = \text{心拍数（拍/分）} \times \text{1回拍出量（mℓ）}$$

　成人男性における安静時の基準値は、心拍数60〜80拍/分程度、1回拍出量60〜80mℓ、心拍出量4〜6ℓ/分程度である。

　心拍数は、心臓交感神経と心臓副交感神経の拮抗作用により調節されている。心臓交感神経活動の亢進は心拍数増加や心収縮力の増強を促進し、

心臓交感神経活動は心拍数低下や心収縮力の減弱を促進する。

2）血圧

血液が血管壁に加える圧力を血圧という。左心室収縮期の最高値を最高血圧または収縮期血圧（systolic blood pressure）、左心室拡張期の最低値を割いて血圧または拡張期血圧（diastolic blood pressure）という。収縮期血圧と拡張期血圧の差を脈圧（pulse blood pressure）といい、1心拍の圧変動の平均値が平均血圧（mean blood pressure）である。平均血圧は、平均血圧 ＝ 拡張期血圧 ＋ （収縮期血圧－拡張期血圧）／3の式で求められる。血圧は部位によって異なり、動脈、毛細血管、静脈の順に低下する。

また、血圧は心拍出量と末梢血管抵抗で調節されており、以下の式で表される。

血圧＝心拍出量（心拍数×1回拍出量）
×末梢血管抵抗

3）血管

動脈と静脈ともに、内膜、中膜、外膜の三層構造になっている（図6）。

動脈は、心臓から送り出された血液を運ぶ血管であり、心臓につながる大動脈は中膜に弾性線維を多く含み、弾性血管と呼ばれる。細動脈は中膜に多くの血管平滑筋を含んでいることから、筋性動脈または抵抗血管と呼ばれ、平滑筋を収縮弛緩させたりして自律的に動脈の内径を調整する。筋性動脈が弛緩して内径が大きくなり、その部位で血液が流れやすくなることを血管コンダクタンス（vascular conductance）が大きくなる、あるいは血管抵抗（vascular resistance）が小さくなるという。

静脈は、血液を末梢から心臓に送り出す血管であり、心臓に戻る血液量（静脈還流量）を調節する役割を持つ。動脈に比べると平滑筋の発達が小さく、血管壁は薄い。安静時には血液量全体の70%が静脈内に貯留されていることから、静脈は容量血管とも呼ばれる。運動時には静脈に貯留されていた血液が筋ポンプ作用などによって心臓へ還流し、血液循環量が増加する。

毛細血管は一層の内皮細胞からできており、物質の交換に適している。その血管壁は非常に薄く、内皮細胞の間隔を通して、酸素と二酸化炭素の交換、栄養素と老廃物の交換などが行われている。

4）運動中の循環調節

運動中の活動筋では、より多くのATPを再合成するために、運動強度に比例して血流量が増加し、筋はより多くの酸素を血液から受け取る。活動筋の血流量を増やす方法には、心拍数と1回拍出量を増やして心拍出量を増やす方法と、内臓などの血液量を減らして、活動筋に血液を配分する方法がある。

各部位への血流配分量は、血管抵抗（細動脈の収縮状態）により決まる。運動中には交感神経により多くの組織で血管抵抗が高まる（細動脈が収縮）。血管抵抗が高まると、その部位では血流が低下する。一方で、活動筋では、筋収縮により生じる代謝産物や血流と血管壁の間で生じる「ずり応力」（流体の移動に対する抵抗力）や血管内皮細胞由来の弛緩因子などによって血管拡張作用が血管収縮作用を上回り、細動脈が拡張して血管抵抗が低下する。その結果、運動中は酸素が必要な活動筋において血液が優先配分される。これを血流再配分という（図7）。

A：運動中の心拍数

運動中には、安静時から最大酸素摂取量（maximal oxygen uptake：$\dot{V}O_2max$）が出現する最大運動強度まで、運動強度に比例して心拍数が増加する。心拍数は最大運動強度でほぼ最大心拍数に達する。最大心拍数は年齢とともに低下する。

運動中の心拍数の上昇には、心臓交感神経と心臓副交感神経の調節が働く。$\dot{V}O_2max$の約50％程度までは副交感神経活動の減少により心拍数が

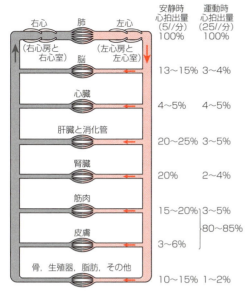
図7 安静時および運動時の血流配分
（小澤静司, 他. 標準生理学. 医学書院. 2009. 540. より転載）

上昇し、高強度運動になると交感神経活動の亢進が優位に働き、心拍数が上昇すると報告されてきた[11]。しかし、運動初期における心拍数の増加には心臓副交感神経活動の抑制があってもその貢献は少なく[7]、運動初期や低強度運動においても心臓交感神経活動が増加し、心拍数を増加させるとの報告もある。副腎皮質から分泌されるカテコールアミンも交感神経活動と同様の作用を持つが、運動時間が比較的長い場合に重要な役割を果たす。

B：運動中の1回拍出量、心拍出量

運動中の1回拍出量は、安静時に比べて約1.5倍程度増加する。これは、副交感神経の抑制および交感神経の亢進による心筋収縮力の増大と、筋ポンプ作用と心筋の拡張能増大などによる静脈還流量の増加によるものである。

運動中の心拍出量は、安静時から最大運動強度まで、運動強度に比例して増加する。低～中強度運動中は主に心拍数および1回拍出量の増加によって心拍出量が増加し、中～高強度運動中は主に心拍数の増加によって心拍出量が増加する。

C：運動中の血圧

歩行やランニングなどの有酸素運動時の収縮期血圧は、運動強度に比例して増加する。一方、活動筋の細動脈が拡張し、血管抵抗が下がるために拡張期血圧は安静時と同じかやや増加するため、脈圧は大きくなる。運動を停止すると血圧は速やかに低下し、運動前の安静値より低下する。この運動後の血圧低下は、心拍数のすばやい回復と活動筋や皮膚の血管拡張に伴う静脈還流の減少による心拍出量の低下をもたらす。

有酸素運動時には収縮期血圧の最高値が200mmHg程度であるのに対し、ウエイトトレーニングなどのレジスタンス運動時には収縮期血圧、拡張期血圧ともに増加し、収縮期血圧は300mmHg以上にまで上昇する。高強度の筋力発揮時には筋収縮による機械的な血管の圧迫や呼吸を止めてしまいがちになることが、血圧増加に影響している。

5) 運動トレーニングに対する循環器系の適応

運動トレーニングによる中心循環の適応の一つにスポーツ心臓という心肥大があり、これには2つのタイプがある。持久系選手では左心室の内腔が拡大し心室筋の肥厚がみられる遠心性心肥大が起きる。内腔拡大と、容量の増加と心筋肥厚による収縮力の増加に加えて、左心室の伸展性が増大して静脈還流量も大きくなる。これによって運動中の1回拍出量と最大心拍出量が増加して最大酸素摂取量が増大する。一方、レジスタンス系の選手では、左心室の内腔は肥厚しないが、心筋の肥厚が起きる急心性心肥大がみられる。レジスタンス運動中の高い血圧に対して、必要量の血液を送り出すための適応である。最近の研究によると持久系とレジスタンス系の2つのタイプだけでなく、肥厚と拡大の両方が生じる混合型もあると考えられている[9]。

持久性トレーニングにより、安静時心拍数が減少する（徐脈）。これは、心臓交感－副交感神経バランスが心臓副交感神経系優位にシフトすることによる[10]。また、血管の適応では、有酸素性運動を行うと弾性動脈の伸展性が増大し、血圧の上

昇を緩衝する機能（動脈コンプライアンス）が改善することも知られている[1]。一方、レジスタンス運動では、動脈の伸展性が低下し、動脈コンプライアンスが低下することも知られている[1]。

【中村真理子】

【参考文献】

1) Otsuki T, Maeda S, Iemitsu M, Saito Y, Tanimura Y, Ajisaka R, Miyauchi T. Vascular endothelium-derived factors and arterial stiffness in strength-and endurance-trained men. Am J Physiol Heart Circ Physiol. 2007. 292. 786-1.

2) 小澤瀞司, 福田康一郎総編集, 本間研一, 大森治紀, 大橋俊夫編集. 標準生理学 第7版. 医学書院. 2009. 538-41.

3) 勝田茂, 征矢英昭編. 運動生理学20講 第3版. 朝倉書店. 2015.

4) 加賀屋淳子, 中村好男編著. 運動と循環：研究の現状と課題. ナップ. 2001.

5) 斉藤満, 加賀屋淳子編. 循環II 運動時の調節と適応. ナップ. 2007.

6) 高橋英幸. 臨床スポーツ医学 スポーツ損傷予防と協議復帰のためのコンディショニング技術ガイド. 文光堂. 2011. 178-85.

7) Takahashi M, Matsukawa K, Nakamoto T, Tsuchimochi H, Sakaguchi A, Kawaguchi K, Onari K. Control of heart rate variability by cardiac parasympathetic nerve activity during voluntary static exercise in humans with tetraplegia. J Appl Physiol. 2007. 103(5). 1669-77.

8) 冨樫健二編. スポーツ生理学. 化学同人. 2013.

9) Pluim BM, Zwinderman AH, van der Laarse A, van der Wall EE. The athlete's heart. A meta-analysis of cardiac structure and function. Circulation. 2000. 25. 101(3). 336-44.

10) 山元健太, 高橋康輝, 吉岡哲, 小野寺昇, 宮地元彦. 持久的トレーニングに伴う安静時徐脈と自律神経系調節との関係. 体力科学. 2001. 50. 613-23.

11) Robinson BF, Epstein SE, Beiser GD, Braunwald E. Control of heart rate by the autonomic nervous system. Studies in man on the interrelation between baroreceptor mechanisms and exercise. Circ Res. 1966. 19. 400-11.

Chapter 2-4

4節 発育発達

1. 総論

1) 発育発達への配慮

治療対象となるアスリートにはさまざまな年代の者が含まれる。身体発育の途上にあるジュニア世代のアスリートには、発育発達に関する配慮が必要である。

図1に学校保健統計調査[1]にみられる各年齢の身長の全国平均値を示す。12歳以降で男女差が明瞭となり、年齢ごとの差を求めると図2のように男子では12～13歳、女子では10～11歳で最大となった。男子では中学1～2年、女子では小学5～6年で年間の身長変化が最も大きくなると考えられる。

同様に身長の標準偏差は男子で12歳、女子で10歳に最大となり、この時期は同じ学年のなかでの身長のばらつきが最も大きいことを意味する。こうしたばらつきは身長増加（＝発育）の時期の個人差に起因しており、発育の進んでいる子どもは運動器を含めた諸器官の機能発達も進んでいると考えられる。逆に発育の遅い子どもでは同年齢のなかで諸器官の機能発達も未熟であると考え、スポーツ指導やけがの予防において、より配慮が必要となる。

2) 身長増加量による評価

発育の評価は身長の増加量を目安にするのが便利であり、最大身長増加の年齢（PHV年齢）を基準に身体の発育状態や発生し得る問題を想定する。

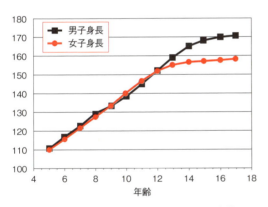

（文部科学省. 平成28年度学校保健統計調査報告をもとに作成）
図1　年齢ごとの身長の全国平均値

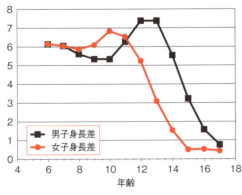

（文部科学省. 平成28年度学校保健統計調査報告をもとに作成）
図2　身長の全国平均値の前年差

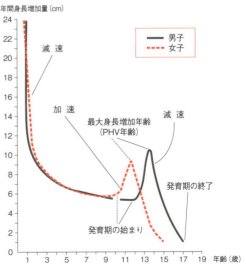

図3　発育（速度）曲線

第2章4節　発育発達　63

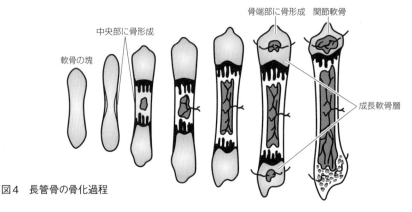

図4　長管骨の骨化過程

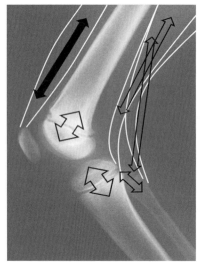

図5　成長軟骨層での骨の伸びと筋の伸長

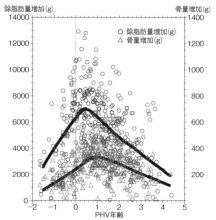

（鳥居俊, 岩沼聡一朗, 飯塚哲司. 日本人健康男子中学生における身長, 除脂肪量, 骨量の最大増加時期. 発育発達研究. 2016. 70. をもとに作成）

図6　日本人健康男児の運動器増加のピーク

　一人ひとりの身長変化は図2よりも明確な変化を示すことが多く、発育（速度）曲線と呼ばれる。年間身長増加量は生後1年間が最大であり、その後減少するが、10歳前後より再び増加に転じる。この増加に転じる時期が発育期の始まりであり、1年間の身長増加量が1cm未満になる時期が発育期の終わりと定義されている。図3に発育（速度）曲線を示す。

2. 運動器の発育発達

1）骨量と筋量

　身長増加がみられる間には、下肢や体幹（骨盤や脊椎）の骨格発育が生じていることになる。骨格発育は成長軟骨層で起こり、大腿骨のような長管骨では両端に、脊椎骨では椎体の上下に輪状に存在する（図4）。成長軟骨層は周囲と組織性状が異なるため、力学的な弱点となり、スポーツ動作などで強い力が加わると損傷が生じる。全力疾走やキック時に骨盤で発生する急性の損傷は裂離骨折と呼ばれ、脛骨粗面のオスグッド病に代表される慢性経過で発生する損傷は骨端症と呼ばれる。

　成長軟骨層が消失する時期は骨によって異なり、骨盤や肩甲骨、鎖骨など四肢中枢側の骨では遅い。

　骨格発育が著しい時期に、筋腱複合体は起始と停止の距離が伸びることで伸長され柔軟性が低下することになる（図5）。したがって、PHV年齢の頃に最も柔軟性は低下する。

筋量や骨量の発育には時間的なずれがあり、カナダ人小児を対象としたRauchらの報告[2]ではPHV年齢の数カ月後に除脂肪量増加のピーク、8カ月後頃に骨量増加のピークがみられるとしていた。筆者らは日本人健康男児で同様の検討を行い、図6のようにPHV年齢より6カ月から1年後に除脂肪量や骨量増加のピークがみられることが示された[3]。

2) 筋力

筋力の変化は文部科学省の体力・運動能力調査における握力値[4]が参考になる。

図7のように12歳以降で性差が著明となり、男子は17歳頃まで増加している。1歳下の平均値との差を算出することで各年齢での1年間の増加量を図示すると、増加のピークは男子で13歳、女子で10歳となる。

筋力や筋量は発育完了後も意図的にトレーニングを行うことで増加させることが可能であり、高齢者でもトレーナビリティが報告されている[5]。しかし、一般には加齢変化により徐々に筋量は減少し、筋力も低下する。日常生活動作に支障が生じるような筋量の減少はサルコペニアと呼ばれ、ロコモティブ症候群を構成する要素の一つである。保有する筋量の指標として四肢筋量（kg）を身長（m）の二乗で除したSMI[6]が用いられている。

筋腱複合体として筋力発揮に関連する腱の太さや強度も、発育期に増加する。腱は筋収縮による張力を受けるので、腱の太さは筋量変化に伴って増加すると考えられる。発育完了後も筋力トレーニングを行うことで腱への張力は増大するが、発育期におけるような腱の太さの変化はみられないようである。腱の強度は張力に対する腱の伸長量（stiffness）や単位断面積当たりのstiffness（ヤング率）で表される。子どもの腱は大人に比べて伸びやすいが、発育が進むと伸びにくい弾性の高い腱に変化していく（図8）[7]。また、高い筋力発揮やジャンプ系の運動を行うと、より弾性の高い腱になることも報告されている[8]。

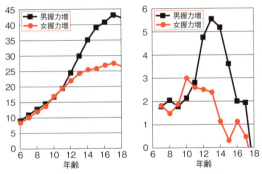

（文部科学省. 平成26年度体力・運動能力調査をもとに作成）
図7　握力値の年齢変化

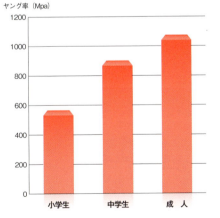

(Kubo K, Teshima T, Hirose N, et al. Growth changes in morphological and mechanical properties of human patellar tendon in vivo. J Appl Biomech. 2014. 30. をもとに作成)
図8　腱のヤング率の発育変化

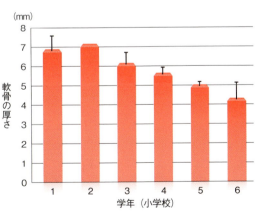

（鳥居俊. 日本人健康男児の膝関節軟骨厚の発育変化に関する横断的検討. 日小整会誌. 2013. 22. 515. より転載）
図9　小学生の膝関節軟骨の厚さ

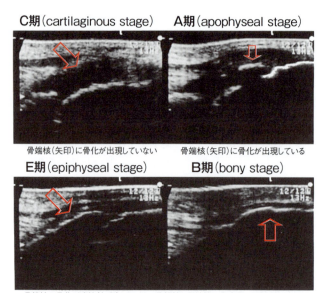

図10 超音波像による脛骨粗面発育段階

(鳥居俊, 飯田悠佳子, 村田祐樹, 鷲見和男. 男子中学生サッカー選手における超音波法による脛骨粗面発育段階と身長変化に基づく発育年齢との関連性. 日本成長学会雑誌. 2011. 17. 65. より転載)

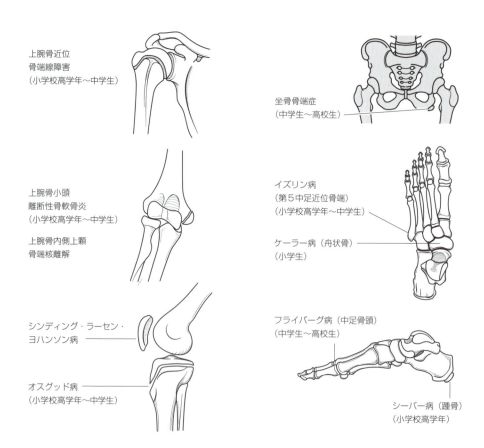

図11 代表的な骨端症の部位と名称

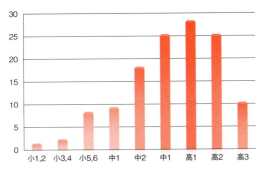

(鳥居俊, 阿江通良, 石井好二郎, 他. インターハイ入賞選手に対するスポーツ障害に関する質問紙調査. 陸上競技研究紀要. 2010.6. より転載)

図12　インターハイ入賞選手の疲労骨折既往時期

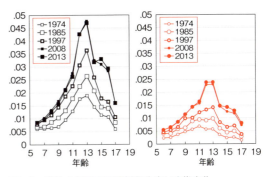

図13　学校の管理下の骨折発生率と時代変化（1974年〜2013年）

3）関節軟骨

関節軟骨は図4（p.38）に示されるように、成長軟骨層と連続していた軟骨塊が、骨端核の拡大と成長軟骨の消失で骨幹部と連結することによって骨先端で徐々に薄くなり、やがて成人の厚さとなる（図9）[9]。なお、発育完了後は変性摩耗により徐々に薄くなっていく。

骨端症の好発部位である脛骨粗面の骨端核の発育変化はMRIや超音波像で4段階に分類されており（図10）、骨格発育の目安となる[10]。

3. 発育期特有の運動器の損傷

前述のように発育期の運動器は成人と量的にも質的にも異なるため、この時期特有の損傷が発生する。

1）成長軟骨とその損傷

成長軟骨の存在による損傷はオスグッド病にみられるように、A期（図10）に最も発生しやすいことが報告されている。上腕骨近位の骨端線損傷はリトルリーグ肩とも呼ばれ、野球少年や中学生頃のテニス選手にしばしばみられる。この損傷の結果、上腕骨近位の骨端核は転位したり、成長軟骨損傷が強いと上腕骨の短縮も生じたりする。

野球肘は投球動作による肘関節の外反負荷の反復の結果、上腕骨内側上顆の骨端核は牽引される骨端症変化、外側の上腕骨小頭では衝突・圧迫負荷により離断性骨軟骨炎変化を生じる。その他、ハムストリングの張力により坐骨骨端症も生じる。足部でも踵骨のシーバー病は頻度が高い骨端症である。代表的な骨端症や骨端核の損傷を図11に示す[11]。

2）骨折

疲労骨折は、高校1年生に多発することが報告されている。図12は陸上競技のインターハイ入賞選手の調査における疲労骨折既往の時期であるが、高校1年生が最大となっている[12]。その理由として、中学3年生での引退後ブランクがあること、高校入学後は骨密度が十分に高まっていないにもかかわらずトレーニング強度が高まること、などが考えられる。また、高校1年生では発育が遅く骨密度が低い選手も含まれることを認識する必要がある。

持久性のトレーニングを思春期前から開始すると、骨量獲得に影響が生じ得ることも指摘されている。女子選手では、初経発来前からの専門的な持久性トレーニングは初経発来を遅延させ、結果的に低骨密度に留まってしまう[13]。同様のことが男子選手でも起こり得ると考えて、トレーニングが過剰にならないような配慮が必要である。

一方、学校で発生する骨折は発生率を算出すると過去40年間に増加の一途であり、図13のよう

に男子で2～3倍、女子では4倍近くに増加している。最も発生率が高い年齢は変わらず、男女とも12～13歳、中学校の1～2年生となっている[14]。

筋・腱の損傷は発育期の前半には少なく、筋量や筋力が強くなるPHV年齢以後に増加する。そのため高校生以降に多くなっている。

【鳥居 俊】

【参考文献】

1) 文部科学省. 2016年度学校保健統計調査報告：http://www.e-stat.go.jp/SG1/estat/List.do?bid=0000010 14499&cycode=0（2016年8月31日）

2) Rauch F, Bailey DA, Baxter-Jones A, et al. The 'muscle-bone unit' during the pubertal growth spurt. Bone. 2004. 34. 771-5.

3) 鳥居俊, 岩沼聡一朗, 飯塚哲司. 日本人健康男子中学生における身長、除脂肪量、骨量の最大増加時期. 発育発達研究. 2016. 70. 11-6.

4) 文部科学省. 体力・運動能力調査：http://www.e-stat.go.jp/SG1/estat/List.do?bid=000001054955&cycode=0（2016年8月31日）

5) Yamada M, Aoyama T, Arai H, Uemura K, Mori A, et al. Effect of resistance training on physical performance and fear of falling in elderly with different levels of physical well-being. Age Ageing. 2011. 40. 637-41.

6) 真田樹義, 宮地元彦, 山元健太, 他. 日本人成人男女を対象としたサルコペニア簡易評価法の開発. 体力科学. 2010. 59. 291-302.

7) Kubo K, Teshima T, Hirose N, et al. Growth changes in morphological and mechanical properties of human patellar tendon in vivo. J Appl Biomech. 2014. 30. 415-22.

8) Kongsgaard M, Aagaard P, Kjaer M, et al. Structural Achilles tendon properties in athletes subjected to different exercise modes and in Achilles tendon rupture patients. J Appl Physiol. 2005. 99. 1965-71.

9) 鳥居俊. 日本人健康男児の膝関節軟骨厚の発育変化に関する横断的検討. 日本小児整形外科学会雑誌. 2013. 22. 513-6.

10) 鳥居俊, 飯田悠佳子, 村田祐樹, 鷲見和男. 男子中学生サッカー選手における超音波法による脛骨粗面発育段階と身長変化に基づく発育年齢との関連性. 日本成長学会雑誌. 2011. 17. 64-7.

11) 鳥居俊. 小児期の運動器の特性とスポーツ障害の特徴. 臨床スポーツ医学. 2015. 32. 326-30.

12) 鳥居俊, 阿江通良, 石井好二郎, 他. インターハイ入賞選手に対するスポーツ障害に関する質問紙調査. 陸上競技研究紀要. 2010. 6. 148-52.

13) 鳥居俊. 女子長距離走選手における初経発来前のトレーニング開始は初経発来遅延や骨密度低下と関係する. 発育発達研究. 2006. 32. 1-6.

14) 鳥居俊. 子どもの骨折発生率の時代変化. 日本成長学会雑誌. 2015. 21. 71-3.

Chapter 2-5

5節 老化

1. はじめに

人間は出生後、年齢を重ねることによって、身体の発育や成長、そして成熟を迎える。しかしながら、一定の成熟後、特に高齢期においては、老化という身体の形態的および機能的な変化を示す。老化という身体の変化により、高齢者は若い頃と同じようにはスポーツを行うのが困難になることもある。また、スポーツ以前に、老化によって歩行など自分自身で独立して生活するための運動機能が低下し、日常生活上の動作にも影響し得ることも知られている。高齢者がスポーツを楽しく安全に、また、日常生活上における身体活動を行い続けられる身体を維持するためには、高齢者自身あるいは高齢者にアドバイスをする運動指導者などが、加齢による身体の変化の特徴を知っていることが重要である。

そこで本節では、まず高齢者の身体の特徴を運動機能にかかわる筋、呼吸、循環機能の加齢による変化を中心に説明する。さらに、高齢者が安全かつ効果的にスポーツや運動を行ううえでの注意点を述べる。

なお本節では、娯楽、競争または身体の鍛錬などの要素を含むような身体活動には「スポーツ」、スポーツも含め、健康つくりのためのいわゆる体操などの身体活動全般を「運動」とみなし、それぞれの語を使用する。

2. 老化による運動機能の変化

1）筋の機能および量的変化

筋の機能、すなわち筋力、また、筋量は加齢により影響を受けることが知られている。

筋力は一般に20～30代でピークを迎えたあと、徐々に低下し始めるといわれている。50代からはその低下の割合が高くなっていき、80代までにピーク時の約55～65％まで低下する[1)2)]。さらに、加齢による筋力の減少は、上肢よりも下肢のほうに顕著に認められる（図1）[3-5)12)]。

筋力低下の主要な要因の一つに、骨格筋量の減少が挙げられる。膝伸展筋群および屈筋群の筋横

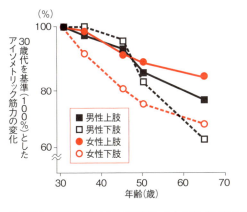

（久野譜也, 恒松美香子. 中高齢者の健康・体力づくり. 中高齢者の鍼灸療法. 医道の日本社. 2015. 17より引用）

図1　加齢に伴う上肢と下肢の筋力低下

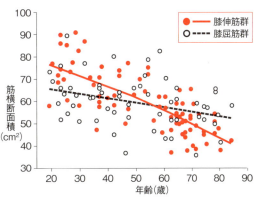

（勝田茂, 久野譜也. 運動とサクセスフルエージング. 運動生理学20講第3版. 152. 朝倉書店. 2015. より転載）

図2　加齢に伴う膝伸展筋群および屈曲筋群の筋横断面積の変化

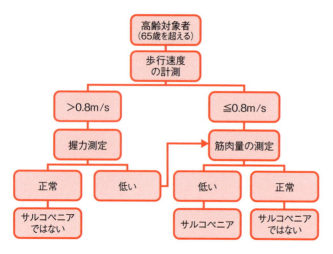

(厚生労働科学研究費補助金〔長寿科学総合研究事業〕高齢者における加齢性筋肉減弱現象〔サルコペニア〕に関する予防対策確立のための包括的研究研究班．サルコペニア：定義と診断に関する欧州関連学会のコンセンサス―高齢者のサルコペニアに関する欧州ワーキンググループの報告―の監訳．日本老年医学会雑誌．2012. 49. 6. 788-805より引用）

図3　EWGSOPが示した高齢者におけるサルコペニア症例発見のアルゴリズム

断面積をみると、年齢が上昇するに従い、筋力と同様にその横断面積は減少する傾向にある（図2）[1]。加齢に伴う筋量の減少は主に、速筋線維を主とした筋線維数の減少と個々の筋線維断面積の減少とに由来する[7]。

1989年にRosenbergらは、加齢に伴う筋量の減少を「サルコペニア（sarcopenia）」という語で表現することを提案した[8)9)]。サルコペニアは、ギリシャ語で「筋肉」を意味する"sarco"と、「減少」を意味する"penia"を組み合わせて作られた概念である。European Working Group on Sarcopenia in Older People（EWGSOP）では、「サルコペニアは、身体的な障害や生活の質の低下、および死などの有害な転帰のリスクを伴うものであり、進行性および全身性の骨格筋量および骨格筋力の低下を特徴とする症候群」と定義した[8)9)]。EWGSOPでは、筋力は筋肉量だけには依存しておらず、また、筋力と筋量の関係は直線的でないという考えに基づき、筋肉量と筋機能（筋力または身体能力）の低下をサルコペニアの診断に用いることを推奨している[8)9)]。そして、歩行速度、握力、筋量を基準として用いる、サルコペニアの診断のアルゴリズムを示している（図3）[8)9)]。

また、サルコペニアと肥満を併せ持つ「サルコペニア肥満」と呼ばれる状態は、サルコペニアもしくは肥満を単独で有する状態と比較して、生活習慣病や運動器疾患のリスクが高まるとも考えられている[10)11)]。サルコペニアやサルコペニア肥満は、高齢期で多く認められるといわれている[10)]。高齢者が運動機能を維持するためには、筋力トレーニングを目的とする運動を継続して行い、筋力、筋量の維持を図ること、また、肥満予防対策を講じることが重要である。

2）筋の機能および量的変化と身体機能の関連

筋の機能および量的な変化が高齢者に生じることは、実際の身体機能にどのような変化をもたらすのであろうか。ここでは、自立して生活するために重要な歩行能力と筋量との関係について検討した報告を紹介する。

大腰筋および大腿四頭筋などの大腿伸筋群は歩行時には股関節を屈曲させ、下肢を引き上げ、さらに前方に押し出す作用があり、歩行動作に強く関与する。この大腰筋および大腿伸筋群の筋横断面積と歩行能力との関連を検討した結果、大腰筋および大腿伸筋群の筋横断面積が大きいほど、歩幅が大きく、また、歩行速度は速い傾向があることが示された（図4）[4-6)12)]。

年齢が高くなるほど筋横断面積が減少することも考慮すると、加齢に伴う歩行速度の減少は、歩幅の減少に依存することも推測される。また、大腰筋の筋量や筋力の低下が、高齢者によくみられるいわゆる「すり足」（脚の引き上げができない）の状態にも関連していると考えられる[4-6)12)]。歩行能力の低下は、重大な生活機能の制限につながることもある。高齢になっても自立した生活を行

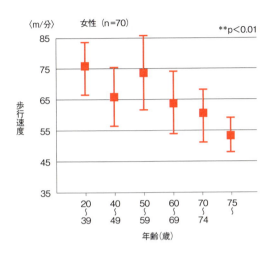
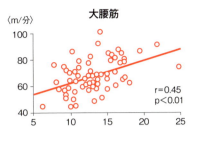
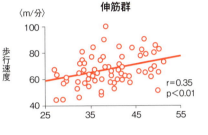
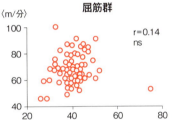

(久野譜也, 恒松美香子. 中高齢者の健康・体力づくり. 中高齢者の鍼灸療法. 医道の日本社. 2015. 17より引用)

図4　歩行速度と下肢筋横断面積との関係

うために、大腰筋や大腿伸筋群をはじめとした下肢の筋群の機能訓練は重要である。

3) 持久力に関する呼吸および循環機能の変化

　持久力に関連する呼吸機能および循環機能は、いずれも20代から加齢に伴い、直線的に低下することが知られている。

　呼吸機能の指標の一つである最大換気量は、加齢に伴い直線的に低下することが知られている[1,13]。これは、加齢に伴う肺胞面積の減少や気管支の管壁の柔軟性の低下という形態的要因、また、呼吸筋機能の低下や胸郭を構成する肋軟骨の柔軟性の低下といった機能的要因の関連が考えられている[1]。

　最大酸素摂取量（$\dot{V}O_2max$）は、個人の心臓と肺が酸素を筋に供給できる量の最大値を示し、有酸素性能力の指標として広く用いられている[14]。この $\dot{V}O_2max$ は20代から加齢に伴い、ほぼ、直線的に低下する[13)15-16]。また、$\dot{V}O_2max$と関連があるといわれている最高酸素摂取量についても、加齢に伴い低下するといわれている[2]。$\dot{V}O_2max$が低いことは、糖尿病や心疾患などの生活習慣病の発症に関連することも知られている[2]。

　循環機能の指標となる、最大心拍数および最大1回拍出量についても加齢とともに直線的に減少し、両者の積から算出される最大心拍出量も結果的に減少する[13)17-18]。

4) その他

　本節で中心に述べた運動機能にかかわる筋、呼吸、循環機能以外にも、加齢により骨塩量、感覚器、内分泌、腎泌尿器、免疫など、さまざまな身体機能が若年者に比べて低下することが知られている。これらの臓器や器官の機能低下は、筋力の

発揮や持久力などの運動機能に直接は関与しないものの、安全にスポーツ、運動および日常生活活動を行ううえで、障害となる可能性もあることを考慮すべきである。

また、加齢に伴う身体の機能低下は一定の傾向はあるものの、個人差が大きい。高齢者が安全にスポーツや運動を行う際には、老化による一般的な身体の変化と個人の能力を総合して考えて、個々人にあったレベルでスポーツや運動を行うことが必要である。

3. 高齢者が安全にかつ効果的に運動を行うために知っておきたいこと

1) 医療機関でのメディカルチェック

高齢者が安全に運動を行うためには、冠危険因子の有無、運動習慣および運動に伴う自覚症状の有無・内容、血圧、心拍数、聴打診、心電図、胸部X線、血液検査など、運動開始前に医師による健康状態の評価をあらかじめ行っておくことが望ましい[19]。そして、その評価に基づき、運動を行うことが安全のために重要である。

2) 運動を行う前の体調チェック

医療機関でのメディカルチェックのみならず、毎回の運動の前に、運動をする高齢者自身が当日の体調をチェックすることも、安全のために重要である。

日本臨床スポーツ医学会では「スポーツ参加当日のセルフチェック」として、①熱はないか、②身体はだるくないか、③昨夜の睡眠は十分か、④食欲はあるか、⑤下痢をしていないか、⑥頭痛や胸痛はないか、⑦関節の痛みはないか、⑧過労はないか、⑨前回の運動の疲れは残っていないか、⑩今日の運動を行う意欲は十分にあるか、の10項目に一つでも該当する場合には当日のスポーツ参加は避けて休養を取ることを、さらに1週間以上、

上記の①から⑩の症状が続いている場合は、医師の診察を受けることを勧めている[20]。併せて、血圧や心拍数などが適正な状態であるかも、スポーツを前にチェックすべきである。また、運動指導者がいる場合、高齢者の体調にいつもと違いがないか、注意を払うことも必要である。

3) 腰痛や関節痛など運動器の症状に関して

加齢に伴い、運動器の慢性的な障害を有する者が増加することが知られている。平成25年度の厚生労働省による国民生活基礎調査の結果から試算すると、高齢者の10人に2人程度が腰痛を、10人に1人以上が手足の関節痛を訴えていることが推計できる[21]。運動器の障害を有した高齢者が、スポーツや運動を行うと、筋や関節などへの負荷により、時に痛みの症状が発現する可能性がある。

一方、腰痛や関節痛の症状管理の一環として、しばしば筋力トレーニングなど運動療法も推奨される。しかしながら、痛みの症状を感じながら運動することは、十分に筋力を発揮できない、ストレッチを有効に行うことができないなど、効果的な運動ができない可能性もある。また、痛みの症状が運動継続を妨げることも考えられる。さらに、運動負荷により運動器の症状自体が悪化し、疼痛のさらなる増強などを引き起こすこともあり得る。そこで、運動器の障害を有する高齢者が運動療法を行う場合は、以下のような配慮をする必要がある。

運動器に障害を有する高齢者においては、痛みなどの症状の管理をしつつ、有効に運動を行えるようにすることが望ましい。痛みの症状の管理には、鍼灸治療も有効であるかもしれない。また、関節や筋に過大な負荷がかかり過ぎない運動負荷量や運動方法を選択する。時には、関節や筋などへの負荷を軽減し得るサポーターの使用や適切な靴を選択するなど、用具を活用する。さらに、障害を有する部位に痛みの症状を訴えた場合は負荷量を調節するなど、高齢者本人の訴えを聞きなが

ら、慎重に運動を行う。

4. 最後に

　近年、日本の人口の高齢化は重要な問題となっている。日本では今後も高齢化率が上昇すると見込まれている。さらに、65歳以上のなかでも、75歳以上の後期高齢者の占める割合が大きくなることも予測され、より社会的な支援が必要となる虚弱な高齢者が増加すると考えられる。これらの高齢者が可能な限り自立した生活を送るためには、継続的に健康づくりのための運動を行い、歩行をはじめとした身体機能を維持することが有効である。また、身体機能の維持のみならず、高齢になっても娯楽としてスポーツを行えることは、いつまでも楽しく人生を送るうえで重要である。本節で紹介した知識を活用し、高齢者が身体機能を維持できるようなアドバイスが、鍼灸マッサージなどの臨床現場でも適切に提供されることが望まれる。

【久野譜也・恒松美香子】

【参考文献】
1) 勝田茂, 久野譜也. 運動とサクセスフルエージング. 運動生理学20講第3版. 151-60. 朝倉書店. 2015.
2) 太田壽城, 張建国, 石川和子, 他. 日本人の最高酸素摂取量, 換気性閾値および脚伸展パワーの標準値策定の試み. 日本公衛誌. 1999. 46(4). 289-97.
3) Asmussen E. Aging and exercise. Environmental physiology：Aging, heat and altitude (Horwath SM, Yousef KM editor). 419-28. Elsevier Science. 1980.
4) 久野譜也. 中・高齢者の筋力トレーニングと生活習慣病の予防. 成人病と生活習慣病. 2004. 34(5). 651-64.
5) 久野譜也. 元気に歩くための筋肉の鍛え方. 高齢者の生活機能増進法 地域システムと具体的ガイドライン (岡田守彦, 松

田光生, 久野譜也編). 46-55. NAP. 2000.
6) 久野譜也, 恒松美香子. 中高齢者の健康・体力づくり. 中高齢者の鍼灸療法 (宮本俊和, 冲永修二編). 12-21. 医道の日本社. 2015.
7) 宮原秀夫, 後藤勝正, 田畑実編. 加齢と運動の生理学―健康なエイジングのために―. 朝倉書店. 2010.
8) Cruz-Jentoft AJ, Baeyens JP, Bauer JM, et al. Sarcopenia：European consensus on definition and diagnosis Report of the European Working Group on Sarcopenia in Older People. Age Ageing. 2010. 30(4). 412-23.
9) 厚生労働科学研究補助金 (長寿科学総合研究事業) 高齢者における加齢性筋肉減弱現象 (サルコペニア) に関する予防対策確立のための包括的研究研究班. サルコペニア：定義と診断に関する欧州関連学会のコンセンサス―高齢者のサルコペニアに関する欧州ワーキンググループの報告―の監訳. 日本老年医学会雑誌. 2012. 49(6). 788-805
10) Kim J, Tanabe K, Yokoyama N, at el. Sarcopenic-obesity is associated with physical fitness independently physical activity. Med. Sci. Sports Exerc.. 2012. 44. 920.
11) Sanada K, Iemitsu M, Murakami H, at el. Adverse effects of coexistence of sarcopenia and metabolic syndrome in Japanese women. Eur J Clin Nutr.. 2012. 66(10). 1093-8.
12) 金俊東, 久野譜也, 相馬りか, 他. 加齢による下肢筋量の低下が歩行能力に及ぼす影響. 体力科学. 2000. 49 (5). 589-96.
13) Pollock ML, Mengelkoch LJ, Graves JE, et al.. Twenty-year follow-up of aerobic power and body composition of older track athletes. J Appl Physiol. 1997. 82(5). 1508-16.
14) 医学大辞典CD-ROM版. 医学書院. 2003.
15) Talbot LA, Metter EJ, Fleg JL. Leisure-time physical activities and their relationship to cardiorespiratory fitness in healthy men and women 18-95 years old. Med Sci Sports Exerc. 2000. 32(2). 417-25.
16) Bonen A and Shaw SM. Recreational exercise participation and aerobic fitness in men and women：analysis of data from a national survey. J Sports Sci. 1995. 13(4). 297-303.
17) 勝田茂編著. 入門運動生理学第4版. 杏林書院. 2015.
18) Brandfonbrener M, Landowne M, Shock NW. Changes in cardiac output with age. Circulation. 1955. 12(4). 557-66.
19) 鰺坂隆一. 運動開始のためのメディカルチェック. 地域における高齢者の健康づくりハンドブック (岡田守彦, 松田光生, 久野譜也編). 95-104. ナップ. 2000.
20) 村山正博. 日本臨床スポーツ医学会学術委員会勧告. 日本臨床スポーツ医会誌. 2005. 13 Suppl. 260-75.
21) 厚生労働省：平成25年 (2013) 国民生活基礎調査 (健康票) 第77表 有訴者率 (人口千対), 年齢 (5歳階級)・症状 (複数回答)・性別. 2013.

高齢者と運動と鍼灸マッサージ治療

久野譜也　恒松美香子

1）はじめに

　加齢によって若い頃に比べて筋力、持久力などは低下するが、適切な運動によってそれらは維持、増進できることは広く知られている。健康寿命の延伸のためには、継続した運動を行うことが重要である。鍼灸マッサージの受療者には高齢者も多く、症状の緩和だけでなく、時には運動のアドバイスも併せて行ったほうが、より症状の改善が期待できる症例にもしばしば遭遇する。

　ここでは、筆者らが多くかかわってきた「高齢者の健康維持のための運動や体操」と鍼灸治療との併用効果の取り組みを紹介する。

2）運動器に痛みの症状がある　　高齢者への運動と鍼治療

　膝痛や腰痛など慢性的な運動器の障害には、筋力トレーニングが有効であることが知られている。しかし、例えば痛みを有する部位の筋力トレーニングを行う場合、痛みによって十分に筋力を発揮できないことも想定される。そこで、変形性膝関節症の疼痛軽減に有効性が確認さ

れている鍼治療を運動と組み合わせた場合、運動単独よりも効果があるかどうか、検証してみた。

　対象者は軽度の膝関節痛を有する中高齢女性であり、鍼施術と膝周辺の筋力トレーニングおよびストレッチを組み合わせた運動プログラムを併用した群と、運動プログラム単独群の2群に分けて8週間の介入を行った。その結果、鍼施術と運動プログラムを併用した群のほうが、運動プログラム単独群よりも筋力および疼痛症状がより改善していた（図1）。

3）身体活動量の維持増大と　　鍼治療

　一定の身体活動量の維持は、健康の維持増進のために推奨されている。しかし、膝や腰などの痛みの症状が歩行時に出現する場合、日常の身体活動に影響を及ぼし、身体活動量の減少を招くことも考えられる。

　前項で紹介した膝痛を有する中高齢女性への鍼治療と運動とを併用した検証では、筋力や疼痛症状のみならず、鍼を併用した群のほうが運動単独の群よりも日常の歩数、すなわち身体活動量がより増

Column

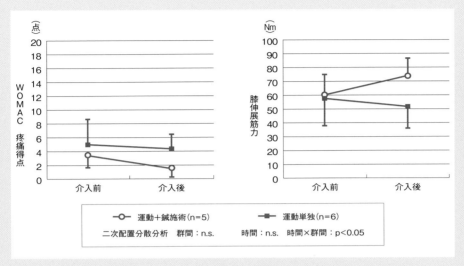

(久野譜也, 恒松美香子. 中高齢者の健康・体力づくり. 中高齢者の鍼灸療法. 医道の日本社. 2015. 19より引用)

図1　運動と鍼施術を使用した群および運動単独群との膝関節痛および膝伸展筋力の比較

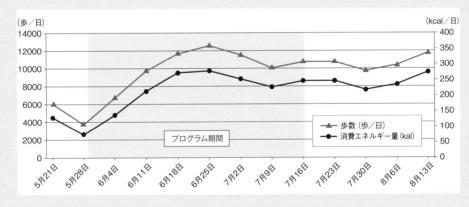

図2　鍼治療とウォーキングアドバイスを併用したプログラムの身体活動量への影響
　　（1日当たりの歩数と歩行による消費エネルギー量を示す）

大していた。
　また、腰痛を訴えた高齢者に8週間の鍼治療と日常の歩数を増加させるためのアドバイスを併せて行った結果も紹介する。鍼治療とアドバイスを行う前は6000歩/日程度であった歩数は、8週後には10000歩/日を超えるまで歩数が増加した。また、腰痛症状も軽減していた。これは、鍼による症状の軽減とアドバイスの相乗効果である可能性がある（図2）。

Column

4) 高齢者と鍼灸マッサージと運動の可能性

　以上、数例ではあるが紹介したように、鍼治療と運動を組み合わせることは、症状改善、身体機能や活動量の改善に有効であると思われる。

　鍼灸マッサージ治療は疼痛やこりなどの症状の緩和に有効であり、それ単独であっても健康増進に役立っていると思われる。さらに、その利点を生かしつつ、健康づくりに欠かせない運動と組み合わせることは、高齢者の健康寿命の延伸の一助となり、鍼灸マッサージ治療の可能性を広げることになるだろう（図3）。

【参考文献】
1) 久野譜也, 恒松美香子. 中高齢者の健康・体力づくり. 中高齢者の鍼灸療法. 12-21. 医道の日本社. 2015.
2) 恒松美香子, 横山典子, 久野譜也. 運動と痛みのケア. 体育の科学. 2010. 60(8). 533-6.
3) 恒松美香子, 久島達也, 高橋秀則. 鍼治療を併用した運動指導が身体活動量の増加をもたらした1症例―腰痛を有する高齢者における検討. 第65回全日本鍼灸学会学術大会抄録集. 2016. 184.

Chapter 2-6

6節 女性とスポーツ

1. 女性ホルモンの変動と働き

　女性の身体は、エストロゲンとプロゲステロンという2つのホルモンの変動によって月経周期内でさまざまな身体的、精神的症状がみられる。ホルモンの変動とその働きを図1、表1に示す[1]。このうちプロゲステロンは、排卵後から月経前まで分泌されるホルモンであり、月経前症候群（Pre Menstrual Syndrome：PMS）に代表されるような月経前の体調不良の原因の一つと考えられている。無排卵の状態である無月経のアスリートではプロゲステロンが分泌されないため、月経前の体調不良はみられない。

2. 正常月経と月経異常

　アスリートのメディカルチェックで必ず聞かれる項目は、「最終月経」と「月経周期」である。最終月経とは、直近の月経が「始まった日」を指すが、「最終」という名称のために「月経が終了した日」を答えているアスリートが多い。また、月経周期とは、前回の月経が始まった日から、次の月経開始前日までを指す。正常月経と月経異常を表2に示す[1]。

3. コンディションに影響を与える婦人科の問題

1）月経困難症

A：月経困難症の現状

　国立スポーツ科学センターでオリンピック選手および各競技団体強化選手のうち女性トップアス

リート683人を対象に行った調査では、月経痛に対し何らかの薬剤を服用しているアスリートは161人（25.6％）だった[2]。91％のアスリートが鎮痛剤で対応していたが、月経困難症のあるアスリートのうち37.3％が「月経痛に対し薬剤を服用していても、月経期はコンディションが悪い」と答えており、鎮痛剤のみで対応する際も一般女性とは異なる管理が必要となる（図2）[1]。

B：分類

　月経困難症は、子宮内膜から分泌されるプロスタグランジン（PG）による子宮の過度な収縮が原因となる機能性月経困難症と、子宮内膜症や子宮筋腫などの疾患が原因となる器質性月経困難症に分かれる（表3）。

C：月経困難症の治療指針

（1）機能性月経困難症

　若年者に多く、一般的には年齢とともに症状は軽快するため、アスリートに接する際はこのことを説明し、不安や緊張を取り除くことも重要である。疼痛が毎月ではなく不定期にみられるアスリートでは、鎮痛薬での対応も可能であるが、その際は、普段から月経周期をきちんと把握し、月経と試合が重なりそうな場合は月経周期の調節を考慮する。

　毎月疼痛がみられるアスリートでは、Low-dose Estrogen Progestin配合薬（LEP配合薬、いわゆる低用量ピル）を第一選択として考えるが、開始時には競技特性を考慮する必要がある。また、試合直前の服用開始は、嘔気、頭痛、一時的な体重増加などの副作用が出現する可能性もあるため原則避けることが望ましく、大会約2カ月前までには婦人科を受診するよう説明する。

（2）器質性月経困難症

　子宮内膜症や子宮筋腫、子宮腺筋症などの疾患があり、これらの疾患が原因で月経痛が出現しているため、原疾患の治療を行うことが原則となる。

卵巣内における卵胞の変化

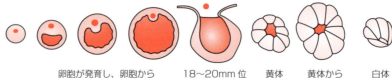

下垂体から分泌されるホルモンの変化

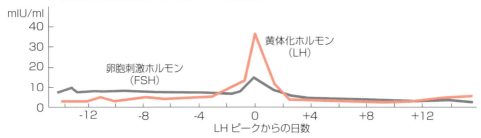

卵巣から分泌されるホルモンの変化

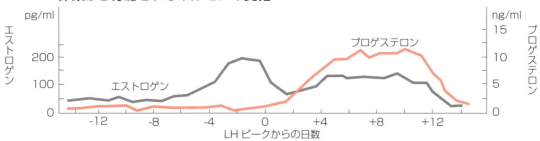

基礎体温の変化

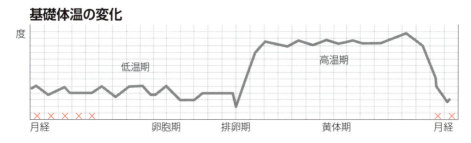

子宮内膜の変化

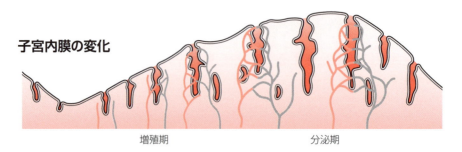

（能瀬さやか, 他. Health Management for Female Athletes ver.3 女性アスリートのための月経対策ハンドブック. 東京大学医学部附属病院女性診療科・産科. 2018. 9. より転載）

図1　卵胞の発育とそれに伴うホルモン・基礎体温・子宮内膜の変化

表1　エストロゲン・プロゲステロンの働き

《エストロゲンの働き》
女性らしさを出すホルモン

1. 子宮内膜を厚くする、子宮を発育させる
2. 骨を強くする
3. 水分をためる→むくむ
4. 血管をやわらかくし、血圧を下げる
5. 排卵期に粘稠・透明なおりものを分泌させる
6. コレステロール、中性脂肪を下げる
7. 乳腺を発育させる
8. 腟粘膜や皮膚にハリ、潤いを与える
9. 気分を明るくする
10. 自律神経の働きを調整する　など

《プロゲステロンの働き》
妊娠を維持するためのホルモン

1. 子宮内膜を妊娠しやすい状態に維持する
2. 基礎体温を上げる
3. 眠気をひきおこす
4. 水分をためる→むくむ
5. 腸の働きをおさえる
6. 妊娠に備え乳腺を発達させる
7. 雑菌が入りにくいおりものにする
8. 食欲を亢進させる　など

（能瀬さやか, 他. Health Management for Female Athletes ver.3 女性アスリートのための月経対策ハンドブック. 東京大学医学部附属病院女性診療科・産科. 2018. 10. より転載）

表2　正常月経と月経異常

初経	平均年齢（一般女性）	12.3歳
	平均年齢（トップアスリート）	12.9歳
	遅発月経	15歳以上18歳未満で初経がきたもの
	原発無月経	18歳になっても初経がきていないもの
月経周期	正常	25～38日
	希発月経	39日以上
	頻発月経	24日以下
	続発無月経	これまできていた月経が、3カ月以上止まっているもの
月経期間	正常	3～7日
	過長月経	8日以上
月経の量	過少月経	極端に少ない 例・付着程度 　・多い日でも1日ナプキン1枚でたりる
	過多月経	量が多い 例・レバー状の血の塊がでる 　・夜用ナプキンを1～2時間毎に交換する 　・3日以上夜用ナプキンを使用する 　・タンポンとナプキンの併用が必要

（能瀬さやか, 他. Health Management for Female Athletes ver.3 女性アスリートのための月経対策ハンドブック. 東京大学医学部附属病院女性診療科・産科. 2018. 14. より転載）

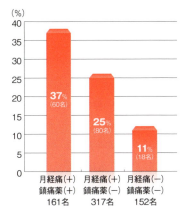

（能瀬さやか, 他. Health Management for Female Athletes ver.3 女性アスリートのための月経対策ハンドブック. 東京大学医学部附属病院女性診療科・産科. 2018. 19. より転載）

図2　月経期にコンディションが悪いと答えたアスリートの割合

表3　機能性月経困難症と器質性月経困難症の違い

	機能性月経困難症	器質性月経困難症
原因	プロスタグランジンによる子宮の収縮、骨盤内の充血、過多月経による経血の排出困難、子宮発育不全、ストレスなど	子宮内膜症、子宮腺筋症、子宮筋腫、子宮の形態異常、性器の炎症、クラミジア感染など
発症時期	初経後1、2年頃から	初経後10年頃から
好発年齢	10代後半～20代前半	20～40歳
加齢に伴う変化	しだいに軽快	しだいに悪化
痛みの時期	月経開始前後や月経時のみ	悪化すると月経時以外にも生じる
痛みの持続	4～48時間	1～5日間

（能瀬さやか, 他. Health Management for Female Athletes ver.3 女性アスリートのための月経対策ハンドブック. 東京大学医学部附属病院女性診療科・産科. 2018. 20. より転載）

これらの治療は、年齢、挙児希望の有無などにより異なる。

2）月経前症候群

A：月経前症候群（PMS）

PMSは、月経開始の約1週間前から始まる精神的ならびに身体的症状で、月経が始まると症状が消失または改善していくものを指す。また、精神症状が強い場合を、月経前不快気分障害（Premenstrual Dysphoric Disorder：PMDD）と呼ぶ。主な症状は、イライラ、憂うつになるなどの精神症状や水分貯留によるむくみ、体重増加、乳房緊満感、乳房痛などである（表4）。米国産婦人科学会による、月経前症候群の診断基準を表5に示す[1] [4]。

B：月経前症候群の割合

国立スポーツ科学センターの調査では、トップ選手の7割でPMSがみられ、最も多い症状は、体重増加や精神的不安（イライラ）だった[4]。PMSは、時にアスリートのパフォーマンスに影響を与え、精神症状が強いPMDDでは、月経前に気分が落ち込む、憂うつになる、家から出たくない、練習に参加したくない、というケースもある。これらの症状が毎回月経前にみられる場合は、PMSが疑われるため婦人科での相談が望ましい。

3）月経周期とコンディション

月経痛や月経前症候群の有無にかかわらず、月経周期によるコンディションの変化を自覚しているアスリートは多い。トップ選手を対象とした調査では、月経周期とコンディションに関連があると感じているアスリートは683人中91％だった[4]。また、月経周期のうちで、「コンディションが良い時期はいつですか？」という質問に対し、月経終了直後から数日後と回答するアスリートが多い結果となった（図3）。しかし、月経中や月経前の時期である黄体期にコンディションが良いと回答するアスリートもみられるため、主観的なコン

ディションの良い時期はアスリートごとに異なることを念頭に置き、診療することが重要である。

このコンディションの変化は、排卵後に分泌されるプロゲステロンも影響しているため、排卵が確立してくる高校生頃から自覚するアスリートが多い。特にアスリートでは、月経周期内での体重の変動はレスリングや柔道、ウエイトリフティングなど、減量のある競技で問題となりやすい。また、月経前や月経中、またホルモン剤服用中は体重が落ちにくく、月経終了後に体重が落ちやすい、というアスリートは多くみられ、減量期が月経前や月経期に当たらないように月経周期調節（月経をずらす）を行うことで対策を取っているアスリートもいる。また、月経と試合が重なるのを避けるために月経周期の調節を希望し婦人科を受診した場合、単に月経をずらすのではなく、月経周期のなかでコンディションが良い時期に試合が来るように月経を移動することが重要である。

4. 月経対策の実際

前述のように女性特有の問題を抱えるアスリートは多くみられるが、実際には、月経困難症や月経前症候群などの治療を行う際、アスリートでは常に月経周期調節を同時に行う必要がある。アスリートにおける月経随伴症状の治療チャートを図4に示す[1]。

月経対策に使用される薬剤について、以下に説明する。

1）鎮痛薬

主に月経痛に対して使用される機会が多い。月経痛がありながら、鎮痛薬を服用せずに我慢しているアスリートや、痛みがピークに達するまで服用を我慢しているアスリートは多い印象にある。その理由として、「薬が癖になるから」、「飲み続けると薬が効かなくなってくるから」、「ドーピングが心配だから」というような声を多く聞く。特

表4 月経前症候群の症状

《精神的症状》
イライラ、怒りっぽくなる、落ち着きがない、ゆううつになる　など

《身体的症状》
下腹部膨満感、下腹部痛、腰痛、頭重感、頭痛、乳房痛、のぼせ　など

(能瀬さやか, 他. Health Management for Female Athletes ver.3 女性アスリートのための月経対策ハンドブック. 東京大学医学部附属病院女性診療科・産科. 2018. 23. より転載)

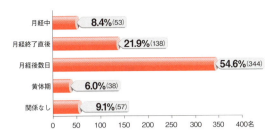

(能瀬さやか, 他. Health Management for Female Athletes ver.3 女性アスリートのための月経対策ハンドブック. 東京大学医学部附属病院女性診療科・産科. 2018. 27. より転載)

図3　月経周期のなかで主観的コンディションが良い時期

表5　月経前症候群の診断基準

		《診断基準》
具体的症状	・乳房痛 ・腹部膨満感 ・頭痛 ・手足のむくみ	①過去3カ月間以上連続して、月経前5日以内に、左記の症状のうち少なくとも1つ以上が存在すること。 ②月経開始後4日以内に症状が解消し、13日目まで再発しない。 ③症状が薬物療法やアルコール使用によるものでない。 ④診察開始も3カ月間にわたり症状が起きたことが確認できる。 ⑤社会的または経済的能力に、明確な障害が認められる。
情緒的症状	・抑うつ ・怒りの爆発 ・いらだち ・不安 ・混乱 ・社会からの引きこもり	

(能瀬さやか, 他. Health Management for Female Athletes ver.3 女性アスリートのための月経対策ハンドブック. 東京大学医学部附属病院女性診療科・産科. 2018. 23. より転載)

に、思春期の女性においては、痛みによる不安や緊張は、痛みを助長するケースも多く、パフォーマンスにも影響を与えることから、決して我慢する必要はないことを周囲の大人が伝えることも重要である。鎮痛薬の種類は、プロスタグランディン合成阻害薬である非ステロイド抗炎症剤（ロキソプロフェンナトリウム、イブプロフェンなど）はドーピング禁止薬物ではなく使用可能である。前述の通り鎮痛剤を服用していても、月経期はコンディションが悪いというアスリートは多く、鎮痛剤で対応する場合は普段から自分の月経周期を把握し、重要な試合と重なる場合は月経周期の調節を考慮する。

2）OC・LEP（低用量ピル）

低用量ピルはOC・LEP（Oral Contraceptives・Low-dose Estrogen Progestin配合薬）と呼ばれ、エストロゲンとプロゲステロンを含んだ薬剤である。

A：使用対象疾患

国際的には経口避妊薬（OC）と呼ばれる。本邦では、「低用量ピル」と聞くと避妊の薬という印象が強いが、現在一部のOCは月経困難症に対し保険適用となっており、これらは「LEP配合薬」と呼ばれる。

OC・LEPは、月経困難症のみならず、月経前症候群や月経周期調節（月経をずらすこと）にも使用される。また、OC・LEP服用により経血量が減少することからも、過多月経による貧血の治療にも用いられ、ナプキンを交換する回数の減少やユニフォームの問題からもアスリートにはメリットは大きい。

OC・LEPについて、海外のアスリートでは避妊目的で使用しているケースが多い。欧米での使用率は1980年代には5～12%であったが、近年では83%と報告されている[5]。我が国のトップアスリートにおけるOC・LEPの使用率はロンドンオリンピック出場選手で7%、リオオリンピック出場選手で27%だった[1]。

B：使用上の注意

アスリートやコーチOC・LEPに対する懸念点は、体重増加の副作用である。特に、低体重を求められる競技・種目では、体重増加はパフォーマンス低下につながる可能性があるため慎重に経過をみる必要がある。新規でOC・LEPを開始した

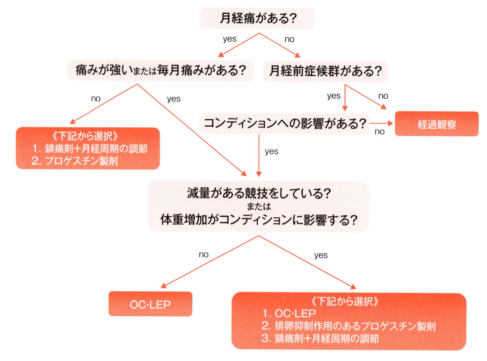

(能瀬さやか, 他. Health Management for Female Athletes ver.3 女性アスリートのための月経対策ハンドブック. 東京大学医学部附属病院女性診療科・産科. 2018. 33. より転載)

図4　月経随伴症状の治療チャート

トップ選手107人に対し、開始3カ月以内の副作用調査を行ったところ14.0%で一時的な体重増加がみられたが、大多数のアスリートが2〜3カ月以内に服用前の体重に戻っていた。体重増加の点では、近年さまざまなOC・LEPがあり、経験的にドロスピレノンを含有するLEPでは体重増加はみられないことが多いため、競技・種目特性を考慮したホルモン剤の選択が必要である。体重増加はOC・LEPの種類により異なるが、事前に一時的な体重増加や吐気、頭痛などの副作用が出現する可能性についても十分な説明をすることが必要であり、重要な試合の直前からの使用は推奨せず、約2カ月前までには開始しておくことを勧めている。また、OC・LEPはドーピング禁止物質ではないため使用可能である。しかし、OC・LEP服用による副作用や、減量のしにくさ、不動部位を伴う障がい者アスリートなどでは、OC・LEPを使用しずらいため、プロゲスチン製剤による月経対策が行われるケースもある。

3）プロゲスチン製剤

最も多い副作用として、服用中の不正出血が挙げられるが、プロゲスチン製剤は体重管理や浮腫、食欲亢進などの副作用が少なく、同時に月経周期の調節も可能である。今後、プロゲスチン製剤単剤での月経対策もアスリートでは期待できる。

5. 女性アスリートの三主徴

1）概念

女性アスリートに多い健康問題として、アメリカスポーツ医学会（American College of Sports Medicine：ACSM）では、1997年に「無月経」「摂食障害」「骨粗鬆症」を女性アスリートの三主徴と定義した[6]。

摂食障害は、非運動女性では5〜9%、アスリートでは18〜20%と報告され、アスリートで頻

度が高いことも報告されている[7]。また、10～20代前半に多く、低体重・低脂肪を求められる競技や減量がある競技の選手に多くみられる[7]。体操のアメリカ代表選手であるChristy Henrich選手が、減量をきっかけに拒食症となり、22歳の若さで亡くなったことが社会的な問題となった。

　2007年にACSMでは、「摂食障害」を「摂食障害の有無によらないlow energy availability（LEA）」と定義を変更している[6]。この定義の変更は、摂食障害の診断がつく前からの医学的介入が必要であることを示している。また、近年国際オリンピック委員会では、Relative Energy Deficiency in Sport（RED-S）という概念を提唱し、男女問わずすべてのアスリートにとって、運動量に見合った食事からのエネルギー摂取量が不足している状態は、発育や代謝、精神面、心血管系、骨など、全身へ悪影響を与え、パフォーマンス低下をもたらすとし、警鐘を鳴らしている[8]。

　この三主徴の起点はLEAであり、〔（エネルギー摂取量）－（運動によるエネルギー消費量）〕が1日除脂肪量1kg当たり30kcal/kg/日未満と定義され、このLEAが長期間続くことにより、黄体化ホルモンの周期的分泌が抑制され無月経となる。トレーニング量の増加する時期に無月経となるアスリートや、けがなどでトレーニングを休んでいる期間に月経が再開するアスリートも多くみられることからも、月経とエネルギーには関連があることが推測される。

2) 無月経アスリートの頻度

A：競技レベル別

　国立スポーツ科学センターと日本産科婦人科学会の共同研究で、アスリート群2,259人、コントロール群490人に対し、競技レベル別に無月経の頻度について調査を行った。各群における無月経の頻度は、日本代表レベル6.6％、全国大会レベル6.0％、地方大会レベル6.1％、その他2.6％、コントロール（非運動女性）1.8％だった[9]。無月経の割合はコントロールと比較し、日本代表レベル、全国大会レベル、地方大会レベルのアスリートで有意に頻度が高かった。また、無月経と月経不順を合わせた月経周期異常の割合は、どの競技レベルにおいても約4割だった（図5）。

B：競技特性別

　競技特性別の調査では、技術系5.2％、持久系11.6％、審美系16.7、体重－階級制2.8％、球技系2.7％、瞬発系3.8％だった（図6）[9]。

C：BMI別

　アスリート1,264人をBMI17.5未満、17.5～18.5、18.5～25.0、25.0以上の4群に分け、無月経の頻度について比較を行った。この結果、BMI18.5未満のアスリートでは、BMI18.5以上のアスリートと比較して有意に無月経の割合が高い結果となった（図7）。

3) 女性アスリートの三主徴と疲労骨折

　疲労骨折のリスク因子はさまざまあるが、三主徴を有するアスリートでは疲労骨折のリスクが高くなることが報告されている。三主徴のうち一つの疾患が存在する場合、疲労性骨障害のリスクは2.4～4.9倍、三主徴すべてがみられる場合は6.8倍リスクが高くなることが報告されている。また、無月経のアスリートでは、月経周期が正常なアスリートと比較すると、疲労骨折のリスクが4.7倍高くなることも報告されている[10]。

　アスリート2,321人に対する調査では、疲労骨折経験者の割合は日本代表レベル14.8％、全国大会レベル23.0％、地方大会レベル20.7％であり、どの競技レベルにおいても好発年齢は16歳から17歳だった。また、持久系や審美系のアスリートで疲労骨折経験者の割合が高かった。疲労骨折時に無月経だった選手は7.9％であり、これらのアスリートでは無月経に伴う低エストロゲン状態やLEAが疲労骨折のリスク因子の一つとなった可能性がある。

　参考として競技特性別にみた疲労骨折の割合を示す（図8）。

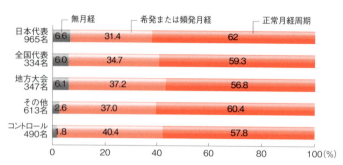

(平成27年度日本医療研究開発機構. 女性の健康の包括的支援実用化研究事業 若年女性のスポーツ障害の解析とその予防と治療. 2016. 8より転載)

図5　競技レベル別にみた月経周期異常の割合

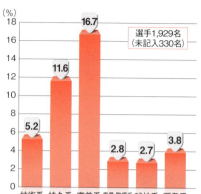

(平成27年度日本医療研究開発機構. 女性の健康の包括的支援実用化研究事業 若年女性のスポーツ障害の解析とその予防と治療. 2016. 9より転載)

図6　競技特性別にみた無月経の割合

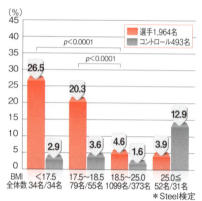

(平成27年度日本医療研究開発機構. 女性の健康の包括的支援実用化研究事業 若年女性のスポーツ障害の解析とその予防と治療. 2016. 9より転載)

図7　BMI別にみた無月経の頻度

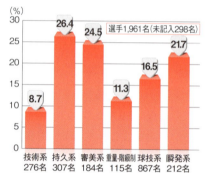

(平成27年度日本医療研究開発機構. 女性の健康の包括的支援実用化研究事業 若年女性のスポーツ障害の解析とその予防と治療. 2016. 11より転載)

図8　競技特性別にみた疲労骨折既往の割合

4）治療

A：LEAの改善

　無月経の原因がLEAである場合、治療の大原則は、食事量と運動量の見直しを行いLEAを改善することである。そのためには、食事量（エネルギー摂取量）を増やす、または/かつ、運動量（エネルギー消費量）を減らすことである。LEAについては、実際にエネルギー摂取・消費量を測定することは難しいため、スクリーニングとして成人ではBMI17.5以下、思春期では標準体重85%以下をLEAの判定に用いている。

　本邦では、LEAの改善の際、実際にどのような食事をどれだけ摂取するかについて具体的な指針はないが、ACSMでは、LEAの治療として、下記を推奨している[6]。また、LEAによる無月経のアスリートでは、炭水化物の摂取量が不足している傾向にあることが明らかになっており、炭水化物を中心にエネルギー摂取量を増やすことを目指す。また、国際オリンピック委員会では300〜600kcal、エネルギー摂取量を増やすことを推奨している。

　①最近減少した体重を回復させる
　②月経が正常に来ていた体重まで回復させる
　③BMI18.5（成人）あるいは標準体重の90%以上（思春期）にする
　④最低2000kcal/日以上摂取する
　⑤200〜600kcal/日エネルギー摂取量を増やす

B：エストロゲン製剤によるホルモン療法

前述のように、無月経のアスリートでは、LEAを改善することが治療の大原則であるが、競技・種目特性上、低体重を求められるアスリートやすでに低骨量を有するアスリートにおいては、食事療法に加えホルモン療法を併用するケースがある。

エストロゲン製剤によるホルモン療法は、精神面や血管内皮機能など、低エストロゲン状態による全身への悪影響を回避する目的もあるが、骨の点からは骨密度増加に寄与するかについては明らかになっていない。ホルモン療法の開始時期や投与量についても今後検討が必要である。

低骨量を有するアスリートに対するエストロゲン製剤の投与経路について、経口投与は、肝臓での骨芽細胞の分化に必要なIGF-1（Insulin-like growth factor 1）を抑制するが、経皮投与ではIGF-1では抑制されないという点から、経皮投与を行い、周期的にプロゲスチン製剤の経口投与を行っている。しかし、本邦においては保険適用の問題など、まだまだ課題は多い。

実際にホルモン療法を行う際の薬剤の選択であるが、更年期障害に対して使用されるエストラジオール製剤を用いている。パッチ剤やジェル剤があるが、発汗の多いアスリートにはパッチ製剤は好まれないことが多い。これらの薬剤は、エストラジオール値を数値化でき、連日投与を行いながら、試合や練習日程を考慮しプロゲスチン製剤の経口投与による周期的な消退出血を起こしている。ただし、プロゲスチン製剤服用時にだるさや眠気を訴えるアスリートもみられるため、競技日程などを十分考慮したうえでの投与スケジュールが重要である。

【能瀬さやか】

【参考文献】
1) 能瀬さやか，他. Health Management for Female Athletes ver.3 女性アスリートのための月経対策ハンドブック. 東京大学医学部附属病院女性診療科・産科. 2018.
2) 能瀬さやか，他. 女性トップアスリートにおける無月経と疲労骨折の検討. 日本臨床スポーツ医会誌. 2014. 22. 67-74.
3) 公益財団法人日本産科婦人科学会. OC・LEPガイドライン2015年度版. 2015.
4) 能瀬さやか，他. 女性トップアスリートの低用量ピル使用率とこれからの課題. 日本臨床スポーツ医会誌. 2014. 22. 122-7.
5) Rechichi C, et al. Athletic performance and the oral contraceptive. Int J Sports Physiol Perform. 2009. 4(2). 51-62.
6) De Souza MJ, et al. 2014 Female Athlete Triad Coalition Consensus Statement on Treatment and Return to Play of the Female Athlete Triad:1st International Conference held in San Francisco, California, May 2012 and 2nd International Conference held in Indianapolis, Indiana, May 2013. Br J Sports Med. 2014. 48(4). 289.
7) Joy E, Kussman A. Nattiv A. 2016 update on eating disorders in athletes:A comprehensive narrative review with a focus on clinical assessment and management. Br J Sports Med. 2016. 50(3). 154-62.
8) Mountjoy M, et al. The IOC consensus statement: beyond the Female Athlete Triad—Relative Energy Deficiency in Sport(RED-S). Br J Sports Med. 2014. 48(7). 491-7.
9) 平成27年度日本医療研究開発機構. 女性の健康の包括的支援実用化研究事業 若年女性のスポーツ障害の解析とその予防と治療. 2016. 4-15.
10) Mallinson RJ, et al. Current perspectives on the etiology and manifestation of the "silent" component of the Female Athlete Triad. Int J Womens Health. 2014. 3(6). 451-67.

Chapter 2-7

⑦節 メディカルリハビリテーション（物理療法）

1. 物理療法の定義と分類

1）物理療法の定義

　物理療法は、スポーツの現場のみならず、診療場面において治療効果やその促進が見込まれる有効な手段である。物理療法に対する理解を深めることで、より安全に効果的に治療を行うことが可能となる。

　物理療法の定義としては、理学療法白書（1985年）で「物理的なエネルギー（熱・水・光・電気・徒手）を外部から人体に応用し、疼痛の緩和、循環の改善、リラクゼーションの目的で使用する治療法である」とされている。また狭義の定義では、「物理的エネルギーを利用して、生体の神経生理学的反応や化学的反応を引き起こすことにより、損傷部位の治癒促進や疼痛抑制および神経筋機能の賦活を促す治療法である」とされている。

2）物理療法の分類

　物理療法の分類は、広義では運動療法やマッサージ、徒手療法も含まれているが、本書においてはそれらを除き、温熱療法、寒冷療法、超音波療法、電気刺激療法、光線療法、水治療法、牽引療法と分類し（表1）、本稿ではそのうち5療法を取り上げる。

2-1．温熱療法

　温熱療法とは「全身または局所に温熱を加えることにより、新陳代謝を促進し、血行改善や患部治癒を促進させる治療法」である。

　また温熱療法は、熱の移動形態、熱の深達度、

表1　物理療法の分類

種類		例
温熱療法	深部温熱	極超短波（マイクロ波）、超音波
	表在温熱	ホットパック、パラフィン浴
寒冷療法		コールドパック、アイスクリッカー
牽引療法		腰椎牽引、頚椎牽引
水治療法		渦流浴、気泡浴、交代浴
超音波療法		超音波
電気刺激療法		治療的電気刺激、機能的電気刺激
光線療法		赤外線療法、レーザー療法

表2　温熱療法の分類

熱の移動形態による分類	伝　導		ホットパック、パラフィンなど
	対　流		温水浴、サウナなど
	放　射（輻射）		赤外線、超短波、極超短波、超音波
熱の深達度による分類	表在性温熱療法		ホットパック、パラフィン、温水浴サウナ、赤外線など
	深部温熱療法		超短波、極超短波、超音波
エネルギー形態による分類	熱		ホットパック、パラフィン、温水浴サウナ
	熱以外	電磁波	超短波、極超短波
		音	超音波
		光	赤外線

エネルギー形態によって分類がなされている（表2）。

1）温熱の生理学的作用

　温熱を与えることにより、さまざまな反応や影響を受けることとなる。このことを理解しておくことは、物理療法を行ううえでのリスク管理には不可欠である。

A：循環の促進

　血管の拡張、血流量の増加、酸素分圧の上昇、血管外の水分量の増加、心拍数と心拍出量の増加。

B：局所新陳代謝の促進

　エネルギー消費量の増加、酸素摂取量の増加、組織の治癒促進。

C：神経・筋系への影響

交感神経の抑制、感覚神経伝導速度の上昇、γ遠心性線維の活性低下。

D：組織の粘弾性の変化

組織の長さの変化量が増幅。

E：疼痛の軽減

発痛物質の除去、疼痛閾値の上昇。

2) 適応と禁忌および注意事項

A：適応

・疼痛の軽減
・循環の改善
・軟部組織の伸張性の向上
・創傷治癒の促進

B：禁忌

・あらゆる疾患の急性期、炎症症状の強いとき
・出血傾向の強いもの
・知覚鈍麻
・皮膚疾患および感染部位
・血管障害起因の循環不全
・急激な血流増加に伴い、組織破壊、組織壊疽、熱傷の危険性がある
・自律神経疾患
・悪性腫瘍

C：注意事項

・妊婦の腹部
・循環不全
・体温調整不良
・浮腫
・心不全
・金属のある領域
・開放創上
・局所性刺激剤を使用した領域（湿布剤など）

2-2. 寒冷療法（アイシング）

寒冷療法とは、氷、冷水などによって、寒冷刺激を局所および全身表面に与える治療法である。スポーツの現場では、特に炎症期における冷却として多く用いられている。

冷却の方法は、部位や冷却する範囲によってさまざまである。最も多く用いられるものは、氷をビニール袋に入れたものや氷嚢、アイスパック、アイスバス、アイスマッサージ、冷却スプレー、クリッカー、機器を用いて持続的に冷却するアイシングシステムなどである（図1）。

1) 寒冷の生理学的作用

寒冷療法の施行によって、生体に以下に示すような影響を及ぼす。

A：循環の抑制

血管収縮、血流の減少、血液の粘度を上昇、血管の抵抗。

B：組織代謝の抑制

新陳代謝の低下、毛細血管透過性の低下。

C：神経・筋系への影響

受容器や神経線維の閾値上昇、神経伝導速度の低下、神経・筋接合部での活動低下。

D：疼痛の軽減

組織の温度を低下させることにより、発痛物質濃度の上昇を抑制する。

2) 適応と禁忌および注意事項

A：適応

・急性期の炎症緩和（浮腫・腫脹など）
・局所の疼痛軽減
・有痛性筋スパズムの軽減
・中枢性神経疾患の痙性軽減
・神経筋の反応抑制および促通
・褥瘡治癒促進

B：禁忌

・循環器系疾患を有するもの
・レイノー病
・寒冷アレルギーを有するもの
・感覚障害のある部位
・心臓および胸部

第2章7節　メディカルリハビリテーション（物理療法）　87

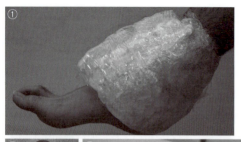
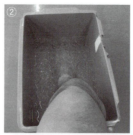
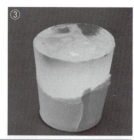
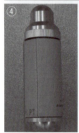
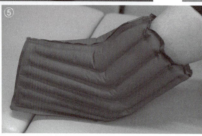
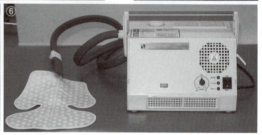

①一般的なアイシング：ビニール袋に氷を入れて行う
②アイスバス：水に氷を張って行う。全身を冷却するときや凹凸のある部位を冷やす際に用いる
③アイスカップ：容器に氷、塩を入れて使用する。指など細かく、冷却範囲が比較的狭い部位などに用いられる
④アイスクリッカー：アイスカップと同様に使用する
⑤コールドパック：冷却用のゲルを用いたもの。写真は足関節用で、空気を入れることで冷却と同時に圧迫もできる
⑥アイシングシステム：機器に水・氷を入れ、循環させることによって冷却する。ホースと先端を取り替え、さまざまな用途に用いられる。写真は電動式であるが、手動式のものもある

図1　寒冷療法（アイシング）の種類

・寒冷に対して拒否的なもの（特に高齢者）

C：注意点

・高齢者、小児には十分な説明をし、健側で試してから適用するなど配慮する。
・適用中の温度変化について説明し、感覚がなくなった時点で寒冷療法を終了する。
・適用部位をチェックし、凍傷に注意する。
・家庭用冷凍庫の氷などは凍傷の危険があるので、直接皮膚に当てないようにする。
・局所的な反応だけではなく、全体的な反応も観察する。

表3　超音波の一般的設定

パラメータ		出力設定・照射条件
強　度	非温効果	0.05～1.0 W/cm²
	温熱効果	1.0～2.0 W/cm²
周波数	深　部	1MHz（皮下2cm～5cm前後）
	浅　部	3MHz（皮膚表面～2cm前後）
照射率	非温効果	20%～30%
	温熱効果	100%（連続波）

2-3.　超音波療法

　超音波とは人の耳には聞こえない高い振動数を持つ音波であり、その音波の特徴を利用し、深部温熱や振動によってもたらされる非温熱効果としてさまざまな病態に活用される治療法である。

1）超音波の生理学的作用

A：深部温熱効果

　温熱作用は、振動という機械的なエネルギーが、物質に吸収されることにより変換されるエネルギー変換熱の一つである。
　また超音波による熱深達度は、物理療法のなかでも最も高く、1MHzの照射で約5cm、3MHzの照射では約1.5cmの組織まで温熱を加えることができる（表3）。生理学的作用は、温熱療法に準じる。

B：非温熱効果

　微細振動による細胞膜の透過性や活性度を改善

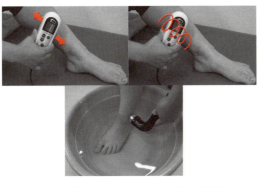

図2　超音波療法（上段左から「ストローク法」「回転法」、下段「水中法」）

させ、炎症の治癒を高める。細胞間隙の組織液の運動を活発にし、浮腫を軽減する。

2）適応と禁忌および注意事項

A：禁忌
・悪性腫瘍
・知覚障害
・虚血部位
・循環障害
・発育期の骨端
・心臓、心臓ペースメーカー
・循環障害

B：注意事項
・急性炎症
・骨端線
・骨折
・ホットスポット

3）使用方法

A：パラメータの設定
（1）強度
　非熱効果の場合は0.05〜1.0（W/cm²）、また、温熱効果の場合は1.0〜2.0（W/cm²）を適応する（表3）。強度は、後述する照射率と組み合わせが重要である。また、患者の訴え（疼痛、違和感）や体型（肥満・痩せ）、軟部組織の厚さなどを考慮する必要がある。

ただし1.0W/cm²を超えると、骨膜刺激による疼痛や熱傷を引き起こすことがあるため注意を要する。
（2）周波数
　一般に深部の組織を標的とする場合は、1MHz、浅部の組織を標的とする場合は3MHzに設定する。いずれも標的とする組織の特性や解剖学的部位についての知識が必要となる。
（3）照射率
　慢性期で深部温熱を狙う場合は、100%（連続照射、Continueなどと表記される）、急性期や亜急性期には5〜50%の間欠的なパルス照射を行う。

B：基本的治療手技
　患部に導子を直接接触させる直接法（「ストローク法」「回転法」）と、患部に直接触れずに行う間接法（「水中法」）がある（図2）。水中法は、表面の凹凸が顕著な足関節、足部や手指などに適応される。

2-4. 電気療法

　電気療法とは、電気エネルギーを用い、神経線維および細胞の膜電位を刺激して疼痛の軽減、筋機能の改善、浮腫の軽減、創傷治癒促進などを目的に行われる治療法である。

1）電気刺激のパラメータ

　電気刺激パラメータ（図3）には、刺激強度（振幅）、刺激頻度（周波数）、刺激時間（パルス幅）、刺激間隔（バーストパターン）、刺激波形、極性、電極の配置、通電方法などがある

A：刺激強度（振幅）
　mA（ミリアンペア）、mVで表される。

B：刺激頻度（周波数）
　1秒間に行われる電気刺激の頻度のことで、Hz（ヘルツ）、pps（ピーピーエス：Pulse per second）で表される。

C：刺激時間（パルス幅）

1回の電気刺激を行う時間で、μs（マイクロ秒）、ms（ミリ秒）という単位で表される。

D：刺激間隔

刺激時間と休息時間の割合のことである。

E：刺激波形

刺激の与え方のことで、特に立ち上がりや立ち下りで変化を与える。例として矩形波、三角波、鋸波、二棘波などがある（図4）。

F：極性

病態に合わせて陽極また陰極で刺激するのか、2つの極を定期的に変化させるのかを決定する必要がある。多くの電気刺激は、生体内に電気エネルギーが残存しないよう陽極と陰極がつりあった2相性が用いられている。

G：電極

電極は生体に電流を流すための皮膚との接点である。通常2つ以上の電極を用いる。電極の汚れは、熱傷の原因となるため常に清潔にしておく必要がある。

H：電極位置

疼痛制御であれば、疼痛を生じている組織を把握し、電極の距離などを考慮する必要がある。

浅部を狙うのであれば、電極の距離を短くする。また深部まで狙う場合は、電極の距離を長くする。筋の収縮を目的とする場合は、運動点（モーターポイント）に対して刺激を入れる必要がある。

I：通電方式

(1) 単極刺激（通電）法

面積の異なる電極を用いて行われる。刺激効果を期待する場合は、面積の小さな刺激電極（関電極）を運動点上に置き、電流密度を大きくする。また刺激効果を期待しない場合は、面積の大きな不関電極を運動点上に置き、流密度を小さくする。

(2) 双極刺激（通電）法

同じ面積の電極を用いて、運動点を挟んで設置する。

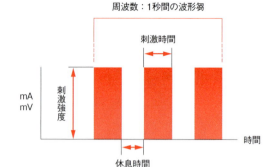

図3　強度、時間、休息、周波数

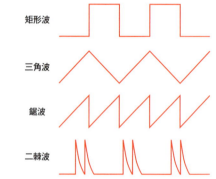

図4　刺激波形

2）電気刺激療法の種類

電気刺激は大きく分けて2つに大別される。

治療的電気刺激（Therapeutic Electrical Stimulation：TES）と、中枢神経系の障害で失われた生体の機能を電気刺激で代行・代償する機能的電気刺激（Functional Electrical Stimulation：FES）がある。本章では一般的な治療に用いられることの多い、TESについて述べる。

TESには多くの種類があり、周波数やパルス幅という設定を変えることで、身体への働きかけをさまざまに変えられるのが大きな特徴である。代表的な治療的電気刺激療法として、次のA～Dのようなものがある。

A：経皮的神経電気刺激（Transcutaneous Electrical Nerve Stimulation：TENS）

経皮から電流を流し、神経を刺激して疼痛を緩和させる療法である。疼痛抑制の作用機序は、大径のAβ求心線維を選択的に刺激し、脊髄後角での痛み伝達を抑制するというゲートコントロール

セオリーと、第1〜第3次神経の神経終末からのサブスタンスPの放出を抑制することによって疼痛を軽減する内因性鎮痛物質に作用するオピエイト媒介理論とがある。

一般的に効果を引き起こす周波数、パルス持続時間について以下に示す。

・局所の神経ブロックを狙う場合

狙う神経線維はAδ線維・C線維。周波数100Hz程度。パルス持続時間250μs。

・シナプス前抑制

狙う神経線維はAβ線維。周波数50〜150Hz。パルス持続時間50〜100μs。

・オピオイド物質の放出

放出物質と周波数の関係は、エンケファリン β-エンドルフィンで2〜5Hz、ダイノルフィンで50〜100Hz、セロトニン・ノルアドレナリンで200Hz以上。

B：干渉波電流療法（Interferential Current：IFC）

干渉とは、複数の波の重ね合わせによって新しい波形ができることである。つまり干渉波の原理は複数の電流を干渉させることで生体内に別の電流を発生させることであり、これを利用することで身体のより深部まで刺激できる。実際に流れている電流を搬送電流といい、発生する干渉波の周波数は2つの搬送電流の周波数の差となる。例えば周波数1：5000Hz、周波数2：5100Hzならば、ICF＝周波数2－周波数1=100Hz　となる。

一般的に搬送電流は、2500Hz、4000Hz、5000Hzが用いられることが多い。

生体内で発生し、搬送電流の周波数が高いため皮膚への刺激が少ないことから、深部への刺激が可能である。また発生する電流は変調するため、順応が起きにくいというメリットがある。

C：神経筋電気刺激（Neuromuscular Electrical Stimulation：NMES）

神経に電気刺激を与えて筋を収縮させるものの総称で、筋の機能を改善するために使用するものである（ここでいう筋の機能とは、筋として十分な力を発揮できないものとする）。一般的には「EMS」（Electrical Muscle Stimulation）といわ

れているものも、これに含まれる。また、刺激方法により「高電圧パルス電流刺激」（High Voltage Pulse Stimulation：HVPC）、ロシアンカレントといったものが用いられる。

（1）HVPC（高電圧パルス電流刺激）

HVPCの特徴として、①150V以上の高電圧での出力、②ツインピークパルスを使用、③パルス幅の短いパルス電流が挙げられる。HVPCは、主として創傷治癒促進に使用されることが多い。短いスパイク波を使って刺激しているため同じ振幅の矩形波と比較して、少ない刺激電流量で刺激することができる。これにより電気刺激に伴う不快感や火傷などを軽減することができ、より強い振幅での刺激が可能となる。

（2）ロシアンカレント

ロシアンカレントは、NMESの一種であり、筋力向上を目的に開発された手法である。その特徴として、一定時間交流信号が流れて、しばらく休み、を繰り返すバースト波を用いる。

D：微弱電流刺激（Microcurrent Electrical Stimulation：MES）

MESとは、1mA以下の微弱な電流を生体に流すことで、創傷治癒の促進を促す刺激法である。近年、スポーツ外傷後の急性期より炎症による腫脹や疼痛の軽減に多く用いられるようになっている。

MESの作用機序として、損傷部位の治療にかかわる細胞や化学伝達物質（生体内においてはイオン化した）に対して、電流刺激を与えることにより、損傷部位に集積させることで治癒を促すことである。またMESには、抗酸化作用、抗菌作用、ATP合成能の増大、たんぱく質合成などの作用がある。

2-5. 光線療法

光線療法のなかでも比較的多用されている治療法である、レーザー療法について述べる。

レーザー（light amplification of stimulated

emission of radiation：LASER）とは、「放射の誘導放出による光の増幅」の意で、同一波長、同一位相の光を発生させる。

水の吸収波長とヘモグロビンの吸収波長の谷間の波長（790 〜 904nm）が疼痛治療に最適と考えられている。組織に可逆性変化をもたらす光作用により、神経に対する直接的抑制作用と血流増加作用による発痛物質の洗い出し効果、交感神経過緊張に対する交感神経正常化効果などで鎮痛効果をもたらす。

治療対象疾患は整形外科的疾患、血流障害、神経障害性疼痛などである。危険な副作用はない。使用上の注意としては、保護メガネの着用が挙げられる。

即効性に乏しいが、有効性が高く、しかも安全性も高い治療法であり、一層の普及が望まれる治療法である。

1）レーザー療法の生理的効果

（1）細胞効果
・ATP 産生の増加
・マクロファージへの刺激
・コラーゲン産生のための線維芽細胞への刺激
（2）神経伝導と神経再生の変化
（3）血管拡張効果

2）適応と禁忌

A：適応
・疼痛の軽減（はっきりしたエビデンスは確立されていない）
・創傷治癒の促進（生体の活性化）
・組織柔軟性の向上

B：禁忌
・眼球への直接照射
・色素の濃い部分
・出血傾向のある部位
・放射線治療後4 〜 6カ月以内
・内分泌腺（甲状腺、精巣などの貧血組織）
・妊婦の腹部
・悪性腫瘍
・ペースメーカー装着部位
・自身の身体症状について適切な言語表現が不可能な者（新生児、乳児、精神疾患患者など）
・高齢者など体力が低下している患者

3. 最後に

近年、超音波と電気刺激を同時に行えるものなど、物理療法機器の進歩も目覚ましい。物理療法は、正しい使い方、適応、禁忌などを理解しさえすれば治療やコンディショニングにおいて有効な手段であろう。本稿では、物理療法の概要を述べるに留まっている。今後さらに学習することで、物理療法をより実践的に用いることができるだろう。

【富永賢介】

【参考文献】
1）濱出茂治, 鳥野大. テキスト物理療法学基礎と臨床. 医歯薬出版. 2016.
2）細田多穂. 物理療法学テキスト. 南江堂. 2013.
3）川口浩太郎. コンディショニング・ケアのための物理療法実践マニュアル. 文光堂. 2016.
4）松澤正, 江口勝彦. 物理療法学. 金原出版. 2014.
5）庄本康治. 最新物理療法の臨床応用. 文光堂. 2012.

Chapter 2-8
8節 アスレティックリハビリテーション

1. 定義

アスレティックリハビリテーションについて考える場合、まず日常生活レベルである社会復帰までのリハビリテーション（前節の「メディカルリハビリテーション」）と分けて考えてみると理解しやすい（図1）。

アスレティックリハビリテーションは、競技スポーツにおける競技復帰までのリハビリテーションの意味に用いられることが多い。しかし、レクリエーションレベルや中高年の行う健康維持のための運動も含めた、広い意味でのスポーツ全体をも対象とし、それぞれのレベルでスポーツ・運動ができる状態へ向けたリハビリテーションであると考えることができる。

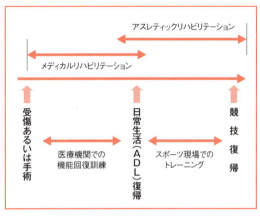

（福林徹編. 実践すぐに役立つアスレティックリハビリテーションマニュアル. 全日本病院出版会. 2006. 6. より転載）

図1　アスレティックリハビリテーションの位置づけ

2. アスレティックリハビリテーションの目標

アスレティックリハビリテーションはスポーツ外傷・障害、外傷後遺症、疾病などによって、スポーツ活動を休止または制約されている者を、より早期に、より良い状態で復帰するために行われる。

アスレティックリハビリテーションにおける到達目標は、対象者がスポーツ活動を受傷や発症前に実施していたレベル以上で行えるようにすることである。しかし、外傷・障害とその重症度、競技に要する身体的要素によっては希望通りにならないこともある。

アスレティックリハビリテーションの進行に際しては、以下の事項を考慮しておく必要がある。

①なるべく早期にスポーツ活動を再開させること
②外傷の後遺症を発生・残存させないこと
③スポーツ活動再開後の外傷再発や他の外傷発生のリスクを最小限にすること
④受傷前よりも高い身体レベルでスポーツ活動を再開させること

スポーツ選手はいかなるスポーツ活動の実施レベルであっても、早期のスポーツ復帰を要望する。特に競技レベルが高く、チーム状況から自身の競技実施意欲が強く、周囲の期待も大きい選手は早期復帰を強く要望するだろう。とりわけそういった選手には、アスレティックリハビリテーションの期間と到達目標を明確にしておく必要がある。

医師との連携による医学的情報や機能評価結果に基づいた身体状態の経過予測から、現実的な復帰時期を明確にしておく。不完全な身体状態での復帰により危惧される後遺症、再発、他の外傷発生についても選手に伝えておく。医師との協力のもとに、アスレティックリハビリテーションの経過中、適時、対象となるスポーツ選手や監督・コーチ、さらに保護者といった関係者に説明する機会を得ておくことが重要である。

3. アスレティックリハビリテーション　で用いる手法

アスレティックリハビリテーションにおいては、対象となるスポーツ選手が有する問題に対して、さまざまな手法を用いて改善を図る。

1）運動療法

各種のエクササイズによって身体状態、運動器機能の改善を図っていく。外傷部位の回復に加えて、スポーツ活動に必要な身体機能の獲得のためのエクササイズも取り入れる。運動療法には以下の3つのエクササイズ群が含まれる。

A：患部および患部周囲へのエクササイズ

受傷した患部の関節可動域、筋力、筋持久力、受傷した関節の安定性などの回復を目的とした各種のエクササイズである。

B：患部外へのエクササイズ

患部以外の身体各部位の筋力、パワー、筋持久力、全身持久力などの維持、回復、向上や体重管理を目的とした各種のエクササイズを実施する。

C：スポーツ動作・身体操作を習得するエクササ
　　イズ

回復過程に応じて、受傷部位も動員させたスポーツ動作を、エクササイズとしてできるだけ早期から取り入れ、スポーツ動作の再習得を図っていく。外傷の受傷機転となった動作や連携などのプレーを導入する前の段階においては、受傷部位への負担を減弱させうる身体操作エクササイズ（例えば、下肢のknee-in toe-out動作をニュートラルのポジションになるように指導するなど）を徹底し、安全なスポーツ動作を習得しておく必要がある。

2）物理療法

温熱、寒冷、電気などの物理的な刺激を身体に加えることにより、身体状態の改善を図っていく

ものである。機能評価の結果に基づいた適切な使用により、効果を導くことができる。アスレティックリハビリテーションでは運動療法の補助的手段として用いる機会が多い。その使用に関しては十分な注意が必要である。例として、温熱療法、寒冷療法、電気刺激療法、超音波療法、水治療法、微弱電流療法などがある。

3）徒手療法

徒手的な刺激を身体に加えることで、身体状態の改善を図るものである。アスレティックリハビリテーションにおいては、鎮痛効果とともに外傷後や術後に筋の短縮や筋機能の低下によって引き起こされた異常を取り除き、正常な関節運動の獲得を主目的として用いることが多い。例として東洋療法に含まれるあん摩マッサージ指圧、鍼灸、関節モビライゼーションなどがある。

4）補装具

外傷・障害による機能低下や機能欠損を補うことや受傷部位の保護による安全対策を目的として、身体各部位への装具、足底挿板、テーピングなどを用いる。アスレティックリハビリテーションでは、受傷部位の保護や、動作改善を目的として補装具の使用頻度は高く、さまざまな方法や種類のものが用いられている。

4. 段階的アスレティック　リハビリテーション

アスレティックリハビリテーションでは受傷からの期間や患部の状態により、何段階かに分けて行う（表1）。第1段階（保護期）は関節の拘縮を除き、筋の萎縮を解消し、筋の協調性を保つ時期、第2段階（訓練前期）は筋力の増強と関節安定性の回復、運動協調性を図る時期、第3段階（訓練後期）は筋力増強とともに筋の運動性、巧緻性を

表1　段階的アスレティックリハビリテーション

	目　標	使用器具	方　法	場　所
第1段階 保護期	腫脹の除去 関節可動域の改善 筋萎縮の改善	氷 ホットパック パイプラバス	クライオセラピー マットトレ 等尺性	リハビリ室
第2段階 訓練前期	筋力強化 関節安定化 持久力保持	自転車エルゴ－ トレッドミル チューブ	OKC、CKC 等張性 スクワット	リハビリ室
第3段階 訓練後期	筋力強化 巧緻性の改善 協調性の改善	フリーウエイトマシーン バランスボード	ジョギング バランストレ 等張性	リハビリ室 コート グランド
第4段階 復帰期	スピードの増強 パワーの増強 瞬発力 実戦経験	競技特性に応じて	ランニング アジリティー ジャンプ 部分的実戦練習	コート グランド トレーニング室
第5段階 再発防止	筋力の保持 巧緻性の保持	競技特性に応じて	等張性 マシーン フリーウエイト	トレーニング室

（福林徹編．実践すぐに役立つアスレティックリハビリテーションマニュアル．全日本病院出版会．2006. 4. より引用）

改善し、競技種目ごとの専門的な動きを取り入れる時期、第4段階（復帰期）は瞬発系、スピード系を改善し、スポーツの場面を想定してのシミュレーショントレーニングを入れていく時期である。加えて第5段階は、競技復帰後に再発予防のための補強動作の時期に分けている。第1、第2段階は主として病院のリハビリテーション室などで理学療法士がスポーツドクターの指示のもとで行うことを原則とし、第3、第4段階は体育館やフィールドなどスポーツ現場でアスレティックトレーナーがスポーツドクターの指示で、第5段階はアスレティックトレーナーの指示または選手が自主的に行うこととしている。

なお、各段階における個別のエクササイズ種目や部位別のエクササイズ内容は他の成書に譲ることとする。

5. アスレティック リハビリテーションの留意点

1）競技特性を踏まえたトレーニング処方

アスレティックリハビリテーションにおいては、まず基本的なスポーツ活動に最低限必要となる基礎的な体力をより高い水準まで回復させることが第一であることは当然であるが、対象となる選手の競技特性に応じた専門的な体力トレーニングの実施が必要である。競技を行ううえで必要となる種目特有の体力要素（専門的体力）や運動様式（競技特有動作）を十分に把握し、トレーニング処方をする必要がある。

2）リスク管理

特に競技復帰直前の高い運動強度のエクササイズや競技動作に近い高度な運動技術を習得させるようなリハビリテーションエクササイズ中においては、再発や悪化を回避する十分な配慮が必要になる。

外傷・障害像を踏まえ機能解剖学的に対象となる動作を検討し、症状を悪化させないような動作やエクササイズを指導する。

患部の状態に応じて装具やテーピングを使用したり、安全面を配慮した用具・施設の使用、患部を含む十分なウォーミングアップなどの配慮が必要である。

3）再発予防への配慮

受傷時の身体的コンディションの状況、受傷機転、身体の使い方や用具、運動環境の不備など外傷・障害発生の原因と考えられる因子を把握し、そのような外傷・障害発生要因を除去、軽減するとともに、さらに強化、改善して再受傷を予防する努力をすることが重要である。筋力低下、柔軟性欠如、肥満、関節不安定性、技術の未熟などの外傷・障害発生に関与する要因を有するスポーツ選手の場合、その対応策として筋力強化、ストレッチング、補装具、基本技術の習得などの適切な予防処置を施すことが必要である。

また受傷によって弱化し、新たな外傷・障害発生要因となり得る身体要素に対しても改善し、さらに強化して再受傷を防止する努力をしなければならない。

4）選手の心理面のサポート

スポーツ選手の場合、競技復帰を急ぐあまり無理をして症状を悪化させてしまったり、逆に受傷によりモチベーションが低下することで、リハビリテーションの進行に悪影響を及ぼすこともある。選手個々のモチベーションやチーム内での位置、役割などを把握し、やる気を維持したり、逆に焦って過負荷にならないように注意・指導する必要がある。このような場合、例えば患部外へのエクササイズを工夫して処方し、十分な運動量を確保することが、精神的な充足感をもサポートすることにつながる場合もある。

5）医師や他の医療スタッフとの連携

スポーツ現場にかかわるトレーナーやあはき師は常に医師との密接な連携と協力を保ち、医学的な制限範囲の確認や可能となる運動開始の判断などの指示を仰ぎながら、アスレティックリハビリテーションプログラムの作成および実施、さらに修正を進めていく必要がある。「いつから」「どれくらいの負荷まで」患部へのトレーニングを進めてよいのかを判断するための、医学的な制限範囲の指示を受けることが大切である。同時に対象の選手にかかわる他のスタッフ（理学療法士、スポーツ栄養士、スポーツ心理学者、フィジカルコーチ、ストレングスコーチ）との連携も欠かせない。

今日のスポーツ環境においては、トップレベルになるほどスポーツ選手にはさまざまな職種のスタッフがかかわるようになっている。このことを念頭に置き、選手や指導者の意見に流されたり、自身の経験だけでアスレティックリハビリテーションの内容を決定したり、競技復帰の可否を判断してはならない。医師をはじめとしたスポーツ医科学サポートチームの一員であるという認識のもと、スポーツ選手やスポーツチームに対して各々の役割を心得たうえでスポーツ選手に当たることにより、より質の高いアスレティックリハビリテーションを提供することができると考える。

【泉　重樹】

【参考文献】
1) 公益財団法人日本体育協会編. アスレティックトレーナー専門科目テキスト7 アスレティックリハビリテーション. 公益財団法人日本体育協会. 2007.
2) 福林徹編. 実践すぐに役立つアスレティックリハビリテーションマニュアル. 全日本病院出版会. 2006.
3) 福林徹. アスレティックリハビリテーションガイド. 文光堂. 2008.
4) 山本利春編. 競技種目特性からみたリハビリテーションとリコンディショニング. 文光堂. 2014.
5) 小林寛和編. アスリートのリハビリテーションとリコンディショニング 下巻. 文光堂. 2012.

Chapter 2-9

⑨節 コンディショニング

1. コンディショニングとは

1）コンディショニングの定義

　競技スポーツに限らずさまざまなスポーツの場面において、「コンディション」や「コンディショニング」という言葉は一般的な用語としてよく用いられる。しかしながら、これらの用語の意味や内容は個別にみるとさまざまであり、広く捉えられていると考えられるため定義するのが難しい。

　日本スポーツ協会公認アスレティックトレーナーにおいては、コンディションを「ピークパフォーマンスの発揮に必要なすべての要因」とし、コンディショニングを「ピークパフォーマンスの発揮に必要なすべての要因を、ある目的に向かって望ましい状態に整えること（すなわち、競技スポーツにおいて設定した目標を達成するためすべての準備プロセス）」と定義づけている。本稿ではこの定義に基づいてコンディショニングについて述べる。

2）コンディショニングの目的

　スポーツ現場におけるコンディショニングの目的は、大きく分けると以下の2つに集約することができる。
　①競技力の向上（パフォーマンスの向上）
　②外傷・障害の予防
　上記2つの目的は、一見すると別のことのように捉えられやすいが、スポーツ選手達が目標に向かって質・量ともに激しい日々のトレーニングを積んでいくうえで、外傷・障害の予防に裏打ちされた身体の使い方とトレーニングの先に競技力の向上があり、いずれもコンディショニングの目的としては欠かすことはできない。

　さらにコンディショニングには、スポーツ選手の身体要素に代表されるすべての要素に対して総合的に実施する一般的なコンディショニングと、各競技種目やその特性に応じて実施する専門的コンディショニングがある。それらを計画的、継続的に実施することにより、目標とする競技活動で最高のパフォーマンスを発揮することが可能となる。

　コンディショニングは、競技特性、スポーツ選手やチームの目標・戦術の確認、スケジュールなどを把握し、具体的なコンディショニング方法や内容を検討し実施する。同時にスポーツ東洋療法を行う者としては、コンディショニング実施におけるリスクファクターについても理解しておく必要がある。

3）コンディショニングの要素

　コンディションおよびコンディショニングの要素は多岐にわたる。そこでコンディショニングの要素について考える場合、まず内的要因、外的要因に分けて考えるとよい。そして、それぞれ内的要因、外的要因からさらに個々の要素に分けて考えると整理がしやすい（表1）。

　内的要因にはフィジカル、スキル、メンタル、メディカルの4要因が含まれる。外的要因には環境、用具、トレーニングが含まれる。

　選手のパフォーマンスに対しては内的要因が直接的に影響し、外的要因は間接的に影響する（トレーニングを外的要因から分けて、単独にトレーニング要因として考えることもできる）。

4）コンディションを崩す要因

A：トレーニング

　スポーツ選手のコンディションに最も大きな影響を及ぼすものがトレーニングである。特にトレ

第2章9節　コンディショニング　97

表1　コンディショニングの要因と要素

主要因	要因			要素の例
内的要因	フィジカル			基礎体力、専門体力
	フィジカルに含む	形態	体格	体重、体脂肪、萎縮、脚長差
			アライメント	姿勢、静的アライメント
		機能	関節機能	可動域、弛緩性
			筋機能	筋力、筋持久力、筋タイトネス
			神経系機能	バランス、認知機能
			呼吸循環系機能	全身持久力
	スキル			フォーム（動的アライメント）
	メンタル			緊張、モチベーション
	メディカル			既往歴、現病歴
外的要因	環境			サーフェス、天候、湿度
	用具			シューズ、防具、装具
	トレーニング			トレーニングの量・強度・質・タイミング、リハビリテーション、ウォーミングアップ・クーリングダウン

（財団法人日本体育協会編．アスレティックトレーナー専門科目テキスト6 予防とコンディショニング．財団法人日本体育協会．2007．10．より引用、一部改変）

ーニング量を増やしすぎた場合、コンディションを崩すことが多い。トレーニング量という刺激に対してスポーツ選手個々の持つ防衛体力を超えると、免疫力の低下による風邪や外傷・障害につながる。コンディションを崩さずにいかに質・量ともに高いトレーニングを実施し、競技力向上に結び付けるかが、現場での大きな課題である。

B：ストレス

スポーツ選手のコンディションを崩す要因としてさまざまなストレスが挙げられる。

（1）物理的・科学的ストレス

気温、湿度、気圧などの気象条件、大気汚染、水などである。合宿や試合などの遠征先、特に海外で行われる合宿や大会において、その期間中の諸条件を事前に確認し、対策を講じる必要がある。

（2）生理的ストレス

スポーツ外傷・障害、貧血、月経不順などのスポーツ医学的問題や睡眠不足、胃腸障害などから来るストレスがこれに当たる。日頃からの選手の自己管理が重要な部分なのでアスレティックトレーナーからの教育、啓蒙活動が重要であるとともに、スポーツ東洋療法に携わるサポートスタッフからのアドバイスも必要に応じて有用かつ有効となる。

（3）生物学的ストレス

ウイルス、細菌、減量、休養、時差、生活パターンがこれに当たる。大会や合宿などの遠征といった長時間の移動や環境の変化などによることが多いので、スケジューリング、移動中の対策（特に保湿）、免疫機能を低下させないように注意が必要である。

（4）精神的ストレス

プレッシャー、不安、緊張、人間関係、マスコミ対応などが当たる。選手個人が自身の精神状態をいかにコントロールするか、またはそのノウハウをどのように習得させるか、さらに具体的には専門家に相談するなどの対応が必要な部分である。

2. コンディション評価

1）コンディション評価とは

コンディション評価は、コンディショニングによって行われているすべてのプロセスを望ましい方向へ整えるための条件の一つであり、その過程を評価する方法でもある。コンディショニングは評価されたコンディションをもとに、スポーツ選

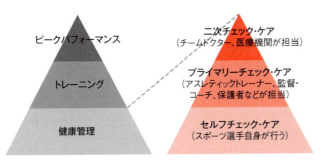

（財団法人日本体育協会編. アスレティックトレーナー専門科目テキスト6 予防とコンディショニング. 財団法人日本体育協会. 2007. 34. より一部改変）
図1　コンディショニングの位置づけと実施者

手とスポーツ選手をサポートするスタッフ、監督やコーチによって行う共同作業になる。

　現場でのコンディショニングは図1のような2つのピラミッドモデルで整理できる。図1左の健康管理の層については、スポーツ選手自身によるセルフチェックとセルフケア、主にアスレティックトレーナーによるプライマリーチェックとプライマリーケア、および医師（チームドクター）や医療機関における二次チェックおよび二次ケアの3層に分けられ、それぞれの層からのコンディション情報がスポーツ選手とサポートスタッフ間に滞ることなく共有される必要がある。また、健康管理は図1左のピークパフォーマンス層の土台であるため、情報が2つのピラミッドの各層にスムーズに伝わらない場合、それぞれのスタッフの活動が孤立してしまい、スポーツ選手に対して的確なサポートやケアを行うことができなくなる。スポーツ選手のコンディション評価をスタッフ間で共有することにより、選手のコンディションが計画から外れる、またはその兆候がみられた場合に、連携したコンディショニングの軌道修正を行うことが可能となる。正確なコンディション評価はスポーツ選手だけでは難しく、監督・コーチといった指導者やアスレティックトレーナーそれぞれだけでも成立しない。スポーツ選手・コーチングスタッフ・医科学スタッフが協力して行うことが重要である。

　コンディション評価を行ううえで、まず考えなければならないのは「どの評価指標を用いるのか」

である。コンディショニングのアプローチ方法がそれぞれの競技で違ってくることから、コンディション評価の指標は、さまざまな条件や評価の対象に合わせて十分な検討のうえに選定する必要がある。
①競技特性を踏まえているのか
②スポーツ選手のコンディションを質的・客観的に把握できるのか
③評価がスポーツ選手に過剰な負担とならないか
④継続的な実施は可能か
⑤評価のタイミングは妥当か
⑥チームやスポーツ選手のコンディショニング方針に見合っているのか
⑦評価に対するフィードバックは可能か
⑧記録として残せるか

　評価されたスポーツ選手のコンディション記録は、アスレティックトレーナーだけでなく、監督やコーチ、（チーム）ドクターなど、チームのスタッフでも共有され、スポーツ選手に対する適切なコンディショニングを行うための重要な資料となる。

2) コンディションの評価指標

　スポーツ選手のコンディションはトレーニングによる疲労や風邪などの感染症、ウエイトコントロール（減量・増量）やスポーツ外傷・障害によって崩れることがほとんどである。これらのコンディションにかかわる問題の管理は、スポーツ選手によるセルフコントロールとアスレティックトレーナーやコーチ、チーム（スポーツ）ドクターによるプライマリーチェックが重要な役割を果たすが、両者が連携を保ちながら適切なコンディショニングを実施するためには、スポーツ選手のコンディションを把握するためのコンディションの指標を持つ必要がある。

　スポーツ選手の行動体力要素を測るコントロールテスト（フィットネステスト）は、コンディショニングの効果を中期から長期的に評価するため

表2　自覚的コンディション評価の例

	1日目	2日目	3日目	4日目	5日目	6日目
朝の目覚め・熟睡	2	2	2	2	3	2
体調	4	3	3	3	2	3
疲労回復度	2	2	2	2	2	2
ケガや痛みの状態	2	2	2	2	2	2
食事	5	5	5	5	5	5
強度	4	5	5	5	4	4
きつさ	4	5	5	5	4	4
意欲	5	5	5	5	4	5
技術的調子	3	4	2	3	3	2

ある選手の合宿期間中の自覚的コンディション評価の例を示す。各値は非常に良い状態を5、非常に悪い状態を1とした5段階の資料を用いて評価している

（財団法人日本体育協会編. アスレティックトレーナー専門科目テキスト6 予防とコンディショニング. 財団法人日本体育協会. 2007. 37. より引用、一部改変）

に用いられる。主にアスレティックトレーナーやコーチが担当し、トレーニング計画や目標の見直しに活用される。

A：セルフチェックでの評価指標

スポーツ選手自身が日常的にコンディションを評価することは、セルフチェックと呼ばれている。この評価はコンディショニングのすべての基礎でもある。

日常的なチェックは、習慣的に行えるような簡便なものが有用である。心拍数、血圧、体温、体重、平衡機能、自覚的コンディション（表2）、POMS（Profile of mood states）などである。これらを起床時や就寝時など1日でコンディションが安定したところで記録することにより、コンディションの変化を捉えることが可能になる。

B：プライマリーチェックでの評価指標

プライマリーチェックは、主にアスレティックトレーナーやコーチが行うものである。スポーツ選手のセルフチェックの情報を土台とし、そこに表れたコンディションの変化を、より専門的な指標を用いて評価するものである。

尿検査における尿蛋白と潜血のチェックや、運動負荷テスト、筋タイトネステストや圧痛テストなどである。これらは疲労の把握やスポーツ外傷・障害予防の観点からも有効な評価指標である。

C：二次チェックでの評価指標

二次チェックは、コンディションが崩れてしま

表3　コントロールテスト（フィットネステスト）の測定項目の例

	指　標
筋力	握力
	背筋力
	1RM測定（ベンチプレス、バックスクワット、デッドリフトなど）
筋パワー	垂直跳び
	立ち幅跳び
	リバウンドジャンプ
	立ち5段跳び
	等速性筋力測定
筋持久力	上体起こし
全身持久力	有酸素性持久力
	最大酸素摂取量
	12分間走
	20mシャトルラン
	無酸素性持久力
	自転車エルゴメータによる全力ペダリング
	間欠的漸増負荷走行テスト
柔軟性	長座体前屈
敏捷性	反復横跳び
	全身反応時間

（財団法人日本体育協会編. アスレティックトレーナー専門科目テキスト6 予防とコンディショニング. 財団法人日本体育協会. 2007. 37. より引用、一部改変）

ったスポーツ選手の評価である。したがって、コンディション評価の指標は医師（チームドクター）や医療機関による専門的なものとなる。

二次チェックの対象となる内科的疾患として風邪症状、胃腸障害、オーバートレーニング症候群、貧血（鉄欠乏性・溶血性）、婦人科疾患のほか、熱中症のような緊急を要するものもある。またスポーツ外傷・障害から競技復帰へのタイミングを見極めるのも二次チェックが必要である。

アスレティックトレーナーはプライマリーチェックによって二次チェックの必要性を評価し、医師や医療機関につなぐ役割を持つ。この部分はスポーツ東洋療法にかかわるスタッフも同様である。したがって、二次チェックの指標についても知識を深めておく必要がある。

D：コントロールテスト（フィットネステスト）

コントロールテスト（表3）は、トレーニング効果を評価する指標であるが、同時にコンディショニングの効果を評価するためにも用いられる。各競技種目の特性を反映するような評価指標によ

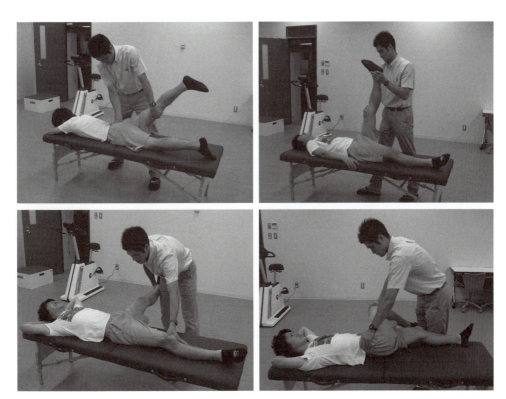

図2　スタティックストレッチングの例（図では下肢のパートナーストレッチングを行っている）

って実施するフィールドテストがこれに当たる。トレーニングやコンディショニングの成果を評価し、トレーニング計画の見直しや目標の再設定を行うために用いる。

3. コンディショニングの実際

　前出のように、コンディショニングの目的は競技力向上と外傷・障害の予防である。以下、実際に行われているコンディショニングの内容について概説する。なお、上記2つの目的のうち、競技力向上の観点から行われるコンディショニングの主な内容は、種々の体力要素を向上させる目的で行われるストレングストレーニングをはじめとしたさまざまなトレーニングである。詳しくは8節の「アスレティックリハビリテーション」（p.68～71）を参考されたい。

　本節ではもう一つのコンディショニングの目的である、外傷・障害予防の観点から、具体的なコンディショニングの実際について、特に選手たちの疲労からの回復に主眼を置いて述べることにする。ここではストレッチング、アイシング（クライオセラピー）、アクアコンディショニング（水治療法）、そして近年、リカバリーの手段の一つとしても一般的に用いられることが多くなってきたコンプレッション衣類についても取り上げる。なお、テーピングについては総論を述べるに留めるとともに、スポーツマッサージについてはスポーツ東洋療法の一部であるため、ここでは詳細は割愛することとする。

1）ストレッチング

　現在、スポーツの前後やリラクゼーションの目的で、さまざまな種類のストレッチングが行われている。ストレッチングは、スポーツ外傷・障害予防や疲労回復に対応するための重要な手法とし

て考えられている。しかしながら、特に2000年以降の科学的研究によって、これらのストレッチングの有益性がわずかであることが報告されている[3]。現在、スポーツ現場で多く行われているストレッチングとして、スタティックストレッチング（パッシブストレッチング）、アクティブストレッチング、ダイナミックストレッチング、バリスティックストレッチング、徒手抵抗ストレッチング（パッシブ－アクティブ様式）などがある。

A：スタティックストレッチング

スタティックストレッチングは、筋を随意的に収縮させることなく外力によってストレッチングするものである（図2）。この外力とは、他者あるいはスポーツ選手自身が加えるものである。外力を他者が加えてストレッチングするものをパートナーストレッチング、スポーツ選手自身が加えるものをセルフストレッチングとしている。このストレッチングはスポーツ活動において汎用されている。このストレッチングはパッシブストレッチングとも呼ばれている。

B：アクティブストレッチング

アクティブストレッチングは、筋収縮を伴う方法である。一つの筋あるいは筋群とその腱が関連する筋（群）の等尺性収縮とその他の弛緩によって伸張される場合、そのストレッチングはアクティブストレッチングに分類される。

C：ダイナミックストレッチング

筋収縮を伴うストレッチング方法のうち、動的な収縮によって伸張される場合には、ダイナミックストレッチングに分類される。

D：バリスティックストレッチング

バリスティックストレッチングは、弾み動作を伴う方法である。このストレッチングでは主動作筋における短時間の収縮と四肢の重さの利用を組み合わせ、拮抗筋を伸張させる。これらの動きを関節可動域を適切に増大させながら、休息なしで複数回反復する。それにより組織が徐々に伸張する。

E：徒手抵抗ストレッチング（パッシブ－アクティブ様式）

徒手抵抗ストレッチングは、伸長したい筋自体

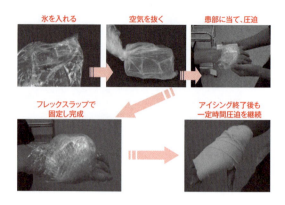

図3　氷とビニール袋を用いたアイシング方法の例（図では手部にキューブアイスを用いたアイシングを示している）

にまず収縮を加える。その直後に弛緩した筋をストレッチングさせる方法である。アイソメトリック法とアイソトニック法の2種類がある。

アイソメトリック法では、まず筋群をほぼ最大限まで伸張する。その後、その肢位を保持したまま同筋群を収縮（等尺性収縮）させる。次に同筋群をストレッチングし、関節可動域を増大させる。この一連の動きを、ストレッチングにおいて得られた最大肢位において反復する。

アイソトニック法は、関節を自由に可動できる等張性収縮（短縮性収縮）を用いる以外はアイソメトリック法と同様である。

F：先行研究からみるストレッチングの効果

スタティックストレッチングはより筋腱の良い状態を引き出すためには有益であるといえ、クールダウンにも有効に働く。その他、これまでに分かっているストレッチングのリカバリー効果については以下の通りである[3]。

①トレーニングあるいは試合後にストレッチングのみを実施すべきではない。クールダウンのための軽運動などと組み合わせると良い。

②ストレッチングの実施時間は各筋群に対し、15〜30秒とするのが良い。

③反復回数は1〜3セットとする。ただしセットは同じ筋群で連続すべきではない。

2）アイシング（クライオセラピー）

筋へのアイシングの主な効果は、代謝活性の抑制、毛細血管の収縮（冷源が消失するとき血管拡張に対するリバウンドの影響）、低レベルの浮腫による炎症の抑制、神経伝導の低下（鎮痛作用）、筋の弾性力の低下である。以下に各アイシング方法と効果を述べる。

A：直接的な氷療法（図3）

アイスキューブやクラッシュアイスを入れたバッグや小さな袋を利用し、皮膚に直接当てる方法である。氷による冷却は静的なもの（単純な冷却）と動的なもの（氷を皮膚上で移動させるアイスマッサージ）に分類できる。冷却時間は15〜30分とし、30分を超えない範囲で実施する。その後20〜30分間は筋運動を避けるべきである。アイスマッサージと繰り返しの冷却は、冷却の効果を増大させる。2つのオールアウト運動の間、または運動前の冷却療法は、実施後から運動までに30分以上の時間を確保できない場合、筋のパフォーマンスにマイナスの影響を与えるので避けるべきである。

局所的な繰り返しのアイシングは、筋持久力と繰り返し運動における筋力低下の抑制に効果的である[3]。

B：パルス状の冷気

この方法はパルス状の－30〜－80℃の冷たい空気またはガス（一般的には二酸化炭素）を高い強度と圧力で、乾燥した状態で処置すべき筋の上に直接吹きかけるものである。この方法は最近になって始まったものであるため実用的な有効性に対するエビデンスはほとんどないが、この対流による冷却方法は他の一般的な方法に比べて広い範囲の組織を冷やすことができている。

パルス状の冷気は外傷性の運動（遅発性筋痛にも関係する）からのリカバリーを助けるものとして関心が集まっている。急激な温度変化によって誘発される熱ショックは、この種の方法を使用することの主要な効果の一つであると考えられている。熱による刺激によって運動後の副交感神経系

の再活性化を促進する。

C：クーリングベスト（クーリングジャケット）

クーリングベストは運搬が容易であり、さまざまな環境で使用でき、冷蔵庫において適温で保存する以外に特別な機器を使用しないなどの観点から最近用いられるようになってきた。クーリングベストの使用は運動前後の身体冷却方法として有効である。これまでの研究では暑熱環境下におけるクーリングベストの着用は、血流を介した熱の放散により皮膚温を低下させることによって体温を低下させる。クーリングベストによるプレクーリングが、高温多湿環境下での持久的パフォーマンスにより引き起こされる温熱および心血管ストレスを軽減する傾向がみられている。

3）アクアコンディショニング（水治療法）

アクアコンディショニングとは、身体を部分的にあるいは全身を水につけて身体全体を冷却もしくは温める手法である。文献では以下の4つの水浴が用いられ、水の温度の違いによりその効果が異なるとされている。

- ・常水浴：15〜36℃
- ・温水浴：36℃以上
- ・冷水浴：15℃以下
- ・交代浴：温水と冷水を交互に繰り返す

これまでの報告は、代謝、神経、筋、循環器などのさまざまな反応を用いてアクアコンディショニングにおける疲労回復効果を評価している。スポーツ選手は、温水浴あるいは冷水浴単独よりも交代浴を行っているようである。

これまでの研究によると、行う運動が単発のタイムトライアルや試合、筋損傷を伴う運動では、交代浴を行うことが望ましい。8〜15℃の冷水浴を60〜120秒間、その直後に38〜42℃で120秒間の温水浴を行う交代浴を行う。その交代浴を合計15〜20分間行う。交代浴は可能な限り運動後すぐに行う。2つの運動間が20分以内の場合で、最大筋力発揮が必要な運動前には、冷水浴によるリカバリーをすると筋力が低下するので避けるべ

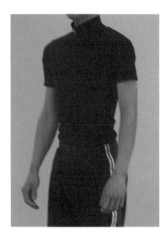

図4　コンプレッション衣類の例（図では上半身にコンプレッション衣類を着用している）

きである[3]。

4) コンプレッション衣類

近年、多くのメーカーがパフォーマンス発揮を促し、かつ運動後のリカバリーを促進させるためのアスリート用のコンプレッション衣類を開発している。そして、数々の競技のアスリートがそれらの目的のために、トレーニング時にこの種の衣類を着用している。これまでの研究では、コンプレッション衣類の着用がパフォーマンスならびに生理学的な指標に対して有効な効果を示した明確な知見はみられなかった。コンプレッション衣類の着用によってアスリートの主観的なリカバリー感を早める一方で、骨格筋の機能改善はコンプレッション衣料の着用では実現しない。

一方では、コンプレッション衣類のサポート的な役割として、エネルギーコストおよび伸張−短縮サイクルの効率改善を促すかもしれない。また他のリカバリー方法と比較すると、コンプレッション衣類は交代浴、アクティブリカバリーあるいは糖質摂取＋ストレッチングの実施に比べればその有効性はわずかであるが、パッシブリカバリーよりは有効という結果もある[3]。

5) テーピング

テーピングは、主に関節を安定させるために皮膚上に種々のテープを貼る行為をいう。テーピングは装具療法と同様の役割があり、アスレティックリハビリテーションの一部としても用いられる。テーピングの目的は、外傷・障害の予防、応急処置、再発予防の3つである。テーピングの効果としては以下の4つが挙げられる。

① 制動・固定効果：テープを貼ることで関節の特定の動きを任意に制限することができる。
② 圧迫効果：患部を皮膚上から圧迫したり、患部にストレスを加えている部位を圧迫するのに用いられる。
③ 疼痛の軽減：関節を制動したり圧迫したりすることで、疼痛を誘発させるような患部へのストレスが軽減し、疼痛を緩和させる。
④ 精神的な安心感：皮膚上にテープを貼ることで感覚受容器からのフィードバックが高まり、安心感につながる。

6) スポーツマッサージ

コンディショニングの手法として広く用いられている手技療法一つである。スポーツ東洋療法の一つとして中心的な位置を占めている。スポーツマッサージを行う目的としては、以下の3つが挙げられる。

① 疲労回復：トレーニングや試合後に、疲労した部位や全身の疲労回復の目的で行われる。
② 外傷・障害の予防と治療：患部や全身の疲労回復や柔軟性を高めることによりパフォーマンスの向上、外傷・障害の予防を目的とする。マッサージには鎮痛作用があり、治療目的で用いられることも多い。
③ サイキングアップやコンディション維持：競技前や競技中に集中力を高めたり、筋をより良い状態するために特に叩打法を短時間行うものである。

4. 最後に

コンディショニングを効果的に実施し目標を達成するためには、スポーツ選手、コーチ・監督などの指導者、アスレティックトレーナー、医師、栄養士らを含むスポーツ医科学サポートスタッフとの連携、信頼関係が重要である。このようなスタッフ間のネットワーク構築とそれぞれのコミュニケーションが最も重要である。

【泉　重樹】

【参考文献】
1) 公益財団法人日本体育協会編. アスレティックトレーナー専門科目テキスト6 予防とコンディショニング. 公益財団法人日本体育協会. 2007.
2) 小山貴之編著. アスレティックケア—リハビリテーションとコンディショニング. ナップ. 2016.
3) 長谷川博, 山本利春監訳. リカバリーの科学. ナップ. 2014.

Chapter 2-10

⑩節 トレーニング科学

1. トレーニングの定義

スポーツにおいて、基礎体力を高めることは競技パフォーマンスの向上、そして、外傷・障害発生のリスクの軽減につながる。このことが広く認知されるようになり、近年、体力トレーニング（以下、トレーニング）はコンディショニングの重要な要素の一つとして考えられている。

2. 効果的なトレーニングを実践するために

競技パフォーマンスの向上、外傷・障害発生のリスクの軽減を目的として、コンディショニングの一助となるようなトレーニングを展開するためには、無計画なトレーニングをむやみやたらに行うものではない。トレーニングに関する基礎知識をもとに、目標や目的が明確な計画性のあるトレーニングを組み立て、また、立案されたトレーニングを安全に効率よく効果的に、そして、継続的に実践していくことが重要となる。

そして、このような理想的なトレーニングを展開し、質の高いコンディショニングを実践するためには、さまざまな専門家が連携と協力を繰り返しながら、じっくりと腰を据えて一つひとつのプロセスを丁寧に行っていくことが求められる。

3. トレーニングの種類

トレーニングを通じて向上する身体能力にはさまざまものがある。代表的なものとして、筋力、持久力、スピード、パワーなどが挙げられるが、展開するトレーニングの種類や方法によって身体

は特異的な反応を示し、高められる能力は変わってくる。

それぞれの身体能力はさまざまなトレーニングを通して高められるが、図1に示されているように、筋力やスピード、持久力など、身体能力のなかには、複数のトレーニングを通じて高められる能力も少なくない。

また、アジリティ（敏捷性）トレーニングなど、複合的で複雑なトレーニングについては、そうしたトレーニングそのものを安全に効果的に展開するために、基礎となるトレーニングをしっかりと行い、下地となる基盤を十分につくっておくことが重要となる。

つまり、競技スポーツで必要とされる身体能力の開発には、単一のトレーニングを端的に行うの

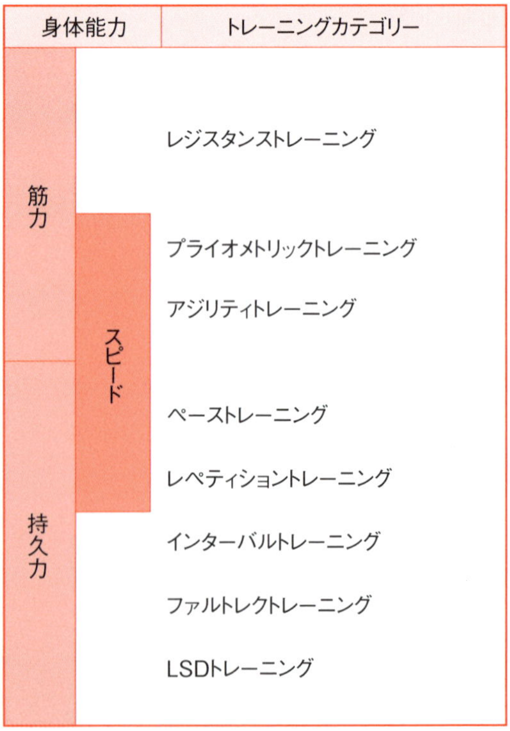

身体能力	トレーニングカテゴリー
筋力	レジスタンストレーニング
	プライオメトリックトレーニング
	アジリティトレーニング
	ペーストレーニング
	レペティショントレーニング
持久力	インターバルトレーニング
	ファルトレクトレーニング
	LSDトレーニング

（公益財団法人日本体育協会編著. 公認アスレティックトレーナー専門科目テキスト6 予防とコンディショニング. 公益財団法人日本体育協会. 2007. 70より転載）

図1 トレーニング方法と身体能力

ではなく、さまざまなトレーニングを段階的に、複合的に、そして、漸進的に展開することが必要となる。また、下層から上層へと進むなかで、下層で養われた能力一つひとつを、統合と運用を繰り返しながら昇華させ、最終的にスポーツのさまざまな場面のなかで活かせるような身体能力を作り上げていくことが大切なのである（図2）。

1）レジスタンストレーニング

　レジスタンストレーニングは、一般的にマシンやフリーウエイト（バーベルやダンベルなど）、その他の器具（チューブなど）を用いて、身体に負荷・抵抗をかけて実践するトレーニング方法である。レジスタンストレーニングは、神経と筋肉に強い負荷をかけるが、その結果として、筋肉の働きをコントロールする神経の促通が起こる、筋線維が太くなる、筋力や筋パワー、また筋持久力が改善されるなどの効果が期待できる。

A：筋力と筋パワー

　レジスタンストレーニングを通じて、筋力や筋パワーを高めるには、第1段階として、基礎的な筋力を獲得する。すなわち、スピード要素を考慮しないベースとなる力発揮能力を高めて、基礎となる筋力を向上させる。その後、第2段階として、向上した筋力を活かしながら、動作中の挙上スピードなど、スピード要素を考慮したトレーニングを展開して、筋パワーを養成する。

　多くのスポーツ競技ではパワー要素が必要とされることが多く、パワーの向上は身体能力を高めるうえで重要な要因となる場合が多い。「パワー＝力×スピード」と表現されるように、ベースとなる筋力が向上しても、そこにスピード要素が加わり、力を瞬時に発揮する能力が備わっていなければ、パワー発揮とはならない。しかしながら、その一方で、いくらスピード能力が高くてもベースとなる力発揮がしっかりとしていなければパワー発揮としては未完成である。

　競技スポーツで必要とされるパワー発揮の養成は、ベースとなる筋力を一定の高いレベル、言い

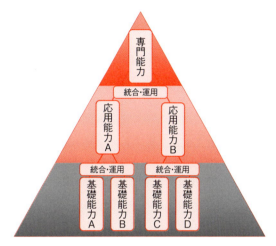

図2　さまざまなトレーニングを通じた身体能力開発のイメージ図

換えれば、最大筋力に近いレベルまで引き上げ、それを効果的に利用しながらスピード要素を加味してパワーを向上させていくというプロセスが大切であるといえる。

B：パワーの向上とアジリティ（敏捷性）

　世界的なスポーツ科学者の一人として知られるTudor Bompaによれば、最大筋力（maximum strength）と最大スピード（maximum speed）の組み合わせが結果としてパワーを生み出し、アジリティは特に最大筋力の向上を通して改善するとされている（図3）。

　アジリティなど、競技スポーツのなかで重要と考えられる複雑で複合的な身体能力を安全に効率よく効果的に改善するためには、下層の段階において基礎的な筋力や筋パワーを一定レベルまでしっかりと高めておくことが必要不可欠となる。

2）プライオメトリックトレーニング

　前述したパワーを養成するうえで、有効的なトレーニングの一つとして考えられているのがプライオメトリックトレーニングである。瞬時に大きな力を爆発的に発揮する能力を促進するこのトレーニングでは、「腱のもつ弾力を最大限に伸張させ、その反動を利用するストレッチショートニングサイクル（以下、SSC）と、筋が伸張されたことに

より収縮しようとする伸張反射」[4]の利用が重要な要素となる。

SSCによって引き出される筋の弾性的要素は、爆発的なパワー発揮を引き起こす大きな要因であり、SSCのスムーズで効率的な切り返し能力の改善に有効なプライオメトリックトレーニング（図4、図5）やクィックリフトトレーニング（クリーン、スナッチ、ジャークなど）を積極的に実施することは、大変有効な手段と考えられている。

また、体幹部や上肢の強化を目的とした、メディスンボールなどを用いたプライオメトリックエクササイズも有効である（図6、図7）。

プライオメトリックトレーニングなどを通じたパワーの養成が、スポーツで必要とされるスピード能力改善の一助となる。このことは、近年広く認められているところである。

SSCには、沈み込み動作が起こるエクセントリック局面（第1局面）、切り返し動作が起こる切り返し局面（第2局面）、筋が短縮して大きな力を発揮する最終局面（第3局面）の3つの局面がある。大きなパワー発揮に必要なことは、エクセントリック局面での動作スピードが速いこと、切り返し局面でエクセントリックからコンセントリック局面への切り返しがすばやいことである（図8）。

特に、切り返し局面において、すばやい切り返し動作を行うためには、予備緊張、動作時の瞬間的な固定、力が正しく伝達されるための適切な姿勢保持が必要となる。こうした能力をしっかりと発揮して効果的なプライオメトリックトレーニングを実践するには、実施の際に正しいフォームやテクニックの習得をしっかりと行うこと、また、漸進的にトレーニングを行っていくことが大切である。これらに加えて、下地となる筋力向上の段階から、一つひとつのエクササイズ動作を力強く、安定感のある形で実践することや、コンセントリック動作だけでなく、エクセントリック動作も丁寧に意識を持って訓練することなどが重要となる。

プライオメトリックトレーニングを安全に効果的に実施するうえで配慮すべきことは、実施者の年齢、筋力レベル、身体特徴、サーフェイス（競技場の地面）、障害など、以下の要素を事前に確認しておくことである。

A：年齢

トレーニング実施者の年齢が成長期にある場合（中学生以下など）、デプスジャンプ（Depth Jump）などの高強度の種目や衝撃力が強い種目は、第二次性徴が過ぎるところまでは避けたほうが良いとされている（図9）。

B：筋力レベル、身体特徴

プライオメトリックトレーニングを安全に、効率よく効果的に展開するには、一つの目安として、トレーニング実施者がスクワットエクササイズにおいて、自分の体重の1.5倍程度の重量を拳上できることが望ましいとされている。また、実施者の体重が100kg以上あり、相対筋力が低い場合には、外傷・障害発生のリスクが高まるため、実施において細心の注意が必要となる。

C：サーフェイス（競技場の地面）

プライオメトリックトレーニングを行う際は、サーフェイスに注意を払うことも大切である。コンクリートやアスファルトなど、硬いサーフェイスでの実施は衝撃が吸収されにくく、プライオメトリックトレーニングには不向きであると考えられるが、一方、体操用のマットの上など、軟らかすぎるサーフェイスもまた、衝撃吸収時間が長くなる、捻挫の危険性が高まるなど、実施には不向きである。加えて、実施者が履くシューズなども、ソールの高いものや側方の安全性に欠けるものは控えるべきである。

3）アジリティトレーニング

近年、アジリティはスピード能力の一つとして、「垂直方向（上方、下方）や水平方向（前方、後方、側方）への急激な加速や減速、方向転換を、特定の刺激に対する応答のなかで、できる限り効率よく行う動作」と考えられている。アジリティ能力を改善するためには、基礎となる筋力やパワーを高めておく必要があるほか、動作中の身体重心を

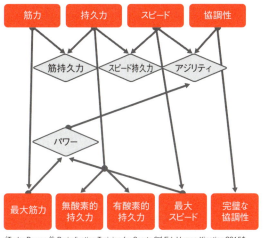

(Tudor Bompa,他 Periodization Training for Sports-3rd Ed. Human Kinetics.2015をもとに作成)

図3　最大筋力、パワー、アジリティの関係図

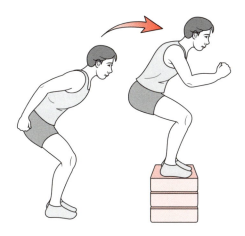

図4　下肢、股関節など主に下半身の強化を目的としたジャンプ、バウンド、スキップ、ホップ系のエクササイズ例

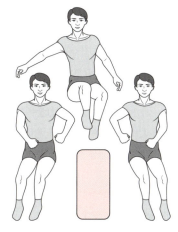

図5　下肢、股関節など主に下半身の強化を目的としたジャンプ、バウンド、スキップ、ホップ系のエクササイズ例

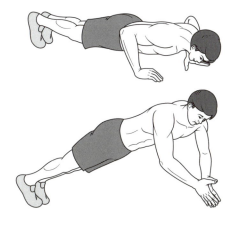

図6　体幹部や上肢の強化を目的としたプライオメトリックエクササイズ例

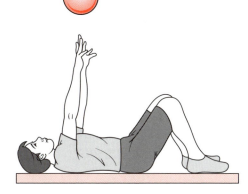

図7　体幹部や上肢の強化を目的としたプライオメトリックエクササイズ例

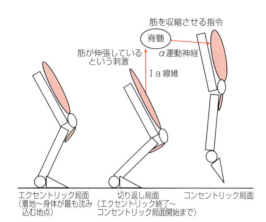

（公益財団法人日本体育協会編.公認アスレティックトレーナー専門科目テキストワークブック スポーツ科学.文光堂.2007.より転載）

図8　SSCのメカニズム

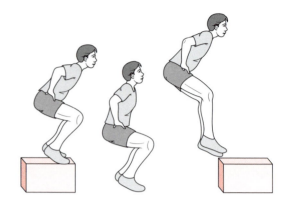

図9　デプスジャンプのイメージ

適切にコントロールする能力、効率の良い加速、減速、方向転換動作を可能にする適切なテクニック、そして、相手やボールの動きなどにすばやく反応しながら動作を遂行する能力など、複数の能力を複合的に高める必要があると考えられている。

アジリティトレーニングを展開するうえで注意すべきポイントは、地面（床）反力を効率よく効果的に利用するために、適切な力と適切なタイミングで正しい方向に地面（床）を押すこと、また、その際に下肢から上肢へ正しい力の伝達が行われるように適切な姿勢を保つこと、そして、身体の推進パワーを補助的に助長するために、正しい動作で爆発的に腕を振ることである。これに加えて、頭を目標とする方向にすばやく向けて、視点を定めることも重要なポイントとなる。

4. トレーニングの統合と運用

相手の動きを一瞬でかわして駆け抜ける、ボールの動きに瞬時に反応してすばやく動くといった動作は、多くの競技スポーツのなかで求められる能力である。こうした動作を適切に遂行するためには、多方向への急激な加速や減速、方向転換を、できる限り効率よく行うアジリティ能力の向上が一つの鍵となるといっても過言ではない。

アジリティ能力を高めるためには、前提として瞬時に大きな力を発揮する能力が求められ、そうした能力の開発をプライオメトリックトレーニングなどの方法を用いてアプローチする。そして、このプライオメトリックトレーニングを効果的に進めていくために、基礎的なレジスタンストレーニングを通じて、筋量や筋力、筋パワーなどを一定レベルまで高めておいて、上層の段階で質の高いトレーニングを展開するための準備を整えておく（図10）。

すなわち、競技スポーツで必要とされる身体要素を安全に効率良く効果的に高めていくうえで大事なことは、段階的・複合的・統合的に一つひとつのトレーニングを上手く組み合わせながら取り組むことなのである。

5. トレーニングスキルの段階的な統合と運用

筋力トレーニングを通して養った能力をパワートレーニングで活かし、パワートレーニングで引き上げた能力を次のトレーニングで上手く活かしながら、漸進的に競技スポーツで用いられる身体能力を引き上げるためには、下層のトレーニングを通して養われたスキルやテクニックを、上層のトレーニングのなかで、しっかりと活用し、運用していくことが重要となる。

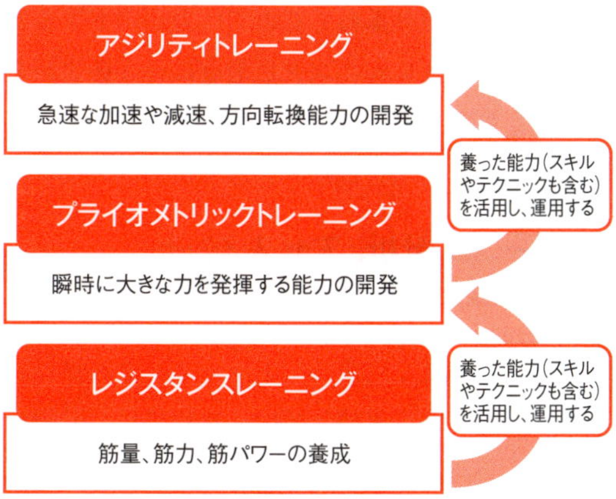

図10　トレーニングの統合と運用のイメージ

つまり、一つひとつのトレーニングのつながりをつくり、基礎的なところから応用的なところへのシームレスな（＝途切れのない）トレーニングの展開を作り上げることが大切な要素となる。

これらをしっかりと達成するためには、基礎的なトレーニングから応用的なトレーニングに至るまで、いくつかの共通するポイントを下記のように設けて、一つのトレーニングが次のトレーニングにつながるように努めながら実践していくことが重要となる。

①常に足の中足部を中心に、地面をしっかりと押す（踏ん張る）。
②動作中に、四肢を除く胴体を中心に適切な姿勢を保つ。
③適切な姿勢の保持として、胸を張ること、骨盤を適正な位置に保つことを心がける。
④胸をしっかり張れるように、器具（マシン、バーベル、ダンベルなど）のグリップをしっかりと握り、腕を外旋気味に保ち、肩甲帯を安定させる。
⑤バーベルを用いるほぼすべてのフリーウエイト種目について、手幅の目安を親指が肩峰に触れる程度にする。

多くの競技スポーツで必要とされる身体のパワー発揮は、股関節を中心とした下肢の複合的な伸展動作によって必要なパワーを生み出し、胴体部の高い剛性を利用した安定性によって、その力を

効果的に地面に伝えることで起こる。そして、実際にはそこからの地面反力を通して、重心の加速が起こり、競技スポーツで用いられるアジリティ動作へとつながっていく。

こうした背景から、上述した「常に足の中足部を中心に地面をしっかりと押す（踏ん張る）」こと、「動作中に胴体を中心に適切な姿勢を保つ」ことが大切なのである。また、地面に直接パワーを加えているのは足裏であるので、接地面である足裏を効果的に使うという意味で、基本的に中足部を中心とした足裏の接地感を学習することが重要となる。

6. プログラムデザイン

安全で効率的なトレーニングを継続的に実践し、効果の高いトレーニングプログラムを展開するために、プログラムデザインは重要な要素の一つとなる。先にも述べたように、計画性のない、やみくもなトレーニングを行っていくことは、トレーニング効果を引き出さないばかりか、内容が偏りがちになり、偏った体力を身に付けてしまう可能性すらある。そのことが、結果として、かえって外傷・障害の誘発を促し、パフォーマンスを崩すことにつながる可能性もあり得る。

トレーニングプログラムをデザインする際には、「トレーニングの原理や原則」「トレーニング変数」「ピリオダイゼーション」など、計画的なプログラムを立案するうえで必要不可欠となる用語やその意味をしっかりと理解し、そうした概念に基づいてトレーニングプログラムを立案するべきある。

1）トレーニングの原理と原則

きちんとしたトレーニングプログラムを立案し、それを適切に実践するうえで参考とすべき原理原則には、以下のようなものがある。

A：4つの原理（過負荷、特異性、可逆性、適時性）
過負荷とはオーバーロードのことであり、トレ

ーニング効果を適切に引き出すためには、常に一定レベル以上の負荷をかけることが必要になるという意味である。

特異性とは、トレーニングの種類によって、身体に特異的に生じる生理学的適応のことである。トレーニングプログラムを立案し、展開する際は、目的に沿ったトレーニングの種類を選択し、それらを適切な強度、量、頻度で展開する必要がある。

可逆性とは、トレーニングを継続的に展開し、身体能力が向上している状態でも、一旦トレーニングを止めてしまうと、パフォーマンスはもとより、生理学的にも元の状態に戻ってしまうという意味である。

適時性とは、特に発育発達期など、年齢に応じて伸びやすい体力要素を上手く捉えてトレーニングをするほうが効率が良いという考え方である。

B：5つの原則（全面性、意識性、漸進性、個別性、反復性）

全面性には、身体全体をバランスよくトレーニングするという意味と、強さ、粘り強さ、速さなど、競技選手として必要な基礎的体力をバランスよく鍛える必要があるという意味がある。

意識性とは、競技者がトレーニングの目的をしっかりと理解し、自分のレベルアップに必要なことをよく自覚して取り組むことがトレーニング効果の一つの鍵になるという意味である。指導者は、競技者がそのように取り組めるように、しっかりと準備をして進める必要がある。

漸進性とは、トレーニングによって向上する体力に合わせながら、漸進的に、段階的にトレーニングの負荷を増やしていく必要があるということである。

個別性とは、目的、年齢、性別、体力水準、トレーニングの程度、時期など、競技者の体力の個人差、バックグラウンドを考慮して、各個人に適した負荷を与える必要があるということである。競技者の体格差や体力差を配慮して、必要な負荷を与えるような指導を心がけることが大切である。

反復性とは、短期間の体力トレーニングを通じて著しく体力が向上することは難しく、繰り返し、コツコツと反復を重ねて初めて体力が向上することを認識してトレーニングを地道に行う必要があるという意味である。

2）ニーズの分析、アセスメント、目標設定、トレーニング変数

安全に効率良く効果的なトレーニングを継続的に、また安定的に実践していくためには、計画性のあるトレーニングプログラムの組み立てが必要であることは先に述べた通りである。こうした計画をきちんと立案するためには、目標や目的を明確にする必要がある。トレーニングプログラムを行う実施者は生身の人間なので、予定したトレーニングが思い通りに進まないこともあるが、最初に目標や目的が明確化しているトレーニングプログラムを計画することで、進行するプログラムのなかで生じるさまざまな問題にも適切に対応できるのである。

トレーニングプログラムを立てる際の流れは図11のような形となる。

まずは、ニーズの分析として、競技や活動の分析を生理学的観点、バイオメカニクス的観点、スポーツ医学的観点、そして、スポーツ心理学的観点などから行う。また、個人の特性を分析する目的で、カウンセリングや必要となる測定を行い、トレーニング歴、競技歴、外傷・障害歴、コンディショニングレベルなどを主観的な観点と客観的な観点の両面から把握する。これらを行ったうえでさまざまな評価をし、具体性のある目標設定を行う。明確な目標設定が整ったあと、実施上の現実的なトレーニング条件を考慮しながら、プログラム変数（種目の選択、実施順序、強度、回数、セット数、休息時間、頻度など）を操作して、最終的にトレーニングプログラムを完成させる。

また、実際にプログラムが動き出したあとも、PDCサイクル（Plan→Do→Check）に基づいて、定期的な見直しを図り、都度適切なプログラムを展開できるように調整する。

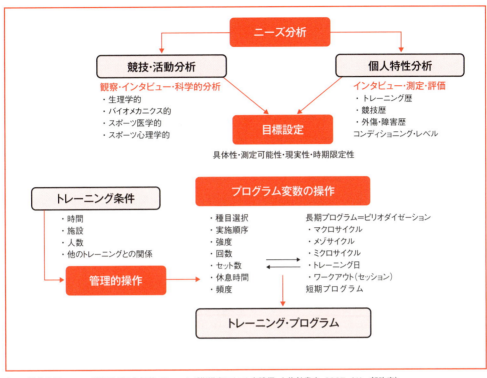

（NPO法人日本トレーニング指導者協会編著.トレーニング指導者テキスト実践編.大修館書店.2007.より一部改変）

図11　トレーニングプログラムにおける全体の流れ

3）ピリオダイゼーション

　ピリオダイゼーションとは、オーバートレーニングを避け、試合に向けて必要な体力要素を最高の状態にしていくことを目的とした、期分けの理論のことである。

　常に同じようなトレーニングを長期間にわたり継続的に実施することは、プラトー（一時的な停滞状態）を引き起こす可能性がある。こうしたことを避けるため、プログラムのトレーニング変数に変化を持たせて新たな刺激を加え、適応を引き起こす取り組みを行う。また、強い負荷を長期間にわたり継続的に実施することは、オーバートレーニングを引き起こす可能性がある。周期的に負荷を変動させて、軽い負荷を用いてトレーニングを実施する期間を設けるなどしてオーバートレーニングを避けるといったことも、ピリオダイゼーションの大きな目的の一つとなる。

　ピリオダイゼーションを具体的に展開する際は、まずマクロサイクル（中長期計画）、メゾサイクル（短期計画）、ミクロサイクル（週間計画）といった計画を立案する。さらにメゾサイクルのなかに、期間ごとにトレーニング内容に変化をつけるための準備期、試合期、移行期などの異なったサイクルを設ける。このようにすることで、期間ごとの目標や目的がより明確になり、プログラム全体がよりしっかりとしたものになる。

　近年では、さまざまな競技において、大変多岐にわたる競技スケジュールが展開されていることから、古典的なリニア（運動量と強度を変化させない）モデルに加えて、競技者やチームの目的や条件、競技スケジュールに柔軟に対応した、ノンリニアモデルといったピリオダイゼーション計画も存在する。

7. 代謝系（有酸素、無酸素）トレーニング

これまで述べてきた筋力系のトレーニングと同様に、代謝系のトレーニングにおいても、安全かつ効果的で効率的な代謝系トレーニングを展開するには、運動様式（ランニング、自転車などのペダリング、水泳など）、トレーニング頻度、運動時間、強度などを十分に考慮して、目的や目標に見合うプログラムを実施することが必要となる。トレーニング方法としては、LSD（ロングスローディスタンス）、ペース、インターバル、レペティション、ファルトレイクなどが存在するが、筋力系トレーニングのときと同じように、基礎的な基盤となる能力を十分に構築したうえで、応用的なトレーニングを展開していくことが非常に重要なポイントとなる。

8. まとめ

これまで示してきたように、競技パフォーマンスの向上、外傷・障害発生のリスクの軽減を目指して、良いコンディションを維持するためのトレーニングを展開するためには、トレーニングに関する基礎知識に基づいた明確な目標や目的のある計画的なトレーニングを立案することと、それら

を安全に効率良く効果的に、そして、継続的に、段階的に実践していくことが重要となる。また、トレーニングの原理原則に従い、一つの体力要素を引き上げることだけに固執せず、さまざまな体力要素をバランスよく高めることを目指したうえで、最終的に専門的で応用的な体力要素を引き上げるアプローチが望ましいと考える。

こうした幅の広い壮大なプログラムを長期的に展開していくためには、専門分野の異なる複数の専門家が積極的な連携と協力を行い、柔軟な視野を持って、一つひとつの作業を段階的に、丁寧に行っていくことが大変重要なプロセスとなる。

【伊藤良彦】

【参考文献】
1) Bompa, T & Buzzichelli, CA. Periodization Training for Sports Third Ed. Human Kinetics. 2005.
2) 財団法人日本体育協会編著. 公認アスレティックトレーナー専門科目テキスト 共通科目Ⅰ. 財団法人日本体育協会. 2005.
3) 財団法人日本体育協会編著. 公認アスレティックトレーナー専門科目テキスト 共通科目Ⅲ. 財団法人日本体育協会. 2005.
4) 財団法人日本体育協会編著. 公認アスレティックトレーナー専門科目テキスト6 予防とコンディショニング. 財団法人日本体育協会. 2007.
5) 財団法人財団法人日本体育協会編著. 公認アスレティックトレーナー専門科目テキスト ワークブック. 文光堂. 2011.
6) NPO法人日本トレーニング指導者協会編著. トレーニング指導者テキスト実践編. 大修館書店. 2007.
7) 柴田啓介. 飽くなき向上を目指して―レジスタンストレーニングにおけるピリオダイゼーション. Training Journal. 2014. 2. 23-8.

Chapter 2-11

11節 バイオメカニクス

1. バイオメカニクスとは

1) バイオメカニクス

　バイオメカニクス（Biomechanics）は、言葉の成り立ちから分かる通り、ヒト、動物、植物を含む生物（バイオ）の運動機序を力学の観点から理解していく学問である。運動とは、「物体が時間とともにその空間的位置や向きを変化させていくこと」と考えると、例えばヒトは日常生活（座る、立つ、歩く、物をつかむなど）やスポーツ場面（走る、跳ぶ、打つ、投げる、蹴るなど）でさまざまな運動を行っている。ある運動を目的通り遂行できなくなったときや、運動に関連する外傷・障害などの問題が起きたときなど、運動に関するさまざまな課題や疑問を解決するためには運動の機序を理解する必要が生じる。運動の機序を理解するためには、

①生物の複雑な運動を測定を通して客観的に記述すること

②さまざまな解析手法を通して記述された運動の仕組みを分析できること

③測定・分析の結果を基に運動を解釈、評価すること

が必要である[1]。

　例えば、スポーツの指導現場を考えてみる。熟練したコーチはしばしば選手の動きを見ただけで、課題を指摘することができるだろう。しかし、実際に動きのどの部分が他の選手と異なり、具体的にどこを改善すればよいかを、客観的な情報として常に提供できているとは限らない。適切な方法を用いて動きを測定し、数値（データ）で記述することができれば、違いがデータによって明確になる。さらに解析・評価を通して問題点が見つかれば、理論的に改善方法が提供できるようになる。

運動を行う本人、それを周りで観察する人間の主観は多くの重要な情報を含んでいる。だからこそ、バイオメカニクスという科学を用いた客観的な情報が加わることは、運動の本質の理解を深める一助となり得る。

　バイオメカニクスは学問分野の一つとして確立されている一方、他分野の理論を応用していたり、反対に、他の分野の研究においても解析の手法として使われたり、応用的な側面を含む学際領域である。近年の技術の進歩によって、運動に関するデータを取得することは飛躍的に容易になった。スマートフォンを使用すれば1日に歩いた距離が分かる。バスケットボールの中にセンサが内蔵されていて、ボールがどれくらいの角度でゴールに入ったか、即座に分かる。測定の原理、データの意味を理解して、測定の限界と有効性を判断して、データから正しい結論を導き出す必要がある。

2) キネマティクスとキネティクス

　バイオメカニクスの分野は、キネマティクス（運動学：Kinematics）とキネティクス（運動力学：Kinetics）という2つに分けて考えることができる。

　キネマティクスとは運動そのものの記述、解析を指す。例えば、高齢者の転倒リスク増大の原因を探るために、高齢者の歩行パターンを明らかにする場合を考える。歩行におけるストライド、歩行速度、体幹や下肢の関節角度を定量化して、若齢者と比較することにより、ストライドや歩行速度の低下とそれを引き起こしている関節の動きが分かり、高齢者の歩行の特徴を示すことができる可能性がある。これはキネマティクス的解析によるアプローチである。私たちが最終的に観察している運動は、複雑な運動制御の結果であり、運動をキネマティクス的に定量化することは欠かせな

---

1. 総論

2. 現場で必要な知識

3. 各論

4. 鍼灸マッサージの有効性

5. スポーツ現場の実際

第2章11節　バイオメカニクス　115

い。

一方、キネティクスは運動の原因となる力を考慮した解析を指す。力が加わらない限り、運動は起きない。つまり、キネマティクス解析で示される運動の違いは、キネティクス的パラメータを明らかにすることで、より根本的な原因まで明らかにすることができる。また、運動を変化させるためには、その運動を変化させられる力が発揮できなければならないので、動作の改善が必要な場合や、運動を実際に変化させる場合には、運動を起こす原因を追究できるキネティクス的な解析も必要となる。

3）対象のモデル化

バイオメカニクスにおいて、解析の対象を記述するためには、対象をモデル化するプロセスが必要となる。ヒトの動きを定量化するときに、600以上の筋と骨、その他の結合組織など、すべてを精密に考慮して、ヒトの動きをそのまま記述することは困難である。そこで、バイオメカニクスでは一般的に仮定を置いて対象を簡略化して表す（これをモデル化と呼ぶ）。例えば、物体を質点として扱うモデルや剛体として扱うモデルがある。質点モデルでは、物体を形状や大きさを持たないが質量を持つ点と考える。一方、剛体モデルでは物体の形状や大きさは存在するが、変形しないと仮定してモデル化する。

ヒトの全身の動きをモデル化する際には、剛体リンクモデルや筋骨格モデルが頻繁に用いられる。身体の各部分（大腿、体幹、上腕など）を剛体として考え、関節を介して剛体が連なっていると考えるモデルである（実際は筋が収縮すれば各部の形状はある程度変化するが、形状の変化が少ない部分で剛体を定義する）。さらに、筋骨格モデルは剛体リンクモデルにアクチュエーターである筋を考慮したモデルである。身体各部の運動の源は筋であり、動作中、どのような筋力発揮によって身体運動が生成されているかを探るために、このモデルが用いられる。最適化計算によって、運動中にモデル化された筋で発揮された力のレベルまで解明することが可能である（最適化計算で求めていくため、研究者によって用いる手法が異なるため、得られる解が手法によって異なる可能性があることに注意が必要）。後述のキネマティクス的・キネティクス的解析もすべて、モデル化が前提となっている。

4）並進運動と回転運動

運動は一般的に並進運動と回転運動の2つに大別できる。並進運動とは、物体が平行移動する運動であり、回転運動とは物体がある点を中心として回転する運動である（図1）。多くの場合、並

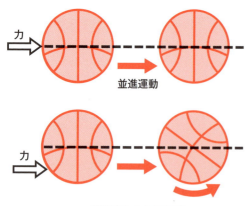

図1　並進運動と回転運動の概念図

表1　並進運動と回転運動におけるさまざまな物理量の対比

並進運動	回転運動
位置　r	角度　θ
速度　$v = \dfrac{dr}{dt}$	角速度　$\omega = \dfrac{d\theta}{dt}$
加速度　$a = \dfrac{d^2 r}{dt^2}$	角加速度　$\alpha = \dfrac{d^2 \theta}{dt^2}$
質量　m	慣性モーメント　$I = \Sigma m_i r_i^2$
運動量　$p = mv$	角運動量　$L = I\omega$
力　$F = ma$	モーメント　$M = I\alpha$
運動エネルギー　$Et = \dfrac{1}{2}mv^2$	運動エネルギー　$Er = \dfrac{1}{2}I\omega^2$
パワー　$P = F \cdot v$	パワー　$P = N \cdot \omega$

進運動と回転運動は同時に起こる。

例えば、車が前進するとき、車のタイヤはタイヤの中心周りに回転運動をしながら、タイヤの中心は前方に並進運動をしている。ヒトの身体を剛体リンクモデルで考えたとき、跳躍動作で上方に跳びあがる際には、下腿部では足関節を中心とした回転運動と、下腿部の重心や足関節、膝関節の並進運動の両方が起きている。

後述のさまざまな物理量は、並進運動及び回転運動それぞれに関して定義されており、すべてを理解するのは一見困難に感じるかもしれないが、実際、これらは対応して考えることができる（表1）。

2. 運動の記述（キネマティクス）

運動の機序を正しく理解するためには、測定と解析を正しい手順で行うことと、明確にしたい事象に適した指標で運動を表すことが必要不可欠である。以下に、キネマティクス的アプローチに用いられるさまざまな物理量の定義と、それらの物理量の持つ意味を示す。

1）並進運動のキネマティクス（変位、速度、加速度）

対象とする物体が時間とともにその位置を変化させているとき、つまり運動しているときに、その運動を示す量に変位、速度、加速度が挙げられる。前述の通り、対象となる物体をモデル化していて、基準となる座標系が設定されていれば、その物体の位置を座標値として得ることができる。変位とは、ある時刻と、別のある時刻において取得された座標値の差である。つまり、どれだけ物体が移動したかを表す量である。

次に、速度とは位置の変化率であり、変位をその変位に要した時間で割った量である。速度には、平均速度と瞬間の速度という2つの考え方がある。平均速度とは、ある時間幅における位置の変化率の平均値を示している。一方、実際は時々刻々と速度は変化しているので、瞬間の速度とは、変位/時間で算出される速度の、時間の変化量を限りなく小さくしたときの速度である（これが微分法）。測定の対象としている点の時々刻々の座標位置が既知であれば、ある時刻における速度（v_i）は例えば、下記の方法で求めることができる：

$$v_i = \frac{x_{i+1} - x_{i-1}}{2\Delta t}$$

ここで、Δtは座標値x_iとx_{i+1}の間の時間を示す。i番目のサンプルにおける速度を求めようとして、$(x_{i+1} - x_i)/\Delta t$と計算すると、i番目とi+1番目のサンプルの間の時間の瞬間の速度が算出されることとなってしまう。そのため、求めたい時刻における速度を算出するために、$2\Delta t$の時間で計算する方法が用いられることが多い。

速度をさらに時間で微分したものが加速度であり、つまり、速度の変化率（ある時間において速度がどれくらい変化したか）である。速度と加速度は混同しやすいが、次元が異なるので、解釈をする際には十分に注意が必要である。

例えば、バスケットボールのフリースローシュ

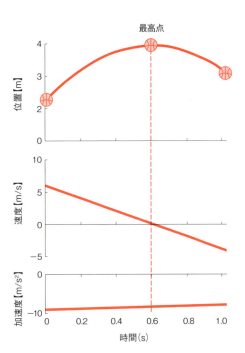

図2　バスケットボールのフリースローシュートにおけるボールの重心の位置、速度、加速度の時系列変化の例

ートにおいて、ボールを斜め上方向に投射した際のボールの重心の運動を考えてみる。ボールの重心の位置、速度、加速度は図2のようになる。リリース後は、ボールに加わる力は主に重力のみとなるため（実際は空気抵抗やボールの回転による揚力が加わるが、ここではその影響については考慮しない）加速度はほぼ一定（重力加速度）となっている。そのため、加速度は負の値をとり続けるが、速度はリリース時には正の値で、その後減少していき、最終的には負の値となる。つまり、速度が正であっても、加速度が負になるときもある。運動を評価する際に、物体の速度を評価したいのか、加速度を評価したいのか、明確にする必要がある。

2) 回転運動のキネマティクス（角変位、角速度、角加速度）

並進運動と同様に回転運動においては角変位、角速度、角加速度という量が定義される。角変位（角度）は設定した基準における時々刻々の物体の向きであり、角速度は角度の変化率、角加速度は角速度の変化率となる。

実際のヒトの回転運動のキネマティクスの解析例として、2次元で膝の関節角度を算出する方法を示すが、関節角度はさまざまな方法で算出できるので、これ以外の方法でも算出可能であり、ここで示す方法は一例である。分析対象や解明したい内容に応じて、解釈しやすい方法で定義すればよい。例えば、大腿部（θ_{thigh}）、下腿部（θ_{shank}）の2次元平面における傾きを算出して、それを基に膝の関節角度（θ_{knee}）を算出する方法を下記に示す（図3）。

$$\theta_{thigh} = arctan\left(\frac{y_{hip} - y_{knee}}{x_{hip} - x_{knee}}\right)$$

$$\theta_{shank} = arctan\left(\frac{y_{knee} - y_{ankle}}{x_{knee} - x_{ankle}}\right)$$

$$\theta_{knee} = \theta_{thigh} - \theta_{shank}$$

この方法では、膝関節が完全に伸展したときに膝関節角度はゼロ、屈曲していくにつれて、値が大きくなっていく。別の方法で、例えば、膝関節から股関節に向かうベクトル（r_{knee_hip}）と膝関節から足関節に向かうベクトル（r_{knee_ankle}）の内積から、下記のような式で膝関節角度を求めることも可能である。

$$\theta_{knee2} = arccos\left(\frac{r_{knee\_hip} \cdot r_{knee\_ankle}}{|r_{knee_{hip}}||r_{knee_{ankle}}|}\right)$$

3. 力学の基礎（キネティクス）

運動が起きる際には、必ず力が働いている。力の観点から運動を理解する、キネティクス的アプローチに用いられるさまざまな物理量の定義とそれらの持つ意味を以下に示す。

1) 力

運動は物体に力が働いた結果起きるため、その物体に働いている力を理解することは運動の機序を理解するうえで鍵となる。力を考えるうえでは、力の大きさ、方向、作用点を理解する必要がある。この3要素によって、力によって起きる運動は変化するからである。運動と力の関係に関しては、ニュートンの運動法則が原則になっている。

A：ニュートンの運動法則（Laws of Motion）
(1) 慣性の法則（第1法則）

物体は外から力を加えられない限り、静止している物体は静止した状態を、運動している物体は運動を続ける。静止している物体を動かすためには、外からその物体に対して力を加えなければならない。反対に、運動している物体は、運動を止

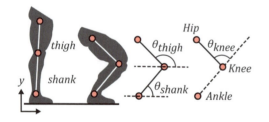

図3　膝関節角度の算出方法の例

める方向に力を加えない限り運動を続けるため、運動を止めることができない。例えば、アイスホッケーにおいて氷上で静止しているパックは、選手がスティックで打たなければ動き出さない。動き出したパックが氷上でスムーズに進んでいくのは、パックと氷の間の摩擦力が非常に小さいからである。一方、通常の地面でパックをスティックで打っても、ある程度進むと止まってしまうのは、地面とパックの間に摩擦力が働いて、パックの運動を止める方向に力が加わるからである。

(2) 加速度の法則（第2法則）

物体に力（F）が働くとき、物体には力と同じ向きの加速度（a）が生じ、その加速度の大きさは力の大きさに比例し、物体の質量（m）に反比例する。これは、一般的に下記の運動方程式で表される。

$$F = ma$$

加える力が大きくなればなるほど、物体に生じる加速度は大きくなるし、質量が大きければ大きいほど、同じ力を加えても物体の加速度は小さくなる。物体の動きにくさ（慣性）はつまり、並進運動においては物体の質量であるということが分かる。

(3) 作用-反作用の法則（第3法則）

2つの物体が力を及ぼし合うとき、物体Aから物体Bに力が加えられると、物体Aは物体Bから大きさが同じで向きが逆の力（反作用）を受ける。ヒトが地面を蹴ると、地面は蹴られた力と同じ大きさで逆向きに、ヒトに対して力を加えている。

B：力と力のモーメント

物体に対して力が加えられたときに、力の作用線が物体の重心を通っていなければ、物体には回転運動が起きる。このように、物体を回転させようとする力を、力のモーメントと呼ぶ。力のモーメントは回転の中心から力の作用線までの最短距離と力の大きさの積で求められる（回転中心から力の作用点に向かうベクトルと力ベクトルの外積）。式にすると

$$M = r \times F$$

力の作用線が物体の重心を通っているときに物体の回転運動が起きないのは、回転中心から作用線までの距離がゼロになるため、力のモーメントがゼロになるからである。同じ大きさの力が加えられていても、回転中心からの距離が遠くなれば力のモーメントは大きくなる。反対に、回転中心からの距離が同じ点に力が加えられていても、力が大きくなれば、力のモーメントは大きくなる。ドアを開けるときに、ドアの回転軸の近くを押すと、ドアを開けるために大きな力を発揮しなければならないが、ドアノブがついている、ドアの端に近いところを押せば、少ない力でドアを開けることができる。重いものを小さな力で持ち上げるために、距離を取ったところで力を加える、てこの原理である。

並進運動で定義された運動方程式と同様に、2次元の回転運動では、下記のようになる。

$$M = I\alpha$$

Mは力のモーメント、Iは慣性モーメント、αは角加速度の関係が成り立つ。力のモーメントに比例して、生成される角加速度は大きくなり、同じ力のモーメントが加えられても、慣性モーメントが大きければ生成される角加速度は小さくなる。

ここで、慣性モーメントとは、物体をある回転軸周りに回転させたときの回しにくさを示す量であり、大きいほど回しにくい。対象とする物体を剛体と考え、微小部分に分割して、微小部分iの質量をm_i、位置をr_iとすると、慣性モーメントIは

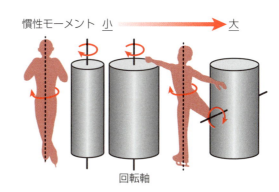

図4　慣性モーメントの大きさの概念図

$$I = m_1r_1^2 + m_2r_2^2 + \cdots + m_ir_i^2 = \sum m_ir_i^2$$

と定義される。微小部分の質量が大きく、距離が遠いほど、慣性モーメントは大きくなり、物体は回しにくくなる。例えば、図4のように、フィギュアスケートで身体を長軸周りに回転させているときに、腕を身体に近づけて回転していると、回転軸の近くに質量が分布するため、慣性モーメントは小さくなる。しかし、手を広げて回転すると、質量が回転軸から遠くに位置するため、慣性モーメントが大きくなる。

2）重心

「重心」という言葉は、スポーツの指導現場やリハビリの現場においても、「重心を下げる」、「重心の位置を安定させる」など、頻繁に使用される。地球上では、物体の質量に比例して物体のあらゆる部分に重力が働く。あらゆる部分に働いている重力を一つにまとめた合力として、ある一点に働いている力として表しても、同様の運動を表すことができる合力の作用点が重心である。物体を微小部分の集まりであると考えると、それぞれの微小部分の位置と質量を基に重心位置を求めることができる。同様に、身体を剛体リンクモデルで考えると、各部の重心の位置と質量から、重心位置を求めることができる。例として下肢の2次元平面における重心位置を求める方法を示す。図5の

ように、大腿部、下腿部、足部から成る系において、それぞれの部分の重心位置が既知であるとすると、この系の重心位置は

$$x_{CM} = \frac{m_1x_1 + m_2x_2 + m_3x_3}{m_1 + m_2 + m_3}$$

$$y_{CM} = \frac{m_1y_1 + m_2y_2 + m_3y_3}{m_1 + m_2 + m_3}$$

で求められる（各部の重心位置と質量は実測することはできないが、身体部分慣性係数として、各部分の質量や重心位置が報告されている[5]ので、それを基に算出する）。

全身の重心を考えたとき、「重心はお臍の辺りに常にある」ようなイメージがあるかもしれないが、各部分の位置に依存するため、実際はヒトの重心の位置は姿勢によって変化する。

3）力積と運動量

ニュートンの第2法則で示される運動方程式（$F = ma$）は、ある時刻における力と、その力によって生成される運動の関係を示しているが、ある時間（幅を持って）力が加えられていた場合には、力を時間で積分した力積という量の概念を取り入れる。力が一定の場合は$F\Delta t$で定義できるが、多くの場合、力は時々刻々と変化するので、一般的に力積は

$$力積 = \int_{t1}^{t2} F(t)dt$$

と定義される。また、運動方程式

$$m\frac{d\boldsymbol{v}(t)}{dt} = \boldsymbol{F}(t) は、\frac{d}{dt}\{m\boldsymbol{v}(t)\} = \boldsymbol{F}(t)$$

と書くことができ、$\boldsymbol{p}(t) = m\boldsymbol{v}(t)$として、両辺を時間で積分すると、

$$\int_{t1}^{t2} \frac{d}{dt}\{p(t)\} = \int_{t1}^{t2} F(t)dt$$

$$p(t_2) - p(t_1) = \int_{t1}^{t2} F(t)dt$$

となる。ここで、質量と速度の積$\boldsymbol{p}(t)$を運動量と呼ぶ。物体の運動の勢いを表す。質量が大きく、速度が大きい状態のほうが物体の勢いが大きいと

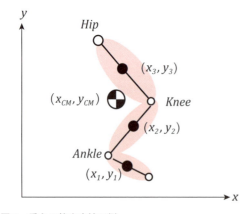

図5　重心の算出方法の例

いうのは、直感とも一致する。この式から分かるように、運動量の変化は力積と等しい、つまり、加えられた力積の分だけ物体の持つ運動量が変化する、という関係が分かる。

回転運動においても、並進運動における運動量と同様に、回転運動の勢いを表す角運動量（L）が慣性モーメント（I）と角速度（ω）の積によって定義される。

$$L = I\omega$$

角運動量の変化は、力のモーメントとその作用時間で表される角力積（$\int_{t1}^{t2} M(t)dt$）と等しくなる。

運動量も、角運動量も力積、角力積が作用しない限り変化しない。つまり、外から作用する力または力のモーメントがゼロのとき、物体の運動量または角運動量は変わらない。これを運動量保存の法則、または角運動量保存の法則という。

4）力学的仕事・パワー・エネルギー

物体に力が加えられ、物体が移動したとき、「物体に仕事をした」という。この、力学的仕事（W）は力ベクトル（$\boldsymbol{F}$）と変位ベクトル（$\boldsymbol{s}$）の内積で定義される。

$$W = \boldsymbol{F} \cdot \boldsymbol{s}$$

加えられた力と物体の移動する向きは必ずしも一致するわけではないので、物体に力が加えられていても、移動の方向が力の向きと垂直な場合は、仕事はゼロになる。力の向きと移動の向きが反対向きの場合は、負の仕事がされたことになる。

力学的パワーは仕事率とも呼ばれ、単位時間当たりの仕事を示す。つまり、同じ仕事であっても、短い時間でしたときのほうが長い時間でしたときよりもパワーは大きくなる。パワーと力は同義で使用されることがあるが、パワーは力と速度で定義される量であるため、力とは異なる。単位時間当たりの仕事を示す量ということは、仕事を時間微分することであり、

$$P = \frac{d}{dt}W = \frac{d}{dt}\boldsymbol{F} \cdot \boldsymbol{s} = \boldsymbol{F} \cdot \boldsymbol{v}$$

となり、パワーは力と速度の内積で求められることが分かる。

力学的エネルギーとは、仕事をする能力であり、一般的に位置エネルギーと運動エネルギーを足し

■ コラム 「力」と「パワー」はどう違う？

力が大きく、かつ速度も速ければ単純に「パワー」は大きくなるはずだが、ヒトの身体でこれを両立させることは難しい。筋には力-速度関係があり、基本的に短縮速度が速くなると、発揮できる力は小さくなる。そのため、パワーは等尺性最大筋力の1/3あたりで最大になるといわれている（右図参照）。このように、力とパワーは同義ではないのである。

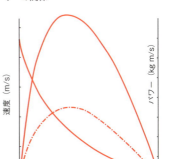

等尺性肘屈曲動作における力（等尺性最大筋力に対する割合として表示）と速度、パワーの関係

（文献3）をもとに作図

合わせたものと定義される。物体は地球上で運動する際には常に重力が作用しているので、物体を持ち上げるためには仕事をしなければならない。したがって、質量 m の物体をある高さ（h）まで持ち上げるためにした仕事の大きさが物体の位置エネルギー（Ep）となる。

$$Ep = mgh$$

ここで、g は重力加速度である。

運動エネルギーとは、運動している物体が保持するエネルギーのことで、並進運動エネルギーと回転運動エネルギーがある。並進運動エネルギーは

$$Et = \frac{1}{2}mv^2$$

■ コラム　跳躍高を算出できるマットの仕組み

「跳躍高を算出できるマット」は、滞空時間を計測することによって跳躍高を算出している。ヒトが一旦離地すれば、空中では重力以外の力は作用しないため、離地時の最高点における身体重心の力学的エネルギーは等しくなる。したがって、離地時の身体重心の高さをゼロとして、最高点の高さを h、離地時の速度を v_o、質量を m とすると、力学的エネルギーは運動エネルギーと位置エネルギーの和なので、「離地時の力学的エネルギー＝最高点の力学的エネルギー」となり、

$$\frac{1}{2}mv_o^2 = mgh \text{ により、} h = \frac{1}{2g}mv_o^2$$

となる。また、離地時と着地時の力学的エネルギーも等しいとすると、

$$\frac{1}{2}mv_o^2 = \frac{1}{2}mv_1^2$$

となり、$|v_o| = |v_1|$ と考えることができる。最高点における身体重心の鉛直方向の速度はゼロなので、離地から最高点に達するまでの時間（t）は、

$$v = v_o - gt \text{ より、} v_o = gt \text{ となり、} t = \frac{v_o}{g}$$

と表すことができる。滞空時間 T は t の2倍と考えると、$T = 2 \cdot \frac{v_o}{g}$ となるので、

$$v_o = \frac{gT}{2} \text{ となる。}$$

以上より、滞空時間さえ計測できれば、下記の式を使って跳躍高が算出できることになる。

$$h = \frac{1}{2g}\left(\frac{gT}{2}\right)^2 = \frac{gT^2}{8}$$

しかし、離地時と着地時の姿勢が同じであることを前提としているので、着地の際に脚を曲げるなど、異なる姿勢で着地してしまうと正しく測定できないので注意が必要である。

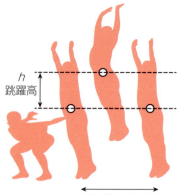

回転運動エネルギーは

$$Er = \frac{1}{2} I\omega^2$$

と表される。つまり、運動エネルギーが最小となるのは物体の速度、角速度がゼロのときである。

物体が持つエネルギーは上記の3つの形態で存在し、総エネルギー（Es）は

$$Es = Ep + Et + Er$$

となる。

物体Aと物体Bがあり、物体Aが物体Bに仕事をした結果、物体Bの力学的エネルギーが増加した場合、「物体Aは物体Bに正の仕事をした」という。反対に、物体Aの力学的エネルギーが減少した場合、「物体Bは物体Aに負の仕事をした」という。また、物体Bのエネルギーが増加し、物体Aのエネルギーが減少しているので、このような状態を「エネルギーが流れる」という表現をする。力学的エネルギーは仕事をする能力であるため、仕事と同じ単位（J：ジュール）で表されることも、エネルギーと仕事の関係から考えると理解できる。力学的エネルギーは時々刻々の状態を表し、仕事はある一定の時間が経過したときに起きる、物体の保有する力学的エネルギーの変化と捉えられる。つまり、力学的エネルギーを変化させるためには力学的仕事が必要であるということである。

5）順動力学と逆動力学

バイオメカニクスで運動の仕組みを理解する手法には、逆動力学法と順動力学という、大きく分けて2つのアプローチが存在する。逆動力学では、運動の結果を測定することによって、運動の原因を推定する。ヒトの随意的な運動のほとんどは脳からの指令に基づいて筋が力を発揮し、関節運動が起きて、それが全身の運動となる。つまり、運動の源は筋で発揮される力であるが、その筋力を直接測定することは一般的には困難である。ある筋の力を測定することは、侵襲的な方法を用いれば可能であるが[2)4)]、多くの全身運動は全身の筋が協調して動きを生成しているため、関係するすべての筋の力を測ることは困難である。逆動力学法では、生成された運動（結果）をビデオカメラや動作解析システム、加速度計などを用いて計測し、測定・算出された加速度（角加速度）データを基に力を推定する方法である。

反対に、順動力学は力の入力をコントロールした結果、どのような動作が生成されるかを検討する。この方法の利点は、現実では遂行不可能な状況も含めて試すことができるため、新たな動作を生成するような、現実では何度も実施できないような動作を実施することが可能であるということである。

【稲葉優希】

【参考文献】
1）David A. Winter. 長野明紀, 吉岡伸輔訳. バイオメカニクス—人体運動の力学と制御（原著第4版）. ラウンドフット. 2011.
2）Fukashiro S, Komi P.V, Jarvinen M. Miyashita M. In Vivo Achilles Tendon Loading During Jumping in Humans. Eur J Appl Physiol Occup Physiol. 1995. 71. 453-8.
3）Kaneko M, The Relation between Force, Velocity and Mechanical Power in Human Muscle. Research Journal of Physical Education. 1970. 14(3). 143-7.
4）Komi P.V., Salonen M, Jarvinen M, Kokko O. In Vivo Registration of Achilles Tendon Forces in Man. I. Methodological Decelopment. International Journal of Sports Medicine. 1987. 8(Suppl 1). 3-8.
5）阿江通良, 湯海鵬, 横井孝志. 日本人アスリートの身体部分慣性特性の推定. バイオメカニズム. 1992. 11. 23-33.
6）阿江通良, 藤井範久. スポーツバイオメカニクス20講. 朝倉書店. 2002.
7）深代千之, 柴山明. スポーツ基礎数理ハンドブック. 朝倉書店. 2000.

Chapter 2-12

12節 スポーツと栄養

1．スポーツ選手にとっての食事

日々運動・トレーニングを行うスポーツ選手にとって毎日の食事は、必要なエネルギーや栄養素を摂取することで、競技に必要な体格や体組成を得ること、そして毎日のコンディショニングとリカバリーのために必要である。

スポーツ選手にとっての栄養・食事の大切さは、以下の3つに分類される。

①運動・トレーニングによる身体づくり：試合で力を発揮するためには、日常の身体づくりが基本となる。

②試合（競技）で能力を発揮するための状況づくり：試合前、試合直前、試合中、試合後の栄養補給を計画的に行う。

③運動・スポーツに伴いやすい種々の障害の予防および改善：脱水症状や貧血、疲労骨折などを予防すること、そして改善すること。

2．運動・トレーニングにおける栄養素の役割

運動・トレーニングにおける栄養素の役割を図1に示す。

栄養素の役割は、①エネルギーの供給、②エネルギー生産反応の円滑化、③筋肉の肥大、骨格の強化、④身体機能の調節がある。エネルギーの供給には、糖質、脂質、たんぱく質が関係し、エネルギー生産反応の円滑化には主にビタミンが関係している。筋肉の肥大、骨格の強化にはたんぱく質とミネラルが主に関係し、身体機能の調節には、ビタミンとミネラルが主に関係している。このように運動・トレーニングにはさまざまな栄養素が関係していることから、日々のトレーニングを効

率的、効果的に行うための食事が重要となる。

1）糖質の役割

糖質は単糖類の数によって、単糖類、少糖類、多糖類に分類できる。単糖類には、ぶどう糖（グルコース）、果糖（フルクトース）、ガラクトース、リボースなどがある。少糖類には、二糖類であるショ糖（スクロース）、麦芽糖（マルトース）、乳糖（ラクトース）があり、その他、デキストリンなどがある。多糖類には、デンプン、グリコーゲンなどがある。

糖質は身体を動かすうえでの主要なエネルギー源であり、トレーニングを行ううえで欠かせない栄養素である。糖質は1g当たり4kcalのエネルギー源となり、体内にグリコーゲンとして蓄えられる。体内に蓄えられたグリコーゲンは、分解されてぶどう糖（グルコース）となり、血糖値を維持する一方、筋肉その他の組織のエネルギー源となる。ぶどう糖（グルコース）は糖質の最小単位であり、人の血液中にも血糖として存在し、筋運動時の主要なエネルギー源となる。グリコーゲンは、単糖であるぶどう糖（グルコース）が多数連なった多糖類であり、動物の肝臓、筋肉などに蓄えられている。肝臓が貯蔵できるグリコーゲン濃度は、最大で肝重量の8%くらいまでである。それに対し、筋肉の最大貯蔵可能濃度は1%以下であるが、筋肉量は多いので、全体の量は肝臓よりも多い。また、エネルギー源として身体に貯蔵できるグリコーゲンは脂肪に比べて、はるかに少ない。

グリコーゲン代謝は、肝臓と筋肉で役割が異なる。肝臓では低血糖時に分解、血中に放出され、主に脳で酸化される。筋肉では運動時に分解されるが、グルコースとして血中に放出されることはなく、好気的条件下では完全酸化され、嫌気的条件下では乳酸になり血中に放出される。したがっ

124

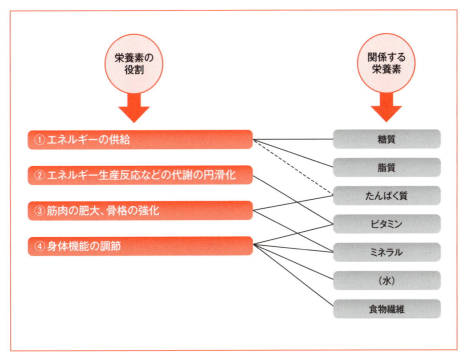

図1　運動・トレーニングにおける栄養素の役割

て、筋肉グリコーゲンの枯渇は、筋肉の直接のエネルギー源が不足することになるため、疲労困憊の要因になる。これに対して肝臓グリコーゲンが枯渇すると、脳のエネルギー源である血中グルコースが不足するため、運動を継続できなくなる。

つまり、集中力の低下、注意力の散漫といった状態になり、効率的・効果的なトレーニングができないばかりか、判断力を失い危険な状態となる。

以上より、トレーニングを行ううえでは、糖質を身体に蓄えていくことが必要不可欠なのである。スポーツ選手の食事は、筋肉を主に構成するたんぱく質に注目されがちだが、これまでに述べてきたように、運動の継続のためには、糖質摂取も考えなければならない。

厚生労働省策定の日本人の食事摂取基準（2015年版）[1]では、エネルギーを産生する栄養素、すなわち、たんぱく質、脂質、炭水化物（アルコールを含む）と、それらの構成成分が総エネルギー摂取量に占めるべき割合をエネルギー産生栄養素バランスとしている。男女の炭水化物由来の炭水化物エネルギー比率については、50〜65％を目標としている。運動・トレーニングをする人では、運動強度、運動持続時間、身体づくりの目的、期分けによっても異なるが、55〜60％とする場合が多い。

2）脂質の役割

脂肪の主成分は中性脂肪（トリグリセリド）であり、3個の脂肪酸とグリセロールから構成されている。脂肪にはさまざまな種類があるが、その性質の違いは中性脂肪の脂肪酸が異なるためである。脂肪酸は、常温で液体の植物由来の油や魚油に多く含まれる不飽和脂肪酸と、常温で固体の動物由来の脂に多く含まれる飽和脂肪酸がある。不飽和脂肪酸のうちリノール酸、リノレン酸、アラキドン酸はヒトの体内で生合成することができず、食物から摂る必要があるため必須脂肪酸という。中性脂肪は、消化の過程で脂肪酸とグリセロールに分解され吸収される。その他、脂質の種類としてリン脂質、コレステロールもある。

脂質の役割は、エネルギーを脂肪として蓄え、

1g当たり9kcalのエネルギーを産生することである。トリグリセリドは合成され、分解されている。エネルギーが必要なときは脂肪組織から脂肪酸が動員されて血中に放出され、分解の促進と合成の抑制によってエネルギーが必要な組織へ供給される。エネルギーの要求を上回る供給があるときは、反対の現象が起きる。すなわち、合成の促進と分解の抑制によって脂肪酸とグルコースはトリグリセリドとして貯蔵される。その他、コレステロールは、細胞膜の構成成分やステロイドホルモンや性ホルモンを合成する際の材料になる。

日本人の食事摂取基準（2015年版）[1]では、男女の脂肪エネルギー比率が各年代区分別に示されている。脂肪エネルギー比率はエネルギー摂取量のうち、脂質由来のエネルギーがどれだけの割合なのかを示す。日本人の10代、20代の男女とも、20〜30%が目標とされている。運動・トレーニングをする人では、運動の種類や、身体づくりの目的、持続時間、強度によって調整することが必要となる。一般的に、運動・トレーニングをする人のエネルギー比率でも20〜30%とする場合が多い。

3）たんぱく質の役割

たんぱく質は、20種類のアミノ酸が多数結合した高分子の化合物である。20種類のアミノ酸のうち、体内で合成することができない、あるいは合成されてもそれが必要量に達しないため、必ず食物から摂取しなければならないアミノ酸を必須アミノ酸という。必須アミノ酸は、バリン、ロイシン、イソロイシン、スレオニン、リジン、メチオニン、フェニルアラニン、トリプトファン、ヒスチジンであり、非必須アミノ酸は、グリシン、アラニン、セリン、アスパラギン酸、グルタミン酸、アスパラギン、グルタミン、アルギニン、システイン、チロシン、プロリンである。

アミノ酸は多くの組織（例えば筋肉）、ホルモン、ヘモグロビンおよび消化酵素などをつくるのに必要である。アミノ酸は、身体の構成成分であること

れらのたんぱく質へと分解されていく。脂肪や炭水化物の備蓄が少なくなり、それらからエネルギーがわずかしか供給されないような極端な条件下では、アミノ酸もエネルギー源として利用される。必要以上にアミノ酸を摂取すると、過剰なアミノ酸は分解され、アミノ酸分子中の窒素が除かれて、残りのアミノ酸分子は直ちに、あるいは貯蔵されてからエネルギーの産生に利用される。

食品のたんぱく質の評価には、アミノ酸スコアが使われる。これは、ヒトが必要とするアミノ酸の理想的な比率と食品のアミノ酸との相対比を比較して算出したものである。アミノ酸スコアは、一般的に植物性たんぱく質に比べ、動物性たんぱく質のほうが高い。しかし、食品のたんぱく質の栄養価を考える場合は、単一の食品のアミノ酸スコアのみを問題にするのではなく、食品中のたんぱく質の含有量や、他のたんぱく質との組み合わせでアミノ酸スコアが高くなるかどうかを考える。

運動・トレーニングにおいて、たんぱく質はエネルギー源としてよりも、トレーニングにおける身体づくりに必要な栄養素である。トレーニングによって筋たんぱく質は分解し、運動後に合成能は高まる。筋肉はトレーニングなどの強い刺激によって壊されるが、運動後に筋肉たんぱく質合成に必要な栄養素についてタイミングを考慮して補給すると、筋量を増加することにつながる。しかしここで誤ってはいけないことは、必ずしもたんぱく質だけが必要というわけではなく、また、大量に摂れば摂るだけ筋量増加につながるわけではない。トレーニングに応じてどのようなタイミングで、どれだけのたんぱく質を摂ったらよいのかが重要となる。

一般成人のたんぱく質量について、日本人の食事摂取基準（2015年版）[1]では、推奨量で0.90g/kg体重/日としている。運動・トレーニングする人のたんぱく質量についてはさまざまな見解があるが、運動の種類、身体づくりの目的などにより1.0〜2.0g/kg体重/日の範囲で考える場合が多い。

表1　年代別の推定エネルギー必要量（kcal／日）[1]

身体活動レベル	男性			女性		
	レベルI（低い）	レベルII（ふつう）	レベルIII（高い）	レベルI（低い）	レベルII（ふつう）	レベルIII（高い）
6〜7（歳）	1,350	1,550	1,750	1,250	1,450	1,650
8〜9（歳）	1,600	1,850	2,100	1,500	1,700	1,900
10〜11（歳）	1,950	2,250	2,500	1,850	2,100	2,350
12〜14（歳）	2,300	2,600	2,900	2,150	2,400	2,700
15〜17（歳）	2,500	2,850	3,150	2,050	2,300	2,550
18〜29（歳）	2,300	2,650	3,050	1,650	1,950	2,200
30〜49（歳）	2,300	2,650	3,050	1,700	2,000	2,300
50〜69（歳）	2,100	2,400	2,800	1,600	1,900	2,200

表2　身体活動レベルと日常生活の内容 [1]

	レベルI（低い）	レベルII（ふつう）	レベルIII（高い）
日常生活の内容	生活の大部分が座位で、静的な活動が中心の場合	座位中心の仕事だが、職場内での移動や立位での作業・接客など、あるいは通勤・買い物・家事、軽いスポーツなどのいずれかを含む場合	移動や立位の多い仕事への従事者、あるいは、スポーツなど余暇における活発な運動習慣を持っている場合

4）ビタミンの役割

ビタミンは、糖質、脂質、たんぱく質とは異なり、エネルギーとして利用されないが、微量で身体のさまざまな機能を調節する生命活動に必須の有機物である。体内で合成されないか、あるいは合成されても必要量に満たないため、必ず外界から摂取しなければならない微量栄養素である。摂取が不足すると特有な症状を示す欠乏症が起こる。

ビタミンの種類は、水溶性ビタミンと脂溶性ビタミンに大別できる。水溶性ビタミンのうちB群は補酵素となり、各種の酵素の反応を助ける。水溶性ビタミンはビタミンB_1、ビタミンB_2、ナイアシン、ビタミンB_6、ビタミンB_{12}、葉酸、パントテン酸、ビオチン、ビタミンCがあり、脂溶性ビタミンにはビタミンA、ビタミンD、ビタミンE、ビタミンKがある。

5）ミネラルの役割

ミネラルは無機質ともいい、他の栄養素が有機物であるのと異なり、食品を燃やした後に残る灰に含まれるので、灰分ともいう。

糖質、脂質、たんぱく質、ビタミンなどの主に有機物を構成する元素は、酸素、炭素、水素、窒素である。一方、人体の大部分を占める主要無機質（主要ミネラル）は、カルシウム、リン、硫黄、カリウム、ナトリウム、塩素、マグネシウムの7種類がある。ナトリウム、塩素、カリウム、マグネシウム、カルシウムなどは、電解質と呼ばれ、体液のpH、浸透圧を正常に保ち、神経や筋肉の興奮に必要である。微量元素として、クロム、モリブデン、マンガン、鉄、銅、亜鉛、セレン、ヨウ素、フッ素、コバルトなどがある。微量元素は主に酵素と結合し、代謝を維持する。

3. スポーツ選手の栄養・食事管理

1）エネルギーバランス

日本人の食事摂取基準（2015年版）[1]では、年代別、性別、身体活動レベル別のエネルギー必要量が示されている（表1・表2）。運動・トレーニ

ングの内容や有無によってもエネルギー必要量が異なる。

また、トレーニングの目的として、増量や減量といった体重管理を伴う場合がある。増量や減量の場合、目的を達成するためにはエネルギー摂取と消費のバランスが鍵となる。増量の場合は、エネルギー消費量に対して摂取量が上回る必要があり、減量の場合はエネルギー摂取量に対して消費量が上回る必要がある。増量と減量はこのエネルギーバランスを最優先とする。

エネルギーバランスを確認する簡易で重要な指標は、体重である。体重を毎日ある一定の条件で測定し、モニタリングすることでエネルギーバランスを確認する。

また、女性アスリートの健康問題として、女性アスリートの三主徴（p.82～85）がある[2]。相対的エネルギー不足が無月経と関係し、疲労骨折のリスクも高める。

エネルギーバランスの評価には運動によるエネルギー消費量の確認も含め、1日の総エネルギー消費量の把握と1日当たりのエネルギー摂取量の把握が必要である。専門分野のスタッフと連携することで、適切なアセスメントにより的確な評価が可能となる。

2）基本の食事

エネルギー以外に栄養素を過不足なく食事から摂取するためには、以下の基本の食事の構成を考える必要がある（図2）。

①主食（ごはん・パン・麺類など）：身体を動かすエネルギー源（主に炭水化物）
②主菜（肉類・魚介類・卵・大豆・大豆製品など）：筋肉・骨・血液などの材料となる（主にたんぱく質）
③副菜（野菜類・芋類・海藻類・きのこ類など）：体調を整え、骨や血液の材料となる（主にビタミン、ミネラル、食物繊維）
④牛乳・乳製品（牛乳・チーズ・ヨーグルトなど）：骨や歯を形成する（主にカルシウム、

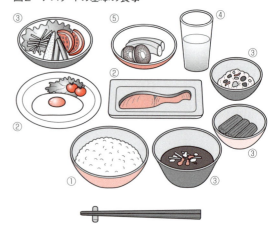

図2　アスリートの基本の食事

たんぱく質）
⑤果物（オレンジ・バナナ・キウイなど）：疲労回復に役立つ（主にビタミンC、糖質）

脂質は1g当たり9kcalと重量当たりのエネルギー密度が高いことから、増量では効果的に脂質を使用し、減量では減らすことが栄養・食事管理上求められる。つまり、脂質のとり方を誤ると、増量や減量といった身体づくりの目的は達成できない。減量の場合には脂肪エネルギー比率を25％以下とすることが望ましく、増量の場合には、30％前後が良い。特にスポーツ選手の場合には、筋肉量を維持あるいは増加を考慮して増量と減量を考える必要があり、筋肉量を減らすことは競技力の低下につながる。身体づくりの目標達成のための栄養・食事管理には、公認スポーツ栄養士・管理栄養士といった栄養の専門家に相談すると良い。定期的に体重だけではなく体組成の測定を行い、体重と体組成のモニタリングから筋量の維持、増減を確認しながら栄養・食事管理を考えることができる。

【亀井明子】

【参考文献】
1）厚生労働省．「日本人の食事摂取基準（2015年版）策定検討会」報告書：http://www.mhlw.go.jp/stf/shingi/0000041824.html（2018年4月）．
2）Nattiv A, Loucks AB, Manore MM, Sanborn CF, Sundgot-Borgen J, Warren MP. American College of Sports Medicine position stand. The female athlete triad. Med Sci Sports Exerc. 2007 ; 39 : 1867-82.

Chapter 2-13

⑬ アンチ・ドーピング

1. ドーピングとは

ドーピング（doping）とは、スポーツにおいて禁止された薬物や方法を不正に使用することである。正確には、世界アンチ・ドーピング規程で禁止された事項に該当する場合がドーピングと定義され、詳しくは後述する。ドーピングを禁止することを「アンチ・ドーピング」（anti-doping）という。anti-dopingの日本語訳として「ドーピング防止」という用語が使われたが、最近は「アンチ・ドーピング」を使うことが多い。

2. ドーピングを禁止する理由

スポーツにおいてドーピングが禁止されている理由は、ドーピングはスポーツの価値を損なうとほとんどの人が考えているからである。スポーツはフェアプレーを基本として一定のルールのもとで正々堂々と勝敗を競うからこそ、人々はスポーツに価値や魅力を感じる。ゆえに、ドーピングはスポーツの価値を損なわせる行為であるから禁止されるべきであり、アンチ・ドーピングはスポーツの価値や完全性（sport's integrity）を守るために行われているのである。スポーツは、健康、倫理、規則を守る姿勢といった魅力や価値を持っている。ドーピングとして使用される薬物は、さまざまな副作用を引き起こして選手の健康を害することも多い。また、ドーピングは薬物乱用を助長するので、社会的な悪影響がある。これらの観点からも、ドーピングはスポーツが持つ価値を損なうことになる。

3. アンチ・ドーピング規則

1999年設立の世界アンチ・ドーピング機構（World Anti-Doping Agency：WADA）によって制定された世界アンチ・ドーピング規程（World Anti-Doping Code：世界規程）が、世界共通の統一されたアンチ・ドーピング規則としてほぼすべてのスポーツで適用されている。世界規程では、ドーピング検査陽性以外に、ドーピングの証明、ドーピング検査拒否、ドーピング検査妨害、共犯関係のスタッフの行為など、10項目がドーピングとして定義され、いずれかに該当すると違反として制裁を受けることになる（表1）。

世界規程には、より具体的な規則として、「禁止表」、「治療使用特例（Therapeutic Use Exemptions：TUE）」、「検査」、「プライバシーと個人情報の保護」、「分析機関」の5つの国際基準がある。世界規程と国際基準は頻繁に改定され、特に禁止表は最低でも年に1回は改定される。最新の情報や規則は、公益財団法人日本アンチ・ドーピング機構（Japan Anti-Doping Agency：JADA）のwebサイトで確認することができる。JADAは国内のアンチ・ドーピング活動を担っている機関である。

表1 アンチ・ドーピング規則違反

① 競技者の検体に禁止物質が存在する
② 禁止物質・禁止方法を使用、または使用を企てる
③ 検体採取の回避、拒否、不履行
④ 居場所情報関連義務違反
⑤ ドーピング・コントロールの不当な改変
⑥ 禁止物質・禁止方法の保有
⑦ 禁止物質・禁止方法の不正取引
⑧ 競技者に対して禁止物質・禁止方法を投与
⑨ 違反関与（ドーピングの手伝い、共謀）
⑩ ドーピング違反で資格停止中のサポートスタッフとかかわりを持つ

（公益財団法人日本アンチ・ドーピング機構. 世界アンチ・ドーピング規程2015年版. 2015. をもとに作成）

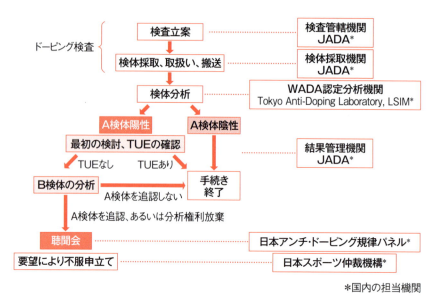

図1　ドーピングコントロール

4．アンチ・ドーピング教育

　検査でドーピングをしている者を摘発して制裁を加えるだけでは、ドーピングを根絶できない。ドーピングをしようとする者がいる限り、摘発する側と摘発をすり抜けようとする者とのイタチごっこが終わることはない。したがって、自らドーピングをしない選手を育てるアンチ・ドーピング教育が重要である。

　日本においては、平成25年度から高等学校学習指導要領「体育理論」に、アンチ・ドーピングに関する記述が盛り込まれている。

5．ドーピング・コントロール

1）概要

　ドーピング検査とその後のプロセスをドーピング・コントロールという（図1）。検査主催機関は、国際総合競技大会の主催団体（国際オリンピック委員会など）、各スポーツ競技の国際競技連盟、あるいは国内アンチ・ドーピング機関（日本ではJADA）である。

　ドーピング検査には、競技会検査と競技会外検査とがあり、検査対象者の選出は特定対象検査（Target Testing）、あるいは無作為抽出（Random Selection）で行われる。競技会外検査の対象者は、国際競技連盟あるいは国内アンチ・ドーピング機関が指定した検査対象者登録リスト競技者（Registered Testing Pool Athletes；RTPA）のなかから選出されることが多いが、RTPA以外の競技者が対象になることもある。RTPAには競技力が高い競技者が指定され、自らの居場所情報を提出する義務があり、その居場所情報は競技会外検査を実施するために利用される。居場所情報はインターネット上のWADAの情報管理システム（Anti-Doping Administration and Management System：ADAMS）に競技者が入力する。居場所情報を提出しない、あるいは情報が誤っていたため競技会外検査が実施できないことが12カ月間に累積3回あると、アンチ・ドーピング規則違反として制裁を受ける（表1の④）。

2）ドーピング検査の流れ

　実際のドーピング検査の手順は、検査に関する

国際基準で定められている。ドーピング検査員は
ドーピング・コントロール・オフィサー（DCO）
と呼ばれ、検査対象者への通告とドーピング検査
室までの監視を行う係員をシャペロンと呼ぶ。

　検査はシャペロンが対象競技者に検査を通告し、
対象競技者はドーピング検査室に到着するまでシ
ャペロンの監視下に置かれる。対象競技者は同伴
者を1人伴うことができる。対象競技者は通告さ
れた検査を拒否するとアンチ・ドーピング規則違
反として制裁を受けることになる（表1の③）。

　ドーピング検査では尿検体と血液検体のいずれ
か、あるいは両方が採取される。採尿は対象競技
者と同性のDCOの監視下で行われる。過去の検
査で、採尿の際に尿をすりかえた事例（禁止方法
M2.1）があるため、厳重に監視される。尿量は
90mℓ以上必要であり、採尿量が90mℓ未満の場合
は一旦保管の手続きを行い、合計で90mℓ以上に
なるまで追加で採尿する。尿検体は当該競技者自
身が封入作業を行う。一つの尿検体はAボトル
とBボトルの2本に分注されて封印される。残っ
た尿で比重が測定され、比重が1.005未満の場合
はさらに追加の尿検体が採取される。

　対象競技者は使用している薬物とサプリメント
を申告するが、これはTUE（後述）としての効
力はない。

　対象競技者はコメントがあれば記載し、公式記
録書全体を確認したうえで署名して、コピーを1
部受け取って終了する。血液検体の場合は採血資
格を有する係員が採血し、検体封入と公式記録書
記入は尿検体と同様に行う。

　検体はWADA認定分析機関に搬送されて分析
される。まずAボトルが開封されて分析される。
分析結果は結果管理のアンチ・ドーピング機関に
報告される。禁止物質が検出された場合はTUE
の付与が確認され、付与がなければ競技者に禁止
物質の検出が通知される。競技者がB検体の分析
を要求すればB検体が分析される。B検体の分析
を要求しなかった場合やB検体の分析結果がA
検体と同じであった場合は、聴聞会が開かれてア
ンチ・ドーピング規則違反の有無と制裁が決定さ
れる。

　制裁は、競技会検査での違反は個人成績の失効
と資格停止、競技会外検査では資格停止が科され
る。資格停止期間はアンチ・ドーピング規則違反
の種類（表1①〜⑩）によって異なり、多くの場
合（表1①②③⑤⑥）は1回目の違反で4年間の
資格停止である。

6. 禁止物質と禁止方法

1）禁止表

　禁止物質と禁止方法は、「禁止表国際基準（禁
止表）」に掲載される。禁止表への掲載を検討す
る基準は、その物質や方法が
①競技能力を向上させ得る
②競技者の健康に危険を及ぼし得る
③その使用がスポーツ精神に反するとWADAが
　判断する

　の3要件のうち、2つを満たすことである。また、
これらの要件に該当しなくても、隠蔽作用を持つ
物質や方法は禁止表に掲載される。2017年の禁
止表国際基準の項目を図2に示す。競技会検査で
はすべての禁止物質と禁止方法が対象であり、競
技会外検査ではS6、7、8、9は禁止されない。特
定物質は、違反のときに一定の条件のもとに制裁
が軽減される物質である。

2）禁止物質（SO〜S5）

　S0.無承認物質は、世界中のいずれでも人に対
する医薬品として認められていない物質で、臨床
開発中の医薬品などが該当する。

　S1.蛋白同化薬は、筋肉を増やす作用がある。
蛋白同化男性化ステロイド（Anabolic Androgenic
Steroids：AAS）が代表であるが、それ以外の
蛋白同化薬もある。AASは、男性ホルモンとそ
の類似物質で、もともと体内には存在せず人工的
に合成された外因性AASと体内で産生される内
因性AASがある。

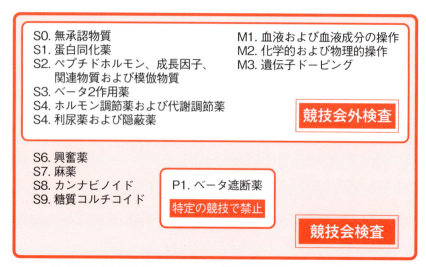

S1,S2,S4.4,S4.5,S6.a,M1,M2,M3 は「非特定物質」、それ以外は「特定物質」

図2　2018年禁止表国際基準の項目

　市販の滋養強壮薬、体毛用塗り薬、およびサプリメントにはAASを含有するものがある。サプリメントは禁止物質を表示していないのに禁止物質を含有している製品があるので、インターネットで安易に購入して使用するのは危険である。

　「ステロイド」という言葉はステロイドホルモン類について使われ、禁止物質には2種類のステロイドがあるので、混同しないように注意する。2つのステロイドは、S1.のAASとS9.糖質コルチコイド（Glucocorticosteroids）である。AAS以外の蛋白同化薬は気管支喘息治療薬のクレンブテロールなどがある。

　S2.ペプチドホルモン、成長因子、関連物質および模倣物質には、赤血球を増加させるエリスロポエチン（EPO）や低酸素誘導因子（HIF）を活性化する物質などがある。赤血球が増加すると酸素運搬能力が高まり、持久力が増強する。

　S3.ベータ2作用薬は気管支喘息治療薬である。アスリートの気管支喘息の有病率は高いので、ベータ2作用薬のうち吸入サルブタモール、吸入ホルモテロール、および吸入サルメテロールのみが許可されており、これら3種の吸入以外の使用方法ならびにその他のベータ2作用薬はすべて禁止されている。ベータ2作用薬の貼付薬も禁止なので、注意を要する。

　S4.ホルモン調節薬および代謝調節薬では、乳がん治療薬の一部、骨粗鬆症治療薬の一部、排卵誘発薬の一部、および糖尿病治療薬のインスリンが該当する。

　S5.利尿薬と隠蔽薬には、グリセロール（グリセリン）の経口投与および静脈内投与、痛風治療薬の一部、高血圧治療薬の一部が含まれる。

3）禁止方法

　禁止方法のM1.1は輸血である。M1.2は人工赤血球などが該当し、酸素自体の補給は禁止ではない。M1.3はいわゆる血液クレンジングが相当する。M2.1の尿のすりかえを防止するために、ドーピング検査の採尿時は排尿を直接監視される。M2.2は静脈点滴を禁止するものであるが、医療機関で正当に行われるものは禁止されない。

4）その他（S6.〜S9.）

　S6.興奮薬は、覚せい剤などの特定物質でない興奮薬と、多くの風邪薬に含まれている物質などの特定物質である興奮薬とに分類される。S7.は

麻薬（日本の法律上の麻薬とは一部異なる）、S8.は大麻である。

S9.糖質コルチコイドは、前述したように、ASSとは別のステロイドであり、強い抗炎症作用を持つため、治療用として広く使用される。使用経路によって禁止されており、経口使用、静脈内使用、筋肉内使用および経直腸使用は禁止されている。その他の使用方法は禁止されていない。

7. 治療使用特例（TUE）

競技者が病気やけがの治療のために、禁止物質や禁止方法を使用する許可をTUEという。

TUEは原則として禁止物質や禁止方法を使用する前に申請して許可を得る必要があるが、治療に緊急性がある場合には禁止物質や禁止方法を使用した後に速やかにTUEを申請する遡及的申請が認められている。TUEの申請先は、国際レベルの競技者はその競技の国際競技連盟であり、国内レベルの競技者は国内アンチ・ドーピング機関（日本ではJADA）である。TUE申請は3人以上の医師で構成するTUE専門委員会で診断と治療の妥当性が審査され、付与あるいは却下が決定される。

8. まとめ

アスリートのサポートにかかわる者は、ドーピング・コントロールに関する最新の正しい知識が必要である。アンチ・ドーピング規則は頻繁に改定されるので、常に最新の情報を確認してもらいたい。また、ドーピングを根絶するには、ドーピングは絶対にしないと考えるアスリートを育てていかなければならない。アスリートに対して、ドーピングはスポーツの価値を損なうことを積極的に教育してほしい。

【赤間高雄】

【参考文献】
1) 公益財団法人日本アンチ・ドーピング機構. 世界アンチ・ドーピング規程2015年版. 2015.
2) 公益財団法人日本アンチ・ドーピング機構. 世界アンチ・ドーピング規程禁止表国際基準2018年版. 2018.
3) 公益財団法人日本アンチ・ドーピング機構. 世界アンチ・ドーピング規程検査及びドーピング捜査に関する国際基準2015年版. 2015.
4) 公益財団法人日本アンチ・ドーピング機構. 世界アンチ・ドーピング規程治療使用特例に関する国際基準2016年版. 2016.

Chapter 3

各 論
──スポーツ現場で遭遇しやすい疾患──

Chapter 3-1

1節 整形外科疾患

1 頭部

1. 解剖学的・機能的特徴

頭部は皮膚、頭蓋骨、髄膜の3層からなる。頭皮は血管に富んでおり、小さい傷でも出血しやすい。頭皮はクッションの役割もあり、頭部を保護している。

頭蓋骨は、脳を覆う脳頭蓋、顔面部を構成する顔面頭蓋からなる。脳頭蓋は前頭骨・頭頂骨・後頭骨・側頭骨・蝶形骨からなり、顔面頭蓋は篩骨、上顎骨、頬骨、涙骨、鼻骨、下鼻甲介、鋤骨、口蓋骨、側頭骨の鼓室部と茎状突起、下顎骨、舌骨からなる。

脳は外側より硬膜、クモ膜、軟膜の3層からなる髄膜により保護されている（図1）。硬膜は外葉と内葉に分かれており、その間に硬膜静脈洞がある。クモ膜と軟膜の間隙はクモ膜下腔と呼ばれ、脳脊髄液により満たされている。つまり、脳は脳脊髄液に浮いた状態で守られている。クモ膜下腔の脳脊髄液は、クモ膜顆粒から血中に排泄される（図2）。

2. 代表的な外傷・障害

1）急性硬膜外血腫

A：外傷・障害の概念／病態生理

急性硬膜外血腫は頭蓋骨骨折に伴う二次的な病像で、骨部分、特に板間層から出血し、その出血が継続したり、さらに骨片が頭蓋骨直下の硬膜動脈や静脈洞を損傷すると急性硬膜外血腫となる。頭蓋内は閉鎖腔なので、血液の貯留が増えるにつれて頭蓋内圧が上昇し、頭痛や吐き気・嘔吐などの脳圧亢進症状が現れ、意識障害や麻痺などを起こす。この状態がさらに進行すると、生命を維持する意識や呼吸などを司る脳幹部が圧迫され、生命の危険にさらされる。この状態を脳ヘルニアという。脳ヘルニアによって昏睡状態になると、最

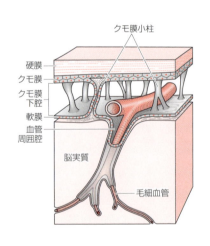

図1　髄膜の構成

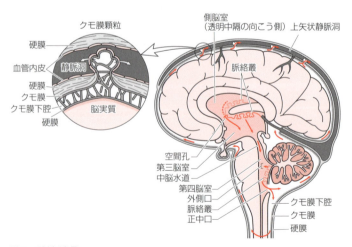

図2　髄液循環

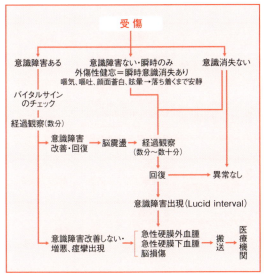

(黒澤尚, 星川吉光, 高尾良英, 他編. スポーツ外傷学Ⅱ 頭頸部・体幹. 医歯薬出版. 19より一部改変)

図3　頭頸部外傷　現場での処置フローチャート

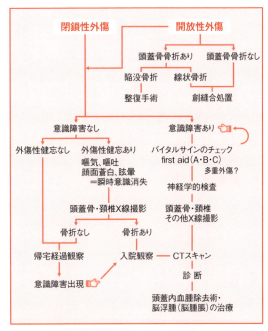

(黒澤尚, 星川吉光, 高尾良英, 他編. スポーツ外傷学Ⅱ 頭頸部・体幹. 医歯薬出版. 19より転載)

図4　頭頸部外傷　医療機関での処置フローチャート

終的には呼吸が停止する。

症例により経過は異なるが、受傷直後に意識障害を起こしても、脳自体の損傷が少ない場合はすぐに意識が清明になる。しかし、血腫の影響により再び意識障害が進行し、危険な状態になる。

B：病因

スポーツの現場では硬い床面への打撲や、ゴールポストなどへの衝突などによって頭蓋骨骨折に伴い発生する。

C：評価

受傷後一旦は意識清明に回復するため安心しがちだが、急性硬膜外血腫の病態を考慮すると、意識障害を伴う頭部外傷が起こった際は、受傷時の対応だけでなく受傷後数時間にわたる経過の観察が重要となる。現場での処置をフローチャートに示す（図3）。

D：競技復帰の基準

競技復帰は、医師の判断によってなされる。迅速的確な治療が行われれば、治癒し得る外傷である。

E：治療

(1) 一般的な治療

手術により、血腫除去と出血点の止血が行われる。頭部外傷の医療機関での処置をフローチャートを示す（図4）。

(2) 東洋医学的治療（あん摩マッサージ指圧）

障害が起こった例では、医師による治療後、医師の指示のもとで適切な施術を心がけ、障害や合併症に対してあん摩マッサージ指圧を行う。具体的には、痙性麻痺による関節拘縮に対して筋緊張の緩和と関節可動域の維持を目的として行う。障害がみられない場合でも受傷機転により頚椎捻挫を発症していることがあるので、炎症の消退後、筋緊張の緩和を目的として前頸部・側頸部・後頸部の筋にあん摩マッサージ指圧を行う。

2) 脳震盪

A：外傷・障害の概念／病態生理

脳震盪とは「頭部打撲により、直ちに意識障害

や他の何らかの神経症候を一過性に生じたもの」と定義されている。何らかの神経症候には、精神活動の混乱（ぼんやりとした状態でプレーを続ける）や健忘（試合前後のことを思い出せない）も含まれており、その幅は広い。健忘の最中でも、意識障害や運動機能の障害は起こらない場合もある。

脳震盪の受傷後はある程度の期間、頭痛、物忘れ、耳鳴り、聴力障害、眩暈、手足の震え、吐き気などが続き、脳震盪症候群と呼ばれる。多くの場合1週間程度は続き、この症状が続く期間は、後述の「競技復帰の基準・評価」でも触れるが、注意が必要な期間といえる。

B：病因

直達の外力以外で、頭部がある方向へ加速度（特に回転加速度）を受け、脳組織内に歪みが生じ、脳機能障害が起きることを、脳震盪という。具体的な例として、ラグビーでタックルを受けた際にボールを持ち走ったプレーヤーが、急激に止められた際に頭部が揺れ、脳震盪が起こることがある。このことから、脳震盪は頭部を打ちつけたときにのみ起こる疾患ではない。

C：競技復帰の基準・評価

復帰に際しては、セカンドインパクト症候群を常に念頭において慎重に考えなければならない。セカンドインパクト症候群とは、前述の脳震盪症候群の期間に頭部に二度目の衝撃を受けることで重大な損傷が生じ、重篤な症状に陥ることをいう。日本脳神経外傷学会の中間提言には、症状が残存している場合は、競技に復帰するべきではないとされている。そのため、復帰には日本脳神経外傷学会・日本臨床スポーツ医学会や競技団体が管理法や競技復帰のガイドラインを提唱しており、参考にするのが望ましい。復帰に向けた段階的評価にはGRTP（GraduatedReturnToPlay）（表1）が、現場での評価にはSCAT5（Sport Concussion AssessmentTool5）が現在用いられる[2]。こうした基準・評価は今後も更新される可能性があるので、こまめにチェックする必要がある。

表1 復帰に向けた段階的評価GRTP

リハビリテーションステージ	運動範囲	目的
1.最低安静期間	症状がない状態での身体および脳の絶対安静	リカバリー
2.軽い運動期間	10～15分間の軽いジョギング、水泳、または、低～中度のエアロバイク。筋力トレーニングはしない。24時間ずっと症状がないこと	心拍数の上昇
3.競技に特化した運動	ランニングドリル。頭部に衝撃を与える活動はしない	動きを加える
4.ノンコンタクト・トレーニングドリル	さらに複雑なトレーニングドリルに進む（例：パスドリル）。漸増負荷による筋力トレーニングを始めてもよい	運動、協調性、認知的負荷
5.フルコンタクトの練習	通常トレーニング活動	自信を回復させ、コーチングスタッフが機能スキルを評価する
6.競技への復帰	プレーヤーは元の活動に戻る	回復

D：治療

（1）一般的な治療

医師に委ねる。治療は身体を安静にし、スポーツや激しい運動は避け、経過を観察する。

（2）東洋医学的治療（あん摩マッサージ指圧）

医師の指示のもとで適切な施術を心がける。受傷機転から頭部に外力を受けたことで頸椎捻挫が同時に起こっている場合があるので、炎症消退後、疼痛による筋緊張の緩和を目的としたあん摩マッサージ指圧施術を前頸部・側頸部・後頸部の筋に行う。

E：予防

次項の「頸部」で取り上げた頭頸部疾患に対する予防エクササイズを推奨したい（P.145～146）。

【石塚洋之】

【参考文献】
1）黒澤尚, 他. スポーツ外傷学Ⅱ 頭頸部・体幹. 医歯薬出版. 2000. 17-9.

2 頸部

1. 解剖学的・機能的特徴

頸椎は7つの椎骨により構成され、生理的な前弯を呈する（図1）。頸椎は頭部を支えつつ頭部を多方向へ向けるという、相反する機能を持つ。また、頸椎の内部（脊柱管）には脊髄が通る。頸椎を連結、安定させる構造に靱帯（環椎横靱帯・項靱帯・棘間靱帯・棘上靱帯・黄色靱帯・環椎十字靱帯・後縦靱帯など）（図2）があり、また関節構造では頸椎に特有の鉤状突起（ルシュカ関節）により安定性を得る。しかし、脊椎のなかでは最も弱い部分であることは否めない。後述する脊髄損傷のなかで最も多いのは頸椎損傷であることからも、構造的ストレスの大きさがうかがい知れる。

頸椎の運動には屈曲、伸展、側屈、回旋という運動がある。しかし、運動時には頸部周囲筋群により、頭部を安定化させバランス能力の補助を行う。頸部筋群の利用による頭部安定、頸部保護は重要といえる。

第1～第4頸神経の前枝からなる頸神経叢や、第5頸神経～第1胸神経からなる腕神経叢は上肢の運動や知覚などを支配する。

2. 代表的な外傷・障害

1）頸髄損傷

A：外傷・障害の概念／病態生理

スポーツにおける外傷で最も重篤な障害の一つが脊髄損傷であり、そのなかで最も多いのが頸髄損傷だが、現代の医学で治療は不可能である。脊髄は中枢神経なので、損傷レベル以下で脳から下行する情報や末端から上行する情報が遮断され、四肢、体幹の運動、感覚の障害が起こる。また自律神経調節能力の低下により膀胱直腸障害も起こ

る。

B：病因

頸髄損傷は飛び込み、ラグビー、アメリカンフットボール、格闘技、体操など、頭部に直接衝撃が加わる種目において、頸椎の損傷により脊髄を損傷することが多い。受傷機序はさまざまだが、脊椎に対して圧縮力か伸延力、あるいは屈曲力か伸展力、または回旋力が加わるかどうかによって損傷形態が異なる。以下に頸椎における代表的な損傷を列記する。

①環軸椎脱臼

頭部に強い屈曲力がかかった際、起こりやすい。

②歯突起骨折

頭部に顔面から押し込むような外力が加わった際、起こりやすい。

③軸椎関節突起間骨折（ハングマン骨折）

頭部が強く後方回転させられた場合に起こりやすい。

④非骨傷性頸髄損傷

頭部に前方からの外力が作用した際、上位頸椎に過伸展や一時的な脱臼が生じることによって起こる。

⑤頸椎脱臼・facet interlocking

後頭部に強い外力が加わり、頸椎に伸延と屈曲力が加わった際に起こりやすい。

⑥ティアドロップ骨折

頭部に強い軸圧力が加わり、同時に頸椎が屈曲した際、起こりやすい。

C：競技復帰の基準

受傷前の状態に復帰できるのが理想であろうが、脊髄損傷では制限が生じることが多い。どのようなレベルで復帰できるかは、症例による（表1）。

D：評価

受傷時、わずかでも脊髄損傷の可能性がある場合には迅速な処置が必要である。まず安静を保つことが重要であり、図3のように頭頸部を固定し、医師や救急隊の到着を待つ。具体的な評価は医師や救急隊に委ねる。不用意な体動は二次的な脊髄損傷につながるので注意する。

第3章1節　整形外科疾患　139

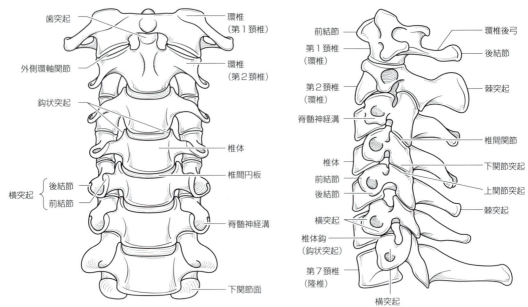

図1 頚椎

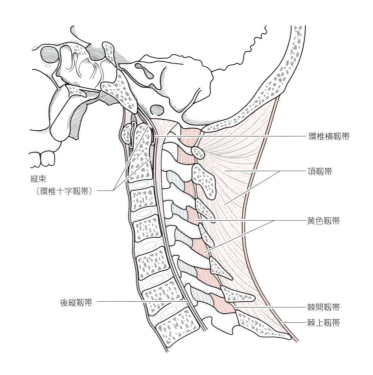

図2 頚椎の靱帯

E：治療

(1) 一般的な治療

 脊髄損傷していなくても、急激な疼痛を伴う頚椎の外傷は、ただちに安全な方法で病院へ搬送する。その後、症状、損傷の程度に応じ、保存的療法または観血的療法などにより損傷脊椎の整復、脊髄除圧、除痛、安定化などを図る（図4）。後療法後は、損傷の程度により専門のリハビリテーションが必要である。

(2) 東洋医学的治療（あん摩マッサージ指圧）

表1　競技復帰レベルの分類

Ⅰ	元のスポーツレベル
Ⅱ	元のスポーツレベルに戻るが成績低下
Ⅲ	レクリエーションスポーツに変更
Ⅳ	スポーツ断念
Ⅴ	ADLに支障あり

(有馬亨. 脊髄外傷とスポーツ復帰—特に脊髄損傷例について. 脊椎脊髄ジャーナル. 1992. 5. より引用)

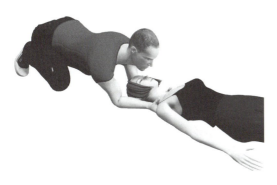

図3　スポーツ現場での頭頚部固定

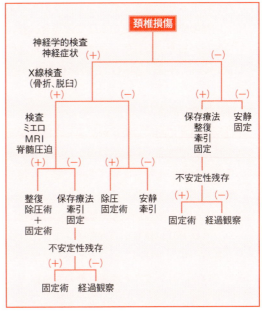

(福林徹監, 社団法人東洋療法学校協会スポーツ東洋療法研究委員会編. スポーツ東洋療法ハンドブック. 医道の日本社. 2001. 54より引用・改変)

図4　頚椎損傷の治療フローチャート

　脊髄損傷によって引き起こされる合併症はさまざまだが、筆者の専門であるあん摩マッサージ指圧施術を行う場合、主に関節拘縮や自律神経障害に対して治療を行う。

F：予防

　後述（p.145〜146）の予防エクササイズを参照。

2) バーナー症候群

A：外傷・障害の概念／病態生理

　コンタクトスポーツや格闘技などで多く発症する。頭部や肩に強い衝撃を受けた際に、頸部から上肢、指先にかけて激しい放散痛が生じる。焼けつくような痛み（burning pain）、刺すような痛み（stinger pain）が生じることからバーナー症候群やスティンガー症候群と呼ばれる。

　症状は通常一時的で、短時間で軽快するが、なかには再発を繰り返すものもあり、永続的な神経障害を残すこともある。

B：病因

　病因としては①腕神経叢の牽引損傷（ストレッチ損傷）、②頚椎椎間孔での神経根の圧迫、③腕神経叢への直接衝撃、④脊柱管狭搾に伴う脊髄の障害などがある。

①腕神経叢の牽引損傷（ストレッチ損傷）

　図5のように、肩部が下方に押され、同時に頭部が反対側に側屈強制された際に、腕神経叢に牽引力が生じ損傷を受ける。

②頚椎椎間孔での神経根の圧迫

　頚部が側屈強制された際、椎間孔が狭小化されて神経根の圧迫が生じる。このとき、スパーリングテストと類似した頚部の姿位となるため、同症候群が生じる。この場合、背景には椎間板の膨隆、ヘルニアやルシュカ関節の骨棘形成などによる椎間孔の狭搾が可能性として考えられる。

③腕神経叢への直接衝撃

　肩でのタックルによる衝撃が、腕神経叢に直接的な損傷を与えることも原因の一つとして考えられる。

④脊柱管狭窄に伴う脊髄障害

　バーナー症候群の既往歴がある競技者には、頚部へのストレスが原因で脊柱管狭窄になり、

それに伴い本症候群を発症したという報告がある。同様の症状を繰り返し発症する場合、脊柱管前後径が短く、脊柱管が狭窄している可能性が高いので、X線、MRIなどの画像検査が推奨される。

C：競技復帰の基準

急性期を過ぎて頚部の炎症が消退し、疼痛誘発テストにおいて疼痛・症状の再現がないことが復帰の基準となる。また、疼痛によって起こる頚部周囲筋の緊張が緩和されていることも確認する。頚部を守るという観点からも頚部周囲筋群の強化と、コンタクト時に頚部を固めるチンインの動作学習も行い、リスク管理したうえで復帰を段階的に進めていく。コンタクト練習は軽めから徐々にスピードを増して行うなどの配慮が必要となる。また、バーナー症候群ではコンタクトプレーに対する恐怖心も起こるため、メンタルのケアも必要となる場合がある。

D：評価

評価には、神経根障害をみる疼痛誘発テスト（ジャクソンテスト、スパーリングテスト）（図6・図7）と疼痛誘発部位による高位診断、または筋力テストや深部腱反射による高位診断を行う（図8）。

E：治療

（1）一般的治療

多くは一過性に消失するが、再発すれば、上肢の麻痺、違和感などが長期にわたってみられることもある。神経損傷がなければ、安静にし、必要であれば頚椎カラーなどの装具を装着する。急性期が過ぎたら、頚部に負担のかからないランニングなどの運動を始め、症状がなくなった後、頚部の筋力強化、ROM回復を図る。3週間は無理をしないようにすることが重要となる。

（2）東洋医学的治療（あん摩マッサージ指圧）

医師の指示のもとで適切な施術を心がける。あん摩マッサージ指圧施術は、炎症消退後、疼痛による筋緊張の緩和を目的に前頚部・側頚部・後頚部の筋に行う。

F：予防

後述（p.145～146）の予防エクササイズを参照。

3）頚椎椎間板ヘルニア

A：外傷・障害の概念

ヘルニアとは線維輪に亀裂が生じて椎間円板内の髄核が線維輪を穿破し、脊柱管内や椎間孔部に脱出することで脊髄や脊髄神経を圧迫するものをいう。

B：病態生理

後縦靱帯は正中で厚くなっているため髄核は後外方へ脱出し、神経根障害を呈することが多い。椎間板ヘルニアが大きく、脊髄を圧迫する場合には脊髄障害として両側の上下肢の症状がみられる。頚椎ヘルニアのさまざまな病型は図9を参照。

頚椎の神経根は第1頚椎上から分岐する神経根をC1とし、第7頚椎下からの神経根をC8とする。そのためC5-C6間のヘルニアではC6が障害を受ける。

症状は、ヘルニアが起こる際に頚部痛が出現する。また神経根症状として、神経支配領域に弛緩性麻痺および疼痛が起こる。麻痺の症状として筋力低下、知覚鈍麻、深部腱反射の低下ないしは消失を認める。脊髄の圧迫では圧迫部位以下の運動・知覚障害が出現する。その症状は多彩であるが、症状が進行すると痙性四肢麻痺となる。

C：病因

先天性素因、加齢、過度の負荷、外傷などの外的因子などによって、線維輪の損傷が起こり髄核の脱出が起こる。頚椎の屈曲－伸展の可動域はC5-C6間で最も大きい。そのためC5-C6間でヘルニアが好発する。

D：競技復帰の基準

急性期を過ぎて頚部の炎症が消退し、疼痛誘発テストにおいて疼痛・症状の再現がないことが競技復帰の基準となる。その際、疼痛によって起こる頚部周囲筋の緊張が緩和されていることも確認する。

E：評価

評価には、神経根障害をみる疼痛誘発テスト（ジャクソンテスト、スパーリングテスト）とそ

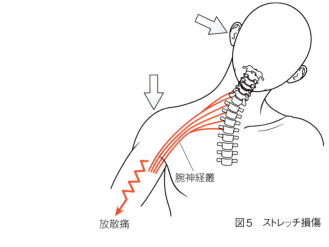

腕神経叢

放散痛　　　　　　　図5　ストレッチ損傷

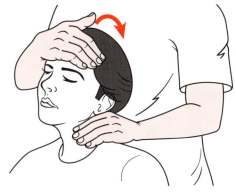

図6　ジャクソンテスト

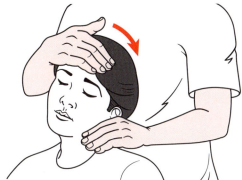

図7　スパーリングテスト

レベル	活動筋／運動	腱反射	感覚
C5	三角筋：肩の外転 上腕二頭筋：肘の屈曲	上腕二頭筋	C5
C6	上腕二頭筋：肘の屈曲 長・短橈側手根伸筋：手関節の伸展	長・短橈側手根伸筋	C6
C7	上腕三頭筋：肘の伸展 橈側手根屈筋：手関節の屈曲 総指伸筋：手指の伸展	上腕三頭筋	C7
C8	手の骨間筋：手指の外転・内転・屈曲	腱反射なし	C8
Th1	手の骨間筋：手指の外転・内転	腱反射なし	T1

図8　筋力テスト・深部腱反射による高位診断

第3章1節　整形外科疾患　143

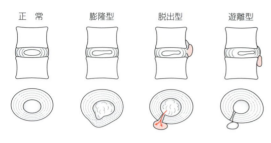

図9 ヘルニアのさまざまな病型

れによる疼痛誘発部位による高位診断。または、筋力テストや深部腱反射による高位診断を行う。

F：治療

(1) 一般的な治療

治療法は神経根障害と脊髄障害では異なる。神経根障害では、急性期の激しい疼痛がある時期は安静と消炎鎮痛薬の投与を行う。疼痛や神経障害によって日常生活動作や、就労に支障を来たすようであれば手術療法も考慮する。

脊髄障害では、症状が軽度であればその消退を待つ保存療法が行われる。自然消退するかどうかは個体差もあるため、症状が改善されない場合は手術療法を行う。

(2) 東洋医学的治療（あん摩マッサージ指圧）

急性期には炎症があるため、あん摩マッサージ指圧は控える。医師の指示のもと、炎症消退が確認されれば治療を開始し、適切な施術を心がける。頚椎ヘルニアは頚椎への過度、あるいは繰り返しかかる負荷によって発症することもある。疼痛による頚部の筋緊張の緩和や、筋緊張による頚椎アライメント不良の矯正を目的にあん摩マッサージ指圧施術を行う。

G：予防

後述（p.145～146）の予防エクササイズを参照。

4）頚椎捻挫

A：外傷・障害の概念／病態生理

頚椎に急激な外力が加わり、伸展、屈曲、回旋した場合に生じる。一般的には交通事故、特に追突事故で多く診断されるが、スポーツにおいてはコリジョン・コンタクトスポーツなどで発生しやすい。

脱臼や骨折がなく、神経症状も生じない頚部外傷を頚椎捻挫というが、椎間関節の捻挫、筋肉の微細損傷、椎間板の損傷など、頚椎捻挫の損傷部位はさまざまである。

正常な頚椎伸展挙動においては、体幹に対して頭部が先に動きはじめるため、頚椎は上位頚椎から伸展を開始し、その伸展挙動は順に下位頚椎に伝わっていく。その際の伸展挙動は上位頚椎が伸展し、下位頚椎に対して後方へ動くため、椎間関節はスムーズな滑りが起こる。しかし、体幹に衝撃を受けた際、体幹の前方移動により下位頚椎から伸展挙動が起こりはじめ、順に上位頚椎に伝わっていく。そのため椎間関節は滑らかな挙動ができず、下位頚椎の上関節突起椎間関節と上位頚椎の下関節突起椎間関節が衝突するインピンジメントが生じると考えられている[2]。

B：病態

頚部への衝撃により頚部痛が出現した場合、損傷組織にもよるが、筋肉の微細損傷であれば、障害筋周囲に圧痛が生じたり、障害筋の活動による筋出力時痛（動作時痛）が起こる。靱帯の損傷の場合は限局した疼痛ではなく、頚部深部の痛みで、決まった動作での痛みではないため診察が困難である。また、椎間関節の障害症状として、頚部から肩甲帯にかけての疼痛が出現する。これは、健常者の椎間穿刺による疼痛誘発試験によって確認されている[3]。よって第5・第6頚椎椎間関節の炎症によって肩関節周辺まで、そして第6・第7頚椎椎間関節の炎症によって肩甲骨周囲まで疼痛が発生するということである。神経症状がみられなくても、これらの部位に疼痛が放散するケースもあるため、診察には注意する。

C：競技復帰の基準

軽症例では、頚椎の可動域が制限されておらず、動作に伴う痛みがなく、かつ神経症状がなければ、復帰が可能となる。受傷後、2～3週間経過しても疼痛が高度な場合や、X線画像上の変形（頚椎の生理的前弯が消失した状態〔ストレートネッ

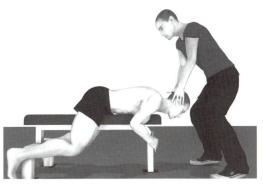
①頚部後方筋群の等張性運動

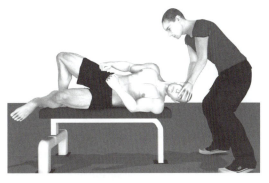
②頚部側方筋群の等張性運動

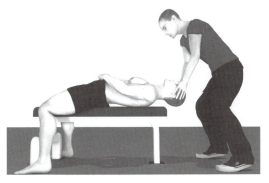
③頚部前方筋群の等張性運動

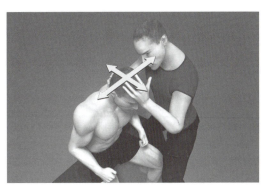
④頚部多方向性トレーニング（反応速度トレーニング）

図10　頭頚部疾患に対する予防エクササイズ

ク］）が存在する場合は、MRIで椎間円板の変性を確認する必要がある。変性が確認された場合は治療が難しく、ラグビーやアメリカンフットボールの選手では、この状態での復帰は難しくなる。そのため、保存療法で復帰できない場合、競技の継続については厳しいのが現状である。

D：評価

評価・検査には、椎間関節部の圧痛の有無や頚椎棘突起の1〜2横指外方部の圧痛の有無を確認する。次に頚椎の可動性と、動作に伴う疼痛筋や椎間関節圧縮ストレスによる前述の放散痛の有無を確認する。整形外科的検査としてはジャクソンテスト、スパーリングテストを行う。ただし、この際、頚椎捻挫では肩上部・上肢への放散痛が出現せず、頚部のつまり感のみを訴えるケースが多い。

E：治療

(1) 一般的な治療

基本的には安静が基本である。保存療法において、カラーなど装具固定作用は強力なものではないが、運動を精神的に制限させ、安静をチームへアピールする意味もある。頚は日常生活でも常に動かす関節であるため、不用意な固定は避けるべきであるが、頚部の保存療法においては必要となる。また、頚椎捻挫は「けがをしている」ということが周囲に理解されにくいこともあり、早期復帰を期待される傾向にあることからもカラーの使用は必須といえる。

(2) 東洋医学的治療（あん摩マッサージ指圧）

頚部のあん摩マッサージ指圧は、頚部周囲筋群の緊張とその可動域評価も参考にしながら、緊張部・硬結部を触知し、施術を行う。また、頚椎のアライメントに対する施術は、立位と背臥位での静的アライメントチェックと、背臥位での他動的触診をもとにアライメントを評価し、それに応じた関節への操作を行う。

頚椎のアライメントはストレートネックの存在の有無を確認する。ストレートネックに対しては椎前筋群の緊張緩和が効果的であるため、前頚部の施術を入念に行い、その後、背臥位にて左右の後頚部を中指または母指にて押圧し、生理的前弯をつくるように後方から前方への圧を加える。

個々の頚椎の変位は、背臥位での他動的触診によってチェックする。頚椎の変位には後方変位と側屈・回旋変位がある。可動性が減少している方向への押圧操作を行う。このとき、同時に可動域が減少している方向へ頭部を向けて押圧する。また、この際の圧方向は、椎間関節の関節面に水平な圧（斜め約45度）を加える。関節操作の際には、頚椎椎間関節にロックがかからない頚部の姿位（軽度後屈位）を取らせたうえで行う。筋の緊張が強い場合は、筋の緊張緩和の施術をしてからアライメント調整の施術を行うと良い。

3. 頭頚部の外傷・障害に対する 予防エクササイズ

頭頚部を守るためには、頚部周囲筋群の筋力強化が重要である。また、単に筋力だけでなく、筋の反応速度に対する能力を身につけることや体幹（特に腹筋）と頚部を一体とする剛体化も重要である。図10で、障害を予防するためのエクササイズ（①〜④）を紹介する。

①頚部後方筋群の等張性運動は、クライアントが腹臥位で頭部を台から垂らした状態となり、パートナーは後頭部を手で抑えて抵抗をかける。クライアントはその抵抗に打ち勝って頭部を後屈する。頚部後方筋群の強化となる。

②頚部側方筋群の等張性運動は、クライアントが側臥位で頭部を台から垂らした状態となり、パートナーは側頭部を手で抑えて抵抗をかける。クライアントはその抵抗に打ち勝って頭部を側屈する。頚部側方筋群の強化となる。

③頚部前方筋群の等張性運動は、クライアントが仰臥位で頭部を台から垂らした状態となり、パートナーは前頭部を手で抑えて抵抗をかける。クライアントはその抵抗に打ち勝って頭部を前屈する。頚部前方筋群の強化となる。

①〜③のエクササイズは抵抗の負荷量は10回挙上できる程度の負荷で行い、急激な抵抗をかけないように注意する。

④頚部多方向性トレーニング（反応速度トレーニング）は、クライアントが座位となり、パートナーはクライアントの前頭部・後頭部を手で把持し多方向に不規則に抵抗をかける。クライアントはその抵抗がかかった瞬間に頚部を筋力で固め、動かされないように頭部を保持する。コンタクトスポーツでは頚部に瞬間的にあらゆる方向からストレスがかかるが、それに応じて瞬間的に反応よく頚部を固める能力を高めることができる。

このトレーニングはアスレティックリハビリテーションの後期（復帰直前）のトレーニングとなる。そのためこのトレーニングを行う際には十分に前述のトレーニングを積んだうえで行う。

なお、筋力強化における段階的リハビリテーションでは等尺性運動から等張性運動へと段階的に進めることが安全であり、上記の方法で、抵抗をかけ頭部を中間位で保持するのみの運動を行えば等尺性運動となり、頭部が動くような運動を行えば等張性運動となる。そのトレーニング順序の配慮もリハビリの安全性のうえで大切である。

【石塚洋之】

【参考文献】
1) 有馬享. 脊椎外傷とスポーツ復帰—特に脊髄損傷例について. 脊椎脊髄. 1992. 5. 349-54.
2) Kaneoka K, et al. Motion analysis of cervical vertebrae during whiplash loading. Spine. 1999. 24. 783-70.
3) Dwer A, et al. cervical zygapophseal joint pain patterns. Spine. 1990. 15. 453-7.
4) 黒田善雄, 他. スポーツ医学Q&A. 金原出版. 1988.

Column

頭部・頚部のスポーツ外傷

アサヒビールシルバースタートレーナー　**藤本英樹**
[出身養成校：明治国際医療大学]

「タッチダウンッ！！」

アメリカンフットボールの試合で、クォーターバックが投げたボールをワイドレシーバーがキャッチし、エンドゾーンまでボールを持ち込んで得点を挙げた。その次のプレーである。ワイドレシーバーの選手がタックルを受けた。幸い、けがをした様子はなかった。しかし、ヘルメットを取ると眼の焦点が合っていない。フラフラしていた。話しかけてみると変わった様子はなかった。しばらく話をしていると、会話のなかで「ウソッ！　俺、タッチダウン取りました？」といっていた。短期記憶がなくなっている。スタッフ、ドクターと連携を取り、その選手は「脳震盪」で試合を離脱した。脳震盪が起こり再びプレーすると、セカンドインパクト症候群の危険性があり、選手に脳震盪の自覚がなくてもプレーをさせることはできない。それは、命を失う危険性があるからだ。

別の試合では、ディフェンスラインの選手がコンタクトプレーにより倒れていた。しばらくして起き上がり2、3歩くと、四肢の力が抜け、再び倒れた。急いでサイドラインまで運び出したが、四肢に力が入らない。選手は救急車で搬送された。救急車のなかでは徐々に力は入るようになり、症状も少し軽快していた。診断は「一過性の脊髄震盪」であった。日頃から選手のけがに備えて準備するのは、非常に重要であることを痛感した。

これらの外傷では、3週間以上の間隔を開け、徐々に運動強度を上げて競技に復帰する。脳震盪や脊髄震盪の受傷後では、頚肩部の筋緊張が非常に強く、可動域制限がある場合が多い。受傷後3日ほど経っていたが、頚肩部の筋緊張、可動域制限が強くみられていた。鍼灸や手技、物理療法により筋緊張を取り、可動域を少しずつ改善させていく。また、頭がフラフラしないか、しっかり歩けているかなど、注意を払いながら競技復帰を支援していく。勝利を目指す選手は、命を失う危険性と隣り合わせである。その場面にトレーナーと治療者はいる。

3 肩関節・上腕

1. 解剖学的・機能的特徴

　肩関節の機能を理解するうえで、鎖骨・肩甲骨・上腕骨の3つの骨で構成される肩甲帯という概念が重要である。手を挙げたり、肩を動かす動作は、肩甲帯の総合的な働きによるものであり、これを構成する関節は、「解剖学的な関節」と「機能的な関節」に大別される。

　「解剖学的な関節」は肩甲上腕関節、肩鎖関節、胸鎖関節であり、「機能的な関節」は肩甲胸郭関節、肩峰下関節（第2肩関節）からなる。

　肩関節は構造的および機能的な特徴から、あらゆる方向に動き、最も大きな可動範囲をもって、上肢の運動を司るという良さがある。その一方で、肩関節は上腕骨頭に比べて肩甲骨の関節窩が非常に小さく、浅いため、骨性の支持が他の関節より少ない構造をしており、スポーツ中の転倒や衝突などの外力により、さまざまなスポーツ外傷を起こしやすいという特徴もある。

　また、肩関節は安定性が低いため、靱帯や関節唇、関節包、筋肉などの軟部組織が補強しているが（図1）、スポーツでの過度使用（オーバーユース）によって軟部組織へ過剰な負担がかかった場合や、肩峰下関節などで軟部組織のインピンジメント（衝突）が繰り返されることでスポーツ障害を起こす。

　本稿では、肩関節・上腕部の代表的なスポーツ外傷・障害を取り上げる。

2. 代表的な外傷・障害

1）腱板炎・腱板断裂

A：外傷・障害の概念

　腱板炎は、筋疲労による筋膜炎や筋付着部炎などが腱板を構成している筋に生じ、痛みと運動制限が生じた状態をいう。特にスポーツ障害としては、投げる・打つ・泳ぐといった動作のなかで、インナーマッスルとアウターマッスルの機能的なインバランスの影響や、腱板のインピンジメントが繰り返し生じることで発症する場合が多い。

　腱板断裂は、転倒や接触プレーなどの外傷や、オーバーユースによる非外傷などで、腱板を損傷した状態をいう。多くは外傷性でみられるが、なかにはバレーボールのアタック動作などの急激な力が加わることによる断裂や、投球などの繰り返される動作で腱板付着部の関節面に張力がかかり断裂に至ることもある。

B：病態生理・病因

　腱板に外傷・障害を引き起こす病態は、非常に多く報告されており、そのなかでもインピンジメントによる障害がよくみうけられる。

　インピンジメントによる障害には、インターナルインピンジメントにより生じるものと、もう一つはエクスターナルインピンジメントにより生じるものがある。

　インターナルインピンジメントとは、肩甲上腕関節内で上腕骨頭と肩甲骨の関節窩の間に、関節唇と腱板が挟まれて衝突する現象である（図2）。

　エクスターナルインピンジメントは、肩甲上腕関節外で肩峰と上腕骨頭の間に、滑液包と腱板が挟まれて衝突する現象である（図3）。

　インターナルは「関節内」を、エクスターナルは「関節外」を意味する。投げる・打つ・泳ぐなどのスポーツ動作によって、このインピンジメントという力学的ストレスが、関節内・外に繰り返し加わることにより、当該組織の損傷と炎症を引き起こし、肩関節に疼痛が生じるのである（図4）。

　また、上肢・下肢・体幹のいずれかに可動域制限や筋出力低下などの機能不全がみられると、正常な運動連鎖が障害されることになる。特に下肢の運動機能の低下は、運動連鎖のうえで上肢に大きな影響を及ぼす。この運動連鎖の破綻が関節窩上の上腕骨頭の非生理的な動きを誘発し、インピンジメントなどの過剰なストレスを生じさせ、最

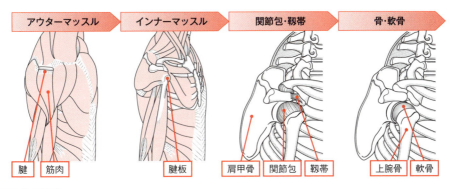

図1　肩関節と軟部組織

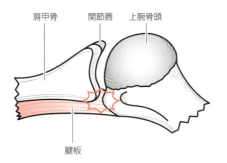

図2　インターナルインピンジメント

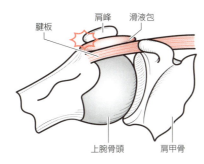

図3　エクスターナルインピンジメント

図4　肩関節疼痛の発症メカニズム

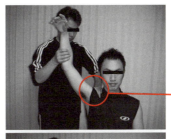
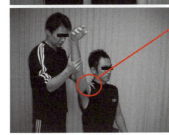

図5　ニアーのインピンジメントサイン

終的に解剖学的破綻を引き起こす。解剖学的破綻により不安定性が生じ、不安定性はさらに関節へ過剰な負荷をかけることになり、障害を引き起こすことにつながる。

　腱板断裂は、完全断裂と不全断裂に分類される。完全断裂は、滑液包面から関節面に断裂が及ぶものであり、これによって滑液包と肩関節とが交通する。不全断裂は、滑液包面断裂、関節面断裂、腱内断裂に分けられる。

C：評価

　選手の多くは、肩関節の疼痛と運動制限を主訴とする。問診により、発症のきっかけや要因を引き出し、外傷・障害を引き起こした問題点を想像し、病態を把握しようとすることが重要である。また、競技種目や競技歴、既往歴も参考にする。

　診察により、肩関節の疼痛は動作時（自動の屈曲や外転時）にみられ、自発痛を訴えることもあるが少ない。

　インピンジメントによる障害は、挙上時に軋音やひっかかり感が認められ、インピンジメントサインも陽性となる。インピンジメントサインは、ニアーとホーキンスの2種類があり、ニアーのイ

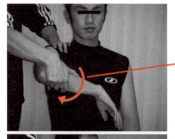

肩と肘を90度屈曲した状態で肩を他動的に内旋させる

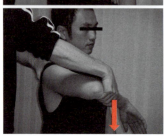

図6　ホーキンスのインピンジメントサイン

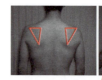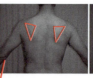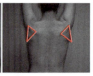

肩甲骨が左右対称に上方回旋する場合を陰性。上肢外転開始時もしくは上肢内転終了時に健側に比べ、患側が下方回旋する場合を陽性とする（中央の写真は陽性例）

図7　肩甲上腕リズム

インピンジメントサインは、選手の後ろ脇に立ち、片手で肩峰部を押さえながら、もう片方の手で選手の上肢を持ち、前腕回内かつ肩関節内旋位で上肢を挙上させると（図5）、烏口肩峰アーチと大結節が衝突しやすくなり、疼痛が出現する。肩関節前面の肩峰の直下に疼痛が誘発された場合を陽性とし、烏口肩峰アーチの中央部にインピンジメントによる損傷や炎症部位があると考えられる。

ホーキンスのインピンジメントサインは、選手の後ろ脇に立ち、片手で選手の肩峰部を押さえながら、もう片方の手で選手の肩と肘を屈曲90度にした状態で、術者が肩関節の内旋を行う（図6）。疼痛が誘発された場合を陽性とし、烏口肩峰アーチの前方部にインピンジメントによる損傷や炎症部位があると考えられる。

また、腱板炎では肩甲上腕リズムの左右差もみられる。肩甲上腕リズムは、立位で両上肢下垂位の状態でスタートし、ゆっくりと両上肢を対称的に前額面上で180度外転させ（約5秒間かけての外転）、その後、下垂位までゆっくり内転させる（約5秒間かけて下ろす）。そのときの両側の肩甲骨の上方・下方回旋を観察してその左右差を調べる（図7）。左右対称に上方回旋および下方回旋する場合を陰性、上肢外転開始時もしくは上肢内転終了時に健側に比べて患側が下方回旋する場合を陽性とする。陽性の場合は肩甲骨の固定性と可動性の機能が障害されていることが考えられる。

ペインフルアークサインは、術者が選手の肩関節を外転させたときに60度〜120度の範囲で疼痛が誘発された場合を陽性とし、腱板炎、肩峰下滑液包炎、腱板断裂などが疑われる。

圧痛は、棘上筋や棘下筋の筋腹、肩峰直下、腱板疎部などにみられ、断裂がある場合には断裂部に圧痛がある。

腱板断裂では、挙上力の低下や制限がみられ、腱板の筋萎縮や筋力低下がみられる。また、ドロップアームテストの陽性や、インピンジメントサイン、ペインフルアークサインが陽性になる場合もある。

ドロップアームテストは、術者が他動的に選手の肩を外転90度に挙上させた後、術者の手を離す旨を伝え、その状態を保持するように指示する（図8）。挙上位を保とうとするが保持することができず、落ちてしまうものを陽性とし、腱板断裂などが疑われる。

D：競技復帰の基準

腱板の障害における競技の継続や復帰は、疼痛の程度や病態だけで判断するべきではなく、上肢や下肢・体幹部の機能状態を評価しながら、誘因の解明、競技や個々の身体的特徴に合った適切な動作も確立していき、段階を踏んで競技へ復帰していく。

腱板断裂により手術療法を行った場合は、修復組織の接合が完了する術後2週以降から徐々に可動域訓練を開始し、筋力強化も自動介助運動から開始する。術後3週以降より自動運動、5週以降より徐々に抵抗運動を開始する。その他、股関節や体幹などの患部以外に対する訓練は、術後早期

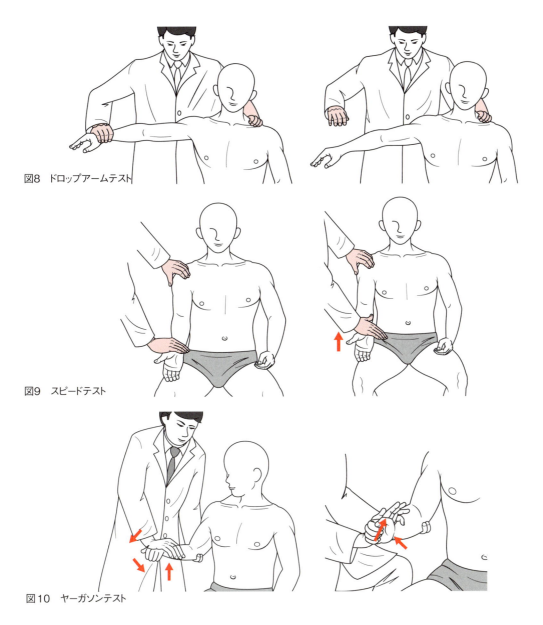

図8 ドロップアームテスト

図9 スピードテスト

図10 ヤーガソンテスト

より開始する。競技復帰は、6カ月以降となる。

E：治療と予防

　治療は、安静や薬剤投与、ストレッチングや腱板の強化訓練などの運動療法といったリハビリテーションによる保存療法が中心となる。保存療法を行っても症状が持続する場合や4～5カ月の保存療法が無効で競技復帰の見通しが立たない場合、不全断裂で関節側断裂が深い場合や完全断裂などでは、手術療法の適応となる。

　本疾患では、腱板の機能だけでなく、競技に関わる上肢・体幹部・下肢の機能や動作を改善するために、全身のなかで問題となっている部位へのあん摩マッサージ指圧治療や鍼灸治療を行う。また、円背姿勢などの姿勢不良や肩甲骨および上腕骨のアライメント異常がある場合には、あん摩マッサージ指圧治療にストレッチングを加えながら改善していくことも大切である。そして、損傷部位である腱板や関連の深い肩甲骨周囲筋に鍼灸治療、あん摩マッサージ指圧治療を行うことで、疼痛の軽減や筋緊張を軽減し、腱板や肩甲帯の機能および肩甲上腕リズムを改善する。

　予防法としては、運動連鎖の土台になる股関節・

体幹部・肩甲骨の柔軟性の獲得や、胸椎や肋骨の運動制限がある場合に肩関節の可動性にも影響が出るので、胸郭の柔軟性の獲得が必要となる。そのうえで、腱板機能訓練や肩甲帯周囲筋の筋力強化により、肩関節や肩甲骨の安定化を図り、続いて体幹部・肩甲帯・上肢・下肢の運動機能の改善と協調運動の獲得を行っていき、腱板への負担を軽減し、良い状態を保つことで外傷・障害の予防につながる。また、選手や監督・コーチとの連携を密にして、選手の競技種目に応じた動作訓練・適切なフォームを獲得することも大切である。

2）上腕二頭筋長頭腱炎

A：外傷・障害の概念／病態

上腕二頭筋長頭腱は、関節内を上腕骨に沿って走行し、ほぼ直角に走行を変えて結節間溝を下降し、関節外に出るため、結節間溝部で摩擦されやすい。また、肩関節の外転外旋時には上腕骨頭を押さえつける支持機能の一部として働くため、スポーツ活動時に重要な役割を果たしており、オーバーユースにより長頭腱へ局所的なストレスが加わりやすく、滑膜炎や腱の炎症が生じる。

後方の腱板損傷や前方の関節唇損傷などの不安定性が存在する場合、長頭腱にはより多くのストレスが加わると考えられている。

B：評価

問診では、肩前面に比較的はっきりとした痛みを訴える。

急性期は、結節間溝部に強い圧痛や腫脹、熱感があり、徒手検査を行うまでもなく、肩を少し動かすだけで痛みを訴える。

慢性期は、結節間溝部の圧痛やスピードテスト、ヤーガソンテストなどが陽性となる。

スピードテストは、術者が選手の前腕を回外位にして、肘を伸展位のまま肩関節を屈曲していくように指示する。選手が肩関節屈曲するときに、術者が手関節部を押さえて抵抗をかけ（図9）、このときに結節間溝部に疼痛が出現した場合を陽性とし、上腕二頭筋長頭腱炎や損傷が疑われる。

ヤーガソンテストは、術者が選手と手を握り、肘を屈曲90度にさせて、前腕を回外するように指示する。その際に握っていた手で抵抗をかけ（図10）、このときに結節間溝部に疼痛が出現した場合を陽性とし、上腕二頭筋長頭腱の炎症や損傷が疑われる。注意点として、肘が体幹部から離れないように伝えておく。

C：競技復帰の基準

急性期は肩の動作制限を行い、疼痛や炎症の経過をみる。この時期は、患部以外のコンディショニングや強化を図る。

疼痛や炎症の状態が落ち着いてきたら、徐々に肩の機能訓練や競技にかかわる動作を開始していき、圧痛や徒手検査などの評価も参考にしながら段階を踏んで競技に復帰していく。

D：治療と予防

保存療法が基本であり、薬剤投与（投薬や注射）、物理療法、運動療法などが行われる。保存療法を行っても症状が持続する場合や、4〜6カ月の保存療法が無効の場合には、手術療法の適応となる。

鍼灸治療やあん摩マッサージ指圧治療も有用であり、上腕二頭筋を主体とする上肢や頚肩背部の筋緊張の緩和を目的としたあん摩マッサージ指圧治療や鍼灸治療、長頭腱の疼痛の軽減を目的とした鍼灸治療が奏効する。結節間溝部の疼痛や圧痛が残っている場合には、施術の最後に圧痛点へ円皮鍼を行うことも有用である。上記の筋緊張や疼痛の軽減により、肩甲帯や上肢の機能の改善につなげていく。

予防法としては、上肢や肩、肩関節周囲、前胸部の機能を良くし、安定化させるために、関節可動域や筋機能を回復・改善していく。競技動作の中で結節間溝部へ負担のかかる動きやフォームがみられる場合は、選手や監督・コーチと連携を取りながら競技動作を改善し、外傷・障害の予防を図る。

3）上方肩関節唇損傷（SLAP lesion）

A：外傷・障害の概念

投球動作の繰り返しなどによるスポーツ障害の

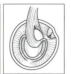

図11 SLAP損傷の分類

ものと、転倒などで手をついたときなどに生じるスポーツ外傷によるものがある。

多くはスポーツ障害によるもので、肩関節の不安定性があると上腕二頭筋長頭や上方関節唇にストレスが加わりやすくなり、損傷を来すものと考えられる。

B：病態生理

SLAP損傷はSnyderにより、形態別に4型に分類されている（図11）。

Type Ⅰ：上方関節唇の変性断裂であり、biceps-labrum complex起始部の損傷はない。

Type Ⅱ：biceps-labrum complexが関節窩上方結節から剥離した損傷である。

Type Ⅲ：上方関節唇のバケツ柄状断裂であり、biceps-labrum complex起始部の損傷はない。

Type Ⅳ：上方関節唇のバケツ柄状断裂が上腕二頭筋長頭腱まで及んだ損傷である。

C：病因

上腕二頭筋長頭腱を介した牽引損傷やエクスターナルインピンジメントによる圧迫損傷の関与が考えられている。

また、SLAP損傷は、単独損傷であることは少なく、腱板関節面の不全断裂や前方関節唇損傷を合併することが多い。

D：評価

日常生活動作での疼痛や運動障害はほとんどなく、投球動作などの競技の動作中に疼痛や引っかかる感じが生じる。

肩関節を180度以上屈曲や外転させていくと、肩の奥のほうで痛みや引っかかり感（はさまる感じ）を訴える。腱板疎部に圧痛をしばしば認め、モディファイドクランクテストやアクティブコン

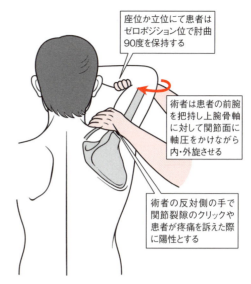

図12　モディファイドクランクテスト

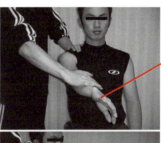

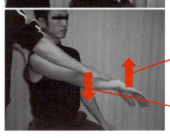

図13　アクティブコンプレッションテスト

プレッションテストなどの徒手検査法が陽性となる。

モディファイドクランクテストは、術者が選手の肘あたりを持って肩甲骨面上で160度挙上位にし、肘関節は屈曲位にした状態にする。その位置で、術者が上腕骨頭を関節窩に押しつけるように軸圧を加えながら、前後方向や内外旋に動かしたりする（図12）。このときに疼痛やクリック音が出現すれば陽性とし、上方関節唇損傷が疑われる。

アクティブコンプレッションテストは、術者が選手の肩を90度屈曲し、15度水平屈曲位にさせ、肘は伸展した状態で母指を下に向けて保持させる。

選手に上肢を挙上するように指示し、術者は下に向けて力を入れる（図13）。疼痛が誘発された場合に陽性とし、棘下筋や上方関節唇の損傷や炎症が疑われる。

MRIや関節造影検査を併用したMRAが診断に極めて有用とされ、確定診断には関節鏡視が必要である。

E：競技復帰の基準

投球を行う競技では、投球禁止期間を4〜6週間とし、投球を許可した後も腱板機能訓練や投球フォームのチェックを続けながら、徐々に投球数を増やしていき、段階を踏んで競技へ復帰する。

F：治療と予防

保存療法を3カ月以上行っても、競技動作が障害され、復帰の見通しが立たない場合、選手が手術を希望する場合には、手術適応となる。

損傷部位の組織学的修復状態を考慮しながら、個々の症例にあった関節可動域訓練や筋力強化などのリハビリテーションに加え、鍼灸治療やあん摩マッサージ指圧治療により、上腕二頭筋や肩関節を主とした上肢の疼痛や筋緊張の軽減、頚部・腰背部・下肢の筋緊張やこり、機能の改善を目的に治療する。

予防法としては、腱板や体幹部の機能を改善し、肩甲骨と体幹部の動きを安定化させることや、上肢・肩・肩甲骨・体幹部・下肢の協調的な運動を行い、競技に必要な運動連鎖を再獲得させたり筋力強化をすることで、受傷部位への負担を減らし、受傷の予防を図る。また、選手や監督・コーチと連携を密にして、選手の競技動作をチェックし、適切なフォームや負担のかからない動作を確立して、再受傷しないように予防することも大切である。

4）肩甲上腕関節脱臼

A：外傷・障害の概念／病態

肩甲上腕関節脱臼は、肩関節挙上位や外旋位にて肩関節が生理的な限界を越える外力を受けたり、伸展位で手をついて過度に外転が起こったときな

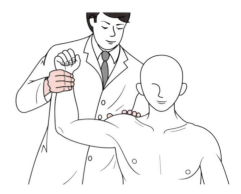

図14　前方アプリヘンジョンテスト

どの介達外力が加わることで、上腕骨頭と関節窩の関節面が接触を失った状態である。

10代や20代で初回脱臼を受傷すると、スポーツ活動のみならず、軽微な外力や日常生活でも脱臼または脱臼不安感を繰り返す、反復性脱臼に移行しやすい。

肩甲上腕関節脱臼の多くは、前方脱臼であり、後方脱臼は極めて稀である。

B：評価

問診による現病歴の聴取や脱臼・亜脱臼の既往、競技中の特定の肢位での不安感・脱力・疼痛などを聴取する。

脱臼した状態で来院した場合は、肩峰下に三角筋の膨らみは認められず、肩峰は突出した状態となり、動かすと激痛があるので健側の手で患側の上肢を支えた特有な姿勢を取る。

整復後、疼痛は激減するが、軟部組織の損傷があるため、腫脹、運動痛、肩関節前面の圧痛が残る。また、固定中や固定後では頚肩背部にこりや筋緊張が発生しやすい。

来院時、すでに整復され、最終脱臼・亜脱臼より相当時間が経過している場合は、関節拘縮の有無に加えて、肩甲上腕リズムや肩甲骨の位置の左右差などの肩甲胸郭関節の機能を評価することも大切である。

関節可動域の測定や筋力の評価に引き続き、肩甲上腕関節の動揺性の有無を確認し、上腕骨頭の転位の方向・程度を評価する。前方不安定症には、前方アプリヘンジョンテストを用いて評価する。

その方法は、術者が片手で選手の肩を90度外転位、肘を90度屈曲位にさせ、もう片方の手を肩後方に置き、肩後方から上腕骨頭を前方に押し出すように圧迫する（図14）。このときに肩関節が前方に抜けそうな不安感、はずれそうな不安感が出現したときを陽性とし、不安定肩、反復性脱臼を疑う。

診断は、局所所見や単純X線撮影により容易であるが、その治療法の選択に関しては脱臼の程度によって保存療法か手術療法か議論の分かれるところである。

C：競技復帰の基準

スポーツ種目や競技レベル、年齢、シーズン中か否かによって治療法を選択する必要がある。

手術療法を行った場合、競技完全復帰のためには、①局所の治癒、②全身機能の改善、③恐怖心の克服という3つの条件を満たさなければならない。②と③には、個人差があるため、復帰時期は選手個々によって大きく異なる。

スポーツ種目によっても異なるが、局所の治癒状態を踏まえた大まかな術後プランとして、3カ月以降で肩関節自体に負荷のかかるトレーニングの開始、6カ月でスポーツ復帰とし、スポーツ種目により違いがあるものの、完全復帰は術後6～12カ月くらいである。

D：治療と予防

鍼灸治療やあん摩マッサージ指圧治療は、肩関節の固定中に生じる頚肩背部のこりや筋緊張の軽減を目的に行われたり、腱板を中心とした肩関節周囲の筋力強化により生じる筋疲労や筋痛の軽減を目的に行われたりする。また、恐怖心があると肩関節周囲の筋を常に緊張させるため、広範囲に筋痛がみられ、二次的に腱板炎を引き起こす場合もあるため、筋痛や筋緊張を軽減し、続発する障害を予防する目的で、鍼灸治療やあん摩マッサージ指圧治療が行われる。

競技復帰に向けて重要なのは、再脱臼しないようにすること、反復性脱臼への移行を防ぐことであり、そのための予防策が必要となる。腱板と肩関節周囲の筋力を改善したり、全身的なパフォー

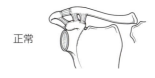

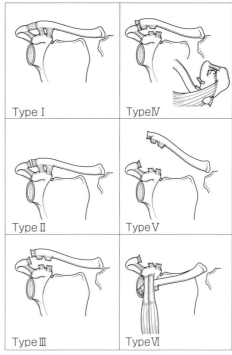

図15　ロックウッド分類

マンスを回復させ、脱臼肢位の回避を意図したスキルトレーニングなども重要である。

5）肩鎖関節脱臼

A：外傷・障害の概念

肩鎖関節の脱臼は、肩峰部分を直接打撲するような直達外力で発生することが多い。そのため、ラグビーや柔道などのコンタクトスポーツで好発する。

B：病態生理・病因

肩鎖関節脱臼は、その病態からさまざまな分類法が用いられている。以前は、靱帯損傷の程度を主体に分類したトッシー分類が広く用いられていたが、現在はその病態をさらに的確に評価し、付着した筋肉の損傷なども加味したロックウッド分類（図15）やローウィ分類などが用いられている。

コンタクトスポーツや転倒などによる肩関節へ

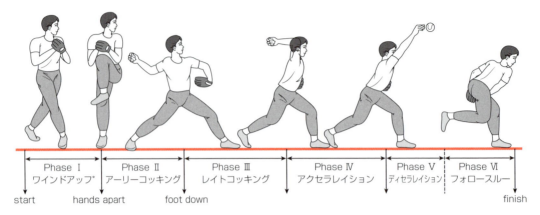

図16　投球動作の各相

の直達外力により肩峰や鎖骨周囲に疼痛を認め、腕の挙上不能となった場合に、肩鎖関節脱臼を疑う。特に、肩関節内転位で肩峰を床や地面に強打するという受傷機転が、肩鎖関節脱臼では多く認められる。

靱帯損傷と鎖骨の転位方向・程度により区分しており、Type Ⅰ型：捻挫、Type Ⅱ型：亜脱臼、Type Ⅲ型：完全脱臼、Type Ⅳ型：後上方脱臼、Type Ⅴ型：高度脱臼、Type Ⅵ型：烏口突起下脱臼、に分類される。

C：評価

当外傷は、肩への直達外力によって発症する場合がほとんどであるため、受傷機転と臨床症状を問診によって聴取することが大切である。なお、肩甲帯全体に強い外力が加わって発症しているため、鎖骨遠位端骨折や肩甲骨骨折、腱板損傷などの合併損傷を念頭に置く必要がある。

急性期では、肩鎖関節部に腫脹・疼痛があり、圧痛もある。高度の肩鎖関節脱臼では、鎖骨外側端が上方へ転位し、肩鎖関節部の突出が視診にて把握できる。

急性期を過ぎれば、腫脹・疼痛・機能障害などの症状を軽快していき、肩鎖関節部の突出という美容上の問題のみ残存する場合が多い。

徒手検査としては、鎖骨外側端を押し下げると脱臼した肩鎖関節は元の位置に整復され、手を離すと再び上方へ転位するピアノキー徴候（piano key sign）がある。

D：競技復帰の基準

競技への復帰は、疼痛や関節可動域制限がなく、十分な筋力が獲得されれば可能であるが、復帰時期は保存療法で受傷後1～2カ月、手術療法で3～4カ月が目安となる。

E：治療と予防

肩鎖関節脱臼のType ⅢからⅥは、ほとんどの症例で手術適応となる。

保存療法では、アイシングや消炎鎮痛薬、外用薬による疼痛の軽減に努め、損傷した肩鎖靱帯および烏口鎖骨靱帯への負荷軽減と転位の増大防止に外固定が行われる。

損傷部位の程度にもよるが、損傷部位の圧痛点に鍼灸治療を行い、疼痛の軽減を目的に行う場合もある。また、固定によって生じる頚肩背部のこりや筋緊張の軽減を目的に、鍼灸治療やあん摩マッサージ指圧治療を行う。

受傷を予防するためには、前鋸筋などの肩関節周囲の筋力訓練を行って肩甲骨を安定化させることや、肩関節周囲と体幹部および骨盤帯との協調運動を向上させる訓練を行うことで、体幹部と肩甲骨が一体となって安定した力を発揮させたり、衝撃に耐えられる力を獲得して、受傷を予防する。

また、コンタクトスポーツの場合には、局所への直接的衝撃の軽減や再受傷予防を目的として、肩鎖関節部への穴あきパッドやテーピングを使用したり、タックルなどのフォームを修正したりする。

6）投球障害肩

Ａ：外傷・障害の概念

投球などの動作により、肩の障害が腱板や関節唇、関節上腕靱帯、肩峰下滑液包、上腕二頭筋長頭腱、腱板疎部などに生じ、これらの部位に炎症性変化、器質的変化、形態的変化が種々の程度で引き起こされる。

投球動作は6期に分けられており（図16）、Phase Ⅰ～Ⅲは前方要素、Phase Ⅲ～Ⅴは前方・上方・後方要素、Phase Ⅴ～Ⅵは後方要素に負担が大きくなり、各部位に損傷を生じやすい。

Ｂ：病態生理・病因

前述した部位への障害がどのようなメカニズムで起こってくるのか、まだ明確な回答は出ていない。投球過多、フォーム不良、全身的要因などにより肩関節に負荷が加わり発症すると考えられている。

発症する障害としては、腱板の場合、エクスターナルまたはインターナルインピンジメントによる腱板の障害、上腕二頭筋では上腕二頭筋長頭腱炎、関節唇ではSLAP損傷（SLAP lesion）などがみられ、それぞれ前述しているので詳細は参照されたい。また、肩峰下滑液包は二次的に滑液包炎を生じ、関節上腕靱帯では靱帯の損傷、腱板疎部では弛緩や離開など、さまざまな病態が生じる。

Ｃ：評価

投球障害肩の評価は、肩関節や肩甲胸郭関節とともに、症状の発現に関与している肩関節以外の部位に対する機能の評価も必要であるため、投球という運動連鎖上必要な肩以外の関節、体幹部の機能の評価も重要となる。

発生の原因を問診により探りながら、身体所見としては肩関節の可動域や筋力、肩甲胸郭関節の機能、徒手検査を行い、足部から股関節や体幹部に至る各関節の可動域、筋力、タイトネス、筋緊張、片足起立時のバランスなども評価する。

また、肩関節のどこが、どの程度損傷しているか画像診断を行うことや、投球フォームをチェックし、選手への問診や身体所見、画像診断、投球フォームなども総合して、損傷部位と損傷に至るストーリーを頭のなかで描くことが大切である。

Ｄ：競技復帰の基準・治療と予防

発生する障害部位やその程度により状況が異なるため、前述したそれぞれの詳細を参照されたい。それに加えて投球動作のどの相で、どこに痛みや不具合が生じるのか、問題点はどこなのかを明確に、鍼灸治療やあん摩マッサージ指圧治療を行ったり、選手や監督・コーチと投球フォームのチェックおよび改善に向けて話し合い、負担が少なく、再受傷しないように予防していくことも大切である。

3. その他の外傷・障害

肩関節・上腕部のその他のスポーツ外傷・障害には、腱板疎部損傷やベネット病変、四角腔症候群、肩甲上神経障害、リトルリーグ肩、水泳肩などがみられ、アスレティックリハビリテーションや鍼灸治療、あん摩マッサージ指圧治療が行われる。

【小堀孝浩】

【参考文献】
1) 高岸憲二. 図説 新肩の臨床. メジカルビュー社. 2006.
2) 中嶋寛之, 福林徹, 史野根生. 新版スポーツ整形外科学. 南江堂. 2011.
3) 宗田大. 復帰をめざすスポーツ整形外科. メジカルビュー社. 2011.
4) 橋本淳, 延原克哉. 肩診療マニュアル 第3版. 医歯薬出版. 2004.
5) T, S, エレンベッカー. エレンベッカー肩関節検査法. 西村書店. 2008.
6) ジョセフ J. シプリアーノ. 写真で学ぶ 整形外科テスト法. 医道の日本社. 2004.
7) 筒井廣明, 山口光國. 投球障害肩—こう診てこう治せ. メジカルビュー社. 2004.
8) 福林徹, 宮本俊和. スポーツ鍼灸の実際. 医道の日本社. 2009.
9) 福林徹. アスレティックリハビリテーションガイド. 文光堂. 2008.
10) 臨床スポーツ医学編集委員会. 新版スポーツ外傷・障害の理学診断・理学療法ガイド. 文光堂. 2003.

Column

プロ野球や各競技のトッププレーヤーの
トレーナーを経験して思うこと

専門学校浜松医療学院学院長　臼井義雄
[出身養成校：日本柔道整復専門学校・日本鍼灸理療専門学校]

　野球選手は一般に、外傷より障害が多く発生する。また、下肢に比べて上肢の損傷が多く、肩関節や肘関節の障害によく遭遇する。障害は、同じ部位に何度も繰り返されるストレス（例えば、針金の曲げ伸ばしを何度も繰り返し回していると、いつの間にかその部分が切れてしまう現象）によって発生する。

　プロ野球選手は、職業として年間145試合以上のゲームをこなす。4月から10月までに毎日のように試合を行っている。投手は全力投球をして勝利を勝ち取らなければならない。野手は投手と違い、毎日のように厳しい環境のなかでプレーをしている。このような状況下で、筋疲労から来る肩関節、肘関節、腰部などにオーバーユースが多くみられる。

　実際に投球障害では、疲労から来る下肢・体幹の機能低下や運動連鎖の破綻から生じる障害、また下肢・体幹の硬さや筋力不足などが起因の動作不良から生じる肩関節痛、肘関節痛などがある。投球障害に多いインピンジメントやスラップリージョンを発症する選手も少なくない。このような場合は、チームドクターと協力をして症状の改善を目指す。

　プレーヤーがこのような症状を呈する前に、トレーナーはコーチと協力をして選手のケアの方法や身体づくりのためのトレーニング、疲労回復のためのコンディショニングを指導するとともに、ストレッチ、アイシング、マッサージ、鍼などの施術を行う。

　スポーツ界ではフェアプレー精神のもとにドーピングが厳しくなっているなか、トレーナーは手技療法や物理療法を用いて対応している。オリンピック選手やプロ選手たちは、センスはもちろんのこと努力を惜しまずに活動、活躍をしている。

　このような選手たちと一緒に仕事ができたことに、私は感謝している。

4 肘関節・前腕部

1．解剖学的特徴

1）関節の構造

　肘関節は、腕尺関節・腕橈関節・近位橈尺関節が同じ関節腔に含まれる複合関節である。腕尺関節は蝶番関節であり、屈伸運動を司っている。腕橈関節は球関節で屈伸・回旋運動に関与し、近位橈尺関節は車軸関節で、遠位橈尺関節と一体となって前腕の回旋運動にかかわっている（図1）。

　上腕骨下端関節面は正面からみて上腕骨軸に直交せず、滑車と小頭の回転軸は内・外上顆の頂点を結ぶ線から約6度外反している（図2-a）。また下端からみれば、回転軸は内・外上顆の頂点を結ぶ線から5～7度内旋している（図2-b）。側方からみると上腕骨下端関節面は上腕骨軸から約30度前方へ傾斜し、後方へ約30度の開角を持つ尺骨の滑車切痕に対向して、屈伸可動域の大部分を規制している（図2-c）。

　上腕の肘関節の回転軸が上腕骨より前方にあることは、上腕筋・上腕二頭筋が作用するレバーアームが大きくなり、屈曲に有利である。

2）肘関節の靱帯

　肘関節は屈伸と回旋を可能にし、かつ側方への安定性を保持するため他の関節にない特殊な骨格と靱帯機構（図3）を持つ。

　生理的に軽い外反を持つ肘関節では、スポーツに多い投擲（とうてき）動作や、日常生活動作での力の伝達に際し、常に外反力にさらされる。このため内側の靱帯は外側よりも強固な構造である。

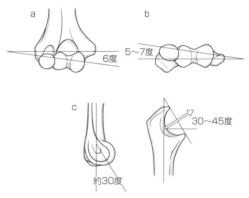

a：内外上顆の頂点を結ぶ線から6度外反
b：内外上顆の頂点を結ぶ線から5～7度内旋
c：上腕骨軸から30度前方傾斜

図2　上腕骨下端の形態

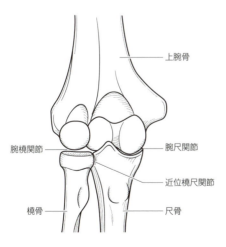

図1　関節の構造

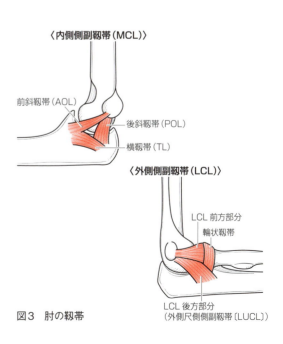

図3　肘の靱帯

A：内側側副靱帯

内側側副靱帯は最も強固な前斜走靱帯（AOL）と伸展性に富む後斜走靱帯（POL）、発達の悪い横斜走靱帯（TL）からなる。

AOLは外反ストレスに対する最も強固な支持機構であり、肘関節の安定性保持に重要である。肘のスポーツ障害では再建を要する最も重要な靱帯である。POLは屈伸運動で長さが変化し、最大屈曲で伸展時の約2倍になる。このためPOLの瘢痕化は屈曲制限の原因となる。

TLは瘢痕的で、機能的な意義は少ない。

B：外側側副靱帯複合体

外側の靱帯支持機構は屈伸と回旋を受け持つため、複雑である。外側側副靱帯・輪状靱帯・副側副靱帯・橈側側副靱帯の4つからなり、外側靱帯複合体と呼ぶ。

3）上腕・前腕の筋肉

A：上腕前面肘関節屈筋群

上腕前面肘関節屈筋群（図4）は、上腕二頭筋・上腕筋・腕橈骨筋からなる。上腕二頭筋は橈骨の後内側にある橈骨粗面に付着することにより回外位での屈曲の主力となる。

上腕筋は深層にあり、上腕骨下端前面から起始し、停止腱をほとんど持たない。完全伸展位から屈曲する際、上腕骨下端の前方傾斜の構造と相まって屈曲力の増大をもたらす。

腕橈骨筋は外側上顆稜前面から起始し、橈骨茎状突起に停止する滑動距離の短い筋である。回内位から中間位での屈曲が主な機能である。

B：前腕屈曲回内筋群

多くの屈筋群が上腕骨内側上顆から起始する。

内側上顆から起始する筋は、尺側から尺側手根屈筋・浅指屈筋・長掌筋・橈側手根屈筋・円回内筋である（図5）。なかでも尺側手根屈筋と橈側手根屈筋はスポーツ活動に重要な筋である。

尺側手根屈筋は2つの起始（上腕頭・尺骨頭）を持つ。関節包とこの2つの頭の間に張る腱膜を肘部管と呼び、尺骨神経が下降する。尺骨神経の

脱臼や絞扼神経障害が起こりやすい部位である。また、尺側手根屈筋の作用は手関節の尺掌屈である。投球・打撃・ラケット競技など上肢を使うあらゆるスポーツ動作で重要な働きをする。

橈側手根屈筋は尺側手根屈筋とともに強力な手関節屈曲筋である。

C：上腕後面の皮枝伸展筋群

肘関節伸展に関与する筋は上腕三頭筋と肘筋がある。上腕三頭筋は3つの起始（長頭・外側頭・内側頭）を持つ（図6）。停止腱は、肘頭尖端背側の尺側縁から肘頭外側末梢まで広く三頭筋腱膜となって付着する。肘筋は、外側上顆後方から尺骨中枢橈側へ向かう三角形の筋である。

D：前腕伸展回外筋

多くの伸筋群は上腕骨外側上顆から起始する。外側上顆に起始する筋は、長橈側手根伸筋・短橈側手根伸筋・総指伸筋・尺側手根伸筋・小指伸筋・回外筋がある（図7）。

テニス肘は、短橈側手根伸筋と総指伸筋の起始部の腱付着部炎が主な病態である。

E：肘関節・前腕の運動

正常の肘関節可動域は0〜145度である。

野球などの投擲動作には20度以下の伸展制限は問題にならないが、重量挙げや体操競技では肘関節の過伸展ロック機構が必要なため、競技種目により必要な可動域が異なる。

2．代表的な外傷・障害

1）外側上顆炎・内側上顆炎

A：外傷・障害の概念

肘関節付着部障害の総称である。外・内側上顆炎は、成長期と成人で成因が異なる。テニスやゴルフで疼痛を来すので、テニス肘やゴルフ肘とも呼ばれる。

B：病態

成長期では、小学校高学年〜中学生でみられるもので、身長の増加が著しい時期である。骨性の

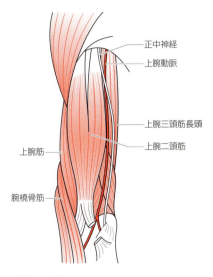

図4 上腕前面の筋

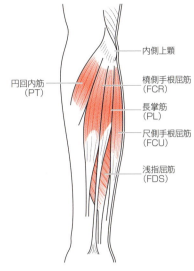

図5 前腕前面の筋

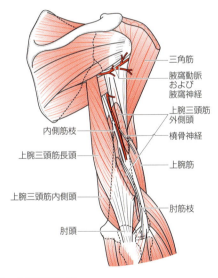

図6 上腕後面の筋

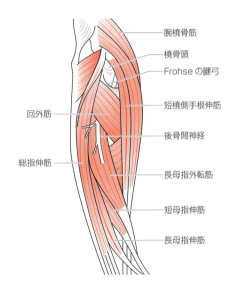

図7 前腕後面の筋

成長に比べ筋の伸張が劣るため、付着部にかかるストレスが大きくなり疼痛を来たす。外側よりも内側の疼痛が強く、筋の成長が追いつくと疼痛が消失する。

成人では、男性より女性に、内側より外側に多くみられる。テニスなどのラケット競技では、インパクトの衝撃に対して前腕筋群が収縮してラケットを保持するため、筋起始部に過大なストレスが生じ、慢性炎症と変性を来たす。

C：病因

外側上顆炎は、テニスのバックハンドで多く起こり、テニス肘と呼ぶことが多い。

内側上顆炎は、ゴルフ肘・内側型テニス肘と呼ばれることが多い。

D：鑑別

(1) 外側上顆炎

前腕回外伸筋群の外側上顆への付着部の圧痛を認める。症状が強くなると、タオルを絞るときの肘関節外側痛を訴える。トムゼンテスト（図8）・

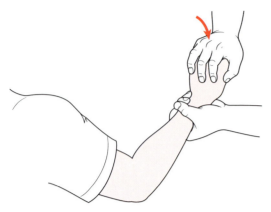

図8 トムゼンテスト

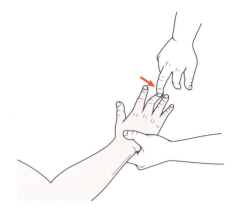

図9 中指伸展テスト

チェアテスト・中指伸展テスト（図9）で疼痛が誘発する。

(2) 内側上顆炎

前腕屈曲回内筋群の内側上顆への圧痛が特徴である。抵抗下手関節掌屈テストや前腕回外位で手関節を伸展させると疼痛が誘発する。

E：治療

(1) 保存療法

安静が原則であり、前腕の筋に負担がかからないようにする。湿布や軟膏などの抗炎症薬を用い、必要に応じて内服消炎鎮痛薬を追加する。

持久力低下や筋柔軟性の低下も一因となるため、筋力トレーニングやストレッチ、局所マッサージも効果がある。

症状が長期化する場合には温熱療法やステロイド局所注入を施行する。

(2) 手術適応

保存療法で改善しない例では腱付着部を新鮮化し再逢着する。

(3) 鍼灸・マッサージ治療

外・内側上顆炎では、前腕筋群の筋緊張や疼痛を訴える筋に対して鍼灸・マッサージ治療を行う。短橈側手根伸筋（下廉・上廉・手三里など）、総指伸筋（三陽絡・四瀆など）、橈側手根屈筋（少海・郄門・間使など）、尺側手根屈筋（小海・支正など）。

F：競技復帰

非外傷性の疾患であるため、原因の追及と対応

が図れれば、症状の悪化を防ぐことができる場合が多い。テーピングなどを施して競技復帰することが可能である。

しかし、悪化の兆しやフォームの破綻、身体機能への影響が疑われた場合は、症状の限度に限らず再検討する必要がある。

G：予防

前腕筋群の慢性障害のため、日々のストレッチ・マッサージなどのケアと筋力強化が重要である。

また用具選びも注意が必要であり、テニスの場合、ガットのテンションやグリップの太さなど、自分に適したものを選択する。

2）内側側副靱帯（MCL）損傷
〔野球肘内側型〕

A：外傷・障害の概念

スポーツ中の転倒や、繰り返しかかるストレスにより起こる損傷。特に内側の靱帯は、投球動作を重ねることにより負荷が加わるため損傷しやすい。

B：病態

外傷性と非外傷性の内側側副靱帯（以下、MCL）損傷とに分類される。外傷でのMCL損傷はスポーツ中の転倒により生じる。脱臼を合併して、内外側の靱帯を損傷することもある。

非外傷性は、投球動作によって生じる。靱帯の損傷は中学校高学年以降から出現しはじめる。繰

り返す損傷に対する靱帯変性が原因である。

C：病因

発症は、徐々に痛くなる慢性型と、急激に出現する急性型がある。中・高生では慢性型が、大学生以上では急性型が多い。

小児期では内側側副靱帯付着部の剥離骨折を呈し、リトルリーグ肘と呼ばれる。

D：診断

内側側副靱帯部に圧痛が存在する。外反ストレステスト陽性となる。

X線・超音波での不安定所見やMRIの損傷所見での診断も行う。

E：治療

(1) 一般的な治療

保存療法も手術療法も、靱帯修復に要する期間はほぼ同じと考える（3カ月）。期間中は外反ストレスを回避したあとに投球再開、6カ月で競技復帰を目指す。

保存で投球開始したものの疼痛が残った場合は、靱帯再建術が適応になる。靱帯再建の成功率は90％以上である。再建の際は長掌筋腱や薄筋腱を利用する。

(2) 鍼灸マッサージ治療

内側側副靱帯損傷そのものに対して鍼灸マッサージ治療の適応はない。ただし消炎・鎮痛には有効で、肘内側部を中心に刺鍼を行う。

F：競技復帰

損傷の度合いによって復帰時期は異なる（表1）。

外傷性の場合は、損傷組織の回復は当然であるが、可動域・筋力などの機能や、ステップ・コンタクトなどの技術的問題の解決が必要である。

非外傷性のMCL損傷の場合は、内外側上顆炎と同様の流れとなる。

G：予防

投球動作は全身運動であるため、全身の可動域の確認が必要になる。特に肩関節・肩甲帯・股関節の可動域が重要となる。

ストレッチは静的なストレッチに加え、動的なストレッチも行う。さらに、投球後の可動域確認・ストレッチ・ダウンプログラムも必要である。

表1　靱帯損傷の分類

第1度損傷 （一部線維の断裂）	自発痛・圧痛・軽度腫張と疼痛・運動制限
第2度損傷 （部分断裂）	自発痛・圧痛・関節血腫・腫張・運動制限・軽度の異常可動性
第3度損傷 （完全断裂）	2度損傷の症状増強・関節不安定性

投球フォームの修正も予防になるが、個人差が大きいため注意が必要である。個々の体格・年齢・競技レベル・関節可動域・アライメントなどを考慮する。

3）離断性骨軟骨炎（野球肘外側型）

A：外傷・障害の概念

成長期にみられる野球肘の一つである。多くは上腕骨小頭に発生する。

B：病態

関節運動による圧迫・剪断力が骨化過程にある未熟な骨端軟骨部に壊死性病変を来たすものと考えられている。

投球動作中および動作後の肘関節周囲の鈍痛を主症状とする。初期では、安静で疼痛は消失するが、投球を継続することで可動域制限が生じる。

C：病因

投球動作の加速期で生じる外反による外側の圧迫力と、腕橈関節の回旋力による圧迫剪断力が主な原因である。

病期が進行すると肘関節の屈伸制限や関節遊離体によるロッキングが生じる。

D：診断

病変部の圧痛・腫脹を認める。X線・CT・MRIで診断する。透亮期・分離期・遊離期に分類される。

E：治療

(1) 保存療法

MRIのネルソン分類Grade1と2（表2）に対しては投球禁止し、保存療法を選択する。2～3

ヵ月後MRIにて再評価を行う。投球禁止後は安全な投球フォーム習得に努める。

（2）手術療法

ネルソン分類Grade3・4（表2）によると、保存では治癒が期待できないため、手術適応となる。分離期ではドリリング・骨釘移植・楔状骨切術を、遊離期ではモザイク形成術・楔状骨切術と骨釘移植の併用を行う。術後6カ月からキャッチボールを開始し、8～10カ月で全力投球可能となる。

（3）鍼灸マッサージ治療

離断性骨軟骨炎そのものに対して鍼灸マッサージ治療の適応はない。ただし消炎・鎮痛には有効で、患部を中心に刺鍼を行う。

F：競技復帰

手術療法の場合、固定期間が終了し早期に前腕筋のストレッチ・肘周囲筋の等尺訓練・投球動作（肩関節外転・外旋）の運動から開始する。上肢の運動が安定してきたら下肢運動を加える。

1カ月をめどにキャッチボールを開始させる。その後2、3カ月以内の競技復帰を目標とする。

症状がある場合は投球動作を中止し、症状の消失後に1段階前の練習から復帰させる。

G：予防

投球動作で起こる傷害のため、MCL損傷の予防法と同様である。

---

3. その他の疾患

1）タナ（滑膜ひだ）障害

腕橈関節または後方腕尺関節において、肘関節の屈伸時に滑膜ひだが陥入する。投球時のフォロースルーと打撃時の引き手振り切りに際して引っかかりと疼痛を訴える。圧痛部が関節裂隙にあり、重症になると弾撥現象を来たす（弾発肘とも呼ばれる）。内・外側上顆炎と区別が必要となる。

2）変形性肘関節症

スポーツで肘が酷使されると骨棘が出現し、肘

表2　MRIによる離断性骨軟骨炎の病期分類（ネルソン分類）

Grade 0	正常
Grade 1	輝度変化を伴うが関節軟骨は正常
Grade 2	関節軟骨に高輝度の亀裂あり
Grade 3	関節液を示す線状の高輝変化が軟骨骨片の下に広がる
Grade 4	不均一または低輝度の遊離体を病巣部中央か関節内に認める

の動作で骨棘が衝突することにより疼痛が生じる。

3）尺骨神経障害

外傷ではスノーボードによる損傷が多く、肘関節脱臼骨折に合併することがほとんどである。

障害では野球が圧倒的に多い。スローイング動作中や肘関節屈伸動作中や動作後に小環指のしびれが増強し、握力も減退する。

4）前腕部コンパートメント症候群

骨と筋膜によって構成される区画（コンパートメント）の内圧が上昇し、神経障害や筋壊死に至るものである。スポーツでは、重量挙げや体操競技などの特別なスポーツ活動などで起こる（慢性コンパートメント症候群）。前腕部では掌側区画に多発する。指の他動伸展による疼痛の増強が特徴的である。

【印南　秀】

【参考文献】
1）公益財団法人日本体育協会．公認アスレティックトレーナー専門科目テキスト2　運動器の解剖と機能．公益財団法人日本体育協会．2010.
2）財団法人日本体育協会．公認アスレティックトレーナー専門科目テキスト3　スポーツ外傷・障害の基礎知識．公益財団法人日本体育協会．2011.
3）公益財団法人日本体育協会．公認アスレティックトレーナー専門科目テキスト7　アスレティックリハビリテーション．公益財団法人日本体育協会．2011.
4）鳥巣岳彦編．標準整形外科学 第10版．医学書院．2008.
5）中嶋寛之編著．新版スポーツ外傷と障害．文光堂．2002.
6）臨床スポーツ医学編集委員会．新版スポーツ外傷・障害の理学診断・理学療法ガイド．文光堂．2003.
7）菊地臣一．肘・手の痛み．南江堂．2011.
8）黒澤尚，他．スポーツ外傷学Ⅲ 上肢．医歯薬出版．2000.
9）松本勅．図解スポーツ鍼灸臨床マニュアル．医歯薬出版．2003.

5 手関節

1. 解剖学的・機能的特徴

1) 橈骨手根関節

橈骨手根関節（図1）は、通称「手関節」である。手根骨（図2）近位列4つのうち、舟状骨・月状骨・三角骨の3つが共同して楕円形の関節頭となり、浅くくぼんだ橈骨の手根関節面と関節をなす。

この関節は楕円関節であり、主に手を前後に振る掌屈—背屈動作（屈曲—伸展）と左右に振る動作（橈屈—尺屈）を行い、関節面はやや傾斜しており、尺側および掌側への動きのほうが大きい。

2) 下橈尺関節

橈骨手根関節の近位に、橈骨下端の尺骨切痕と尺骨下端の尺骨頭の関節環状面とで形成される下橈尺関節（図1）がある。

この関節は車軸関節であり、前腕の回内—回外動作を行う。

3) 靱帯・腱鞘

手関節は内側・外側の側副靱帯と掌側・背側の橈骨手根靱帯および掌側の尺骨手根靱帯の5つの靱帯によって覆われている。また、掌側には屈筋支帯により手根管、手根靱帯により尺骨神経管（ギヨン管）が形成される。背側には伸筋支帯により6つの腱区画が形成される（図3）。

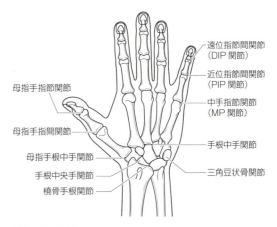

図1 手の関節

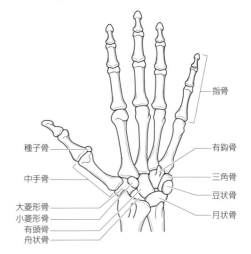

図2 手の骨

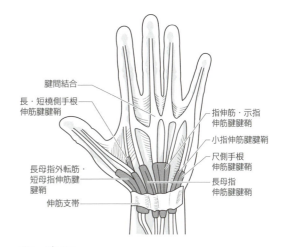

図3 腱区画

2. 代表的な外傷・障害

1）手関節捻挫

A：外傷・障害の概念

　安静時痛や運動痛とともに腫脹、熱感、圧痛などが出現する。損傷が高度になると主要靱帯の完全断裂を生じ、手根骨の不安定性がみられる。

B：病態生理

　可動域を越えた過剰な関節運動が強制され、伸展された靱帯、関節包や滑膜などが損傷（捻挫）する。

C：病因

　転倒時に手を突く、強い屈曲や捻転によって起こる。例えば、バレーボールでの低いボールのレシーブ時、手首が背橈屈して手根骨が関節円板を圧迫して損傷を起こす。体操やテニスなどの種目では、手関節捻挫や繰り返されるストレスに起因する慢性手関節痛を生じ、その診断や治療に難渋することがある。

D：競技復帰の基準

　足関節捻挫と同様に以下を基準とする。
- Ⅰ度（軽症）：1週間
- Ⅱ度（中等症）：2〜3週間
- Ⅲ度（重症）：1〜2カ月

2）TFCC（Triangular Fibrocartilage Complex：三角線維軟骨複合体）損傷

A：外傷・障害の概念

　「尺骨突き上げ症候群」とも呼ばれる。TFCCの中心部には関節円板があり、断裂や穿孔を来たすと症状が出現する。また、損傷が三角靱帯に及ぶと下橈尺関節部において尺骨頭が亜脱臼・脱臼を来たすようになる。症状としては手関節尺側に限局した疼痛であり、手関節運動時に疼痛が誘発されやすい。特に手関節尺屈時や前腕回内外運動時に誘発される。

B：病態生理

　TFCCは手関節の尺側支持機構として重要な働きをしている。TFCCは加齢的な変化で関節円板に穿孔を来たしてくることが知られているが、外傷でも損傷を来たす。外傷では一度の外力により発症するものと慢性的に繰り返されるストレスにより発症する場合がみられ、スポーツ外傷では前者の場合が多い。

C：病因

　手を突いて転倒した際に、手関節に回旋力が働いて起こると考えられている。また、転倒以外では空手、柔道、合気道、相撲、器械体操など、手関節に大きな負荷が加わったときにも発症することがある。テニスに代表されるラケットスポーツでは、繰り返される手関節の負荷から来たすことがある。

D：競技復帰の基準

　3カ月間の固定を原則とし、3カ月が過ぎても症状が改善されない場合、手術適用となる。手術後のリハビリは4〜6カ月だが、1年程かかる場合もある。

3）ド・ケルバン（De Quervain）病

A：外傷・障害の概念

　手関節橈側第1腱区画内を通過する短母指伸筋腱、長母指外転筋腱の狭窄性腱鞘炎。炎症部位の疼痛、圧痛、腫脹、熱感などがみられる。母指屈曲時、橈骨茎状突起付近に痛みを生じる。

B：病態生理

　長母指外転筋腱と短母指伸筋腱は、橈骨茎状突起部の伸筋支帯下のトンネル部で曲がっているため、滑膜鞘の内・外層間で摩擦が強く起こり、炎症を起こしやすい。

C：病因

　慢性の機械的刺激が主因であり、バドミントンやテニスなどのラケット競技やゴルフや野球（バットスイング時）といった手首を反復して動かす競技、母指を過度に使用する者に好発するが、妊娠時・産後・更年期の女性にも多くみられる。

D：競技復帰の基準

7日〜10日の安静を基準とし、炎症部位の疼痛、圧痛、腫脹、熱感、母指の屈曲伸展にて痛みがないことを確認する。

3. その他の外傷・障害

その他の外傷・障害として橈骨遠位端骨折（コレス骨折、スミス骨折、バートン骨折）、舟状骨骨折、有鈎骨鈎骨折、腱交差症候群などがある。

4. 評価

1）圧痛部位によるチェック

まず、受傷機転と状況を聞き出すことが重要である。競技種目、競技歴、練習・試合のスケジュールも十分に考慮すること。多くの場合、損傷した部位に圧痛が認められ、圧痛部位にて考えられる疾患を絞り込むことができる（表1）。受傷機転にて強い外力が加わった場合は骨折の可能性があるため、圧痛の程度や受傷後の時間経過による局所症状の変化に注意し評価すること。

2）徒手検査（スペシャルテスト）

受傷機転や競技特性、圧痛から受傷部位を特定し、疾患特有に現れる症状を徒手検査にて確認する。

A：尺屈軸圧試験

手関節捻挫やTFCC損傷にて陽性となる。手を開いた状態でゆっくりと手関節を尺屈した際、手関節尺側に痛みが生じる。

B：TFCCストレステスト

TFCC損傷にて陽性となる。コンプレッションテストとも呼ばれるテストで、手関節を尺屈し他動にて前腕を回内外した際、手関節尺側（TFCC）付近に痛みやクリック音が生じる。

表1　圧痛部位によるチェック

圧痛部位	考えられる疾患
尺骨茎状突起周辺	TFCC損傷
尺骨茎状突起背側	尺側手根伸筋腱炎、尺側手根伸筋腱脱臼
尺骨茎状突起掌側	尺側手根屈筋腱炎
有鈎骨	有鈎骨鈎骨折
リスター（背側）結節周辺	キーンベック病、ガングリオン、手根不安定症、総指伸筋腱炎
解剖学的嗅ぎタバコ入れ（Snuff Box）	舟状骨骨折
橈骨茎状突起周辺	ド・ケルバン病、腱交差症候群
橈骨掌側	橈側手根屈筋腱炎

C：ピアノキー徴候（piano key sign）

TFCC損傷などに伴う下橈尺関節不安定症にて陽性となる。前腕回内位で尺骨頭を背側から掌側へ押すと、ピアノの鍵盤を押すような感触が得られる。

D：アイヒホッフ（Eichhoff）テスト

ド・ケルバン病にて陽性となる。以前は、フィンケルシュタインテストと呼ばれていた。母指を中に入れて手を握り、手関節を尺屈させると、手関節橈側に痛みが生じる（図4）。また、手関節を尺屈させた状態で母指を伸展させると痛みは瞬時に消失する。

E：フィンケルシュタイン（Finkelstein）テスト

ド・ケルバン病にて陽性となる。母指を小指側に牽引すると、手関節橈側に痛みが生じる（図5）。

5. 治療

1）一般的治療

手関節捻挫の場合、RICE処置が用いられる。Ⅰ度であれば弾性包帯固定を3日程度、運動時にはテーピングを用いる。Ⅱ度の場合は圧迫固定を行い、皮下出血が著しい場合は、サポーターやシーネによる固定が用いられる。Ⅲ度の場合、手術が選択される場合もある。長期にわたり症状の改善が認められない場合には、骨折や骨片壊死が考

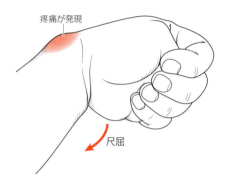

図4　アイヒホッフテスト

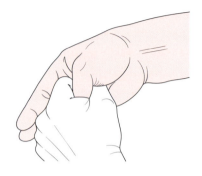

図5　フィンケルシュタインテスト

えられるため、精密検査が必要となる。

　TFCC損傷では、初期治療としてまずは安静、消炎鎮痛剤の投与（NSAIDs）、サポーターやギプスなどを用いた固定が有効とされている。

　ド・ケルバン病では、まずは安静、ステロイド注射や副子固定、消炎鎮痛薬による保存療法が原則だが、症状が改善しない場合、手術にて腱鞘を解放する。

2）東洋医学的治療

　手関節尺側では心経・小腸経、中央部では心包経・三焦経、橈側では肺経・大腸経を触擦し、経絡の反応を確認する。圧痛や緊張がみられる場合が多く、反応経穴へ刺鍼や施灸を行うことが効果的である。

　筋緊張緩和を目的とする場合、筋の硬結部・圧痛部に置鍼または低周波鍼通電療法（1〜10Hz程度）を行う。

　循環改善を目的とする場合、橈骨動脈・尺骨動脈の走行に沿った置鍼や温灸、筋ポンプ作用を狙った低周波鍼通電療法（1〜10Hz程度）を行う。

　消炎・鎮痛を目的とする場合、圧痛部位に痛覚閾値上昇を狙った単鍼や散鍼、水平刺による低周波鍼通電療法（30〜100Hz程度）を行う。また、関節痛には知熱灸や透熱灸・糸状灸も効果的である。

　ド・ケルバン病の場合、鎮痛、消炎、腫脹の軽減、血行改善（修復促進）などを目的に、橈骨茎状突起部の腱鞘に沿って横刺し、15〜20分置鍼する。炎症局所のほか、前腕後側の長母指外転筋、短母指伸筋の筋腹に緊張や圧痛がみられる場合には、反応部位に単刺や雀啄を行う。さらに、肘から先の陽明大腸経や太陰肺経の経穴への施術も効果的である。

6. 予防

　関節可動域エクササイズにより関節機能の正常化、血流改善、筋短縮予防などを図る。その際、掌屈90度・背屈70度・橈屈25度・尺屈55度を基準とし、可動域が基準を下回る場合、ストレッチを活用し可動域改善を図る。運動前は動的ストレッチを活用し、運動後や就寝前は1部位20〜30秒かけゆっくりと静的ストレッチを行う。

　一方、可動域が基準値を大きく超える場合、関節不安定性を有する可能性があるため、注意を要する。その場合はテーピングを活用し、可動域を正常範囲に制限することも障害予防の観点から重要である。

【三村　聡】

【参考文献】
1）内田淳正．標準整形外科学．医学書院．2011．
2）公益財団法人日本体育協会．公認アスレティックトレーナー専門科目テキスト3　スポーツ外傷・障害の基礎知識．公益財団法人日本体育協会．2011．
3）福林徹．実践すぐに役立つアスレティックリハビリテーションマニュアル．全日本病院出版．2006．
4）福林徹，宮本俊和編．スポーツ鍼灸の実際―最新の理論と実践．医道の日本社．2008．
5）松本勅．スポーツ鍼灸臨床マニュアル．医歯薬出版．2008．
6）矢野忠．図解鍼灸療法技術ガイド．文光堂．2012．

6 手指部

1. 解剖学的・機能的特徴

1）手根間関節

　手根骨は近位列には、橈側から舟状骨・月状骨・三角骨・豆状骨が並び、遠位列には、橈側から大菱形骨・小菱形骨・有頭骨・有鉤骨が並ぶ（前項 p.144 図2）。手根骨同士の関節は、手根間関節という平面関節で、特に近位列と遠位列の関節を手根中央関節と呼び、三角骨と豆状骨の間の関節は三角豆状骨関節と呼ばれる。

2）手根骨と中手骨との関節

　小菱形骨・有頭骨・有鉤骨と第2〜第5中手骨とがつくる手根中手関節（CM関節）は、共通の関節包に包まれた半関節で、ほとんど動かない。一方、大菱形骨は第1中手骨とともに母指のCM関節を構成する。母指のCM関節面は鞍関節で他の指の関節包から独立しており、母指の運動域は他の指より大きい。

3）中手骨と基節骨との関節

　中手骨頭と基節骨底との関節（MP関節）のことで、中手骨頭は関節窩が浅く球関節にも似ているが、掌側靱帯と側副靱帯により補強され、回旋運動ができないので、顆状関節に属するといわれる。

4）指の関節

　基節骨、中節骨、末節骨の間の関節で、蝶番関節である。基節骨と中節骨の間は、近位指節間関節（PIP関節）といい、中節骨と末節骨の間は遠位指節間関節（DIP関節）と呼ぶ。母指は中節骨を欠くため、指節間関節（IP関節）のみとなる。関節包は掌側靱帯と側副靱帯で補強される。

2. 代表的な外傷・障害

1）手根管症候群

A：外傷・障害の概念

　手根管が狭窄し、正中神経が圧迫、絞扼されて支配領域の疼痛（手掌と指の灼熱感）、知覚異常、筋委縮（猿手）などを起こす。

B：病態生理

　手根溝と屈筋支帯よりなる手根管にて、手根管壁の骨・靱帯・屈筋支帯の異常、手根管内の腱・腱鞘などの軟部組織の腫脹やガングリオンなどの新生物によって手根管が狭窄する。

C：病因

　ラケットを使用する競技、弓道、アーチェリー、体操、投球競技、車椅子で行う競技などの手関節掌背屈を繰り返す競技、重量挙げの競技者は虫様筋の肥厚などにより手根管内圧が上昇して発症する。中高年の女性や産前産後、手関節近位の骨折後に発症する場合も多い。

D：競技復帰の基準

　1〜2カ月の固定期間を要し、改善がみられなければステロイド注射、再発を繰り返す場合や1年以上症状が続くようなら手術を検討する。

2）尺骨神経管（ギヨン管）症候群

A：外傷・障害の概念

　尺骨神経管の狭窄により、尺側（環指尺側半分と小指）の掌側の疼痛、知覚異常、筋委縮（鷲手）などを起こす。

B：病態生理

　豆状骨と有鉤骨鉤突起、掌側手根靱帯と横手根靱帯とに囲まれた尺骨神経管（ギヨン管）にて、尺骨神経が圧迫・絞扼される。

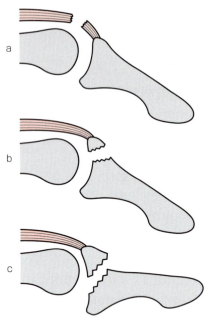

a：伸筋腱の断裂
b：末節骨背側の骨折
c：末節骨背側の骨折と掌側亜脱臼

図1　槌指

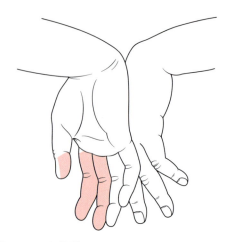

図2　ファーレンテスト

C：病因

自転車競技、野球（捕手）、ホッケー（ゴールキーパー）、ハンドボール、ラケットを使用するスポーツなどによる尺骨神経管周辺での尺骨神経の急性・慢性圧迫、ガングリオンや骨折によるものがある。

D：競技復帰の基準

手根管症候群と同等の期間を要する。

3)槌指（Mallet finger）

A：外傷・障害の概念

「突き指」の一種で、DIPが屈曲したまま伸展できないものをいう。二次的にPIP関節が軽度過伸展（スワンネック変形）を呈することがある。

B：病態生理

DIP関節に過剰な屈曲方向への直達外力が加わり、腱の断裂や末節骨の裂離骨折を起こす（図1）。

C：病因

野球やバスケットボール、バレーボールなどの球技時、指伸展位で指先（主に爪側）にボールが当たり発症する。

D：競技復帰の基準

腱断裂での保存療法の場合、PIP屈曲位、DIP伸展位で副子固定を3週間、その後DIPのみ伸展位固定3週間、計6週間の固定を要する。手術療法の場合、4〜5週間の固定を要する。

3. その他の外傷・障害

ばね指（弾発指）、PIP関節脱臼、母指MP関節尺側側副靱帯損傷、中手骨頸部骨折（ボクサー骨折）、舟状骨月状骨離開、月状骨軟化症（キーンベック病）など。

4. 評価

受傷機転や競技特性、圧痛から受傷部位を特定し、疾患特有に現れる症状を徒手検査にて確認する。指関節の場合、自動・他動による関節可動域を確認し、動きに制限がある場合、X線にて骨折の有無を確認することが重要である。

A：手関節屈曲テスト

手根管症候群にて陽性となる。ファーレン（Phalen）テストとも呼ばれるテスト（図2）で、

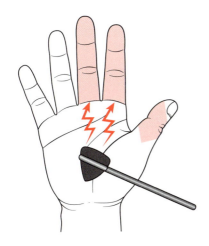

図3　ティネル徴候

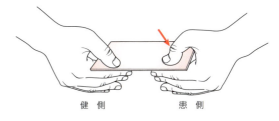

図4　フローマン徴候

手関節を掌屈位で1～2分間保持すると、正中神経支配領域（母指～環指橈側1/2）にしびれあるいは疼痛を訴える。

B：手関節伸展テスト

手根管症候群にて陽性となる。正中神経伸展テスト、逆ファーレンテストとも呼ばれるテストで、手関節を背屈位で1～2分間保持すると、しびれあるいは疼痛が増強する。

C：ティネル（Tinel）徴候

手根管・尺骨神経管症候群などの末梢神経絞扼性障害にて陽性となる。ホフマン・ティネル徴候とも呼ばれるテスト（図3）で、手根管・尺骨神経管付近を叩打した際、手掌・小指に放散痛が生じる。

D：フローマン（Froment）徴候

尺骨神経管・肘部管症候群などの尺骨神経麻痺にて陽性となる。母指と示指の間に紙を挟み保持させ、引き抜く力に抵抗すると母指IP関節の屈曲が生じる（図4）。

5. 治療

1) 一般的治療

末梢神経障害の場合、神経伝導速度検査や超音波検査が有効となる。症状の程度に応じ、ギプスやサポーターによる固定にて手首の安静を保つ。症状や痛みが強い場合には、消炎鎮痛剤やビタミンB_{12}製剤、ステロイド注射を使用する。長期に症状が続く場合は手術が選択される。

外傷の際は適切な応急処置のもと、整形外科にて精密検査が必要となる。「突き指」、「槌指」はともに靱帯・指背腱膜の断裂が必至であり、DIP・PIPの牽引は悪化させる原因となるため禁忌である。

骨折、脱臼、靱帯損傷の程度により保存療法・手術療法が選択され、それぞれに応じた固定期間を要する。

2) 東洋医学的治療

末梢神経絞扼障害に対して低周波鍼通電療法（1～10Hz程度）を行う。目的とする神経の近傍に鍼を刺入して通電し、選択的に神経線維を刺激することで疼痛閾値上昇や循環改善が期待できる。この際、刺入に際し神経の経路に沿って放散する響き感があることを確認する。

指節間関節などに対して散鍼や透熱灸（糸状灸）を行う。また、指節間関節の屈伸を司る筋に筋緊張がある場合、手の陽明大腸経、手の太陰肺経、手の厥陰心包経を中心に触診をし、硬結部・圧痛部に刺鍼または温灸や透熱灸を行う。

慢性期には、示指伸筋、総指伸筋、小指伸筋に対する低周波鍼通電療法（1～10Hz程度）が有効である。この際、手指の伸展運動が起きていることを確認する。

6. 予防

　球技では手指部へ大きな外力が加わることが多く、障害を予防することは難しい。しかし、非伸縮性テープにより過剰な関節可動を制限することや、伸縮性テープにより繰り返される関節へのストレスを軽減させることが可能である。特に母指と小指は過剰な外力が加わりやすいため、サポーターやテーピングによる保護は障害予防に有効である。

【三村　聡】

【参考文献】
1）内田淳正. 標準整形外科学. 医学書院. 2011.
2）公益財団法人日本体育協会. 公認アスレティックトレーナー専門科目テキスト3　スポーツ外傷・障害の基礎知識. 公益財団法人日本体育協会. 2011.
3）福林徹. 実践すぐに役立つアスレティックリハビリテーションマニュアル. 全日本病院出版会. 2006.
4）福林徹, 宮本俊和. スポーツ鍼灸の実際. 医道の日本社. 2008.
5）松本勅. スポーツ鍼灸臨床マニュアル. 医歯薬出版. 2008.
6）矢野忠. 図解鍼灸療法技術ガイド. 文光堂. 2012.

7　背部

1. 解剖学的・機能的特徴

1) 背部の骨

　背部は胸椎と、それに付着する肋骨により構成される。脊柱は荷重を支え、脊髄を覆い保護している。脊柱には生理的弯曲があり、胸椎は後弯している。この弯曲によって、脊柱に緩衝作用が生まれる（図1）。

　椎骨は椎体と椎弓によって構成される（図2）。椎体は前部の円柱状の部分で、上下面は硝子軟骨で覆われ、椎間板と固着する。椎弓は椎体から後方へ伸びるアーチ状の部分で、椎孔という空間をつくり、脊柱全体では上下に連なって脊柱管となり脊髄を通す。椎弓は、3種の突起（棘突起、横突起、上・下関節突起）を持つ。椎弓後端から後下方に向かう1本の棘突起と、椎弓側面から外側に向かう1対の横突起が突出する。上・下関節突起は椎弓から上下に突出し、椎弓間を連結する椎間関節を作る（図2）。

　肋骨は全部で12対あり、前方部を肋軟骨、後方部を肋硬骨と呼び、肋硬骨は、肋骨頭、肋骨頚、肋骨体の3部からなる。

　胸椎と肋骨は、胸椎椎体側面の上肋骨窩・下肋骨窩と肋骨の肋骨頭による連結（肋骨頭関節）と、胸椎横突起の横突肋骨窩と肋骨の肋骨結節によって連結（肋横突関節）される（図3）。ただし、第1、第11、第12肋骨は、一つの胸椎としか接しておらず、また第11、第12肋骨は横突起には接していない。さらに肋骨は前方で胸骨と連結し、胸郭を形成する。ただし第11、第12肋骨の肋骨端は自由端となっている。

2) 背部の筋

　背部の筋肉は、浅層に僧帽筋、肩甲挙筋、菱形筋、広背筋があり、深層には脊柱起立筋（腸肋筋、最長筋、棘筋）、横突棘筋（回旋筋、多裂筋、半棘筋）がある（図4）。これらは椎骨の棘突起や横突起に付着し、脊柱両側を筋束が連続的に骨盤から頭蓋まで縦走するため、脊柱と頭蓋の運動に関わる。また、第1～第9肋骨から前鋸筋が起こり、肩甲骨前面内側縁に付着する（図5）。

2. 代表的な外傷・障害

1) 肋骨骨折

A：外傷・障害の概念

　肋骨骨折には、1回の外力によって起こるものと疲労骨折がある。1回の外力で発生するものにも、直達外力による骨折と介達外力による骨折がある。疲労骨折は肋骨に付着する筋の反復収縮によって起こり、ゴルフ、野球、ボートなどに多い。

B：病因・病態

　直達外力による骨折は、転倒して胸を強打することや、コンタクトスポーツなどで相手の身体の一部が肋骨に衝突することでその部位が骨折するものである。介達外力による骨折は、人に押しつぶされるなどして、肋骨が歪み、歪んだところが骨折するものである。直達外力によるものは肋骨が内方に向かって屈曲して骨折し、介達外力によるものは肋骨が外方に向かって骨折する（図6）。

　スポーツの現場での疲労骨折は、肩甲骨と肋骨の間に存在する前鋸筋の関与が考えられている。ゴルフのスイング動作では、前鋸筋の収縮と肩甲骨の動きによる機械的ストレスが生じる。野球の投球動作では、コッキング期で前鋸筋の求心性収縮、フォロースルー期では遠心性収縮がみられ、肋骨付着部への牽引ストレスが生じる。ボートのローイング動作では、前鋸筋の作用である肩甲骨を前方に押し出す動きは、ローイングに必要な引きの運動と反対の運動であり、肩甲骨を体幹に引き寄せて安定化させる力となるため、肋骨付着部に負荷をかけると考えられている。

第3章1節　整形外科疾患　173

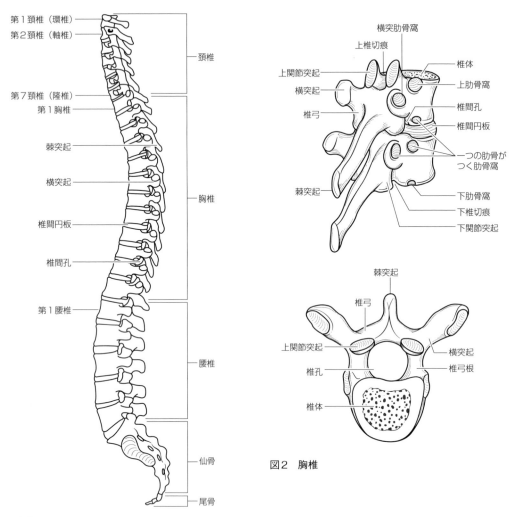

図1 脊椎

図2 胸椎

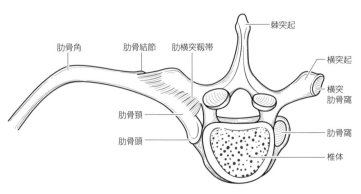

図3 胸椎と肋骨

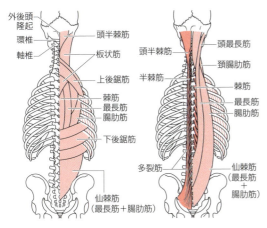

(東洋療法学校協会編. 解剖学 第2版. 医歯薬出版. 2006. 223より転載)

図4　背部の筋

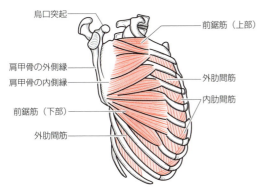

(東洋療法学校協会編. 解剖学 第2版. 医歯薬出版. 2006. 212より転載)

図5　前鋸筋

症状は局所の疼痛で、呼吸、くしゃみや咳、体幹運動によって疼痛が増強し、骨折部に一致して限局性の圧痛や介達痛を認める。直達外力による骨折で、骨片が内方に転位して胸膜や肺の損傷を起こすと、呼吸困難などの呼吸器症状が出現する。

C：評価

問診により、受傷機転と状況を聞き出し、臨床症状を確認することが重要である。単純X線検査で診断可能であるが、亀裂骨折や肋軟骨骨折ではX線像から読影できないことが多い。MRIを用いるのがよい。

D：治療

局所の安静保持、伸縮性包帯による圧迫、バス

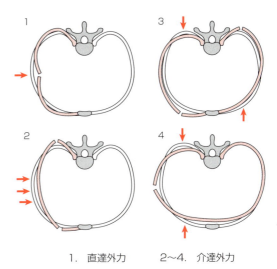

1. 直達外力　　2～4. 介達外力

(岩本幸英編. 神中整形外科学 下巻 第23版. 南山堂. 2013. 343より転載)

図6　肋骨骨折発生のメカニズム

トバンドによる固定、消炎鎮痛薬の服用や塗布などが行われる。固定が原則であり、骨折部分を保護するとともに、胸郭運動をできる限り制限する。通常3週間程度で痛みが緩和し、1カ月程度の安静で骨癒合する。完全骨折で保存療法では困難な場合は手術的に整復されることもある。

E：競技復帰の基準、予防

合併症がなく疼痛が緩和すれば、スポーツ復帰可能である。3カ月は受傷機転である動作を控える。疲労骨折の発生要因として、フォームに問題がある場合は、それを矯正し改善するなど、発生要因を取り除くことが再発防止に重要である。

2）筋・筋膜性背部痛

A：外傷・障害の概念

体幹の急激なひねり動作や前後屈時の急激な筋の伸縮による筋・筋膜の損傷や、繰り返される運動によって筋疲労を起こすことで、背部に疼痛を生じるものである。

B：病因・病態

背部の最も大きな筋である脊柱起立筋は、脊柱に沿って走行しており、脊柱の支持と前屈、後屈、側屈、回旋の運動にかかわるため、多くのスポー

ツ活動によって障害が生じる可能性がある。

急性の筋性背部痛は、スポーツ活動中の体幹の急激な捻りや前後屈動作などによって、筋や筋膜の小断裂、過伸長、出血を起こすものである。また、筋への直達外力により筋の損傷を起こすこともある（筋挫傷）。

慢性の筋性背部痛はオーバーユースなどにより、筋組織の疲労、筋組織損傷や瘢痕化、筋膜を貫く知覚神経と筋膜との癒着や絞扼、筋の過緊張が原因となって起こり、筋に圧痛が認められるのが特徴である。さらに慢性になると、筋疲労や筋の過緊張によって、血流が減少し、阻血による筋攣縮（筋スパズム）が惹起され、硬結の形成や、疼痛が生じるという、いわゆる痛みの悪循環を呈する。

C：評価

問診による受傷機転の聴取と、姿勢異常、筋緊張、圧痛部位、可動域制限、疼痛誘発動作などの身体所見の把握が重要となる。

急性の筋損傷による背部痛は、一般的に運動中に発生し、24時間経過中に増強するため、受傷の翌日に症状が増悪することもある。

〈急性の筋損傷の程度分類〉

第1度（軽症）：わずかな筋線維の損傷で自発痛、圧痛を伴った軽度の違和感や軽い腫脹がある。

第2度（中等症）：部分断裂で腫張、あざ、圧痛、疼痛のため軽度の筋肉の運動制限がある。

第3度（重症）：完全断裂で圧痛、腫張、局所陥凹、運動痛も著明で、皮下の斑状出血を認める。

D：競技復帰の基準

急性の背部痛における競技復帰は、疼痛の消失を目安とし、他に柔軟性・筋力・持久力の回復、協調性の獲得を確認したうえで可能となる。軽症例では1～2週間で復帰を果たす場合もあるが、中等度では1～2カ月要することがある。受傷してから24～72時間は腫脹が出現する期間のため、RICE処置を行い、安静を保つ。受傷後1～2週で自発痛が消失したら患部のスタティックストレッチ、患部に負担のかからないトレーニング種目や、ウォーキング、自転車エルゴメーターなどの運動を開始する。受傷後2～3週で圧痛、自動動作時痛が消失、3～4週で伸展時痛（ストレッチング痛）が消失したらアイソメトリックトレーニング、アイソトニックトレーニング、ジョギング、ランを取り入れる。受傷後5～6週以降、抵抗運動時痛が消失したら、競技特性に合わせたトレーニングを開始し、すべての動作での痛みの消失を確認し、競技に復帰する。

E：治療

急性期はスポーツ活動を休止し、RICE処置を行う。局所の安静を保ち患部を固定する。急性の筋損傷で、衝撃が強かった場合や引き続き筋を使用した場合には、血腫、肉芽組織が形成され、線維性の瘢痕組織となることがある。消炎鎮痛薬や湿布薬を投与する。急性の痛みが緩和されると、物理療法と段階的な運動療法を始める。

慢性痛の場合には、痛みを引き起こす要因をできる限り取り除くことが考慮され、筋力不足や柔軟性の不足などを解消する必要がある。物理療法などで筋組織の疲労を除去することも重要である。本疾患には鍼灸治療も奏効し、障害のある当該筋の緊張緩和を目的とした刺鍼や、病変部を通る経絡の反応経穴への刺鍼が用いられる。

3. その他の外傷・障害

背部の外傷・障害には、他に胸椎捻挫、胸椎圧迫骨折、胸椎椎間板ヘルニアなどがある。

【宮本陽平】

【参考文献】
1) 公益財団法人東洋療法学校協会編. 解剖学. 医歯薬出版. 2006.
2) 岩本幸英編. 神中整形外科 下巻 第23版. 南山堂. 2013.
3) 松野丈夫, 中村利孝. 標準整形外科学. 医学書院. 2014.
4) 小関博久. 外来整形外科のためのスポーツ外傷・障害の理学法. 医歯薬出版. 2014.
5) 福林徹, 宮本俊和編. スポーツ鍼灸の実際―最新の理論と実践. 医道の日本社. 2008.
6) 中嶋寛之監訳. THE SPORTS MEDICINE BIBLE―スポーツ損傷の予防、治療、リハビリテーションのための最新テクニック. ナップ. 1997.

8 腰部

1. 解剖学的・機能的特徴

1) 腰椎

腰部は5つの腰椎と腰椎椎体の上下面を固着する椎間板によって構成され、全体として前弯を呈している（図1）。椎間板は中央にゲル状の髄核があり、その外側を線維軟骨からなる線維輪が取り巻き、ショックアブソーバーの働きをしている。椎体後側には椎孔があり、椎孔は上下に連なって脊髄を通す脊柱管をつくる。椎弓は左右に横突起（肋骨突起）、後方に棘突起を持つ。上・下関節突起は椎弓から上下に突出し、椎弓間を連結する椎間関節をつくる（図2）。椎間関節は上位腰椎の下関節突起外側面と下位椎腰椎の上関節突起内側面で形成されるため、関節面は矢状面に近くなり、腰椎では回旋運動が制限される（図3）。椎弓根には上椎切痕、下椎切痕があり、上下の切痕により椎間孔が形成され、神経根や血管の通路となる。

椎体と線維輪の前方に前縦靱帯、後方に後縦靱帯、上下の椎弓板の間を黄色靱帯、上下の棘突起間に棘間靱帯、棘突起の後端を棘上靱帯がそれぞれ縦走する。靱帯は脊柱の支持、運動の制限、椎間板や脊髄保護の役割を担う（図1）。

2) 腰部の筋

腰背部の深層にあり、脊柱の運動にかかわる筋を固有背筋といい、脊柱の両側を縦走する。脊柱起立筋群（腸肋筋、最長筋、棘筋）は棘突起間あるいは横突起、肋骨間を結ぶ筋が集まり、脊柱のほぼ全長にわたって縦走し、脊柱の伸展に作用する。横突棘筋群は下位横突起から起こり上位棘突起に付着する短い筋群で、腰部では多裂筋が発達し、脊柱の回旋に作用する（図4）。体幹運動は、その他に側腹筋である外腹斜筋、内腹斜筋、腹横

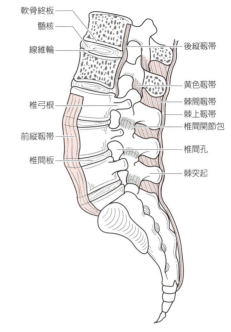

図1　腰椎の連結

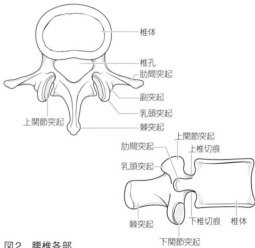

図2　腰椎各部

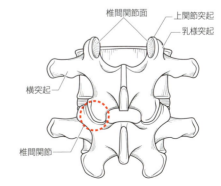

図3　椎間関節

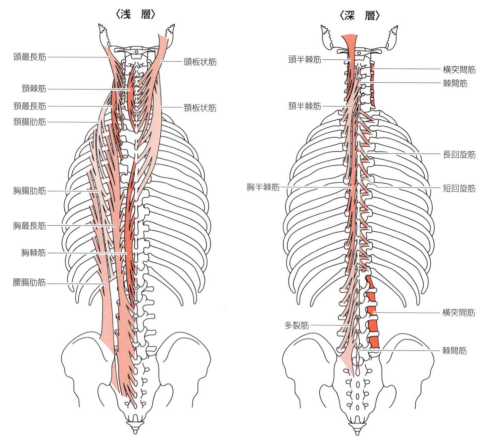

図4 腰背部の筋

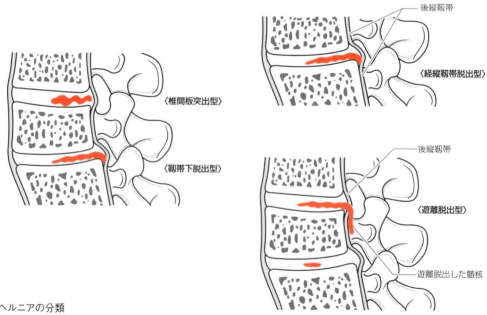

図5 ヘルニアの分類

筋などの相互作用によって行われる。

3）神経

脊柱管内に存在する脊髄は第1～2腰椎レベルで終わり、それ以下は馬尾神経となり、脊髄分節ごとに神経根として椎間孔を出る。

脊髄神経前枝は体幹前面と側面、四肢の皮膚と筋に分布し、脊髄神経後枝は背部の皮膚と筋に分布し、それぞれ知覚と運動に関与する。

2. 代表的な外傷・障害

1）腰椎椎間板ヘルニア

A：外傷・障害の概念

腰椎椎間板ヘルニアは、椎間板の髄核が後方の線維輪を部分的または完全に穿破し、脊柱管内や椎間孔内に突出あるいは脱出して、馬尾や神経根を圧迫し、腰痛や下肢痛を引き起こすものである。男女比は約2～3：1、好発年齢は20～40代である。好発高位はL4-L5、L5-S1間であり、上位腰椎のものは少ない。

B：病因・病態

スポーツ活動では椎間板に対して、ジャンプや捻り、持ち上げ動作などの負荷が繰り返し、あるいは瞬間的に加わることが多い。このような椎間板にかかる機械的負荷や遺伝的因子などによって椎間板は変性を起こす。変性椎間板に反復負荷がさらに加わることで、線維輪に亀裂が生じ、椎間板内の髄核が亀裂を通じて逸脱して、椎間板ヘルニアが発生すると考えられる。髄核の脱出程度により以下の分類がある（図5）。
- 膨隆型：線維輪が腫瘤様に膨隆した状態
- 突出型：線維輪最外側を超えない状態
- 靱帯下脱出型：線維輪最外側を超えるが、後縦靱帯を穿破しない状態
- 経靱帯脱出型：後縦靱帯を穿破した状態
- 遊離脱出型：後縦靱帯を穿破し遊離した状態

椎間板ヘルニアによる神経根障害の発生には、髄核による機械的圧迫以外に、髄核に含まれているTNFαといった炎症起因物質、あるいは髄核の硬膜外腔への曝露によって生じる炎症など、さまざまな化学的因子が関与している。つまり神経症状の発現は、機械的圧迫因子と化学的因子の単独または重複作用によって、神経根に炎症や循環障害が引き起こされるためと考えられている。

症状は腰痛、下肢への放散痛、しびれを呈する。一般には腰痛と下肢痛を合併しているが、単独の場合もある。多くは急性腰痛から始まり、続いて殿部や下肢へ痛みが放散するようになる。疼痛の程度はジャンプ、ダッシュなどのスポーツ活動に支障を来たすものから、日常生活動作に支障を来たすものまでさまざまである。腰痛や下肢痛は通常、運動により増強し、安静で軽快する。かがむ、物を持ち上げるといった動きや、咳、くしゃみ、トイレで力むといった生活動作でも疼痛が増悪する。

椎間板ヘルニアは一般的には神経根の分岐高位付近で発生するため、障害される神経根は、椎間板ヘルニア高位の下位椎骨と同じ名称の神経根である（L3-L4間ヘルニアではL4神経根、L4-L5間ヘルニアではL5神経根、L5-S1間ヘルニアではS1神経根が障害される）（図6）。下肢の痛みやしびれは、膨隆・脱出した髄核により障害を受けた神経の支配領域に一致した部位に生じる。

C：評価

（1）脊柱所見

一般に腰椎前屈で腰痛、下肢痛やしびれが増強する。痛みが強いと疼痛性側弯がみられる。

（2）神経根刺激症状

SLRテストが陽性の場合はL4-L5間、あるいはL5-S1間の椎間板ヘルニアが疑われ、FNSテストが陽性の場合はL3-L4間、あるいはそれより上位の椎間板ヘルニアが疑われる。
- SLR（下肢伸展挙上）テスト

背臥位で、下肢を膝伸展位のまま挙上する（図7）。坐骨神経が伸張されるため、下部腰部椎間板ヘルニアの場合には下肢に放散痛が起こり、挙上

第3章1節　整形外科疾患　179

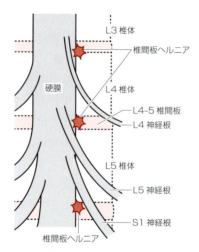

図6　ヘルニアの脱出高位

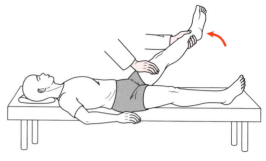

図7　SLRテスト

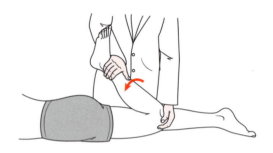

図8　FNSテスト

が制限される。ただし、ハムストリングの緊張による制限かどうか区別する。

・FNS（大腿神経伸張）テスト

腹臥位で、膝関節を屈曲させていくと大腿神経が伸展され、L4神経根障害の場合に大腿前面に放散痛が出現する（図8）。

(3) 神経学的所見

障害神経根に対応した支配領域の知覚障害、筋力低下、深部反射の低下・消失が単独ないし重複して現れる（表1）。

D：治療

保存療法が第一選択であり、疼痛の強い急性期には安静を保つ。安静臥床は、椎間板に対する重力負荷の減免効果がある。コルセットの装着も、腰部固定、腹圧上昇による椎間板に対する負荷の軽減が期待できる。消炎鎮痛薬の投与を行う。スポーツ活動は1～2週間休止させる。強い疼痛が持続する場合は、硬膜外ブロックを考慮する。

急性痛が軽減したら、軽い自動運動やストレッチングなどの運動療法や物理療法などの理学療法を開始する。過度な安静を取ることなく、痛みに応じてできる範囲の日常生活活動をするほうが、治療成績は良好である。徐々に体幹・下肢のストレッチ筋力強化、腰痛体操（ウィリアムズ体操やマッケンジー体操など）を取り入れ、さらに回復後は、より負荷の大きい運動で体幹筋の強化、体幹・四肢の協調運動、スポーツ種目に応じたトレーニングを取り入れる。保存療法に抵抗して、強い痛みが持続する場合や、再発を繰り返してスポーツ活動に支障を来たす場合、急速に進行する筋力低下や膀胱直腸障害がある場合は手術療法の対象となる。

鍼灸治療も急性期は安静を基本とし、局所の刺鍼は避け下肢の反応部位に行う。急性期を過ぎた場合は、ヘルニア高位や障害神経根に対して夾脊穴や、下肢神経走行上の反応点への刺鍼を行う。

E：競技復帰の基準

疼痛が軽減し日常生活に支障がなければ、少しずつ運動を開始し、選手の競技種目やポジションに応じた筋力や可動域の回復を復帰の目安とする。

2）腰椎分離症

A：外傷・障害の概念

腰椎分離症とは腰椎の上関節突起と下関節突起の間に発生する疲労骨折であり、スポーツを行う少年に発生率が高く、発症年齢は12～17歳までが90％を占めている。

表1 腰椎椎間板ヘルニアの高位診断

障害神経根	ヘルニアの高位	知覚障害	筋力低下	深部反射
L4	L3・L4	大腿前面、下腿内側	大腿四頭筋	膝蓋腱反射、低下または消失
L5	L4・L5	下腿前外側、足背	長母趾伸筋 前脛骨筋	
S1	L5・S1	下腿後側、足背外縁、足底	長趾屈筋 下腿三頭筋	アキレス腱反射、低下または消失

B：病因・病態

分離の発生は先天的な要因のうえに、成長期における過度のスポーツ動作などで椎弓の関節突起部へ反復する負荷が加わり、疲労骨折を生じることが原因だと考えられている。特に柔道やラグビー、野球、サッカー、バレーボールなど腰椎の伸展や捻りの動作、ジャンプにおける着地の衝撃が繰り返される競技に多くみられる。分離の発生高位は第5腰椎が90％前後で、残りはほとんど第4腰椎で、他は例外的である。第5腰椎は骨盤との境界に当たり、腰椎のなかでも、椎弓への応力や軸圧が特に集中しやすいといわれている（図9）。

分離症の症状は年代によって異なり、10代の発育期、特にスポーツ選手では腰痛の主因である。成人においては無症状のものも多い。腰痛の他に殿部痛、大腿後面痛を訴えることもある。疼痛の程度は、腰部の不快感や鈍痛から急性の腰痛までさまざまである。

C：評価

立位での腰椎伸展時痛や回旋時痛、ケンプテスト（腰椎の伸展側屈）による腰痛の誘発を確認する（図10）。分離部の棘突起の圧痛はほぼ全例にみられ、自覚症状消失後も続くことが多い。

D：治療、競技復帰の基準

保存療法が基本となる。腰椎分離症に起因する腰痛は、短期間の安静で骨癒合とは関係なく改善することが多い。若年者で比較的早期に疲労骨折が発生したと考えられる例は、分離部の骨癒合を図ることを期待し、スポーツ活動を中止させコルセットを3〜5カ月間装着する。陳旧例など骨癒合が期待できないと判断され、腰痛のみで神経根症状がない場合には、スポーツ活動の禁止は指示せず、消炎鎮痛薬の投与、物理療法などを行って

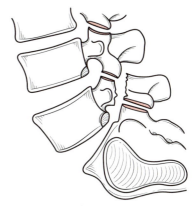

図9 腰椎分離

疼痛軽減を図り、経過観察する。

痛みが軽減したら、体幹・下肢の筋力強化運動、ストレッチングなどの理学療法を行い、スポーツ活動に徐々に復帰させる。スポーツ復帰に当たっては、疼痛がコントロールされ、体幹・下肢の柔軟性、股関節の関節可動域、体幹筋力が十分にあることが条件となる。保存療法の効果がなく、スポーツ活動に支障を来たす場合には、手術療法が考慮される。

鍼灸治療は椎間関節部付近を中心として夾脊穴や脊柱起立筋部、下肢の反応点への刺鍼を行う。

3）腰痛症（非特異的腰痛）

A：外傷・障害の概念

痛みは腰部に起因するが下肢に神経障害がなく、重篤な基礎疾患も有しない病態を腰痛症と呼ぶ。これは欧米の腰痛診療ガイドラインにおける「非特異的腰痛」に相当する病態である。スポーツ選手における腰痛の多くは、この腰痛症に相当し、傍脊柱筋と椎間関節が主な発生源として挙げられる。

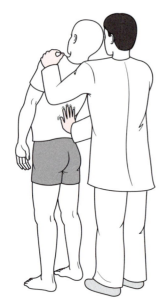

患者の肩と腰に手を当て、患者の上体を後方に
そらせ、さらに側屈させ、腰部を回旋させる

図10　ケンプテスト

B：病因・病態

スポーツ動作により腰部は屈曲、伸展や回旋などの動きが要求され、ジャンプによる着地などで重力負荷も加わり、腰部を構成する筋、靱帯、骨、軟骨すべてに負荷がかかる。そのため過負荷がかかった部位にオーバーユースによる損傷が生じ、疼痛に至る。過負荷になる要素は競技種目の特異性、練習頻度や強度が関係する。また、腰椎にかかる負荷は腰部の筋群、腰椎の弯曲、腹筋、腹圧、椎間板などにより緩衝されているため、筋力や柔軟性、アライメントなど、いずれかに異常がある場合も腰痛の発生因子となる。

(1) 筋性腰痛

スポーツ中の急激な体幹運動や無理な姿勢による機械的ストレスは、急性の疼痛を引き起こす。筋線維の損傷や筋付着部への反復ストレスによって炎症が生じ、痛みが発生する。

慢性の筋性腰痛は、プレー中の持続的な姿勢保持やオーバーユースによる筋疲労、筋組織損傷や瘢痕化、筋膜を貫く知覚神経と筋膜との癒着や絞扼、筋の過緊張が原因となって起こる。慢性化すると筋緊張により血流が減少し、虚血が再び筋スパズムを引き起こして、疼痛が発生するという痛みの悪循環を形成する。

(2) 椎間関節性腰痛

椎間関節性の腰痛は椎間関節に非生理的な力が加わり、疼痛が発生するものである。椎間関節は脊柱に対する全荷重の16％を受ける荷重関節であり、腰椎の伸展や回旋運動の反復は関節への負荷となる。また、腰椎伸展時には下関節突起が下位椎弓に接触し、関節包下部は下関節突起と椎弓の間でインピンジメントを生じ、関節包上部には大きな張力が加わる。したがって、腰部の伸展動作が多いスポーツでは、椎間関節に機械的ストレスがかかりやすく、椎間関節や周囲組織に炎症が生じ、腰痛が発生する。

C：評価

症状は腰痛のみの場合が多く、傍脊柱筋の緊張と圧痛を認める。筋性腰痛の急性発症時では体幹前屈により疼痛が誘発され、体動が制限される場合が多いが、側屈や後屈など体幹のすべての動きで痛みが増強するものもある。慢性の場合は、鈍痛で「腰が重だるい」と表現されることがある。椎間関節性腰痛では、体幹後屈および回旋の制限と疼痛の誘発がみられ、罹患椎間関節に一致した部位に圧痛を認める。

腰痛症の診断には、神経根性疼痛や重篤な疾患の除外診断が必要とされる。腰痛症では通常X線写真やMRIなどの画像上、異常を認めない。また、神経学的異常や下肢痛も認めないことが多い。そのため姿勢異常、筋緊張、圧痛、柔軟性や可動域制限、疼痛誘発動作などの身体所見の把握が重要となる。

D：治療、競技復帰の基準

腰痛に対して行う体幹の筋力強化や、関節可動域拡大を目的とした運動療法は治療手段であるだけでなく、再発の予防策としても有効となることが多い。

代表的な腰痛体操であるウィリアムス体操や日本整形外科学会の腰痛体操は、腹筋群や殿筋群の強化、腰背部・ハムストリングスのストレッチが目的とされ、腰椎の過前弯を改善し、腰部への負

荷を減少させる。マッケンジー体操は主に体幹を伸展させる運動であり、骨盤前傾と腰椎前弯を誘導し、椎間板への負荷を減じる。また腰痛者では、多裂筋や腹横筋などの体幹深部筋が機能していないことが多い。体幹深部筋は脊柱の分節的な安定性にかかわり、脊柱起立筋や腹直筋など体幹運動を司る浅層筋の運動に先行して働く。この深部筋の働きが十分でないと、体幹運動の際に脊柱が不安定になり、脊柱の一部に挙動が集中するため、椎間関節や椎間板を損傷する。あるいは主動作筋に過剰な収縮が起こるため、筋性の腰痛を引き起こす。メカニカルストレスの少ない円滑な運動を行えることが、腰痛の予防となる。そのため、ドローイン、ブリッジ、プランクなどのエクササイズで体幹深部筋を強化し、脊柱の安定性を獲得することも重要である。

E：予防

オーバーユース予防のためのストレッチングの励行や、メディカルチェックの実施による腰痛発生因子の早期発見やコンディショニングの指導、啓発を繰り返し行う。

3. その他の疾患

腰部の外傷・障害には、他に腰椎終板障害、仙腸関節痛、腰椎捻挫などがある。

【宮本陽平】

【参考文献】
1) 紺野愼一編. 腰痛診療ガイド. 日本医事新報社. 2012.
2) 山下敏彦, 武藤芳照編. スポーツ傷害のリハビリテーション. 金原出版. 2008.
3) 山下敏彦編. スポーツと腰痛. 金原出版. 2011.
4) 臨床スポーツ医学編集委員会編. スポーツ外傷・障害の理学診断理学療法ガイド. 文光堂. 2006.
5) 福林徹, 宮本俊和編. スポーツ鍼灸の実際―最新の理論と実践. 医道の日本社. 2008.
6) 平澤泰介, 北出利勝編. 運動器疾患の治療―整形外科・現代鍼灸・伝統鍼灸. 医歯薬出版. 2012.
7) 林典雄. 運動療法のための機能解剖学的触診技術―上肢. メジカルビュー. 2005.
8) 山本博司編. 整形外科 痛みへのアプローチ―腰背部の痛み. 南江堂. 1999.
9) 石野尚吾編. 図解よくわかる運動器疾患 鍼灸診療マニュアル. 全日本病院出版会. 2009.
10) 金岡恒治. 腰痛の病態別運動療法 体幹筋機能向上プログラム. 文光堂. 2016.

Column

トレーナー業務における鍼灸師の強み

北海道鍼灸専門学校　川浪勝弘
[出身養成校：北海道鍼灸専門学校・東京医療専門学校教員養成科]

　「トレーナー」には、アスレティックトレーナー、ストレングスコーチなど異なる職種の人々が存在し、免許・資格もさまざまである。今回は、筆者がアイスホッケー女子U18日本代表チームの日本代表セレクションキャンプにトレーナーとして帯同した経験を通じて、鍼灸師がスポーツの現場で、どのようなことを得意とし、対応できるのか考えてみた。

　セレクションキャンプでの筆者は、アスレティックトレーナーとして、選手がけがをしたときにアイシング、テーピングなどの応急処置を行うほかに、キャンプ期間中のコンディショニング調整を行う立場で帯同している。

　男子と女子のアイスホッケーの異なる点としては、女子は体当たりをしてパックを奪うボディチェックが禁止されているというルール面での違いがある。そのため、女子のアイスホッケー選手は男子に比べて競技中の脳震盪や外傷が少ない。よって、筆者の主な仕事は、競技中のけがの対応よりも、練習後の選手の身体のケアを行うことであった。けがをした際に適切に対応することもトレーナーとしては大切なことだが、けがをしないようにコンディショニングを整え、練習や試合に参加できるようにケアしていくのも、トレーナーの重要な役割である。

　ここからは、キャンプ中に体験した「下肢痛を伴う腰痛」の症例を紹介したい。主訴は腰部から下肢の痛みで、特に鼡径部から大腿にかけて痛みがある。2日前から腰部に痛みがあり、現在腰部の痛みに併せて大腿前面に痛みを感じる。特に股関節の屈伸運動で痛みが出現する。鍼灸施術は経験があるとのこと。股関節の屈伸運動で症状が出現し、トーマステストが陽性であったことから、腰椎から股関節に付着する腸腰筋の障害と考え、鍼灸施術を行った。鍼施術を行った直後より、腰部の緊張が緩和し、痛みが軽減していく感じがあったとのこと。

　鍼灸師は、鍼や灸といった治療器具を使用して治療できる強みもさることながら、疾患によっては、その場で即効性を出し、選手に喜んでもらえることができることを実感した症例であった。

9 股関節

1. 解剖学的・機能的特徴

1) 股関節

股関節は、球関節のなかでも関節窩が深く、大腿骨頭が寛骨臼にしっかりとはめ込まれていることから、臼状関節に分類される（図1）。正常股関節では、大腿骨頭の約2/3が寛骨臼のなかに包み込まれていることにより、安定性と体重支持において重要な役割を果たしている。寛骨臼縁には線維軟骨からなる関節唇が付着している。

股関節は多軸性であることから屈曲、伸展、外転、内転、外旋、内旋への運動が可能である。股関節の動きと、作用する主な筋および支配神経を表1に示す。

2) 靱帯

股関節を支持する靱帯（図2）として、関節包外にある腸骨大腿靱帯（人体中最も強靱な靱帯）、恥骨大腿靱帯、坐骨大腿靱帯などがある。

股関節の屈曲時ではこの3つの靱帯すべてが弛緩するため、臨床上では、この姿位での障害が多くなると考えられる。股関節の動きと、各靱帯の緊張度の関係を表2に示す。

腸骨大腿靱帯は扇状をし、その主要部が下前腸骨棘の下部に付着している。扇の底面に当たる部分は転子間線の全長にわたって付着しており、関節を補強する靱帯のなかで最も強いとされる。

恥骨大腿靱帯は腸恥隆起の前面内側、恥骨上枝、恥骨筋の筋線維と合わさる部分に起始を持ち、転子窩の前面外側に付着している。

坐骨大腿靱帯は股関節の後方を補強する靱帯であり、寛骨臼縁の後面から起こり、大転子の内側面に付着している。関節包内にある大腿骨頭靱帯は直立位ではやや緊張し、股関節の動きの調整に

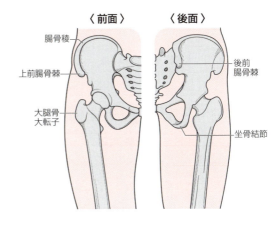

図1　股関節前面および後面

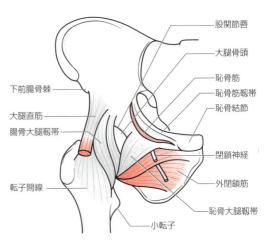

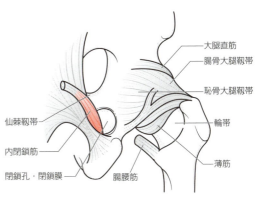

図2　股関節周囲の靱帯

わずかな役目を果たすだけである。寛骨臼切痕の両側および寛骨臼横靱帯から起こり、大腿骨頭窩に付着している。この靱帯は滑膜で覆われ、大腿骨頭を栄養する血管が貫通している。

表1　股関節の動きと作用する主な筋および支配神経

動き	主な筋	支配神経
屈曲	大腰筋、腸骨筋、縫工筋、大腿直筋、恥骨筋	大腿神経
伸展	大殿筋	下殿神経
	半腱様筋、半膜様筋、大腿二頭筋（長頭）	坐骨神経
外転	中殿筋、小殿筋、大腿筋膜張筋	上殿神経
内転	恥骨筋、大内転筋、短内転筋、長内転筋、薄筋、外閉鎖筋	閉鎖神経（恥骨筋は大腿神経支配）
外旋	梨状筋、内閉鎖筋、上双子筋、下双子筋、大腿方形筋	仙骨神経叢
内旋	中殿筋、小殿筋、大腿筋膜張筋	上殿神経

表2　股関節の動きと靱帯の緊張度

	屈曲	伸展	外転	内転	外旋	内旋
腸骨大腿靱帯（上）	−	+	−	++	+	+
腸骨大腿靱帯（下）	−	++	+	+	+	+
恥骨大腿靱帯	−	+	++	−	+	+
坐骨大腿靱帯	−	+	−	+	−	−
大腿骨頭靱帯	−	−	−	+	−	−

続いて起こるもの（二次性）と、遺伝など内因性素因によるものやスポーツなど繰り返されるストレスによるもの（一次性）に分類される。

D：評価

　問診により発症の状況や症状の経過、疼痛誘発の動作、痛みの程度、痛みの部位などを確認する。FAIで痛みを訴える場合、運動時だけでなく日常生活での痛みを訴えることが多い。

　診察ではまず可動域を測定し、左右差を確認する。スペシャルテストとして下記の2点が挙げられる。

(1)前方インピンジメントテスト（Anterior impingement test、図3）

　股関節90度屈曲、膝関節90度屈曲した肢位で、他動的に股関節を内転・内旋する。その際にクリックや疼痛が強い場合を陽性とする。

(2)FABER テスト（図4）

　背臥位で股関節を屈曲・外転・外旋させ、膝からベッドまでの距離を測定する。左右差が大きく、患側で疼痛が誘発された場合を陽性とする。

　以上のテストは、FAIの90％以上で陽性であるとされており、画像診断として単純X線、MRIで骨形態の変化や関節唇損傷、関節軟骨損傷の有無を確認する必要がある。

E：競技復帰の基準

　FAIが確認された場合でも、保存療法により運動時痛が解消されれば競技復帰が可能となる。6カ月以上の保存療法でも効果が現れない場合、手術適応と考えられる。

F：治療

　前述の通り骨形態の異常があり、関節唇の損傷が認められるような場合でも保存療法が第一選択

2. 代表的な疾患

1）股関節インピンジメント

（Femoroacetabular Impingement : FAI）

A：外傷・障害の概念

　股関節インピンジメント（以下、FAI）とは、大腿骨頭頚部移行部と寛骨臼蓋縁が衝突し、その結果関節唇や関節軟骨に損傷を引き起こす病態であり、股関節唇の損傷の原因として最も多いとされる。一方、股関節痛の初期症状は関節唇損傷が原因であることが指摘されており、FAIは股関節痛の原因として注目されている。

B：病態生理

　FAIは、骨棘や骨形態の異常により引き起こされるもので、寛骨臼蓋の骨棘や形態異常によるPincer impingement、大腿骨頭から頚部にかけての変形によるCAM impingementに分類されるが、両者が合併しているものが最も多いとされる。これらが衝突することにより関節唇、関節軟骨の損傷を引き起こし、股関節痛の原因となる。

C：病因

　FAIを引き起こす骨棘や骨形態の異常は、ペルテス病や大腿骨頭すべり症など小児疾患に引き

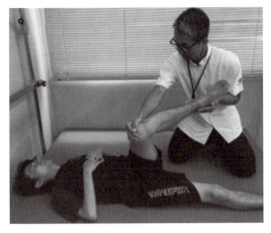

図3　前方インピンジメントテスト

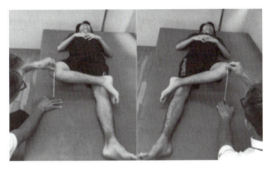

図4　FABER テスト

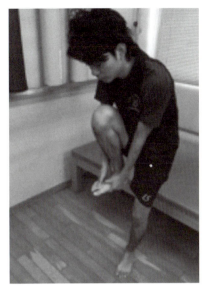

図5　ポジティブスタンディングサイン

となる。保存療法は、非ステロイド系消炎鎮痛剤に加え、股関節周囲の筋緊張緩和と筋力強化を行う。痛みの程度が強い場合や保存療法で効果がない場合には、手術が必要となる。手術は股関節鏡手術が多く行われている。

2) 疲労骨折

A：外傷・障害の概念

トレーニングによる刺激が繰り返し加わることによって、骨組織に起こる代表的なスポーツ外傷・障害である。股関節痛を引き起こす可能性があるものとして大腿骨頚部、恥骨下枝の疲労骨折があり、女性の陸上長距離選手に多い。

B：病態生理

基本的にトレーニングによる過度な負荷が骨組織の対応を超えて破綻するが、スポーツ選手、特に女性の場合は過度な食事制限やトレーニングによるホルモンバランスの変化などが影響して骨量が減少し、疲労骨折につながる可能性も考えられる。

C：病因

トレーニングの量、質など骨にかかる過度な負荷だけでなく、その負荷を吸収する筋力や筋持久力の低下、股関節周辺筋群の柔軟性の低下が身体の一部分にストレスを集中させることも原因となる。また、トレーニング方法やシューズ、路面の状況など、身体への衝撃に関連する環境因子、栄養面の問題なども影響する。

D：評価

問診により発症の状況や症状の経過、疼痛誘発の動作、痛みの程度、痛みの部位に加えて、トレーニング時間や頻度、食事など生活面に関しても詳細に聴取する。

特に症状が初期の運動時痛から安静時にも痛みが存在するようであれば、骨折が転位している可能性が高く、注意が必要である。

診察では股関節の可動域を測定し、股関節屈曲・外転・内転筋力や筋緊張の程度を確認し、評価する。

恥骨下枝の疲労骨折を疑うスペシャルテストとして、ポジティブスタンディングサイン（Positive

表3　股関節、鼡径部痛の鑑別

股関節インピンジメント（FIA）	前方インピンジメントテスト 陽性
	Faberテスト 陽性
恥骨下枝疲労骨折	ポジティブスタンディングテスト ▶支持脚股関節の痛み
鼡径部痛症候群	前方インピンジメントテスト ▶疼痛が軽度で可動域が大きい場合
	ポジティブスタンディングサイン ▶遊脚股関節の痛み

「鼡径部痛症候群（グロインペイン：Groin pain syndrome）」とは、鼡径周辺部痛を訴える明らかな器質的原因がなく、何らかの原因により、体幹〜下肢の可動性・安定性・協調性が失われた結果、股関節周辺の機能不全に陥り、鼡径周辺部にさまざまな痛みを起こしている状態

standing sign、図5）がある。これは、片脚立位で遊脚を手で抱え込むように身体を前屈させる。恥骨下枝の疲労骨折がある場合は、立脚側に痛みが出現する。骨折が疑われる場合は、まず単純X線撮影を行う。

評価による鑑別の方法を表3に示す（表3）。

E：競技復帰の基準

大腿骨頚部の疲労骨折、恥骨下枝の疲労骨折いずれも程度によるが、運動制限を行い競技復帰まで3カ月程度と考えられる。

F：治療

大腿骨頚部疲労骨折では程度により外科的処置（固定）が行われ、その後免荷を行う。恥骨下枝疲労骨折は運動制限により保存療法が行われる。

3）骨端炎

A：外傷・障害の概念

骨端の損傷は、骨端線の開いている思春期のスポーツ選手に起こりやすい外傷・障害である。骨端部に微少な外力が繰り返しかかることで慢性的な炎症が生じ、その部位の疼痛が起こる。

B：病態生理

成長期の骨は成長軟骨板が開いており、相対的に弱い。また、骨の成長が速いため、周囲の筋や腱がその成長に追いつけず、その付着部に負担が

かかりやすい。そのような状況下で過度なスポーツ活動を繰り返すことにより、筋の付着部に微少な損傷が繰り返された結果として、骨端炎を引き起こす。

股関節の痛みを引き起こす骨端炎は大腿直筋、縫工筋の付着部である上前・下前腸骨棘、ハムストリングスの付着部である坐骨結節、腸腰筋の付着部である大腿骨小転子にみられ、最も多いのは上前腸骨棘骨端部である。

C：病因

成長期の骨にかかる負荷により発症する。骨に付着した筋の過緊張や、それを引き起こす過度なトレーニングも問題となる。

D：評価

問診により疼痛の部位、痛みの出る肢位、トレーニング時間や頻度を聴取する。診察で、筋付着部に限局した圧痛、筋の他動的な伸展で疼痛がみられる。

E：競技復帰の基準

可動域制限がなく、筋力が十分にあれば、徐々にスポーツ活動を増やして競技復帰を行う。

F：治療

運動を制限し、安静、アイシングなどを行い、疼痛の軽減を図る。その後ストレッチや筋力強化を実施する。場合により非ステロイド系消炎鎮痛剤の服用も行う。

3. その他の傷害

股関節の外傷・障害には、他に股関節脱臼、弾発股、内転筋肉離れ、腸腰筋腱炎などがある。

【畑中仁美】

【参考文献】
1) J. Castaing他，井原秀俊他共訳. 図解関節 運動器の機能解剖 下肢編. 協同医書出版社. 1986. 3-55.
2) 井上一他編. 新図説臨床整形外科講座 第7巻 股関節. メジカルビュー. 1994.
3) 仁賀定雄. 鼠径部痛症候群―治療の変遷と展望を語る. Sportsmedicine. 2014. 157. 2-16.
4) 畑中仁堂. 鼠径部痛症候群のリハビリテーションの有効性―股関節インピンジメントが疑われる場合の保存療法.

Sportsmedicine. 2014. 157. 17-32.
5) 内田宗志. アスリートの股関節痛と最新の関節鏡視下手術. Sportsmedicine. 2010. 118. 4-21.
6) 内田宗志，立石聡史. 股関節疾患の鏡視下手術と保存療法8年の経験から語る. Sportsmedicine. 2016. 180: 2-14.
7) 松田直樹. グローインペイン症候群の評価と治療. 整形・災害外科. 2016. 59. 793-804.
8) 仁賀定雄. 新版スポーツ整形外科学. 南江堂. 2011. 237-43.

Column

サッカー現場でのグロインペイン

履正社高校サッカー部トレーナー
足立麻由佳
［出身養成校：履正社医療スポーツ専門学校］

　高校年代のサッカー選手の外傷・障害は多種多様である。そのなかでも多くみられるのがグロインペインであり、股関節周囲の痛みを総称してそう呼ばれている。

　選手は、「股関節が痛い」と訴えてくる。股関節が痛いと訴える選手の疼痛発生部位はさまざまだが、多くは内転筋近位部や鼡径部、大腿直筋近位部にみられる。選手は痛みと同時に、「ボールが蹴れない」「足が上がらない」なども訴えてくる。

　股関節の慢性障害に陥りやすい選手の特徴としては、キック動作不良がある。例えば、クロスモーションと呼ばれる、上肢の振りや挙上・体幹の捻りなどの全身の連動不足である。キック動作は全身運動であり、脚だけでボールを蹴り続ければ、股関節へ負担がかかるのはいうまでもない。また、軸足の安定性不足によって、重心が外側に流れ、それを制動するために股関節へ負担がかかることもある。このような不良動作に気づかず、選手はボールスピードの低下や飛距離不足のみを感じ、余計に力んだり、間違ったフォームでキック練習を重ねたりするため、徐々に悪化してしまうのだ。

　ここでトレーナーがいち早く動作不良に気づき、修正をかけることができれば、選手の予後は良好になる。そのための評価が大切なのだと実感している。評価は、静的な評価（スタティックアライメント）と動的な評価（ダイナミックアライメント）の両側面から行う必要がある。その評価には、トレーナーとしての視点と治療家としての視点の2つが存在する。これらの2つの視点から得た評価結果をもとに、再発予防のための、筋力強化・アスレティックリハビリテーション・コンディショニング、そして疼痛軽減・可動域訓練などを行う。2つの視点を持ち合わせていれば、多様なアプローチ方法を採ることができる。

　今後のスポーツ現場では、この「2つの視点」を持ち合わせた人材が求められているのではないだろうか。

10　大腿部

1. 解剖学的・機能的特徴

　大腿骨は、大腿部の中心をなす、人体で最も長く強大な管状骨である。上端にある大腿骨頭は内上方でやや前方に向き、股関節の関節頭となって寛骨臼にはまり込む。関節頭である大腿骨頭は直径約4〜5cmの球形の形態をしている。骨頭核は3〜6カ月頃に出現し、圧縮応力の影響を受けながら発達していく。球形に発達するには、圧縮応力がすべての方向に均等でなければならないため、発育性股関節形成不全（先天性股関節脱臼）の場合、均等に圧縮応力を受けないことで骨頭の発達は遅延し、非球形になると考えられる。大腿骨頭が大腿骨骨幹部に連なる移行部には大腿骨頚があり、骨の長軸に対して斜め上方かつ内前方に向いている。

　成人では大腿骨頚の長軸と大腿骨骨幹部長軸との間に平均約125度の鈍角をなす。これを頚体角という。新生児の頚体角は約145度であり、成人では歩行開始後に伴って頚体角の減少が起こる。さらに高齢者では、約120度と減少する。すなわち、年齢とともに大腿骨頚部の形状は内反へと変化していく。また、上方から見た場合の前額面においては10〜30度前方を向いており、これを前捻角という。これもまた、年齢とともに減少傾向にある（図1）。

　骨幹は大腿骨体といい、円柱状で軽く前方に向かって弯曲する。後面にみられる粗線は特に直立二足歩行を行う際に必要な筋が発達した結果見られるもので、ヒトの大腿骨の特徴である。下端では膝蓋骨と膝蓋大腿関節および脛骨と大腿脛骨関節をつくる。

　大腿部にある筋（図2）は大腿の前面にある伸筋群、内側にある内転筋群、後面にある屈筋群の3群に分けられる。伸筋群と屈筋群は寛骨または大腿骨から起こり、下腿骨に停止し、股関節や膝

関節の運動に関与する。内転筋群は寛骨から起始して大腿骨または脛骨に停止し、股関節や膝関節の運動に関与する。ここでは膝関節の動きと作用する主な筋および支配神経を表1に示す（股関節に関しては前項「股関節」p.185〜189）。

2. 代表的な疾患

1）肉離れ（伸展損傷）

A：外傷・障害の概念

　肉離れはスポーツ活動中、特に瞬発的なスピード動作で発生するもので、筋に過度の伸展負荷が加わって起こる筋の損傷である。陸上短距離、サッカー、アメリカンフットボール、ラグビーなどの競技に多くみられる。

B：病態生理

　筋損傷が引き起こされるのに必要な力は、最大等尺性運動の数倍に及び、肉離れは最大に収縮している筋に伸展刺激が加わることで発生することが示されている。肉離れの頻度が高い筋にハムストリングスがあるが、ランニング動作のFoot strike時にはハムストリングスは短縮性活動を行いながら強い伸展ストレスを受ける。これが肉離れの発生機序と考えられる。また、肉離れで最も多い損傷部位は筋腱移行部とされている。

C：病因

　前述の通り肉離れの要因は筋の遠心性収縮によるが、損傷の発生には筋の柔軟性、筋力低下、筋疲労、ウォーミングアップ（筋温の上昇）不足なども原因になると考えられている。

　また、ランニング中の骨盤の動きや姿勢のコントロール機能、主動筋・拮抗筋のバランス低下、路面やシューズの変化などの環境要因も影響する。

D：評価

　問診により受傷機転を詳細に確認する。同時に、受傷時に「鋭い痛みとともに力が抜けるような感じがした」、「音がして衝撃を受けた」などのエピソードも病態の把握に重要となる。

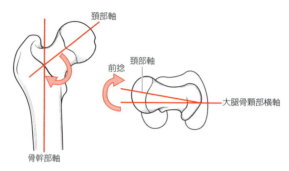

図1　頚体角と前捻角

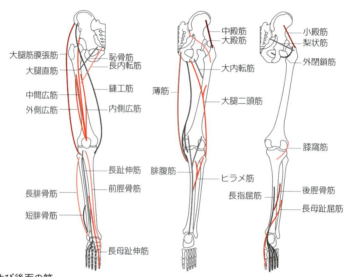

図2　大腿前面および後面の筋

表1　膝関節の動きと作用する主な筋および支配神経

膝関節の動き	主な筋	支配神経
屈曲	半腱様筋、半膜様筋、大腿二頭筋	坐骨神経
	縫工筋	大腿神経
	薄筋	閉鎖神経
	腓腹筋	脛骨神経
伸展	大腿四頭筋	大腿神経
	大腿筋膜張筋	上殿神経
外旋	大腿二頭筋	坐骨神経
内旋	半腱様筋、半膜様筋	坐骨神経
	縫工筋	大腿神経
	薄筋	閉鎖神経

表2　肉離れ（伸展損傷）の重症度分類

	第Ⅰ度（軽症）	第Ⅱ度（中等度）	第Ⅲ度（重症）
歩行	支障なし	支障あるも可能	跛行はっきり、不可能
スポーツ活動	ほとんど支障なし	支障あり、困難	不可能
疼痛	軽度	中等度	重度
圧痛	はっきりしない〜軽度	はっきりしている	中度〜重度
抵抗下自動運動	疼痛あるも可能	疼痛あるも可能、ときに不可能	不可能
ストレッチング痛	ほとんどなし	あり	重度
腫脹	なし	なし〜あり	あり
陥凹	なし	なし	ときにあり
関節可動域	制限なし	制限あり	著明な制限
MRIの変化	筋腹下中心	筋腹周囲および筋組織自体	筋組織自体の変化および血腫
復帰への目安	1〜3週	4〜8週	2〜6カ月

（黒沢尚．スポーツ外傷学Ⅳ 下肢．医歯薬出版．2001．より引用）

また、肉離れの重症度は表2に示す通りⅠ度（軽度）、Ⅱ度（中等度）、Ⅲ度（重症）の3段階に分類される。問診とともに診察でこれらの情報を確認し、重症度を把握する。

E：競技復帰の基準

運動時痛が消失し、筋の柔軟性、遠心性収縮筋力が十分に確保できれば競技復帰が可能となる。重症度により、2、3週間〜6カ月程度と考えられる。

F：治療

急性期はRICE処置を行う。目的は出血、炎症を最小限に抑えることで、通常3〜4日間実施する。

回復期は関節の可動域、筋の柔軟性、筋力の回復を目的にリハビリテーションを行う。ストレッチは、選手自身が痛みをコントロールしながら、できるだけ早期に実施する。伸張痛が治まった時点で等尺性運動から開始し、求心性運動での運動時痛が消失したあとに、遠心性運動によるトレーニングを行うことが勧められる。

2) 筋挫傷

A：外傷・障害の概念

筋の打撲による損傷である。ラグビーやアメリカンフットボールをはじめとした、コンタクトスポーツで発生することが多い。多くは大腿前面への直達外力によるもので、大腿四頭筋に起こる。

B：病因・病態生理

筋に直達外力が加わって損傷し、損傷部位に腫脹、疼痛と運動制限が起こる。重症例では出血もみられる。肉離れ（伸展損傷）は表層の筋の損傷であるのに対し、深層の筋に起こることが多いとされる。

C：評価

問診での受傷機転の確認により、病態の把握は容易に行われる。診察では出血、腫脹の程度とともに大腿周囲径とコンパートメントの緊張度を評価する。また、膝の可動域を確認する。

D：競技復帰の基準

重症度により、2、3週間〜6カ月程度と考え

られる。

E：治療

(1) 急性期

RICE処置を行う。疼痛と大腿周囲径の左右差を確認しながら3〜4日間実施する。

(2) 回復期

関節の可動域、筋の柔軟性、筋力の回復を目的にリハビリテーションを行う。膝屈曲可動域が120度以上得られれば、等尺性運動から筋力強化を行う。後の競技への復帰までの流れは、肉離れの治療と同様である。

3) 骨化性筋炎

A：外傷・障害の概念

骨化性筋炎は筋挫傷のあとに起こりやすい合併症で、外傷後の異所性骨化と考えられる。本来は、骨組織が存在しない場所に骨形成が起こる現象である。

B：病因・病態生理

筋挫傷後に、受傷部位において骨芽細胞の活性化が起き、骨化が起こるとされる。筋挫傷後に起こる血腫や炎症、体液の代謝異常などを原因とする説もあるが、原因は明らかではない。筋挫傷の重症度との関連も指摘されている。

C：評価

問診により受傷機転とその後の経過、疼痛の程度などを確認する。単純X線撮影により石灰沈着や骨化像を確認する。

D：競技復帰の基準

完全な吸収は少ないが、大腿四頭筋の機能不全が少なく、筋力、可動域が確保されれば競技復帰は可能である。数週〜3カ月程度と考えられる。

E：治療

原則として保存的治療として関節可動域訓練から行い、徐々に筋力強化を行う。筋挫傷時のRICE処置を徹底し、早期に炎症症状を軽減することが予防として重要であると考えられる。

第3章1節　整形外科疾患　193

1. 総論

2. 現場で必要な知識

3. 各論

4. 鍼灸マッサージの有効性

5. スポーツ現場の実際

3. その他の外傷・障害

　大腿部の外傷・障害には、他にコンパートメント症候群、大腿骨疲労骨折、外傷性大腿骨骨折などがある。

【宮本　直】

【参考文献】
1）J. Castaing他, 井原秀俊他共訳. 図解関節 運動器の機能解剖 下肢編. 協同医書出版社. 1986. 3-55.
2）志波直人, 他. 股関節のバイオメカニクス. 関節外科 増刊. 2002. 21. 69-78.
3）越智淳三訳. 解剖学アトラス 第3版. 文光堂. 1998. 96-100.
4）桜庭景植. 肉離れ・筋断裂. スポーツ外傷学Ⅳ 下肢. 医歯薬出版. 2002. 42-7.
5）W.E.ギャレット, 他編. 福林徹, 渡邉好博監訳. スポーツ科学医学大辞典 スポーツ整形外科ー理論と実践ー. 西村書店. 2010. 461-79.

Column

大腿部で見逃されやすい外傷・障害──疲労骨折

森ノ宮医療学園専門学校鍼灸学科学科長
日本陸上競技連盟トレーナー部委員
松下美穂
［出身養成校：京都教育大学スポーツ健康コース］

　大腿部のスポーツ外傷・障害でよくみられるのは、肉離れなどの急性外傷であるため、徐々に痛みが発生する慢性外傷は、重篤な状態を見過ごされることが多い。そのなかで注意をしなければならないのが、大腿骨骨幹部の疲労骨折である。大腿骨の疲労骨折が疑われる選手は、初めは「大腿部に力が入りにくい」という表現をすることが多い。疲労骨折を起こしている部位よりも痛みを訴える部位にズレを生じることもよくみられるため、どこが痛いのかよく分からないと訴えることもある。また、触診をしようとしても、大腿骨は周囲を筋が取り巻いているため、筋の圧痛なのか骨の圧痛なのか鑑別することが困難である。痛みが出はじめた頃は、レントゲン撮影をしてもはっきりと骨折線が映りにくいために見逃されるケースがある。

　そういった症状の選手に大腿部に鍼をすると、筋の緊張の緩和や、鍼の鎮痛効果により痛みが軽減し、一時的に運動を再開することができてしまう。しかし、そこが非常に危険なところである。治療を繰り返しているうちに骨折部位が悪化し、ある日、突然、大腿骨の完全骨折を起こしてしまうのである。軽いランニング動作中であっても、完全骨折に至ったケースが実際に起こっている。

　大腿骨の疲労骨折が疑われるケースでよくみられる自覚的所見は、「大腿部に力が入りにくい」「ジャンプでの着地時に膝が抜けるような感じがする」「大腿部全体が重く感じる」などである。他覚的所見では、「腹臥位で股関節の内・外旋をしたときに、骨折部位に違和感を訴える」「荷重をかけたときに痛みがある部位に徒手筋力検査を行っても、痛みがあまり再現されない」「大腿部を後面に圧をかけたときに、前面に痛みがひびく」などである。

　鍼灸師にとって大事なことは、疲労骨折を見逃さないこと、そして、鍼灸治療を行うことのメリット・デメリットをよく検討し、治療後に痛みが軽減していたとしても、骨折が疑われるケースについては確定診断が出るまでは大腿部にかかる負荷を軽減させることが重要である。

11 膝関節

1．解剖学的・機能的特徴

膝関節は下肢の中間関節で、基本的に立位・歩行時では常に圧迫力がかかった状態である。また、床反力を体幹・上肢の動きへつなげる役割を持ち、以下の特徴が挙げられる。
①荷重関節であり、歩行時は体重の3倍、ジャンプ時には体重の6倍の負荷がかかる。
②屈曲位において広い関節可動域を有する。
③完全伸展位において高い安定性を有する。
④広い関節面を有するが、骨性の安定性に乏しく、関節の安定化は軟部組織によるところが大きい。
⑤大腿骨と脛骨という長骨で構成されるため、てこのアームの長さによって大きな応力を受ける。

以上のように膝関節は、荷重時の安定性と運動時の可動性という、2つの矛盾する機能を両立させるため、実に巧妙かつ複雑な構造を有する。骨性要素のみでは非常に不安定で、関節包や靱帯、多くの筋腱などの軟部組織でそれを補強している（図1）。

それゆえ、スポーツ外傷・障害が生じやすく、一度傷めると膝関節のみならず身体全体の動きに影響を及ぼすため、完全復帰には長い期間を要する関節であるといえる。

1）膝蓋大腿関節と大腿脛骨関節

膝関節は、大腿骨と膝蓋骨で構成される膝蓋大腿関節と、大腿骨と脛骨で構成される大腿脛骨関節からなり、これら2つの関節が共通の関節包に包まれる複関節である。腓骨は直接には関与していない。

A：膝蓋大腿関節

膝蓋大腿関節は、大腿四頭筋腱内に存在する人

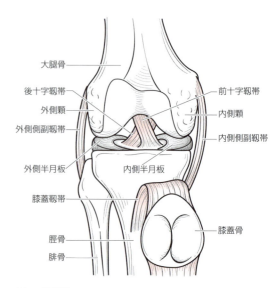

図1　膝関節

体最大の種子骨である膝蓋骨と、大腿骨前面にある膝蓋面との間にできる関節である。

膝蓋骨の機能は、膝伸展時のてこの作用を高め、大腿四頭筋による膝伸展力を高めることである。

B：大腿脛骨関節

大腿脛骨関節は、解剖学的に形状は顆状関節で、運動学的には車軸蝶番（ラセン）関節である。大腿骨と脛骨間の関節で、大腿骨内側顆・外側顆の突隆した凸面と、脛骨の軽度凹面を呈する内側顆・凸面を呈する外側顆の間にできる関節である。

2）半月板

半月板は、大腿脛骨関節の大腿骨関節面と脛骨関節面の間に介在する線維軟骨である。

半月板の機能は、大きさや形状の異なる大腿骨外側顆・内側顆と、脛骨外側顆・内側顆の形態的な適合性を増すことで荷重面積を増大させ、荷重応力を分散し関節軟骨への応力集中を軽減する。そのほか、衝撃の吸収や円滑な膝関節運動に寄与する。

内側半月板の形状はC型で、内側側副靱帯と付着している。外側半月板はO型に近く、外側側副靱帯との連結はない。一般的に内側半月板に比べて外側半月板は小さく、可動性は大きい（図2）。

半月板は、膝関節の屈曲伸展、回旋を含めた全可動域の動きにおいて、関節面の適合性を保つため、および荷重分散のために移動し、変形する。半月板を構成する膠原線維は、荷重や運動によって加わる負荷に対抗できるよう、円周状や垂直方向の配列を持つ。

3）靱帯

膝関節は骨性要素のみでは非常に不安定なため、以下の機能が挙げられる。
① 関節の安定化：静的支持機構
② 関節運動のガイド綱
③ 神経終末による関節運動の制御

A：前十字靱帯（ACL）

前十字靱帯は、大腿骨顆間窩外側後方から起始し、前内方に向かって脛骨顆間隆起の内側に停止する、長さ約35mm、中央部の最大幅は約10mmの靱帯である。前内側線維束（AMB）と後外側線維束（PLB）の2つの線維束に区別することができ、それぞれ機能は分割されている。

前十字靱帯は主に膝関節の前方不安定性を制動する役割を持つが、膝伸展位付近では後外側線維束が、屈曲すると前内側線維束が機能する。また、下腿内旋、外反、膝過伸展に対しての制動力も持つ。

B：後十字靱帯（PCL）

後十字靱帯は、大腿骨顆間窩内側前方から起始し、後外方に向かって顆間窩中央部で前十字靱帯と交差、脛骨顆間隆起の外側に停止する、長さ約38mm、中央部の最大幅は約12mmの靱帯である。前十字靱帯と同じように前内側線維束と後外側線維束の2つの線維束の機能は分割されている。

主に膝関節の後方不安定性を制動する役割を持つが、AMBは膝伸展位で弛緩し屈曲位で機能するのに対し、PLBは伸展・屈曲位ともに機能する。

C：内側側副靱帯（MCL）

内側側副靱帯は、大腿骨内側上顆から起始し、脛骨骨幹端内側に停止する、帯状で、長さ約85mmの靱帯である。

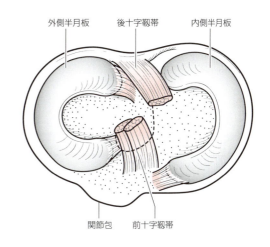

図2　半月板

内側側副靱帯は膝伸展位で緊張し、屈曲位で弛緩する。主に膝関節の外反動揺性を制動する役割を持つが、同時に脛骨の外旋に対しての制動力も持つ。他に、後斜靱帯、内側関節包靱帯は内側支持機構として内側側副靱帯とともに機能する。

D：外側側副靱帯（LCL）

外側側副靱帯は、大腿骨外側上顆から起始し、腓骨頭に停止する、索状で、長さ約50mmの靱帯である。外側側副靱帯は膝伸展位で緊張し、屈曲位で弛緩する。主に膝関節の内反動揺性を制動する役割を持つが、同時に脛骨の内反に対しての制動力も持つ。

他に外側支持機構として、後外側関節包（弓状靱帯）、膝窩筋腱などから構成される後外側構成体と、筋膜、腸脛靱帯、膝蓋大腿靱帯などもともに機能する。なかでも、腸脛靱帯は大腿筋膜が肥厚した靱帯様組織で、正確には靱帯ではないが、膝関節の内反や脛骨内旋を制動する役割を持つ。

4）運動

膝関節の基本的運動は、矢状面上での屈曲と伸展（参考可動域：股関節伸展位では伸展0度～屈曲135度。股関節屈曲位では伸展0度～屈曲145度）である。関節面の動きとしては転がり（rolling）

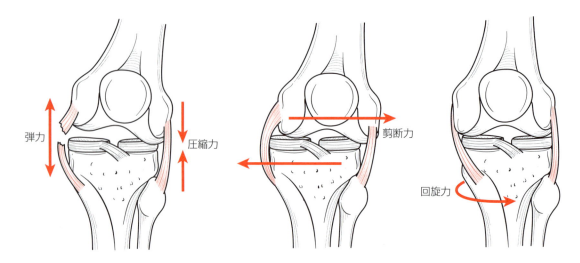

図3　軟部組織を損傷する力

と滑り（gliding）の組み合わせである。歩行や椅子からの立ち上がりなど、さまざまな運動動作で大きな屈曲可動域が必要とされている。しかし、膝関節には、前額面上でのわずかな内旋・外旋もある。膝関節は大腿骨に対し、脛骨のいくらかの外旋なしでは完全伸展できない。このような、膝関節最終伸展時に脛骨が大腿骨に対して軽度の外旋運動を起こす現象をスクリューホーム現象（screw home movement）という。この現象によって、人は筋力に頼ることなく長時間にわたる立位が可能となる。また、膝関節最終伸展時に生じる大腿四頭筋と膝蓋靱帯の牽引方向のなす角の余角をＱ角（Q-angle）といい、膝伸展筋力が働く際、膝蓋骨を外方へ牽引する力を生じさせる。

5）筋肉

膝関節の運動に関与する筋肉はその作用により、伸筋群と屈筋群に分けられる。

伸筋は前面にある強力な大腿四頭筋、屈筋は後面に大腿二頭筋と半腱様筋、半膜様筋、内側に薄筋と縫工筋がある。これらの多くは股関節と膝関節に作用する二関節筋である。また、下腿後面の腓腹筋も膝関節には屈筋として作用する。

膝窩筋は膝関節の屈曲と内旋に作用し、膝完全伸展位からの始動筋である。

以上の筋群は運動に関与するだけでなく、不安定な膝関節を動的に安定させ支持するという重要な役割を担っている。

2．代表的な外傷・障害

外力および身体自らの機械的刺激（張力・圧縮・曲げ・剪断・捻れ）が、身体組織の耐容能力を超えると外傷・障害が発生する（図3）。

骨性要素のみでは非常に不安定な膝関節には、安定性を補強している軟部組織の損傷が圧倒的に多い。ここでは、1回の刺激による損傷（外傷）の代表として「不幸な三徴候」と、頻回の刺激による損傷（障害）の代表としてオスグッド（Osgood-Schlatter）病、膝蓋靱帯炎、鵞足炎、腸脛靱帯炎を述べる。

1）「不幸な三徴候」（unhappy triad）

A：外傷・障害の概念

「不幸な三徴候」とは、前十字靱帯損傷、内側側副靱帯損傷、内側半月板損傷の複合損傷である。受傷時、一時的に膝関節が（亜）脱臼状態となり

整復されるため、激痛と同時に靱帯が断裂する「ビシッ」という音が聞こえたり感じたりする。関節の不安定感が強度で、虚脱状態、歩行困難となることが多い。陳旧例では「膝くずれ（giving way）」や嵌頓症状（locking）を生じる。損傷した靱帯、半月板のみでなく、軟骨などの合併損傷にも注意を要する（図4）。

B：病態生理

一般的に靱帯損傷の重症度は、症状と病理によって、Ⅰ度（軽症：軽度の疼痛で靱帯のごく一部の断裂、動揺性は示さない）、Ⅱ度（中等症：中等度の疼痛で靱帯の部分断裂、動揺性を示す）、Ⅲ度（重症：重度の疼痛で靱帯の完全断裂、大きな異常可動性）の3つに分類される。前十字靱帯断裂は、受傷後12時間以内に関節内への出血のため、関節血腫を伴う。内側側副靱帯損傷の腫脹は、時間の経過とともに靱帯の走行に沿って現れる。疼痛・圧痛部位は靱帯損傷部に限局されていることが多い。

半月板損傷は、断裂の形態から縦断裂（バケツ柄断裂）、水平断裂、横断裂、弁状断裂、それらの複合型に分類される。完全断裂の症状は、嵌頓症状（locking）、弾発感（snapping）、伸展制限、引っかかり感などである。一般的に疼痛・圧痛部位は関節裂隙に一致し、腫脹を伴うことが多いが、靱帯損傷の症状と一致することが多く、鑑別が困難である。血行が存在する辺縁断裂（辺縁1/3）や靱帯付着部での断裂は治癒の可能性が期待できるが、無血管野（内縁2/3）である中心部の断裂では治癒能力がなく外科的治療（半月板部分切除）の対象となる。

C：病因

タックルなどによる接触性の要因と、急激なストップや方向転換など減速動作による非接触性の要因があるが、後者が多い。受傷肢位は重心の位置が大きく関与するが、一般的に荷重時に、爪先が外側を向き、膝が内側に倒れるknee-in toe-out、かつ内旋が加わった肢位で、大腿四頭筋が強く収縮したときに生じる（大腿骨が固定された場合は、逆が起こる）。この靱帯損傷受傷時には、膝関節

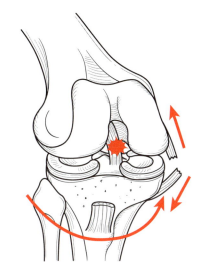

図4 「不幸な三徴候」の受傷機転

にかかる強い軸圧や、制御不能となった回旋力により過剰なストレスが加わり半月板損傷が合併する。

D：競技復帰の基準

大腿四頭筋の筋力は健患比90％以上、ハムストリングの筋力は健患比100％の回復により装具を装着し、ノンコンタクトプレイより開始する。

復帰までの期間の目安はそれぞれの組織の損傷程度にもよるが、前十字靱帯断裂に対する再建術が施された場合、早くても1年といわれている。また、たとえ競技復帰が叶ったとしても、運動後の疼痛や腫脹、膝崩れが残存した場合は、膝の機能的安定性が失われており（前十字靱帯不全膝）、将来的に変形性膝関節症に進展する可能性の高い外傷であるといえる。

2）オスグッド（Osgood-Schlatter）病

A：外傷・障害の概念

オスグッド病は、骨と筋肉の成長のアンバランスから起こる発育期特有の障害である。9〜14歳の成長期男子に多く、20〜30％は両側性に発症する。

本症は、急激な長軸方向への骨成長に大腿四頭筋の成長が追いつかず、相対的に膝蓋腱を介して

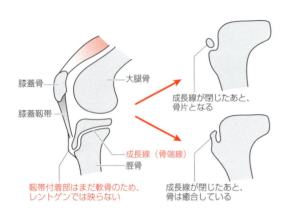

図5　オスグッド病の病態

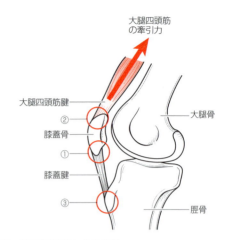

図6　膝蓋靱帯炎の疼痛部位

脛骨粗面に持続的に強い牽引力が働き、負荷が増大する。加えて、ジャンプや着地動作の繰り返しにより膝伸展機構（大腿四頭筋－大腿四頭筋腱－膝蓋骨－膝蓋靱帯－脛骨粗面）に牽引力が加わることで発症する。脛骨粗面や膝蓋靱帯付着部の疼痛・圧痛と腫脹が特徴である。運動により増悪し、安静で寛解する状態が数カ月続く。

オスグッド病は「成長痛」として放置されることの多い障害であるが、実際には使い過ぎ症候群（overuse syndrome）である。

B：病態生理

本症は、大腿四頭筋の収縮による牽引ストレスにより、発達中の脛骨粗面の炎症、小さな部分的剥離、微小裂離骨折が生じて発症する（図5）。

一般的に、脛骨粗面の骨化が終了すれば症状は消失するが、骨端線閉鎖後の脛骨粗面には、こぶのような突出が残る。

C：病因

発育期の脛骨粗面への過負荷が発症要因となるが、大腿四頭筋の柔軟性低下、外反膝や膝蓋骨のマルアライメント（malalignment：骨の配列異常）による脛骨粗面へのストレス増加も病因となる。

D：競技復帰の基準

大腿四頭筋タイトネステストで尻上がり現象がなく、十分な柔軟性が獲得できており、また、ランニングやジャンプ動作で痛みがなく、脛骨粗面部の圧痛が消失していれば競技復帰させる。

早期発見の症例では、比較的短期間（4～6週間）でスポーツ活動を再開できるが、発育期特有の障害のため復帰までの期間は個人差が大きい。遊離骨片を形成するに至る重症例では、3～6カ月も運動を休止せざるを得ないことが多い。

3）膝蓋靱帯炎

A：外傷・障害の概念

膝蓋靱帯炎は使い過ぎ症候群である。陸上の跳躍競技やバレー、バスケットにみられる「ジャンパー膝」が代表的だが、膝蓋靱帯炎はジャンプをするスポーツ選手のみが受傷するわけではない。膝関節の屈伸動作の繰り返しは、膝伸展機構に過度の牽引力を加えることになる。その頻回のストレスが膝蓋骨周辺に微細損傷を引き起こす。部位別にみると、図6の①の膝蓋骨下端と膝蓋腱との接合部の発症が最も多いが、②や③の部位にも起こる。損傷部の疼痛・圧痛や腫脹が著明で、次第にジャンプやランニングが困難になる。

B：病態生理

膝蓋靱帯炎は膝蓋腱実質部に出血、浮腫、ムコイド変性（結合組織の粘液変性）、フィブリノイド変性（線維素様のものが組織に沈着して組織傷害や炎症を引き起こす）などの変化を来たし、微少断裂や、稀に完全断裂に至る。

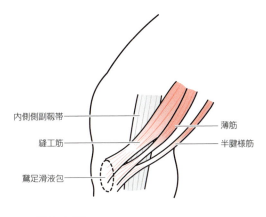

図7 鵞足の解剖

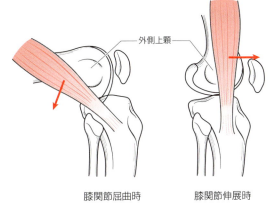

図8 腸脛靱帯のスライド

C：病因

外因性の要因としては、ジャンプやダッシュ動作による膝関節の屈伸動作の量的過剰、トレーニング方法や負荷量の不適切がある。内因性の要因としては、膝蓋骨不安定症などの膝蓋大腿関節のマルアライメント（15度以上のQ角含む）、筋力や筋の持久性柔軟性不足が挙げられるが、なかでも注意したい点は、ジャンプやダッシュ、方向転換における技術の問題である。特に大腿四頭筋にエキセントリックな収縮力がかかるジャンプの着地動作において、股関節での衝撃吸収が小さい選手は、膝蓋腱にかかるストレスが大きい。

また、バレーボール競技でのレシーブの構えは、腰の位置が低く、膝伸展機構にエキセントリックな筋収縮力が加わる姿勢である。特にフライング（スライディング）レシーブ時に膝蓋骨下縁部や脛骨粗面を強打することが多く、打撲の衝撃ストレスも膝蓋靱帯炎を発症する誘因となり得る。

D：競技復帰の基準

大腿四頭筋タイトネステストで尻上がり現象がなく、十分な柔軟性が獲得できており、また、痛みを生じたスポーツ動作で痛みがなく、膝蓋骨周囲の圧痛が消失していれば競技復帰させる。

4）鵞足炎

A：外傷・障害の概念

鵞足炎は使い過ぎ症候群である。脛骨内側顆には内側側副靱帯の前方に縫工筋、薄筋、半腱様筋の腱が付着している（図7）。この付着部の形状が鵞鳥の足に似ていることから「鵞足」と呼ばれる。鵞足炎は腱付着部の炎症と鵞足滑液包の炎症の総称である。

ランニングなど膝関節屈伸動作の繰り返しによる張力、内側側副靱帯や脛骨内側顆との摩擦により、鵞足部もしくは鵞足と内側側副靱帯との間に存在する鵞足滑液包が炎症を起こし、疼痛を来たす外傷・障害である。付着部周囲の疼痛・圧痛と顕著な運動時痛を伴う。

B：病態生理

炎症がひどくなると、付着部の腫脹や熱感を生じることがある。

C：病因

縫工筋・薄筋・半腱様筋は膝関節内旋に作用し、膝の外反を制御する膝関節内側部の動的支持機構である。X脚や回内足、偏平足などのマルアライメントは、実際のスポーツ活動でのジャンプ動作や方向転換時に膝が内側を向き、爪先が外側を向く knee-in toe-outの動的アライメントを呈しやすく、下腿に外旋作用が働き、鵞足により大きな伸張ストレスがかかる。

D：競技復帰の基準

鵞足付着部周囲の圧痛の消失と、痛みを生じたスポーツ動作で痛みがなければ競技復帰させる。

5）腸脛靱帯炎

A：外傷・障害の概念

腸脛靱帯炎は使い過ぎ症候群である。ランニングなど膝関節の屈伸動作時に、腸脛靱帯は大腿骨外側上顆の上をスライドする（膝関節屈曲約30度）（図8）。腸脛靱帯炎は、そのときに生じる機械的摩擦によって起こる腸脛靱帯の炎症である。走行距離の増加とともに出現する疼痛部位は、靱帯の摩擦部だけに限らないことが多い。陸上長距離選手に多くみられることから「ランナー膝」とも呼ばれる。

B：病態生理

腸脛靱帯炎は、大腿骨外側上顆と腸脛靱帯後縁の摩擦部（膝関節外側部）に起こる癒着と炎症である。重症例では腸脛靱帯の肥厚がみられる。炎症ではあるが熱感や腫脹はみられないことから、「腸脛靱帯摩擦症候群」とする文献も多い。

C：病因

外因性の要因として、ランニングの走行距離や頻度の急激な増加、着地時の膝屈曲角度が減少する下り坂でのトレーニング、下方にある足のほうが内反の床反力を受けやすい、傾いた道路でのロードトレーニングなどがある。また、衝撃吸収力の低い靴や踵部の外側が摩耗した靴の使用も腸脛靱帯にストレスがかかる。内因性の要因としては、腸脛靱帯の柔軟性低下、内反膝や膝関節に内反ストレスが加わる回外足、着地時下腿が内旋し腸脛靱帯が前内方に牽引され緊張する回内足、脚長差などのマルアライメントなどがある。また、大腿筋膜張筋の短縮や中殿筋筋力不足による腸脛靱帯へのストレス増加などもある。

D：競技復帰の基準

患部の圧痛の消失（1〜2週間で軽快することが多い）を目安として、1日おきに平地でのランニングから再開する。サーフェイスは芝など弾力性のあるものを選択する。ランニング再開とともに痛みが再発することがあるため、走行距離と時間は厳しく管理する。

3．その他の外傷・障害

膝関節の外傷・障害には、他に膝蓋骨亜脱臼および脱臼、タナ（滑膜ひだ）障害、平泳ぎ膝（内側側副靱帯の炎症や内側半月板損傷、内側タナ障害の総称）などがある。

4．評価

膝関節は、身体のなかで最も損傷しやすい関節の一つである。しかも複雑な構造を有するがゆえ、損傷を受けた組織に対する正確な診断は、医師に委ねることが多い。特に、重度の靱帯損傷や大きな不安定性を有する重篤な膝損傷は、病歴聴取によって鑑別できるため、直ちに救急処置を施し医療機関への搬送を要する。本章では、大きな外傷はないが、受傷3〜4日経過後、もしくは運動後に腫脹を生じ、1日ないし数日で消退するような亜急性の膝損傷に対する実用的なガイドラインについて述べる。

なお、重度の靱帯損傷や外傷に合併する可能性のある血管や神経損傷についての評価の詳細は、他の成書に委ねる。

1）病歴聴取

受傷機転とその後の経過について詳細に聴取する。この病歴聴取が適切な評価実施の根拠となる。
①痛む部位はどこか。すぐに腫れたか。部位をピンポイントで示せなくとも、どのあたりかを把握する。腫れについてはどの部位に起こり、どの程度の速さで、どのくらいまで腫れたのかを聴取する。
②受傷時、「膝くずれ（giving way）」や「膝のずれ」を感じたか。「ビシッ」などという音が聞こえたか、感じたか。
③受傷機転はどうだったか（患者以外の周りの人間が詳細を述べられる場合も多い）。

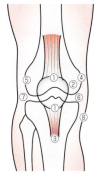

図9 膝関節の圧痛部位

① 膝蓋靱帯炎
② タナ障害、膝蓋骨脱臼/亜脱臼
③ オスグッド病、膝蓋靱帯炎
④ 内側側副靱帯損傷
⑤ 外側側副靱帯損傷、腸脛靱帯炎
⑥ 内側半月板損傷、内側側副靱帯損傷
⑦ 外側半月板損傷、外側側副靱帯損傷
⑧ 鵞足炎、内側側副靱帯損傷

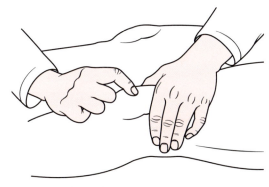

図10 膝蓋跳動の確認

④受傷後、そのままプレーを続行できたか。現在、問題なく平常歩行ができるか。
⑤以前にも傷めたことがあるか。

2) 視診

常に健側と患側を比較する。
①患部：発赤・熱感・腫脹・皮下出血など
②下肢アライメント：内反膝・外反膝・反張膝・膝蓋骨高位および斜位・Q角など
また、病歴聴取の段階から損傷膝の扱いを含めた患肢の使い方を観察すべきである。

3) 触診（疼痛・圧痛・腫脹など）

患者に恐怖感を抱かせないよう愛護的に行い、常に健側と患側を比較する。疼痛部位が限局されている場合、おおよその鑑別が可能なことが多いが、さまざまな部位を触れて圧痛や痛みを確認する（図9）。

また、膝関節伸展位で膝蓋骨を上下左右に動かし、痛みや軋音の有無を確認する。膝蓋骨亜脱臼および脱臼や膝蓋骨不安定症が疑われる場合は、膝蓋骨を外側へ変位させ、不安定感や疼痛を確認するアプリヘンジョン（apprehension）テストを行う。

腫脹は皮膚とその下の組織の間に貯留した滲出液を優しく触れて確認し、健側と比較する。多量に貯留すると、膝蓋跳動を呈する。これは膝蓋骨上部を取り巻くように押さえると、膝蓋骨下部に貯留した滲出液が膝蓋骨を浮き上がらせる現象で、炎症が示唆される。その膝蓋骨を押すと大腿骨に「コツッ」と当たる音を感じることがある（図10）。

4) ストレステスト

健側との比較は必須である。ここまでの評価で必要と考えられるテストのみを健側から行う。

A：関節可動域（筋柔軟性）テスト

まず自動運動を、必要に応じて他動運動、抵抗運動を実施する。

(1) 大腿四頭筋柔軟性テスト

腹臥位で膝関節を屈曲させ（自動→他動）、大腿四頭筋の柔軟性を確認する。オスグッド病や膝蓋靱帯炎では、柔軟性の低下や疼痛回避の尻上がり現象がみられる。

(2) 膝伸展抵抗運動での疼痛誘発テスト

座位で膝関節90度屈曲位からの伸展に抵抗をかけるか、保持させた伸展位に抵抗をかける。オスグッド病や膝蓋靱帯炎では、膝蓋骨下極と膝蓋腱との境界部、膝蓋靱帯付着部に疼痛・圧痛が確認できる。

(3) 膝屈曲抵抗運動での疼痛誘発テスト

鵞足炎では、鵞足付着部とその周辺の疼痛・圧痛部位を圧迫しながら膝関節を屈曲させると痛みの再現がある。

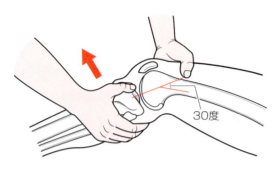

図11 ラックマン（Lachman）テスト

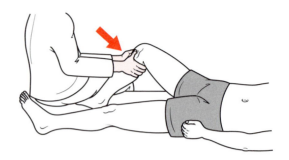

図12 後方引き出しテスト

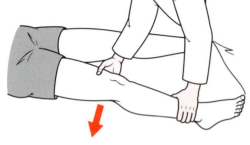

図13 内反／外反テスト

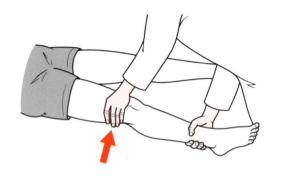

(4) グラスピング（grasping）テスト

大腿骨外側上顆上もしくは約3cm近位の腸脛靱帯に母指で圧迫を加えながら、他動的に膝を屈曲・伸展させる。腸脛靱帯炎では膝関節屈曲30度付近で疼痛が誘発される。

B：関節不安定性の徒手テスト

急性期ほど関節水腫や、患者の恐怖感から反射的に起きる周囲筋の筋収縮が膝の動揺性を隠し、偽陰性となりやすいことに注意する。健側と比較した不安定性だけでなく、終点の欠落や硬軟（end-feel）、痛みの誘発を確認する。下記の（1）では前十字靱帯損傷を、（2）では後十字靱帯損傷を、（3）ではそれぞれ外側側副靱帯損傷と内側側副靱帯損傷を疑う。

なお、手技には熟練を要し、疼痛の強い急性期には行えない短所はあるが、屈曲した膝関節に外旋を加えつつ、脛骨を内旋しながら伸展させていくと脛骨が外前方に亜脱臼する現象をみるNテストも有用である。

(1) ラックマン（Lachman）テスト

膝関節30度屈曲位で片方の手で大腿遠位端を固定し、逆側の手で下腿近位端を把持し、大腿骨に対して脛骨を前方へ引き出す（図11）。

(2) 後方引き出しテスト

膝関節90度屈曲位で両手で下腿近位端を把持し、大腿骨に対して脛骨を後方に押し込む（図12）。

(3) 内反／外反テスト（屈曲0度→屈曲30度）

片方の手で下腿遠位を把持し、逆側の手で膝関節部に内反／外反ストレスを加える。膝関節完全伸展位で行った後、30度屈曲位で行う（図13）。

前後方向の引き出しテストと内反／外反テストを行って、大きな動揺性があれば（end pointの触知負荷）、それ以上のテストを行わず直ちに患肢を固定し、確定診断と処置のため選手を医療機関に搬送すべきである。

過伸展時、十字靱帯が大腿骨と脛骨をロックしていると内側／外側の開大が不可能になる。完全伸展位での内反／外反テストで、内側／外側の開大があれば、または健側と比較して10mm以上の開大は十字靱帯の合併損傷を意味する。

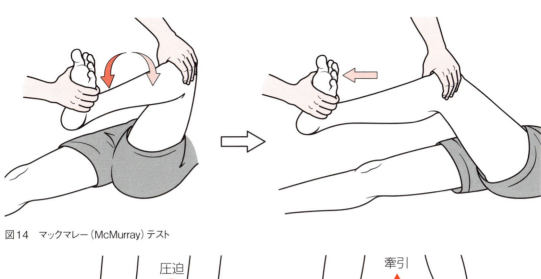

図14 マックマレー(McMurray)テスト

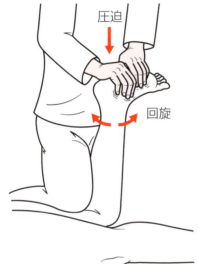
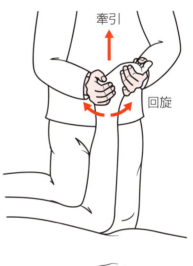

図15 アプレー(Apley)テスト

C：半月板損傷の徒手テスト

靱帯損傷を合併している場合、半月板損傷の評価は容易ではない。この場合は、靱帯損傷の評価に主眼を置く。

(1) マックマレー(McMurray)テスト

膝関節最大屈曲位で内側および外側関節裂隙に指を置き、下腿に回旋ストレスを加えながら膝関節を伸展させる（図14）。一般的に、内側半月板損傷は下腿外旋で、外側半月板損傷は下腿内旋で膝関節を伸展させるときに疼痛が誘発され、クリック音を触知する。

(2) アプレー(Apley)の圧迫／牽引テスト

膝関節90度屈曲位で大腿部を固定し、足に下方／上方への圧迫・牽引を加えながら下腿に回旋ストレスを加える（図15）。一般的に内側半月板損傷は下腿外旋で、外側半月板損傷は下腿内旋で圧迫時に疼痛の誘発やクリック音が触知され、牽引時には減少もしくは消失する。

5) スポーツ動作テスト

これまでの検査で所見が得られずとも、スポーツ動作で痛みや不安定性を誘発する場合がある。患肢に体重をかけられるか、跛行はないかなど、荷重の程度や歩行パターンの確認からはじめ、スクワッティングテストやランジ動作でknee-inや

knee-outなどの動的（ダイナミック）アライメントを確認し、受傷機転となったスポーツ動作テスト（ランニング、ジャンプ、方向転換など）を実施し、症状の誘発を確認する。

得られる情報（評価）は、スポーツ活動休止中の身体操作技術向上プログラムの一助となり、最終的には競技復帰の基準となる。

5. 治療

1）「不幸な三徴候」(unhappy triad)

それぞれの組織の損傷程度にもよるが、競技復帰を目指す場合、前十字靱帯断裂に対しては自家腱を使用した再建術が第一選択となる。内側側副靱帯の単独損傷はたとえⅢ度であってもほとんどが保存療法と積極的なリハビリテーションで奏効するため、修復するか否かは担当医の判断に委ねられるところである。半月板損傷についても、切除、修復、単なる経過観察のみの選択肢があるが、半月板切除は関節軟骨への負荷が増幅し軟骨の摩耗を招くため、できる限り修復術にてその機能の温存を図るべきである。

一般的に「不幸な三徴候」受傷後は、装具を装着し部分荷重の状態で3〜4週間の間、膝の可動域訓練を行いながら内側側副靱帯を保存的に治療し、後に前十字靱帯再建術および半月板修復術を実施する。

東洋医学的治療は基本的に患部外を対象とする。免荷歩行時は身体のバランスが崩れ、患肢と対側の腰部や患肢と同側の肩甲骨周囲に筋疲労が蓄積しやすい。これら代償筋群の筋緊張弛緩を目的とした鍼灸マッサージ治療を行う。

膝靱帯損傷は、急性期を過ぎると疼痛はほとんどないか、極めて軽度なため、放置もしくは疼痛を我慢してスポーツ活動を継続することも可能である。しかし、特に前十字靱帯損傷後、前十字靱帯機能不全のまま減速動作を伴うスポーツを継続すると、着地や方向転換の際に膝崩れを繰り返す

ことで新たな半月板損傷や関節軟骨損傷、早期の関節症変化を来たし、二次性変形性膝関節症（軟骨の摩耗）を招く原因となる。受傷後早期の正確な病態把握と適切な処置、スポーツ活動継続のための適切なコンディショニングが必要である。

2）使い過ぎ症候群

急性期は局所の安静・除痛を第一とするRICE処置が用いられる。電気や温熱などの物理療法や、受傷筋群を対象にした鍼灸マッサージ治療も効果的である。セルフケアとして、受傷筋群のストレッチングは痛みのない範囲で十分に行う必要がある。持続性で中等症以上の疼痛がある場合、寛解するまでスポーツ活動を制限する必要がある。

復帰後は練習前の入念なウォーミングアップと受傷筋群のストレッチング、練習後の疼痛部位へのアイシングを欠かさず行い、筋の疲労を残さないことが重要である。

練習場所のサーフェイスや使用するシューズは、柔らかく衝撃を吸収できるものを選択することで、床反力から受けるストレスを軽減できる。

下肢マルアライメントに対しては、足底板やテーピングによる装具療法を検討する。オスグッド病、膝蓋靱帯炎には、オスグッドバンドを装着することで膝蓋腱の伸張ストレスの軽減が期待できる。

6. 予防

予防に勝る治療法はない。外傷・障害発生要因を分析し、的確な対策を実施することが外傷・障害発生の予防となり、不幸にも外傷・障害が発生してしまった場合の治療にもつながる。

多くのスポーツ外傷・障害は練習量過多、練習方法（路面傾斜やトラックの周回方向などへの配慮）、サーフェイスやシューズの状態、さらには季節や天候などの外因性によるものと、年齢、柔軟性や筋力および筋持久力などの体力要素、スポ

ーツ動作スキル（身体操作技術＝正しい身体の使い方）やマルアライメントなどの内因性によるものがある。

年齢という要因が深く関与するオスグッド病は、発症リスクの高い時期を推定する（定期的な身長測定により、年間身長増進8cm以上が目安。脛骨粗面部圧痛のセルフチェック実施など）ことで予防できる可能性がある。しかし、成人に比べて痛みの意思表示をしにくい年代であり、また、この年代でのスポーツ活動休止は、その後の競技生活の方向性を大きく左右することになりかねない。ジュニア期特有の外傷・障害は、関与する周りの人間が見つけ出す努力を怠ってはならない。

スポーツ外傷・障害を予防の観点から考えると、第一は適切な練習量や練習方法の管理である。特に高校・大学進学時は急激に練習量が増加するが、こういった練習環境変化時やオフのトレーニング期への移行時は要注意である。

同時に「使い過ぎ」とならないための、競技種目特性に相応しい筋力および筋持久力、柔軟性などの基礎トレーニングも実施する。特に中殿筋の筋力低下は、スポーツ動作において、knee-inする傾向がみられるため、十分なトレーニングが必要である。筋疲労を残さないケアは毎回十分に行う。また、メディカルチェックは定期的に実施し、マルアライメントなどの問題点を抽出する。問題点が明確になれば、トレーニングで修正可能か、トレーニング方法で修正可能か、装具療法での対処を要するのか、身体的特徴に対するストレス回避の具体的予防策が講じられる。特に膝関節を含めた下肢マルアライメントの正確な評価は、動的アライメント不良の修正につながる。

しかしながら、再発予防には練習量調整や対症療法のほかに、神経－筋協調性や正しい身体の使い方も重要である。それぞれのスポーツ活動において十分な筋力があったとしても、スポーツ動作の仕方によって、または不適切なフォームによっては外傷・障害が発生する。

スポーツ動作の多くは、膝関節屈曲位で遂行される。突然の膝に対する外力や、急激なストップや方向転換時には筋力が関節の安定化を図る。しかし、そのときの筋活動を調節するのは神経系の反応である。怪我をしない選手ほど急激な動きに対する反応スピードが速い。固有受容器感覚を含めた神経－筋協調性は、体力要素の一つであると同時に、外傷・障害予防（膝関節安定化）には欠かせない体力要素である。

そして膝関節の外傷・障害を予防する正しい身体の使い方としては、「膝で捻らない」ことである。関節のなかで「捻る」ことができるのは脊柱と肩関節、股関節のみである。特に膝への回旋ストレス回避と深くかかわるのは股関節である。股関節の可動域が狭い＝有効に股関節を使えない、そのための代償として膝関節や足関節で捻ることがknee-in toe-outの発生につながる。足関節捻挫の既往があり、足関節の不安定性を有する競技者にとってはなおさらである。「膝で捻らない」ための基本姿勢は、身体重心を骨盤と股関節の真上もしくは少し前方に置き、膝と足の運動軸を平行にした「構え」の姿勢である。常にその姿勢を基本に踏み出し能力を高め、正しい方向転換動作（股関節の回旋動作・細かいステップによる踏みかえ動作）と減速動作、軟かい着地のジャンプ動作を習得する（身体操作技術の向上）。そのうえでさまざまな神経－筋協調性のトレーニングを実施し、重心位置が大きく崩れないバランス感覚と反応スピードを高めることがスポーツ動作の基本となり外傷・障害予防となる。

【大西千佳】

【参考文献】
1) A.I.Kapandji. カラー版カパンジー機能解剖学Ⅱ 下肢（原著第6版）. 医歯薬出版. 2011.
2) 財団法人日本サッカー協会スポーツ医学委員会. コーチとプレーヤーのためのサッカー医学テキスト. 金原出版. 2011.
3) J.M. ブーハー，G.A. シボドー. スポーツ外傷アセスメント. 西村書店. 1993.
4) 林浩一郎監訳. トレーニングとスポーツ医学. 文光堂. 1990.
5) 伊藤隆. 解剖学講義. 南山堂. 2005.
6) 公益財団法人日本体育協会. 公認アスレティックトレーナー専門科目テキスト2 運動器の解剖と機能. 公益財団法人日本

第3章1節　整形外科疾患　207

体育協会. 2011.

7）守屋秀繁. 部位別スポーツ外傷・障害2　膝. 南江堂. 1995.

8）W.E.ギャレット,Jr., K.P.スピーア, 他. スポーツ科学・医学大事典. スポーツ整形外科学－理論と実践－. 西村書店. 2010.

9）中嶋寛之監. 新版スポーツ整形外科学. 南江堂. 2011.

10）越智隆弘. 整形外科外来シリーズ2　スポーツ外来. メジカルビュー. 1997.

11）武藤芳照, 他. 新スポーツトレーナーマニュアル. 南江堂. 2011.

12）黒田善雄監. 臨床スポーツ医学. メディカル葵出版. 1985.

13）福林徹監. 新版スポーツ整形外科マニュアル. 中外医学社. 2013.

14）別府諸兄監訳. 整形外科・スポーツ傷害診察ハンドブック. ナップ. 2012.

15）北川照男監訳. スポーツ医学-実践ガイド. 医歯薬出版. 1990.

16）板倉尚子. 鵞足炎. 臨床スポーツ医学. 2008. 25（臨時増刊号）. 261-5.

17）黒田善男, 他. 最新スポーツ医学. 文光堂. 1990.

18）林光俊. ナショナルチームドクター・トレーナーが書いた種目別スポーツ障害の診療（第2版）. 南江堂. 2014.

19）堀居昭. パーフェクト／マニュアル スポーツ障害の克服. ベースボール・マガジン社. 1997.

20）樅山日出樹, 他総監修. 臨床スポーツ医学. 医学映像教育センター. 2009.

21）国分正一, 鳥巣岳彦監. 標準整形外科学（第10版）. 2008.

Column

膝前十字靱帯損傷と競技復帰について

呉竹学園東洋医学臨床研究所所長補佐
女子ラクロスチームトレーナー
上原明仁
[出身養成校：東京医療専門学校]

　某年5月、女子ラクロス選手A（19歳）が練習中に左前十字靱帯断裂を起こした。同年7月に再建手術、以降機能回復訓練を受け、11月に担当医師から軽度運動許可が下りた。当時の膝伸展力検査でWBIは右1.52、左0.95であった。

　12月に施術所に来所し、「軽度運動時の不定期痛や膝屈伸抵抗運動時は、低負荷で疼痛出現。病院での機能回復訓練だけで目標の翌年2月復帰ができるのか不安」と復帰への不安感を訴えた。再評価では術後の経過は良好で、日常生活上の支障はほぼ解消しているが、WBI低値が示唆するように競技に要求される絶対的筋力不足と長期間練習離脱による競技動作の習熟度の低下がうかがえた。この2点が不安感の背景であると考え、施術の短期目標を「筋力不足と運動機能の改善」とし、長期目標を「復帰後のパフォーマンスアップ・再受傷予防」とし、トレーニング（TR）として筋力強化および姿勢制御訓練を実施し、併せてTRにより発生する筋疲労を鍼施術で回復させることとした。

　TRでは動作を動画撮影してAと共有し、自宅などで反復するように指導した。また、練習場での動作を動画投稿サイトに担当医のみ閲覧可能にしたうえでアップし、状態を共有した。病院では担当医が月1回の頻度で診察を行った。2月にはWBIが右1.49、左1.25となり、担当医から競技復帰の許可が下りた。鍼施術は、当初はAが鍼に抵抗感を示したため、4回目のTR直後に初回の施術を行った。その後は疼痛緩和や疲労回復を目的として、月1〜2回の頻度でTR終了後もAが競技引退するまで施術した。

　多くのスポーツにおいて手術後の選手は、医療機関での機能回復訓練以外では専門的な介入を受ける機会が少ない。しかし現在はSNSなどの発達により選手の動態を現場に不在の関係者にも共有することができ、現状を把握しながら各立場で選手に介入が可能である。また若年者は鍼に抵抗を示すことが多いため、初回から鍼受療を勧めることが難しい場合も多い。Aもトレーニング効果を実感し、「TRによる疲労を鍼で積極的に回復させることが目標に近づく」と理解したことが、鍼受療意欲を起こさせ、定期的な受療につながったと考えている。

12 下腿部

1. 解剖学的・機能的特徴

1) 下腿の骨

　下腿部を構成する骨は、脛骨と腓骨である。上端では、脛腓関節、下端では脛腓靱帯結合、骨幹部は下腿骨間膜によって強く連結されている（図1）。

　脛骨は、下腿の内側にある長く丈夫な長骨で、大腿骨とともに体重を支える。脛骨上部の前面では、大腿四頭筋の停止腱である膝蓋靱帯がつく脛骨粗面があり、体表面から容易に触れることができる。下端は、四角柱状で、内側には内踝が突出している。

　腓骨は、下腿の外側にある長骨で、脛骨よりはるかに細く、体重を支える役割はほとんどない。腓骨の上端は「腓骨頭」として肥厚し、膝関節の外側下方で体表から触れることができる。下端は外果となって突出する。外果の内側面には外踝関節面があり、脛骨の下端とともに距骨と連結し、距腿関節を形成する。

2) 下腿の筋肉

　下腿の筋は、大腿骨または下腿骨から起こって足に至る（膝窩筋だけは脛骨に終わる）。下腿の筋は前面にある伸筋群、外側にある腓骨筋群、後面にある屈筋群に分けられる（図2）。

①伸筋群（深腓骨神経）：前脛骨筋、長母指伸筋、長指伸筋、第3腓骨筋
　〈作用〉主に足関節の背屈と足指の伸展
②腓骨筋群（浅腓骨神経）：長腓骨筋、短腓骨筋
　〈作用〉足関節の底屈と外反
③屈筋群（脛骨神経）：下腿三頭筋、足底筋、膝窩筋、後脛骨筋、長指屈筋、長母趾屈筋
　〈作用〉主に足関節の底屈と足指の屈曲
　※内反は足の内側に停止する筋群と屈筋が行う。

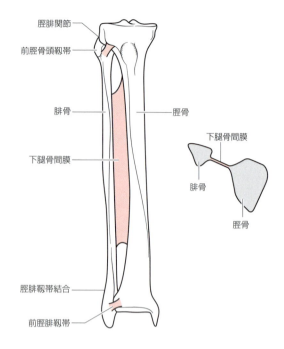

（福林徹監, 社団法人東洋療法学校協会スポーツ東洋療法研究委員会著. スポーツ東洋療法ハンドブック. 医道の日本社. 2001. 139より転載）

図1　下腿骨間膜

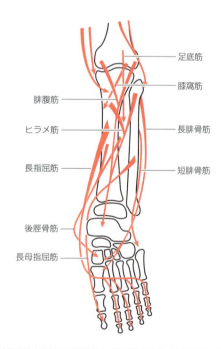

（公益社団法人東洋療法学校協会. 解剖学　第2版. 医歯薬出版. 2006. 273より一部改変）

図2　下腿後面の筋肉の起始と停止

2. 代表的な外傷・障害

1) 下腿におけるスポーツ外傷・障害

スポーツが原因で下腿に痛みを訴えるものとして脛骨疲労骨折、シンスプリント、コンパートメント症候群などがある。これらは、外傷・障害の程度によって分類・診断することが困難な場合があるが、鑑別法としては、圧痛が限局し、それが脛骨前面であれば、疲労骨折。下腿の遠位内側で、脛骨後部の1/3の境界部付近の疼痛があればシンスプリント。圧痛があまり認められず、運動時痛が前脛骨筋部や、脛骨内側の深部にあれば、コンパートメント症候群が考えられる。

2) コンパートメント症候群 (compartment syndrome)

A：外傷・障害の概念

「コンパートメント（compartment）」とは、本来は船舶や列車の個室のことを意味し、人体に用いる場合には「強固な筋膜で区画された間隙」という意味になる。本症には急性のコンパートメント症候群と慢性のコンパートメント症候群がある。

急性のコンパートメント症候群は、骨折、挫傷、打撲、火傷、激しい運動などが原因となり、コンパートメント内で出血（血腫）、浮腫が起こる。しかし、筋膜はすぐには拡大しないため、コンパートメント内の圧が上昇し、そのなかの神経、筋、腱の循環不全が起こり、発赤、腫脹、硬結、強度の疼痛・夜間痛、圧痛や機能障害（運動障害、知覚障害）が起こり、やがて壊死に陥る（図3）。受傷時に腫脹、筋緊張があればコンパートメント症候群を疑う。神経症状が出現すれば、直ちに筋膜切開を行う（不可逆的変化が生じる前12時間以内）。

慢性のコンパートメント症候群は「労作性」と

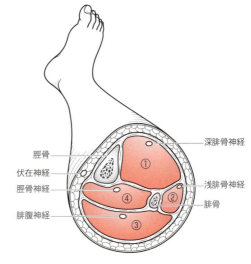

図3　下腿のコンパートメント

もいわれ、ランニングなど下肢の筋肉の過剰使用により筋肉の酸素需要が高まった結果、血管が急激に拡張し、筋肉が肥大する。しかし、筋膜はすぐには拡大しないため、コンパートメント内の圧が上昇し、筋肉への十分な血液の供給ができなくなり、筋肉が虚血状態となるために起こる。前方と深後方のコンパートメントに発生しやすく、外側と浅後方のコンパートメントでの発生は稀との報告がある。

B：鑑別

急性の場合は、症状が進行性であり、激痛がする。

慢性の場合は、軽度であれば、数分間の安静で回復する。また、動脈本幹は閉塞されないので、足背動脈の拍動は触知が可能である。

コンパートメント症候群を起こしていると疑われる筋肉を伸展させる方向に足関節を他動的に動かし、疼痛増悪の有無を調べる。疼痛が増悪すれば、筋肉の特定ができる（表1の他動運動時痛）。

C：治療

(1) 一般的治療

打撲を軽視せず、十分なRICE処置を行う。神経症状がみられた場合には、直ちに医療機関に受診させる。慢性（労作性）の場合は、鎮痛、消炎、腫脹の軽減の目的で鍼灸・あん摩マッサージ治療

表1 下腿のコンパートメント症候群の所見

コンパートメント	知覚障害	筋力低下	他動運動時痛	圧痛部位
①前方 anterior	深腓骨神経	前脛骨筋 趾伸筋	足趾屈曲 足関節底屈	下腿前外側
②外側 lateral	深浅腓骨神経	長短腓骨筋	足関節内反	下腿外側腓骨部
③浅後方 superficial posterior	腓腹神経 （総腓骨神経の枝）	ヒラメ筋 腓腹筋	足関節背屈	腓腹部
④深後方 deep posterior	脛骨神経	趾屈筋 後脛骨筋	足趾背屈 足関節外反	下腿末梢内側 アキレス腱と脛骨の間

（公益社団法人東洋療法学校協会. 東洋医学臨床論 はりきゅう編. 医道の日本社. 1993. 140より引用、一部改変）

を行う。筋緊張の寛解により内圧の低下を促す。

(2) 鍼灸施術

コンパートメント症候群を起こしている筋に対して施術を行う。前方、外側、浅後方には1～2cm、深後方には3～4cm刺鍼し、置鍼する。

・前方コンパートメント（前脛骨筋）：足三里、上巨虚、条口、下巨虚
・外側コンパートメント（長、短腓骨筋）：陽陵泉、陽交、外丘、光明、陽輔、懸鍾
・浅後方コンパートメント症候群（下腿三頭筋）：合陽、承筋、承山、飛揚
・深後方コンパートメント（後脛骨筋）：三陰交、漏谷、地機、交信、築賓

(3) マッサージ施術

コンパートメント症候群を起こしている筋に対して、還流改善の目的で軽擦法～間歇圧迫法～揉捏法などの施術を行う。また、大腿部～鼡径部へと還流を促す。

3) シンスプリント（shin splints）

A：外傷・障害の概念

広義では、下腿部の痛み全般についてをいうが、狭義では、脛骨の骨膜炎（脛骨疲労性骨障害）のことをいう。場合により、後脛骨筋の使い過ぎ症候群をいうことがある。

B：発生機序

ランニングやジャンプを行うと下肢に大きな衝撃力が加わる。特に長距離走では、1分間に60～90回の割合で衝撃が加わる。その疲労により、腰が落ち、つま先が外側に向いた状態（toe-out）になり、足部内側に体重がかかり、足部の過回内が起こる。過回内により足指屈筋群（長母指屈筋、長指屈筋など）を酷使することでアーチ（衝撃吸収機能）の低下を招く。同時に反復性の足関節の底背屈により、下腿後面内側の筋群の疲労が起こり、これらの筋の伸展性低下を引き起こし、その結果下腿後面内側の筋群（ヒラメ筋、後脛骨筋、長指屈筋）の牽引により、脛骨骨膜に損傷や炎症を来すと考えられている（図2・図4）。

特に硬い路面などで走ったり、ジャンプを繰り返すことにより脛骨後面の腱付着部に強い牽引力がかかり、骨膜が牽引されて微少な断裂や炎症が生じる。また、不適合な靴の使用であったり、もともと扁平足、回内足、X脚であれば、シンスプリントが生じる可能性は高くなる。

C：症状

脛骨内側後縁の慢性的な疼痛および圧痛を呈する。下腿内側の筋群の疲労により下腿遠位の内側1/3のあたりに圧痛があり、症状の悪化（脛骨骨膜炎に進行）に伴って広範囲に及ぶ（図5）。

脛骨自体に圧痛があれば、骨膜炎の証拠となる。運動時痛は、足指や足関節の底屈をさせることにより発生する。

D：治療

(1) 一般的治療

初期の1週間は運動を休止し、足への大きなストレスをなくし、炎症を抑えることに努める。また、下腿後側筋群のストレッチを行う。炎症症状が強い場合には、1日2回、20分間の氷冷を2日

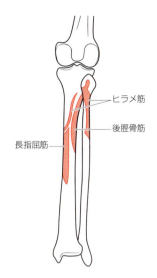

図4　下腿後面の筋の起始

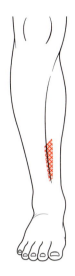

図5　シンスプリントの圧痛部位

間行う。冷却に圧迫、高挙をすれば、さらに効果的である。

　炎症が消退した段階から、施術と並行してスポーツを再開する。柔らかい路面（芝生、人工トラックなど）で、再開1週目は受傷前の25％の運動量で行う。2週目は受傷前の50％の運動量というように、徐々に増やしていく。または、水泳、自転車、ウエイトリフティングなど体重を負荷しない活動を続ける。そして、約1カ月かけて通常のスポーツ活動に戻していく。

　後脛骨筋を強化する。カーフレイズまたはヒールレイズ（つま先立ちの体勢から、踵の上下運動を行う）を20回1セットとし、1日3セット行う。

　足のアーチのサポートとして、靴の中敷きを着用する。足のアーチの扁平化や後脛骨筋のストレス防止に役立つ（中敷きは半硬質のものが適している。硬いプラスチック製のものは不適当）。アーチを固定するためにX型アーチのテーピングを行う（図6）。

　足底筋膜（足のアーチ）の回復には、タオルギャザー（床に広げたタオルを足趾だけでたぐり寄せる）またはマーブルピック（ビー玉やおはじきを足趾で拾う）を10回を1日2～3回行う（足底アーチが崩れると、骨配列が乱れ、下腿部も負担かかる）。

※シンスプリントは放置をしない。放置すれば悪化するだけである。

(2) 鍼灸治療例

　下腿内側（後脛骨筋）消炎、鎮痛、循環改善による修復の促進の目的で脛骨内側縁の三陰交や、漏谷、地機などに置鍼する（ただし、経穴にとらわれずに圧痛点を目安に刺鍼することもある）。また、筋緊張緩和の目的で、後脛骨筋部やヒラメ筋部に存在する交信、復溜などに刺鍼する。

(3) あん摩マッサージ指圧治療例

　足関節後側～下腿後側にかけて軽擦法、圧迫法、揉捏法を行う。

　足底部に軽擦法、母指圧迫法、母指揉捏法を行うが、特に足底部の内果下方にある足底部の長指屈筋腱と長母指屈筋腱の交差する部位では、緊張緩和のため、ゆっくりほぐすように母指揉捏を行う。

※腫脹や熱感、疼痛といった炎症症状が強い場合にはマッサージは禁忌である。

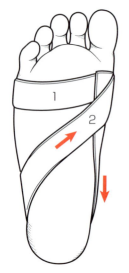 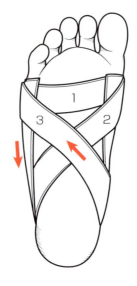 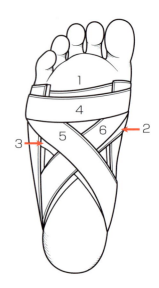

図6　X型アーチのテーピング手順

4）腓腹筋痙攣

A：外傷・障害の概念

原因は、ウォーミングアップの不足、筋疲労、体液の消耗、冷えなどが挙げられる。筋肉は伸張反射が基本となっているため、テニスのサーブでのつま先立ちや各競技中でのジャンプなどで発生することが多い。水泳中に発生するのは上記の要因が重なったためと考えられる。発生は予想できない（活動中でも、睡眠中でも発生する）。

B：症状

ひどい痛みと不快感があり、痛みは筋肉の縦方向全体に下方に向かって放散する。筋肉は硬く拘縮したままとなる。すぐにもとに復する場合もあるが、その後再び硬く拘縮する。痙攣を起こした足を動かすのは困難となる。

C：治療

(1) 一般的治療

下腿後側のストレッチ（足指や足関節の伸展）を行うことによりゴルジの腱器官（腱紡錘）が働き、筋の反射的収縮が抑制され、筋が緩む。痙攣が治まった後に温罨法（ホットパック、温浴など）やマッサージ、鍼灸治療を行う。

(2) 鍼灸施術

合陽、承筋、承山、飛揚、跗陽、崑崙、築賓、太渓、復溜などに刺鍼する。

(3) マッサージ施術

下腿後側の筋群の軽擦法を主体とした軽いマッサージを行う。患部に強刺激で施術しない。刺激が強いと、さらに痙攣を起こす原因となる。

(4) 再発の予防

十分な準備体操（特にストレッチ）を行う。また、痙攣が再発するようであれば、ミネラル分（塩分、カリウム、カルシウム）を含んだ食事と水分を十分に摂取させる。

3．その他の外傷・障害

下腿骨の骨折には脛骨と腓骨の両骨骨折、脛骨単独骨折、腓骨単独骨折などがある。陸上競技やサッカーなどの球技での転倒や衝突、格闘技での衝撃などにより生じる。スキーなどで下腿を捻転した場合は、両骨骨折になることがある。また、脛骨は、軟部組織が少ないため、開放骨折になりやすい。

【鈴木俊三】

【参考文献】

1) 公益社団法人東洋療法学校協会編. 解剖学（第2版）. 医歯薬出版. 2012.
2) 公益社団法人全国柔道整復学校協会編. 解剖学（第2版）. 医歯薬出版. 2016.
3) 公益社団法人全国柔道整復学校協会・教科書委員会編. 柔道整復学—理論編（改訂第5版）. 南光堂. 2013.
4) 福林徹, 宮本俊和. スポーツ鍼灸の実際—最新の理論と実践. 医道の日本社. 2013.
5) 福林徹, 溝口秀雪. Art Science スポーツとマッサージ—イラストで読み解く機能解剖と手技の実際. 文光堂. 2006.
6) 寺山和雄, 片岡治. 整形外科 痛みへのアプローチ—下腿と足の痛み. 南江堂. 1999.
7) 福林徹監, 社団法人東洋療法学校協会スポーツ東洋療法研究委員会編著. スポーツ東洋療法ハンドブック. 医道の日本社. 2002
8) 松本勅. 普及版 図解スポーツ鍼灸マニュアル. 医歯薬出版. 2013.
9) 野間惟道. ENCYCLOPEDIA of MEDICAL SCIENCE. 講談社. 1982.
10) 黒田善雄. 臨床スポーツ医学. メディカル葵出版. 1985.
11) Merrill A, Ritter,M.D., Marjorie J, Albohm, A.T.,C. 魚住廣信訳. スポーツセラピストのためのスポーツ外傷・障害マニュアル. 医道の日本社. 2004.
12) 松野丈夫, 中村利孝. 標準整形外科学. 医学書院. 2014.

13 足関節

1. 解剖学的・機能的特徴

足関節は、距腿関節と距骨下関節を含めて一つの複合体となっている。距腿関節は下腿骨（脛骨・腓骨）と距骨で構成され、脛骨の内踝関節面と下関節面、腓骨の外踝関節面に距骨滑車が入り込んだ形の関節で、蝶番関節が変形したラセン関節に分類される。距骨下関節は距踵関節とも呼ばれ、距骨と踵骨で構成される。距骨の下面と踵骨の上前面で構成され、顆状関節に分類される。

足関節の運動について、距腿関節では底屈（伸展）-背屈（屈曲）が行われる。底屈位では関節に遊びができることで内・外転の運動が可能となり、脛腓間においては腓骨が内旋しながら下行し、踝間距離が狭くなる。背屈位では距骨滑車が挟み込まれる形で固定され、内・外転ができなくなり、脛腓間においては腓骨が外旋しながら上昇し、踝間距離が広くなる。

距骨下関節では内転-外転、内旋-外旋、回内-回外が行われるが、個々の運動が分離して起こりづらい構造になっている。複合した運動として内返し（回外-内転-底屈）、外返し（回内-外転-背屈）が行われている。

足関節を支持する靱帯として、外側に前距腓靱帯、踵腓靱帯、後距腓靱帯があり、腓骨・距骨・踵骨を結んでいる（図1）。前距腓靱帯は距骨の前方への動きを抑制し、底屈位では内反を制御している。踵腓靱帯は、足関節中間位で内転時に緊張し、底屈時には弛緩する。後距腓靱帯は、外側靱帯中最も強靱であり、底屈時には弛緩する。

内側には三角靱帯があり、内果（脛骨）・舟状骨・距骨・踵骨を結んでいる（図1）。浅層（脛踵靱帯、脛舟靱帯）と深層（前・後脛距靱帯）に分けられ、浅層は外転を、深層は外旋を制御している。

また、距腿関節を構成するうちの脛骨と腓骨の

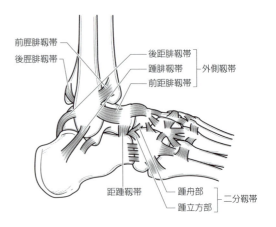

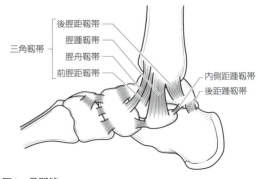

図1　足関節

間は、脛腓靱帯結合（前脛腓靱帯、骨間靱帯、後脛腓靱帯）で結合されている。主な役割は、脛腓間の連結、足関節底背屈時に緊張・弛緩することによって脛腓間の動きを制限し、距骨の円滑な運動に関与している。

また、距骨・踵骨の前方には距舟関節と踵立方関節からなる横足根関節（ショパール〔Chopart〕関節）がある。距舟関節は前方凸、踵立方関節は後方凸の浅い鞍関節に分類され、二分靱帯や距舟靱帯で連結されている。横足根関節の運動については、背・底屈、内・外転、内・外返しにわずかな可動性を示すのみである。

2. 代表的な外傷・障害

1）足関節捻挫

A：外傷・障害の概念

足関節が中間位より尖足位にあるとき、内反強制（内返し）により起こる内反捻挫（内返し捻挫）と、足関節が回外−外転された場合に生じる靱帯裂離および回外−外旋された際に距骨の外旋に伴って靱帯裂離による外反捻挫（外返し捻挫）に分けられる。内反捻挫では外側靱帯、外反捻挫では内側靱帯を損傷する。しかし、足関節捻挫の多くは内反強制によるものであり、本項では内反捻挫を中心に述べていく。

B：病態生理

内反捻挫においては通常、前距腓靱帯・踵腓靱帯が損傷される（表1）。重度の捻挫で後距腓靱帯の一部が損傷されることはあっても、完全断裂することは稀である。三角靱帯や前脛腓靱帯の損傷もごく稀に、発生機序により損傷することがある。

C：病因

発生機序として、ジャンプの着地時に内返し動作が強制されたときに多くみられる。人の足に着地したときには重症例になることが多い。その他にも、ボールに乗る、急な方向転換や停止動作、転倒したと同時に上から乗られるなど、発生機序は多岐にわたる。

D：評価

問診により受傷機転と状況を聞き出すことが重要である。また、競技種目、競技歴、練習・試合のスケジュールも十分に問診し、重症度の参考とする。

診察では、外踝前下方部を中心とする疼痛と腫脹がみられる。腫脹は重症度と平行することが多いが、受傷時での処置が適切になされると、数日で目立たなくなることがある。出血も同時に起こることがあり、2～3日後に出現する例もみられる。

圧痛は、損傷した靱帯部に認められる。内反捻

表1　足関節内反捻挫の重症度

Ⅰ度（軽　症）	前距腓靱帯の伸張あいは部分断裂
Ⅱ度（中等症）	前距腓靱帯の完全断裂
Ⅲ度（重　症）	前距腓靱帯・踵腓靱帯損傷および後距腓靱帯短線維の断裂

挫において、外踝前下方で圧痛があれば前距腓靱帯の損傷が考えられる。外踝下方にあれば踵腓靱帯の損傷が考えられ、重症であることが多い。また、腫脹が周囲に広がると分かりづらいが、前距腓靱帯よりもやや前下方で踵骨前方突起付近にある場合は二分靱帯の損傷、足関節前面にある場合には脛腓靱帯の損傷が疑われる。外反捻挫においては内踝の前下方周辺に圧痛を認める。

徒手検査では下記の検査が用いられ、鑑別が行われる。

① 前方引き出しテスト：前距腓靱帯
② 内反ストレステスト：前距腓靱帯・踵腓靱帯
③ 外反ストレステスト：三角靱帯

E：治療

足関節捻挫は急性外傷であるため、RICE処置が用いられる。Ⅰ度であれば弾性包帯による固定を数日行う。運動時にはテーピングを施行し、再損傷予防を行うこともある。Ⅱ度では腫脹があり、圧迫固定を行う。局所皮下出血が著しい場合は、サポーターやシーネによる固定が用いられる。3週間以上の患部安静を要するが、免荷をする必要はない。損傷の形態によっては6週間以上の治療を要することがある。Ⅲ度では、初期にギプス固定をすることが望ましい。後距腓靱帯の損傷の合併で強い不安定性がみられた場合や、慢性的に関節が緩くなっている場合は、靱帯再建術を選択する場合もある。

通常、リハビリでは固有受容感覚を働かせ、関節を適正な位置に保持させるような感覚を鍛え、神経筋の協調をつくることで再発予防につなげる。代表的なトレーニングとして、タオルギャザーやゴムチューブを用いた腓骨筋の強化などがある（図2）。

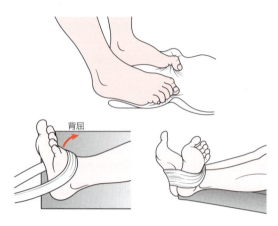

図2　足関節捻挫の再発防止トレーニング（上段はタオルギャザー、下段はゴムチューブを用いたトレーニング）

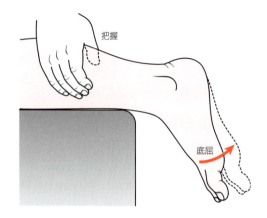

図3　トンプソンテスト

F：競技復帰の基準：
Ⅰ度（軽症）：1〜2週間
Ⅱ度（中等症）：6〜8週間
Ⅲ度（重症）：複合損傷、手術の状況による

G：東洋療法

　疼痛、腫脹の軽減と組織修復を目的に、腫脹部周囲を取り囲むように刺鍼、置鍼を行う。また、足三里や上巨虚（前脛骨筋）、陽陵泉や陽輔（長・短腓骨筋）へ刺鍼、低周波鍼通電を行うことで、周辺筋群の筋緊張緩和ならびに関節内循環の改善を促す。

　急性期での局所刺激は症状を増悪させることがあり、炎症症状がある程度引いてから行うことが望ましい。

2）アキレス腱断裂

A：外傷・障害の概念

　スポーツにおいて、ジャンプ・踏み込み・バックステップなどの動作で、遠心性収縮をしている下腿三頭筋に急激な伸展力が加わると断裂しやすいとされている。20歳前後での発症もあるが、好発年齢は30〜40歳代でスポーツによる受傷が多い。若年者ではオーバーユースによる炎症、中年では加齢による腱の変性が基盤にあるとされ、筋の柔軟性の低下や運動不足による筋収縮のコントロール低下が影響しているものと考えられている

る。

B：評価

　問診により、受傷機転や状況を聞き出すことが重要である。スポーツ活動中にアキレス腱を殴られた・蹴られたなどの強い衝撃を受けた、バチッと切れた断裂音がしたなどの自覚がある症例が多い。

　診察により、局所は腫脹しているが断裂部分の陥凹が触診できる。また、腹臥位にて膝関節を90度屈曲したとき、足関節の底屈筋力低下により健側に比べて患側が背屈している状態が確認できる。

　徒手検査ではトンプソンテスト（Thompson squeeze test）があり、腹臥位で膝を直角に曲げた状態でふくらはぎを強くつまむと、正常時に足関節は底屈するが、アキレス腱が断裂するとこの底屈がみられなくなる（図3）。

C：競技復帰の基準

　競技復帰に関しては状況によるが、復帰時期は手術療法で5カ月以上、保存療法で7カ月とされている。

D：治療

　応急処置ではRICE処置が用いられる。患部は、足関節軽度底屈位での固定が望ましい。

　その後の治療では、手術療法と保存療法に大別がされる。手術療法は、局所麻酔による短時間のもので、当日の帰宅も可能となる。固定期間で4

〜8週で、全荷重歩行も手術4週ごろから行われる。保存療法では足関節最大底屈位によるギプス固定が行われる。固定後3週間以降では3分の1ほどの荷重が可能となり、6週間以降で全荷重歩行が可能となる。

保存療法は入院の必要がなく、即日治療が始められる利点があるが、再断裂率が高くなることやアキレス腱が緩んで治癒することがある点から、スポーツ選手ではおおかた手術療法が行われる。

E：東洋療法

疼痛、腫脹の軽減と組織修復を目的に、断裂部周囲に刺鍼、置鍼を行う。

3）アキレス腱炎・アキレス腱周囲炎

A：外傷・障害の概念

スポーツにおける走行、跳躍、着地、停止動作などにより、アキレス腱およびその周囲に炎症を来たし、疼痛のためにスポーツ活動が障害されるものをいう。

B：病態生理

アキレス腱炎は腱自体の炎症で、部分断裂や腱内の肉芽組織、瘢痕化などがみられる。アキレス腱周囲炎は、アキレス腱を包む疎性結合組織の炎症である。両者の臨床的な区別は難しく、足関節背屈時に疼痛の位置に変化がみられるものをアキレス腱炎、変化のみられないものをアキレス腱周囲炎と区別することがある。

C：病因

陸上競技の短距離、長距離、バレーボールや体操競技などで、足関節の底屈動作の繰り返しにより、アキレス腱への負荷増大とその頻度の過大が原因と考えられている。

D：評価

問診により、アキレス腱に一致した疼痛があることを確認する。多くは内踝の高さより近位の疼痛が多い。腫脹の有無や左右の腓腹筋・ヒラメ筋の伸展性の減少も判断材料となる。受傷機転と状況、競技種目や競技歴、練習・試合のスケジュールも十分に参考にする。

片足立ちや爪先立ちが不可能の場合、前述のトンプソンテストを行い、アキレス腱断裂との鑑別を行う。患者の訴えが後脛骨筋や長趾屈筋、長母趾屈筋の疼痛であることもあり、疼痛の正確な場所を把握することが重要となる。

E：競技復帰の基準

重症度にもよるが、早期であれば2〜6週でスポーツへの復帰が可能となる。復帰には症状と所見を確認しながら行っていく。

F：治療

急性期では1〜2週間ほど安静にして、炎症状が軽減したら下腿のストレッチングを行う。消炎鎮痛剤の外用や内服はある程度有効となる。炎症症状が著しい場合には、ステロイドによる注射を行う場合があるが、腱の脆弱化につながり、少ない回数を設定して行うべきである。

補助具として足底板やテーピングを用いることで、踵部を高くし腱の伸展力を軽減でき、接地時における内側アーチをサポートし外反を防止することも有効である。

疼痛軽減後もウォームアップ、クーリングダウン時のストレッチングを行うことで局所の炎症の予防をする。

G：東洋療法

疼痛、腫脹の軽減を目的に、疼痛部位を中心としたアキレス腱周囲に刺鍼、置鍼を行う。また、合陽や承筋、承山（腓腹筋・ヒラメ筋）へ刺鍼、低周波鍼通電を行うことで、周辺筋群の筋緊張緩和となり、疼痛軽減につながる。筋緊張ならびに疼痛の原因が腓腹筋もしくはヒラメ筋に限定できる場合には、刺鍼部位もそこに限定する。

3. その他の傷害

1）外脛骨障害

外脛骨は副舟状骨とも呼ばれ、後脛骨筋腱が付着する部位に存在する。外脛骨自体は病的ではなく、20％前後の頻度でみられる。しかし、足関節

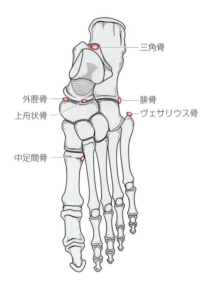

図4 有痛性三角骨

内顆前下方に、骨性隆起部分の疼痛を訴えることがあり、以下の4つの原因が考えられている。
① 靴による外脛骨隆起部分の圧迫
② 後脛骨筋付着部異常に伴う筋力低下が扁平足を生じさせることによる中足部痛
③ 後脛骨筋炎の非特異的炎症
④ 外脛骨と舟状骨との線維性軟骨結合に、外傷などが加わることによって生じる骨軟骨炎

外脛骨障害では足関節内側の疼痛を訴え、骨性隆起が確認でき、同部位または後脛骨筋腱に沿って圧痛がみられる。X線検査にて外脛骨は確認できる。

治療は保存療法で改善されるが、安静が保てない場合は時間がかかる。歩行に支障があり安静でも改善されない場合は、剔出術やドリリングなどの手術療法が選択される。保存療法、手術療法ともにアーチの低下がみられるため、アーチサポートが重要となる。

2) 有痛性三角骨

三角骨は距骨の後方に生じる過剰骨で、10%の頻度で出現し、外脛骨の次に頻度が高い。スポーツに関連して症状が出現することが多く、足関節の底屈強制により脛骨後縁と踵骨に三角骨が挟まれて、足関節の後方に疼痛を来たす。このような病態を有痛性三角骨という（図4）。

スポーツの活動や外傷を契機にして後足部の痛みを引き起こすことが多く、バレエダンサーやサッカー、アメリカンフットボールなどの競技者に多く発生する。

後足部痛を訴える患者で外果とアキレス腱の間に圧痛があり、足関節の過底屈を強制し痛みが誘発されれば本疾患を疑う。

また、離断性骨軟骨炎やアキレス腱炎など後足部の疼痛がみられる疾患との鑑別が重要となる。

【鳥海 崇】

【参考文献】
1) 中村利孝．標準整形外科学（第11版）．医学書院．2011．
2) 高倉義典．整形外科 痛みのアプローチ1 下腿と足の痛み．南江堂．1996．
3) 臨床スポーツ医学編集委員会．スポーツ外傷・障害の理学診断・理学療法ガイド．文光堂．2003．
4) 高倉義典．足の診療ガイドブック．南江堂．2001．
5) 井上貴央監訳．カラー人体解剖学．西村書店．2003．
6) 福林徹，宮本俊和編．スポーツ鍼灸の実際―最新の理論と実践．医道の日本社．2008．
7) 松本勅．図解スポーツ鍼灸臨床マニュアル．医歯薬出版．2003．
8) 公益財団法人日本体育協会．公認アスレティックトレーナー専門科目テキスト3 スポーツ外傷・障害の基礎知識．公益財団法人日本体育協会．2007．
9) 公益財団法人日本体育協会．公認アスレティックトレーナー専門科目テキスト7 アスレティックリハビリテーション．公益財団法人日本体育協会．2007．
10) 坂井建雄，松村讓兒．プロメテウス解剖学アトラス（第2版）．医学書院．2011．

Column

足関節捻挫後の足関節不安定性と可動域制限

帝京平成大学ヒューマンケア学部鍼灸学科　吉田成仁
［出身養成校：筑波大学大学院人間総合科学研究科スポーツ医学専攻・国際鍼灸専門学校］

　足関節捻挫はスポーツ競技において発生頻度が高く、再発の危険性も高い外傷である。足関節機能的不安定性（以下、FAI）は足関節捻挫受傷後の後遺症であり、その残存率は約20〜30%である。FAIを有する者は、方向転換の必要なジャンプパフォーマンスが低下する。これはFAIを有する者の特徴である足関節外返し筋力の低下や固有受容感覚の機能低下、姿勢制御能力の低下が要因とされる。また、これらの機能低下は足関節捻挫再発の危険因子でもあるといわれている。

　足関節捻挫を再発させず、良いパフォーマンスを発揮するためには、FAIを残存させないことが大切である。また、すでに残存してしまったFAIの改善に対しても、鍼治療、手技療法、アスレティックリハビリテーションが効果的である。また、足関節捻挫後には、可動域制限が残存することもある。背屈方向への可動域制限（以下、背屈制限）は、下肢動的アライメントの異常（足部回内、下腿外旋や股関節外旋など）を引き起こし、足関節捻挫の再発だけでなく、他の部位のスポーツ外傷・障害を引き起こす可能性が高い。そのため背屈制限を予防すること、また残存した背屈制限を早期に改善するアプローチを実施することが大切である。受傷直後の腫脹が足関節前面に強く出現した場合に、背屈制限が残存しやすいため、パッドを用いた圧迫や皮静脈の走行を考慮した効果的な還流血流の促進、漸進性負荷によるアスレティックリハビリテーションといった、適切なアプローチを可及的速やかに行うことが選手の今後のパフォーマンスを左右すると考える。「捻挫だから大丈夫」という考え方は、選手のパフォーマンスに大きな影響を与え、選手寿命にかかわることを自覚し、選手の指導・治療に当たる必要がある。

14 足部

1．解剖学的・機能的特徴

　足部は、前足部、中足部、後足部に分けられる。前足部は中足骨、趾節骨、中足部は内側・中間・外側楔状骨、舟状骨、立方骨、後足部は距骨、立方骨からなる。前足部と中足部の間は足根中足関節（リスフラン〔Lisfranc〕関節）で分けられ、中足部と後足部は横足根関節（ショパール〔Chopart〕関節）で分けられる。

　ヒトの足部には、体重の維持、跳躍、歩行に適応するのにアーチ（足弓）という構造が存在する（図1）。距骨・舟状骨・楔状骨・第1～第3中足骨からなる内側縦アーチ、踵骨外側・立方骨・第4～第5中足骨からなる外側縦アーチ、第1～第5中足骨からなる横アーチで構成される。これらは足根骨、足底靱帯、足底筋腱膜によって保持されている（図2）。

2．代表的な外傷・障害

1）中足骨疲労骨折

A：外傷・障害の概念

　長時間のランニングやジャンプ、ストップ動作、カッティング動作の繰り返しにより、骨が変化を起こすものである。第2・第3中足骨骨幹部にみられるものは、行軍する兵士に多くみられたことから、「行軍骨折」とも呼ばれる。また、バスケットボールやフットボール選手で第5中足骨近位骨幹部にみられる疲労骨折をジョーンズ（Jones）骨折という。

B：病因

　中足骨は縦アーチを構成しており、立位では大きな力が加わる。そのアーチの一部として加わる力と筋の牽引力、サーフェイスからの衝撃が繰り返し加わることにより力が蓄積され、疲労骨折になると考えられている。

C：評価

　問診により、受傷機転や状況を聞き出す。疲労骨折では大きな外傷機転がなく、スポーツ活動中の骨折部の疼痛を訴える。ひどい場合には歩行時にも疼痛を訴える。一般にX線検査を行うが、分かりにくいことも多い。仮骨形成が起こってくる

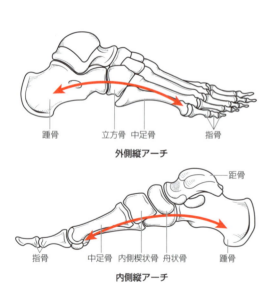

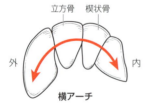

図1　足部

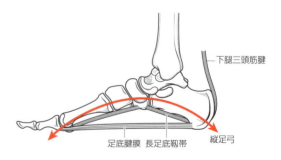

図2　アーチの構造

と、はっきりと確認できるようになる。

D：治療

　運動を中止し数週間安静保持をするが、ギプス固定をする必要はないとされる。固定がない分、受傷部位に負荷がかからぬよう注意して患部外トレーニングを行うことで、筋力低下を防ぐことが大切である。回復には1〜2カ月を要する。

　ジョーンズ骨折では、早期復帰が望まれる場合、ハイレベルの競技者、再発の場合は手術療法を選択する。術後6週間で運動を開始させ、骨癒合が確認できてから競技復帰することが望ましい。保存療法では6週間の免荷後、競技復帰は3カ月後を目途とする。

E：東洋療法

　疼痛・腫脹の軽減、組織修復、循環改善を目的に、炎症周囲、圧痛部位などに刺鍼、置鍼を行う。

2）足底筋膜炎

A：外傷・障害の概念

　足底筋膜炎は、長距離走者における踵部を含めた足底部の疼痛の原因として最も多い。通常、ランニングや跳躍といった動作の衝撃の繰り返しで、足底腱膜に炎症を来したものをいう。

B：病態生理

　扁平足やハイアーチなどの形態に問題がみられると、発症しやすい傾向にある。扁平足では足部のアーチに負担がかかり、足底腱膜のオーバーユースを来たす。ハイアーチでは足関節の可動性の低下がみられ、特に着地の衝撃による足底腱膜の損傷を来たす。同時に、下腿後面筋群の伸展性が低くなっている傾向にある。

C：病因

　ランニングや跳躍などのスポーツ動作の増加、環境（サーフェス）、道具（靴）の変化をきっかけに、足底腱膜に過度の衝撃が蓄積し発症する。

D：評価

　問診により疼痛部位の確認を行う。扁平足では土踏まず、ハイアーチでは踵の起始部に疼痛を訴えることが多い。腫脹や熱感がみられるものもあ

る。また、立位にて、扁平足やハイアーチ、回内足や回外足の確認を行い、足底にかかっている負荷の状況確認が必要となる。

E：治療

　アライメントの異常が多くみられるため、足底板やヒールカップなどの装具を用いた保存療法が採られることが多い。難治性のものは手術療法が行われる。

F：東洋療法

　疼痛、腫脹の軽減を目的に、炎症周囲、圧痛部位などに刺鍼、置鍼を行う。しかし、足底部への刺鍼は痛みを伴うことが多いので注意深く行う。

　また、下腿後面筋群へ刺鍼、置鍼、低周波鍼通電を行うことで筋緊張緩和、足関節の可動性の改善、足底部の疼痛緩和がなされる。

3．その他の外傷・障害

　足部のその他の外傷・障害には、外反母趾がある。

　外反母趾とは、第1中足趾節関節で母趾が外反変形を来たしたものをいう。このとき第1中足骨は内反を伴うことが多く、中足骨は横軸方向に拡大した開張足となる（図3）。中高年の女性に多くみられる足の変形であるが、成長期から発症するものもある。家族的発生が比較的多く、遺伝的内因の関与が示されている。また外因として、ハイヒール使用者に多く、裸足での生活の減少が挙げられる。スポーツにおいては、バレエでのつま先立ち姿勢の関連があり、バレエダンサーに多くみられる。

　問診により、疼痛部位の確認を行う。胼胝、バニオンによる疼痛や足全体の重だるさを訴えることがある。視診にて第1趾の外反変形が認められる。症状の進行により、母趾に力が上手く入らず、歩行や走行に不自由を生じることもある。

　外反母趾を完全に予防することは難しく、体重を増やさない、裸足の時間を増やす、足に窮屈な靴の選択を避けるなどの予防を行っていくことが

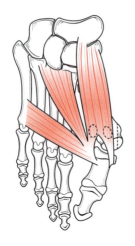

図3　開張足

望まれる。軽度なものでは、母趾内転筋のストレッチングや足趾を開かせる体操を繰り返す。中等度以上の場合、足底板などの装着や手術が行われる。

【鳥海　崇】

【参考文献】
1) 中村利孝. 標準整形外科（第11版）. 医学書院. 2011.
2) 高倉義典. 整形外科 痛みのアプローチ1 下腿と足の痛み. 南江堂. 1996.
3) 臨床スポーツ医学編集委員会. スポーツ外傷・障害の理学診断・理学療法ガイド. 文光堂. 2003.
4) 高倉義典. 足の診療ガイドブック. 南江堂. 2001.
5) 井上貴央監訳. カラー人体解剖学. 西村書店. 2003.
6) 福林徹, 宮本俊和編. スポーツ鍼灸の実際―最新の理論と実践. 医道の日本社. 2008.
7) 松本勅. 図解スポーツ鍼灸臨床マニュアル. 医歯薬出版. 2003.
8) 公益財団法人日本体育協会. 公認アスレティックトレーナー専門科目テキスト3 スポーツ外傷・障害の基礎知識. 公益財団法人日本体育協会. 2007.
9) 公益財団法人日本体育協会. 公認アスレティックトレーナー専門科目テキスト7 アスレティックリハビリテーション. 公益財団法人日本体育協会. 2007.
10) 坂井建雄, 松村讓兒. プロメテウス解剖学アトラス（第2版）. 医学書院. 2011.

Chapter 3-2

2節 内科疾患

1 感染症

感染症は、環境、宿主、病原微生物の3つの要因が関係して起こる（図1）。

1．上気道感染症、風邪症候群

1）概念

上気道は鼻腔から喉頭まで、下気道は喉頭から細気管支までである。

上気道感染症は、風邪症候群の原因の大部分を占め、ウイルス性普通感冒、細菌感染症、インフルエンザなどに分類され、ウイルスによるものが最も多い（図2）。

通常、風邪症候群を引き起こすウイルスに対しては、我々の持っている免疫機能が働き、発症に至ることは少ない。しかし、激しい運動を行っているスポーツ選手は、身体的疲労や精神的疲労、体重コントロールによる栄養状態の悪化など、免疫機能が低下しやすい状況にあることを意識する必要がある。

2）症状

症状は、くしゃみ、鼻水、鼻閉などの鼻炎症状、咽頭痛などの咽頭炎症状や悪寒、発熱がみられる場合もある。細菌性感染症やインフルエンザでは、頭痛、関節および筋肉痛、倦怠感、発熱などの全身症状が強く、伝染性が強い（表1）。

3）病因

過度のスポーツ活動は、上気道粘膜の免疫機能を抑制し、上気道感染症の罹患を増加させる。特に持久的競技者で多くみられ、試合前の練習量、

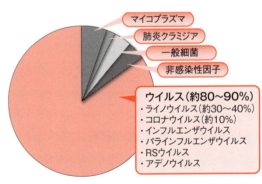

（医療情報科学研究所編．病気がみえる vol.4 呼吸器．メディックメディア．2010.8.26. 88. より引用）

図2　風邪症候群の原因

表1　風邪症候群の原因と主な症状

疾患名	主な原因	症状・所見
普通感冒	ライノウイルス コロナウイルス	鼻汁、鼻閉、くしゃみ
インフルエンザ	インフルエンザウイルス	高熱、頭痛、筋肉痛、全身倦怠感
咽頭炎症候群	アデノウイルス パラインフルエンザウイルス	咽頭痛、発熱

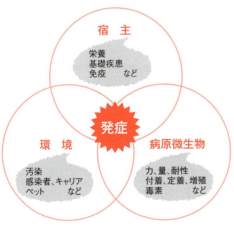

図1　感染症の成立要因

表2 主な細菌性食中毒の特徴

原因菌		おもな原因食品	潜伏期間	おもな症状					その他の症状
				水様便	血便	腹痛	悪心嘔吐	発熱	
サルモネラ		肉、卵、乳とその加工品	6～48時間	◎	◎	○	○	◎	腸管外感染
腸炎ビブリオ		生魚介類	10～20時間	◎	△	◎	◎	△	
ブドウ球菌		折詰め弁当 にぎりめし	2～4時間	○			◎		
腸管病原性大腸菌	血清型（EPEC）			○	△	○	○	○	
	毒素原型（ETEC）	水、不明	12～72時間	◎	△	◎		△	
	組織侵入型（EIEC）			○	◎	○	○	○	
	ベロ毒素産生性（VTEC）	ハンバーガー	3～5日	○	◎	○	○	△	溶血性尿毒症症候群
ボツリヌス		いずし、真空包装食品	18時間前後						麻痺症状
カンピロバクター		鶏肉、水	2～7日	○	◎	○	○	○	
エルシニア		豚肉	3～7時間	○		○		○	

◎：鑑別のポイント、○：よくみられる、△：ときにみられる

（公益社団法人東洋療法学校協会編. 臨床医学各論 第2版. 医歯薬出版. 2004. 9より引用）

年間走行距離に比例し、試合直後に多く発生することが多い。

4）診断

風邪症候群の診断は、臨床経過が重要であり、症状のみでなされることが多い。症状が長引く場合は、他の呼吸器疾患も考慮する必要がある。

5）治療

ウイルスの多くは特効薬がないため、対症療法となる。インフルエンザについては、医療機関で処方された治療薬の服用となる。細菌性感染については、抗生剤が用いられる。

また、薬については、ドーピング禁止薬物が含まれることがあるため、自己判断で市販の薬や栄養ドリンクを服用せず、スポーツドクターやスポーツファーマシストに相談することを心がける必要がある。

6）予防

直接的には飛沫感染するが、間接的にも鼻汁や唾液に汚染されたハンカチやドアノブなどによって感染することもあるため、手洗い、マスクの着用、人ごみを避けるなどして予防する。

伝染性の強いものは、チーム内に蔓延するリスクが高いので、リスクマネージメントにしっかりと取り組む必要がある。インフルエンザはその代表で冬場が流行シーズンであるが、それ以外の季節でも流行することがある。インフルエンザの診断は数分でできるため、疑いがあれば早急に医療機関にて検査をする必要がある。

また、チーム内での感染予防のため、飲料の回し飲みは避けるべきである。

2. 経口感染症

経口感染症の代表的なものは食中毒である。飲食物に混入した病原微生物を摂取することで感染する。主な病原微生物には、サルモネラ、腸炎ビブリオ、ブドウ球菌、病原性大腸菌、ノロウイルス、ボツリヌス、カンピロバクター、エルシニアなどがある。その他、自然毒、寄生虫による中毒を起こすこともある（表2）。また、細菌性赤痢、コレラ、腸チフス・パラチフスなどは、海外や輸入食品での感染が多くみられる。

3. 昆虫媒介感染症

ライム病は、マダニに刺されて感染する。ツツガムシ病は、ツツガムシ（ダニの幼虫）に刺されて感染する。

日本脳炎、デング熱、マラリア、ジカ熱などは、蚊に刺されることによって感染する。虫除けなどを用いて、昆虫に刺されないようにすることが大切である。

4. 血液媒介感染症

血液を介して感染するB型肝炎、C型肝炎、AIDSなどでは、接触性スポーツの際に配慮が必要である。

サッカーやラグビーなどの接触性スポーツでは、傷口が開いたり、出血している場合は出血が止まるまでは、プレーに参加できない旨がルールとして定められている。

5. 海外遠征時の感染症対策

1）遠征前の準備

海外における感染症および医療情報に関する情報を厚生労働省FORTH（http://www.forth.go.jp）などであらかじめ入手する必要がある。

海外で治療を受けると、多額の医療費がかかることがあるため、海外傷害保険の購入が勧められる。

2）ワクチンの接種と予防内服

インフルエンザ、肝炎、狂犬病など、渡航先の情報を入手し、ワクチン接種や予防内服を行う。

3）移動

航空機内は非常に乾燥しているため、上気道感染が起こりやすい。マスクを着用し、喉に湿度を与えると同時に、水分を摂取することが大切である。

4）渡航先

宿舎の状況、大気汚染、害虫および蚊、食事、水などの対策を講じ、選手に対しての教育も行う必要がある。

第3章2節 内科疾患　227

2 オーバートレーニング症候群

1. 概念

　オーバートレーニング症候群とは、過剰なトレーニングと不十分な休息のアンバランスやトレーニング以外のストレスにより起こった慢性疲労の状態で、パフォーマンスが低下し、短期間の間に回復しなくなった状態であり、回復には数週間から数年を要する。よく知られた病態であるが、国際疾病分類（ICD-10）には記載されていない。なお、オーバートレーニング症候群の精神状態はうつ病と似ている。

2. 症状

　オーバートレーニング症候群の症状は非特異的で、身体的症状と精神的症状がみられ、交感神経緊張型と副交感神経緊張型に分けられる。パフォーマンスの低下と疲労は共通の症状である。交感神経型症状については、落ち着きのなさ、過敏、睡眠障害、体重減少、安静時心拍数の増加、安静時血圧の上昇、運動後の回復の遅延などがある。副交感神経型では、疲労、抑うつ、無感情、安静時心拍数の低下、安静時血圧の低下、運動時心拍数の抑制、運動時心拍応答の抑制などがみられる。

3. 病因

　本疾患は、不十分な休養や睡眠不足、過密なスケジュール、単調なトレーニング、栄養不足、外的環境の不良、精神的なストレス、病気の回復期の不適応なトレーニングなどにより発症しやすい。

4. 診断

　オーバートレーニング症候群の診断は、一連の症状が主となるが、果たしてそれがオーバートレーニング症候群によるものか、貧血、感染症、代

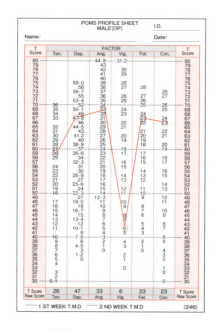

（公益財団法人日本体育協会. 公認アスレティックトレーナー専門科目テキスト4 健康管理とスポーツ医学. 公益財団法人日本体育協会. 2007.61をもとに作成）

図1　POMSの典型例

表1　早期発見のためのモニター計画一例

周　期	内　　　容
毎日	トレーニング記録（日記）
短期	亜最大運動負荷後の回復過程の観察 （心拍数、乳酸など）
長期	POMS 最大運動負荷時の諸指標の評価 （最大心拍数、最大酸素摂取量、乳酸など）
シーズン等	内分泌、生化学指標、免疫指標

（石田浩之. 内科・その他の疾患とその予防. 臨床スポーツ医学. 文光堂.
2008. 25. 389より引用）

表2　トレーニング過剰を疑う症候

	10分経っても息切れ
運動中止後	10分経っても心拍数120／分以上
	悪心・嘔吐
運動実施当日	寝つきが悪い
運動実施翌日	目覚めが悪い

（公益財団法人日本体育協会. 公認スポーツ指導者養成テキスト 共通科目
I. 公益財団法人日本体育協会. 2005. 78より引用）

謝・内分泌疾患、慢性疲労症候群、うつ病など、他の疾患によって生じたものなのか鑑別する必要がある。うつ病については、時には自殺に至らせることもあるため、オーバートレーニング症候群の症例でも、うつ病の可能性も考え、必要により心療内科や精神科の受診をすべきである。

また、POMS（profile ob mood state）による検査も有用である（図1・図2）。

POMSは、一種の心理テストで、選手の心理状態を6つの要素に分類し、各要素のスコアからオーバートレーニング症候群の罹患の有無を推定する検査である。6要素とは、緊張（Tension）、抑うつ（Depression）、怒り（Anger）、元気（Vig-or）、疲労（Fatigue）、混乱（Confusion）であり、オーバートレーニング症候群では、元気（Vigor）以外のスコアが高くなり、元気（Vigor）のスコアが低くなるのが典型的なパターンである。

5. 治療

トレーニング量を思い切って減らし、完全休養を取る必要がある。休養期間については、選手の症状や回復状態を考慮し、様子をみる。回復し始めても悪化する可能性があり、トレーニング開始には十分に注意する必要がある。また、薬物療法を行うことが早期の回復につながることも多い。

本疾患では、現代医学的観点から鍼灸治療を組み立てることは難しいため、東洋医学的な証に対するアプローチが適切であると考えられる。

また、心身をリラックスさせる目的で、全身への軽いマッサージも効果的である。

6. 予防

オーバートレーニングの状態を早期に発見することが重要である。そのために選手のトレーニングを含めた日常生活での変化に関して注意深く観察し、自覚的および他覚的にチェックすることが重要となる（表1・表2）。また、先述のPOMS検査も有用である。

3 過換気症候群

1. 概念

過換気症候群は、パニック障害の一つといわれており、器質的な疾患が認められないのに発作的に不随意の換気が過剰に起こり、$PaCO_2$の低下した状態である。若い女性に多い。

2. 症状

息切れ、呼吸困難、動悸、胸部圧迫感、胸痛、口周囲や四肢末梢のしびれ感、知覚異常、テタニー、痙攣、不安などの症状が認められる。

過換気によるさまざまな症状により、ますます不安となり、さらに過換気となり呼吸困難を悪化させることもある（図1）。

運動性喘息発作や狭心症、急性心筋梗塞、気胸、発作性頻拍症、低血糖などとの鑑別が必要である。

3. 病因

本疾患は、身体的・精神的に追い込まれた状態で、ストレス、不安などを感じることで発症する。他の疾患により発症する場合もあるため、鑑別が必要である（表1）。

4. 診断

体内の酸素不足の結果、過換気を起こしている場合は動脈血酸素飽和度（SpO_2）モニターなどで確認することは重要である。

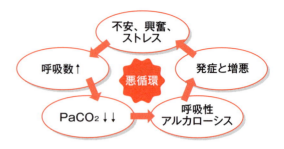

（医療情報科学研究所編. 病気がみえる vol.4 呼吸器. メディックメディア. 2010.8.26. 47. より転載）

図1　過換気症候群の悪循環

表1　過換気症候群の主な鑑別疾患

呼吸器疾患	気管支喘息、自然気胸　など
循環器疾患	急性心筋梗塞、肺水腫　など
脳神経疾患	てんかん　など
代謝性疾患	甲状腺疾患　など
薬物中毒	

5. 治療

精神的ストレスが強い場合は、それを取り除き、ゆっくり息を吸うようにさせる。また、動脈血のCO_2分圧を正常化させるために、ある程度の大きさの紙袋やビニール袋を用いて、CO_2が多く含まれる呼気を再度吸入させるペーパーバッグ法を用いることもある。しかし、袋を口にぴったりとあてると酸素不足となる可能性があり、死亡例も報告されていることから、使用時は隙間を開けるようにし、袋も十分に大きなものとするなど、酸素不足にならないよう注意が必要である。

本疾患では、現代医学的観点から鍼灸治療を組み立てることは難しいため、東洋医学的な証に対するアプローチが適切であると考えられる。また、心身がリラックスするような、全身への軽いマッサージも効果的である。

6. 予防

一度、過換気症候群を経験すると、再発するの

ではないかと不安になることから、非発作時は、発作の原因を理解し、自分で呼吸をコントロールすることにより予防可能であることが多い。また、抗不安薬、抗うつ薬、β遮断薬などの薬物療法が必要な場合もある。

4 貧血

1. 概念

貧血とは、循環血液中のヘモグロビン量が低下した状態である。女性選手に多くみられる。スポーツ選手の貧血の原因は、鉄欠乏性貧血と溶血性貧血が多い。

鉄欠乏貧血は、ヘモグロビンをつくる鉄が不足して起こる。鉄分は尿、便、はがれた皮膚、髪だけでなく発汗でも排出されるため、多量の発汗によって鉄分を喪失し、鉄欠乏性貧血の原因となる。

溶血性貧血は、足底部への強い衝撃によって血管内の赤血球が壊れることによって起こる。剣道、陸上長距離、バレーボール、バスケットボールなど足底部へ強い、または反復する衝撃が加わるスポーツにみられる。

2. 症状

症状としては、初期には、めまい、立ちくらみなどが起こり、進行すると息切れ、動悸、頻脈、頭重感、食欲不振、易疲労感などが起こる。重症になると浮腫、心不全状態となる。

3. 診断

1) 鉄欠乏性貧血

血液検査によって診断する。鉄欠乏性貧血の場合は、赤血球数、Hb、ヘマトクリット値（Hct）、前赤血球容積（MCV）、平均赤血球ヘモグロビン濃度（MCHC）の低下がみられ、小球性低色素性貧血を呈する。また、Hb、Hct、MCVの減少がみられなくても、血清フェリチン値の減少がみられる場合、潜在的鉄欠乏性貧血を引き起こして

1. 総論

2. 現場で必要な知識

3. 各論

4. 鍼灸マッサージの有効性

5. スポーツ現場の実際

第3章2節 内科疾患 231

表1　スポーツ貧血における血液生科学的検査値の特徴

種　類	潜在性 鉄欠乏性貧血	鉄欠乏性 貧血	希釈性 貧血	溶血性 貧血
Hb・Hct	→	↓	↓	↓
MCV	→	↓	→	→
血清フェリチン	↓	↓	→	→

いる可能性がある（表1）。

2）溶血性貧血

　溶血性貧血の場合は、赤血球数、Hb、ヘマトクリット値の低下がみられ、前赤血球容積（MCV）、平均赤血球ヘモグロビン濃度（MCHC）は正常、大球性低色素性貧血を呈する。

4．治療

　医師の処方のもとで、症状に応じて、鉄剤を服用する。Hbが正常に戻っても潜在性鉄欠乏状態であるため、貯蔵鉄（フェリチン値）が回復するまで治療を続けることが必要である。

5．予防

　日頃より偏食は避け、鉄分やたんぱく質を十分に摂ることが必要である。鉄の排出量は成人男性で約1mg/日程度で、女性は約2mg/日（月経含む）である。

　また、足底部の衝撃が原因となるため、体重の管理、サーフェス、シューズ、走り方などのチェックが必要である。

　貧血を恐れるあまり鉄を過剰摂取すると、肝臓、心臓、膵臓、甲状腺などに蓄積・沈着し、障害を起こすため、サプリメントの摂取には注意が必要である。

【水野浩一】

【参考文献】
1）公益財団法人日本体育協会. 公認アスレティックトレーナー専門科目テキスト4 健康管理とスポーツ医学. 公益財団法人日本体育協会. 2007.
2）赤間高雄編. 初めて学ぶ健康・スポーツ医学シリーズ8 スポーツ医学【内科】. 化学同人. 2014.
3）井村裕夫編. 第3版わかりやすい内科学. 文光堂. 2008.
4）社団法人東洋療法学校協会スポーツ東洋療法研究委員会編著. スポーツ東洋療法ハンドブック. 医道の日本社. 2011.
5）矢野忠編. 図解鍼灸療法技術ガイドⅡ. 文光堂. 2012.
6）山澤文裕. 海外遠征における感染症対策. 臨床スポーツ医学. 文光堂. 2007. 24(4). 397-403.
7）赤間高雄. 臨床スポーツ医学臨時増刊号. 文光堂. 2008. 25.
8）公益社団法人東洋療法学校協会編. 臨床医学各論. 医歯薬出版. 2014.
9）医療情報科学研究所. 病気がみえる4 呼吸器. メディックメディア. 2010. 88-89.
10）公益財団法人日本体育協会. 公認スポーツ指導者養成テキスト共通科目Ⅰ（第4章スポーツ指導者に必要な医学的知識）. 公益財団法人日本体育協会. 2007.
11）石田浩之. 代謝系. 臨床スポーツ医学. 文光堂. 2008. 25(5). 469-77.
12）坂本静男. オーバートレーニング症候群の諸問題. 臨床スポーツ医学. 文光堂. 2006. 23(8). 875.
13）矢野忠編. 図解鍼灸療法技術ガイドⅡ. 文光堂. 2012.
14）二宮治彦. スポーツ選手の貧血の検査. 臨床スポーツ医学臨時. 文光堂. 2004. 21（増刊）. 315-7.

Chapter 3-3

3節 婦人科疾患

1 月経異常と関連症状

1．月経異常

1）疾患の概念

　月経は、思春期の初潮より更年期の閉経に至るまで、妊娠や一部の疾患などを除いて、ほぼ規則的に繰り返し起こるものである。月経の定義は、通常約1カ月の間隔で起こり、限られた日数で自然に止まる子宮内膜からの周期的出血とされている[1]。なお、月経周期は月経出血が起こった最初の日を第1日とし、次の月経開始の前日までの日数を指す。

　月経異常には、月経周期の問題、経血量の問題、月経期間の問題があり、また関連症状として月経随伴症状（月経困難症、月経前症候群、月経前不快気分障害）ならびに無月経がある。本項ではこれらの月経異常および関連症状についての概要を記す。

2）病態生理

A：月経周期の問題

　月経周期は通常25 ～ 38日の間にあり、その変動は6日以内とされている[1]。月経周期が延長し、39日以上3カ月以内で発来したものを稀発月経といい、月経周期が短縮し、24日以内で発来したものを頻発月経という。また、月経周期は25 ～ 38日の間であっても、その変動が7日以上のものを不整周期という[2]。

（1）稀発月経

　稀発月経には、排卵性と無排卵性がある。排卵性稀発月経の主な原因は卵胞期の異常延長、すな

わち、月経開始から排卵までが長いためによるものである。原因の多くは内分泌異常によるが、肝機能異常や糖代謝異常によるものもある。

（2）頻発月経

　頻発月経には、排卵性と無排卵性がある。排卵性のものには卵胞期が短縮している場合と、黄体期が短縮している場合がある。また、無排卵性のものは比較的規則的に発来する。

（3）不整周期

　月経周期が毎回変動するもので、その変動が7日以上のものをいう。不整周期には、排卵性と無排卵性がある。原因は視床下部－下垂体－性腺系の機能異常による。

B：経血量の問題

　月経時の出血量は20 ～ 140㎖（平均50 ～ 60㎖）が正常といわれている。過少月経とは、月経の出血量が異常に少ないもので、普通20㎖以下のものをいう。過多月経は、月経の出血量が異常に多いもので、普通140㎖以上をいう[1]。80㎖以上の月経出血があると、60％の女性が貧血となることが報告されている[3]。しかし、臨床的には患者の訴えで判断されるので、それほど厳密ではない。また、過少月経と過短月経、過多月経と過長月経は互いに随伴することが多い。

（1）過少月経

　過少月経は、機能性と器質性に分類でき、機能性原因として黄体機能不全症、無排卵周期症、稀発月経、高PRL血症および甲状腺機能異常などがある。器質性の原因として子宮内腔癒着、子宮内膜炎、子宮発育不全などがある。

（2）過多月経

　過多月経は、機能性と器質性に分類でき、機能性原因として性ステロイドホルモンの分泌異常が多い。器質性の原因として子宮筋腫、子宮内膜ポリープ、子宮内膜増殖症、子宮腺筋症などの骨盤内病変、特発性血小板減少性紫斑病や先天性出血

第3章3節　婦人科疾患　233

性素因などの血液凝固障害、その他、内科疾患などがある。

C：月経期間の問題

月経持続日数の正常範囲は3～7日である。出血日数が2日以内のものを過短月経といい、出血日数が8日以上続くものを過長月経という[1]。

(1) 過短月経

過短月経の分類および原因は過少月経と同様である。

(2) 過長月経

過長月経の分類および原因は過多月経と同様である。

3）機能性月経異常の治療

A：一般的治療

機能性月経異常の多くは内分泌異常や視床下部－下垂体－性腺系の機能異常によるものであるため、排卵誘発剤を使用しての正常周期確立や、Luteal supportが必要になる[4]。

B：鍼灸治療

現代医学的な鍼灸治療では、精神的ストレスの緩和や肩こり、冷え症の改善など、不定愁訴を治療することが全身状態の健全化につながり、月経異常が改善されると考えられる。ストレスの緩和目的で百会や内関、神門への刺鍼、肩こりには肩井や風池、下肢の冷え性には三陰交や足三里などに刺鍼や施灸を行う。

東洋医学では、頻発月経を「経行先期」といい、稀発月経を「経行後期」という。

経行先期の原因には、虚証の陰虚や気虚、実証の血熱、肝鬱化火などがある。治療には、関元や血海などを中心に弁証に合わせた経穴を用いる。

経行後期の原因には、虚証の血虚や陽虚、実証の寒凝、気鬱などによるものがある。治療には、気海や気穴、三陰交などを中心に弁証に合わせた経穴を用いる。

過少月経は「経水不利」「月水不利」などといい、過多月経は「経水過多」「月水不断」などという。

経水不利の原因には、虚証の血虚、肝腎陰虚、脾胃気虚、実証の肝気鬱結、寒凝胞宮などがある。治療には気海、気穴、合谷、三陰交などを中心に弁証に合わせた経穴を用いる。

経水過多の原因には、虚証の気虚、陰虚、実証の血熱、湿熱、鬱熱などがある。治療には三陰交、気海などを中心に弁証に合わせた経穴を用いる。

2．月経随伴症状（月経困難症）

1）疾患の概念

月経期間中に、月経に随伴して起こる病的症状を月経困難症という。無排卵性月経には通常みられない。器質的な疾患によらない機能性月経困難症と、子宮内膜症や子宮筋腫などの疾患が原因となる器質性月経困難症に分類される。頻度は、機能性月経困難症が約半数、子宮内膜症性月経困難症が1/4である。症状は、下腹痛、腰痛、腹部膨満感、嘔気、頭痛、疲労、脱力感、食欲不振、イライラ、下痢および憂うつの順に多くみられる[4]。

2）病態生理

A：器質性月経困難症

初経後5年以上経過後から発症し、20代から多くみられる。症状は、月経前4～5日から月経後まで続く持続性の鈍痛のことが多い。原因は、子宮内膜症や子宮腺筋症によるものが多いが、その他では子宮筋腫、頚管狭窄、子宮内腔癒着、子宮奇形、内膜ポリープなどが挙げられる。

B：機能性月経困難症

初経後2～3年より始まることが多く、好発年齢は15～25歳である。症状は、月経の初日および2日目頃の出血が多いときに強い。痛みの性質は痙攣性で周期性がある。原因は、頚管狭小や子宮内膜より産生されたプロスタグランジン（PG）過剰などが挙げられる。月経時に子宮内膜で産生されるPGのうち、PGF2αは子宮筋の収縮、血管

痙攣による子宮筋の虚血をもたらすことによって疼痛を引き起こしている。

3）診断

機能性月経困難症の診断は、推定鑑別を行うため、詳細な問診が必要になる。その内容は、初経の開始時期、月経の期間、月経血量、月経周期などに加え、初経から月経痛が発生するまでの期間、痛みの性質、発生時期、持続について聴取する。そして、月経困難症と関連する器質性疾患が除外されれば診断される。

一方、器質性月経困難症の場合は、初経後5年以上経過して発症するものが多く、月経時以外でも持続性の鈍痛がある。

4）機能性月経困難症の治療

A：一般的治療

月経困難症の原因として PG 過剰が挙げられるため、PG の合成阻害作用を持つ NSAIDs（非ステロイド抗炎症薬）が有効である。また、低用量経口避妊薬や低用量エストロゲン−プロゲスチン製剤も、月経困難症の改善効果がある。若年者の機能性月経困難症に対しては、患者の不安を取り除くために、発生機序や年齢ともに軽快することなどを説明すると同時に、心理療法やカウンセリングが重要になる[5]。一般的な生活指導としては、骨盤内血流を良くするため、腰部や下腹部を温めたり、ストレッチ運動などを勧める。

B：鍼灸治療

三陰交への円皮鍼貼付により、月経痛の軽減が得られるという報告がある[6][7]。円皮鍼貼付による治療は簡便で、競技中にも継続して使用が可能なので有用と考える。

現代医学的な鍼灸治療において、ゲートコントロール説による月経痛に対する疼痛緩和を目的に、関係するデルマトーム領域に治療点を求める。子宮体部などの痛覚を伝達する内臓求心性線維は交感神経とともに走行し、T12 ～ L2 の脊髄神経節に向かうため、そのデルマトーム上の反応点を治療点とし、置鍼や鍼通電刺激を行う。

東洋医学的な鍼灸治療は、弁証に基づいて行う。月経に伴う小腹部や腰部の疼痛は「痛経」といい、根本的な原因は気血の運行が円滑に行われないことによる「不通則痛」と考えられている。代表的な痛経の病証として、寒湿によるもの、肝鬱によるもの、肝腎虚損によるものなどがある。治療は各証に合わせた治則により行う。

5）月経前症候群の鍼灸治療

現代医学的な鍼灸治療では、患者の訴える不定愁訴および月経困難症に対する治療を併用すると良い。

東洋医学的な鍼灸治療では、本疾患は肝鬱気滞による痛経に相当すると考えられるため、治則を疏肝理気とし、気海、太衝、三陰交などを用いて治療する。しかし、月経前症候群（PMS）の最重症型に位置づけられている月経前不快気分障害（PMDD）の患者は、現代医学による医療を先行させ、鍼灸治療は諸症状の緩和を目的に併用することが適切と考える。

3. 無月経

1）疾患の概念

無月経とは、周期的な月経が発来すべき年齢層の婦人において月経がない状態をいう。生理的無月経と病的無月経に分けられ、病的無月経はさらに原発性無月経と続発性無月経に分類される。

生理的無月経は初経以前、閉経以降ならびに妊娠、産褥、授乳期における無月経をいう。

病的無月経のうち原発性無月経は、満18歳になっても初経が起こらないものをいい、続発性無月経は、これまであった月経が3カ月以上停止したものをいう[1]。

2）病態生理

病的無月経の原因としては、間脳下垂体障害、卵巣機能不全、高度の子宮発育不全、処女膜閉鎖、腟閉鎖などが挙げられる。

3）治療

A：一般的治療

原発性無月経の治療目的は、患者の状況によりさまざまである。排卵・妊娠を期待する場合、性腺の悪性腫瘍発生の予防、内分泌環境やQOLの改善など、目的によって治療方法も多様となる。それぞれ治療法としては、排卵誘発、性腺摘除、ホルモン療法、処女膜切開、子宮口開口、造腟術などがある。

続発性無月経の治療は、その原因に対応した治療が原則となる[4]。

B：鍼灸治療

心因性の続発性無月経や間脳下垂体性腺の機能的な失調によるものは鍼灸治療対象となるが、原発性無月経は不適である。現代医学的な鍼灸治療では、精神的ストレスの緩和や不定愁訴に対する治療を行うことにより改善が望める。

東洋医学的な鍼灸治療では、血虚や心脾両虚、肝腎陰虚など虚証による無月経には、三陰交、足三里、関元、腎兪、脾兪、肝兪などを中心に弁証に合わせた経穴を用いる。気滞血瘀や寒凝血滞、痰湿阻滞など実証による無月経には、三陰交、合谷、中極、地機、太衝、豊隆などを中心に弁証に合わせた経穴を用いる。

---

2 更年期障害とスポーツ

1．更年期障害

1）疾患の概念

更年期とは閉経の前後5年間をいう。この時期に現れる多種多様な症状のなかで、器質的変化に起因しない症状を更年期症状と呼び、これらの症状のなかで日常生活に支障を来たす病態を更年期障害と定義する[1]。主たる原因は卵巣機能の低下であり、これに加齢に伴う身体的な変化、精神・心理的な要因、社会文化的な環境因子などが複雑に影響することにより症状が発現すると考えられている。主な症状は、自律神経失調症状、精神的症状、その他の3種類に大きく分類される[4]。

2）病態生理

更年期障害は、加齢に伴う卵巣機能の低下により、視床下部−下垂体−卵巣系に変化が生じ、その影響が視床下部に存在する自律神経中枢に及び、自律神経失調の状態となる。一方、心理的および環境的要因は大脳皮質−大脳辺縁系を刺激するために、その刺激は視床下部の自律神経中枢にも影響を及ぼし、自律神経失調症を発症するといわれている。

自律神経症状としてホットフラッシュ、異常発汗、動悸、めまいなど、精神神経症状として情緒不安定、抑鬱気分、不眠、頭重感、倦怠感など、その他の症状として運動器症状や消化器症状、皮膚症状、泌尿生殖器症状などがある。

3）治療

A：一般的治療

更年期障害の治療法は薬物療法と非薬物療法に分けられ、症状の種類や程度により選択される。

薬物療法として、ホルモン補充療法、漢方療法、向精神薬投与などがある。非薬物療法には、心理療法、食事療法、運動療法などがある[4]。更年期障害に対するスポーツの効能は、自律神経症状や精神神経症状、運動器症状の改善が報告されている[8]。

B：鍼灸治療

現代医学的な鍼灸治療では、患者の訴える愁訴に対して、体性－内臓反射や軸索反射などの理論に基づき、治療点を選択していく。

東洋医学的な鍼灸治療では、代表的な病証として腎陰虚と腎陽虚がある。治療には、腎兪、復溜、太渓などを中心に弁証に合わせた経穴を用いる。

3　妊産婦とスポーツ

1．妊娠中のマイナートラブルに対する鍼灸治療

妊娠中のマイナートラブルとして、腰痛、つわり、逆子などがある。妊娠中の腰痛は、腎虚や瘀血が考えられ、腎兪や委中、そのほか圧痛点などに刺鍼を行うが、刺鍼深度や刺激量については十分注意が必要である。つわり症状に対する治療は、合谷、足三里、内関などへのパイオネックス貼付が有効であるとの報告がある[9]。逆子（骨盤位）に対する治療は、至陰への温灸刺激により優位に整復されたという報告がある[10]。

2．妊婦のスポーツ

妊婦がスポーツを行う目的としては、運動不足解消、ストレス解消、肥満の予防などが考えられ、また、適度なスポーツ活動を定期的に行うことにより健康維持増進効果、さらには運動友達ができ、妊娠期間を楽しく過ごすことにつながる。しかし、スポーツを行うことで母児に何らかの悪影響があってはならないので、運動量や運動内容については安全を重視し、無理のない範囲で行われなければならない。

3．産褥期の体力回復の鍼灸治療

産褥期とは、分娩が終了し、妊娠・分娩に伴う母体の生理的変化が非妊娠時の状態に復するまでの状態をいい、その期間は6～8週間である[1]。

産褥母体は、急激なホルモンバランスの変動による身体生理機能の変化と分娩前後の肉体的・精神的ストレス、慣れない育児への不安などから、肉体的にも精神的にも疲労を起こしやすい。気血

を補い体力回復のため、関元、気海、足三里、三陰交などに施灸すると良い。

　以上、産婦人科領域の疾患および機能的原因に対する鍼灸治療の概要などを記したが、どの疾患も器質的な疾患を鑑別する必要があるため、産婦人科医と連携を取り、適切な医療が提供されるよう配慮する必要がある。

【山口大輔】

【参考文献】
1）日本産科婦人科学会編. 産科婦人科用語集・用語解説集（改訂第3版）. 日本産科婦人科学会. 2013.
2）佐藤和雄, 藤本征一郎編. 臨床エビデンス婦人科学. メジカルビュー社. 2003.
3）Hallberg L, Högdahl AM, Nilsson L, Rybo G. Menstrual Blood loss - a population study. Variation at different ages and attempts to define normality. Acta Obstet Gynecol Scand. 1966. 45. 320-51.
4）日本産科婦人科学会編. 産婦人科研修の必修知識2016-2018. 日本産科婦人科学会. 2016.
5）北脇城. 月経困難症. 産科と婦人科. 2016. 83（増刊号）. 270-4.
6）吉元授, 他. 月経痛に対する鍼治療の効果—円皮鍼を用いた検討. 全日本鍼灸学会雑誌. 2009. 59(4). 406-15.
7）弓削美鈴, 他. 月経随伴症状に及ぼす円皮鍼の効果. 母性衛生. 2013. 54(2). 387-93.
8）進藤宗洋, 他. 更年期のスポーツ活動. 臨床スポーツ医学. 1988. 5. 775-81.
9）木村孔三, 他. 妊婦のQOL改善に向けたつわり症状に対する鍼治療の有用性. 産科と婦人科. 2016. 83(6). 705-12.
10）高橋佳代, 他. 骨盤位矯正における温灸刺激の効果について. 東京女子医科大学雑誌. 1995. 65(10). 801-7.

Column

女性アスリートとむくみ

東邦銀行陸上部トレーナー
津田清美
[出身養成校：日本鍼灸理療専門学校]

　男性アスリートよりも女性アスリートのほうが気になるものといえば、むくみではないだろうか。アスリートは遠征や合宿、試合などで飛行機や列車、車などでの長時間移動が少なくない。移動による疲労や不活動により各関節の可動性低下、筋や腱など柔軟性の低下、足のむくみを生じることがある。いわゆる「関節や筋肉が固まる」という感覚に男女差は少ないと思われるが、むくみに関しては明らかに男女差が生じる。女性でも生理前・中は水分代謝が著しく低下するため、通常より身体全体のむくみが強くなることがある。特に海外遠征時は、移動中にいかに足をむくませないかということに全力を注ぐといっても過言ではない。

　世界陸上やオリンピックなど大きな大会では、現地到着後に調整期間を長めに設定できる場合もあるが、合宿や遠征で海外を訪れた場合は、目的地に到着してすぐに試合ということもある。足がむくんでいると、シューズがきつくなる、足指・足部が締めつけられ接地時に足部の感覚が鈍くなる、足関節の底背屈運動が制限されるなど、動きに支障が生じる。そのような状態で走ることにより、靴ズレや下腿全体に痛みや張り感が生じることがある。陸上選手にとって、下肢に不安があるというのは大きなリスクとなり集中して試合に臨むことが困難になる。

　そのため、女性アスリートは機内での過ごし方にそれぞれ工夫をこらしている。いくつか例を挙げると、①身体を締めつけない薄手のジャージ類を履き、ウエストのゴムが硬い、足首がすぼまっているものは避ける、②着圧ソックスを履く、③小型の電気治療器を使用し血流を促進する、④座席は通路側や非常口を選び、いつでも自由に立てるようにする、などである。その他にも、エコノミー症候群防止のために水分を多く摂ることもよい。トイレの回数が増えるので、自然と動きが増え、代謝も上がる。現地到着後、むくみを解消するには現地時間に合わせた生活を優先し、できるだけ身体を動かすようにする。日中であれば競技場に行きジョグや体操などで汗をかくが、足がむくみ過ぎて違和感が強い場合は無理に走らず、歩行や体幹トレーニング、ストレッチなどで徐々に身体を動かすようにする。もちろん、入浴やマッサージも効果的である。

1. 総論

2. 現場で必要な知識

3. 各論

4. 鍼灸マッサージの有効性

5. スポーツ現場の実際

Chapter 3-4

4節 循環器疾患

1. 解剖学的・機能的特徴

循環器系は、血管系（血液循環）・リンパ系（リンパ循環）・心臓（ポンプ作用）で構成される（図1）。

1）血管系

血管系は、大きく分けて2つの血管から構成される。酸素や栄養素を豊富に含んだ血液を全身の組織に向かって送り届ける役目を担う動脈系と、二酸化炭素や老廃物を含んだ血液を全身から心臓に戻す役目を担う静脈系に大分される。動脈系と静脈系は、毛細血管によりつながれている。

心臓から押し出された血液は、大動脈→細動脈→毛細血管→細静脈→大静脈を流れ、再度心臓に戻ってくる。この循環のことを体循環（大循環）と呼ぶ。また、心臓に戻ってきた血液を肺に送り届け、物質交換を行い、再度心臓に戻ってくる循環を肺循環（小循環）と呼ぶ。

2）リンパ系

組織構成にかかわる細胞は、細胞間を組織液で満たしている。この組織液は、血液の液性成分であり、細胞に潤いを与えるとともに、物質交換を行っている。組織液は毛細血管より再吸収されるが、リンパ液としてリンパ管にも回収される。リンパ液は、毛細リンパ管→リンパ本管→静脈を流れ、心臓に戻る。そのほか、リンパ系に関与する器官には、リンパ節、脾臓、胸腺、扁桃、パイエル板などがある。

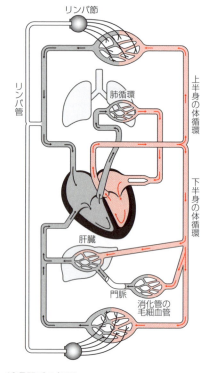

図1　循環器系の概要

3）心臓

心臓は、胸骨体直後に位置する。心尖（下部）は左胸部に偏り、第5肋間あたりに位置する。心室より血液を送り出し、全身に向かって血液を送り届ける役目を担っている。心臓は4つの部屋と、それらを隔てる弁から構成されている。血液の流れは、左心室→大動脈弁→大動脈→全身→大静脈→右心房→三尖弁→右心室→肺動脈弁→肺動脈→肺→肺静脈→左心房→僧帽弁→左心室となっている。

4）冠状動脈

心臓は、心臓表面を取り巻く冠状動脈により栄養されている。冠状動脈は、酸素消費量が非常に

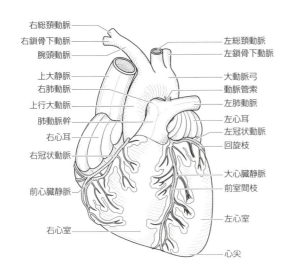

図2 心臓前面

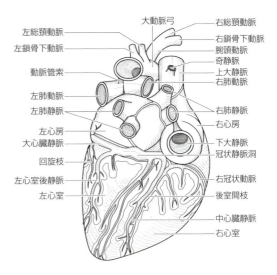

図3 心臓後面

高く、全血液量の5%が消費される。この血管に狭窄や閉塞が起こると、それぞれ狭心症・心筋梗塞が発症する（後述）。

2．代表的な疾患

1）狭心症

A：疾患の概念

冠状動脈の狭窄により、心筋が一時的に酸素供給不足になり、虚血により胸痛が生じた状態をいう。

B：病態生理

狭窄には、線維性プラーク（血管内膜の肥厚）と脂質性プラーク（脂質の血管内付着）の2種類がある。前者は比較的安定した経過をたどるが、後者は破裂を起こし血栓を形成し、急性心筋梗塞の原因にもなる。

C：病因

高脂血症、高血圧、糖尿病、肥満、喫煙、ストレスなどが原因となる。

D：評価

(1) 心電図
①ST低下

発作時の心内膜下虚血ではST低下を認め、回復時には正常化する。
②負荷心電図

運動負荷（踏み台昇降）により、ST低下出現の有無や不整脈の有無を確認する。
③冠動脈造影

血管の狭窄部位を確認する最も確実な方法である。

(2) 血液検査

血清LDH、ASTは正常である。

E：治療

①発作の治療として、安静時およびニトログリセリンの舌下投与またはスプレー噴射を行う。
②カテーテルを用いた狭窄部位の拡張のための手技は急速に進歩しており、外科的治療が減少している。
③外科的治療（冠動脈バイパス術）の適応は、心筋虚血の冠状動脈3枝の狭窄症例、内科的治療の抵抗性の不安定狭心症、左冠動脈主幹部の狭窄例などがある。

F：復帰の基準

最初の狭心症出現後1カ月以内、発作の頻度や強度・持続時間が増している狭心症（不安定狭心症）は、心筋梗塞へ移行する危険性が高く、要注意である。

2）心筋梗塞

A：疾患の概念

冠状動脈が閉塞を起こし、心筋に壊死が生じた状態をいう。

B：病態生理

脂質プラークの破綻により血栓が形成され、冠状動脈に閉塞が起こり、血流が阻害される。阻害された冠状動脈の還流領域にある心筋が壊死を起こし、心筋梗塞が発症する。胸部の痛みとともに、冷や汗や嘔気嘔吐を伴う。狭心症の場合、ニトログリセリンの舌下投与で軽快するが、心筋梗塞の場合は軽快しない。

C：病因

高脂肪・高塩分食、運動不足、喫煙、飲酒、ストレスなどから発症する動脈硬化が原因となる。

D：評価

①心電図によるST上昇、T波陰性、異常Q波、冠性T波がみられる。

②心エコーによる梗塞部位の判定。

③血液検査によるCK、ミオグロビン、ミオシン軽鎖、心筋トロポニン、AST、LDHの上昇。

E：治療

①CCUでの集中治療が望ましい。

②発症12時間以内は再灌流に期待できるため、ウロキナーゼや組織プラスミノーゲン・アクチベーターを用いる。

③カテーテルを用いた経皮的冠動脈形成術。

F：復帰の基準

心筋梗塞発症による心房細動で死亡する患者が多い。発症後4週間以降も心不全、狭心症などの合併症に注意しながら治療管理を継続する。

3）心房細動

A：疾患の概念

複数の興奮波により心房が規則正しい調律をしなくなり、心室の拍動が全く不規則になったときの状態をいう。

表1 高血圧の基準

2009 日本高血圧ガイドライン（JSH）		
分 類	収縮期血圧	拡張期血圧
至適血圧	＜120 かつ	＜80
正常血圧	＜130 かつ	＜85
正常高値血圧	130〜139 または	85〜89
Ⅰ度高血圧	140〜159 または	90〜99
Ⅱ度高血圧	160〜179 または	100〜109
Ⅲ度高血圧	≧180 または	≧110

B：病態生理

（1）発作性心房細動

一過性に出現し、自然停止と再発を繰り返す（7日以内）。

（2）持続性心房細動

自然に停止しない。除細動器によって洞律動が正常に戻る無症状の場合もあるが、動悸を訴えることが多い（発作性心房細動の場合は、心房細動の出現と消失に一致して症状を認める）。心房内に血栓を形成することもある。心拍数が多くなると、左心不全症状を認めることがある。

C：病因

高血圧、心房拡大、アルコールや甲状腺亢進症、僧帽弁狭窄症・心房中隔欠損などが原因となる。

D：評価

心電図で、心房収縮を示すP波が消失し、心収縮の間隔が不整脈であることで診断される。

E：治療

①基礎疾患がある場合その治療も併せて行う。

②洞調律への治療：アミオダロンが最も有効だが、薬剤性肺炎などの副作用がある。

③強心薬（ジキタリス）とカルシウム拮抗剤の併用は、洞調律への回復や心拍数のコントロールに有効である。

④持続性心房細動には、脳梗塞の予防でワーファリンや抗血小板抗体を投与する。

F：復帰の基準

心房細動では、左心房内に血栓が形成される頻

度が高い。脳梗塞の合併症は年間4〜5％であり、心房細動の少ない人より頻度は6倍高くなる。高齢者の持続性心房細動では、心拍数の増加により、心不全が合併しやすく、予後不良な場合もある。

4）高血圧

A：疾患の概念

収縮期血圧と拡張期血圧のいずれかが診断基準を超えた場合、高血圧と呼ぶ（表1）。

B：病態生理

（1）本態性高血圧

明らかな基礎疾患のない高血圧のことで、高血圧の90％以上を占める。

（2）二次性高血圧

原因疾患の明らかなもので（慢性糸球体腎炎、糖尿病性腎症、クッシング症候群、原発性アルドステロン症、ステロイドによるものなど）、基本的には無症状である場合が多いが、頭痛・肩こりなどを伴う場合がある。

C：病因

食塩過剰、喫煙、ストレス、運動不足などの生活習慣の乱れによるものが多い。

D：評価

安静時血圧測定を複数回実施し、常に高値の場合に高血圧と診断される。

E：治療

本態性高血圧の場合は生活習慣の改善、二次性高血圧は基礎疾患の治療を行う。

F：復帰の基準

アテローム硬化、心肥大の原因となり、脳梗塞、心筋梗塞につながる可能性があるため、注意が必要である。

5）低血圧

A：疾患の概念

収縮期血圧が100mmHg以下を低血圧と呼ぶ。

B：病態生理

一過性脳灌流圧の低下により、めまい・たちくらみ・失神が起こる。

C：病因

一過性脳灌流圧の低下による。

D：評価

起立試験により、収縮期血圧80mmH以下または収縮期血圧20mmHg・拡張期血圧10mmHg以上低下する場合を起立性低血圧という。

E：治療

起立性低血圧の場合、フルドロコルチゾンを投与する。

F：復帰の基準

予後は良好である。

3．その他の疾患

その他の心疾患には、動脈硬化、房室ブロック、僧帽弁狭窄症・閉鎖心不全、心室・心房中隔欠損症、ファロー四徴症、拡張型心筋症、肥大型心筋症などがある。

【山下浩平】

【参考文献】
1）河野邦雄. 解剖学（第2版）. 医歯薬出版. 2015.
2）佐藤優子. 生理学（第2版）. 医師薬出版. 2012.
3）奈良信雄. 臨床医学総論（第2版）. 医歯薬出版. 2014.
4）奈良信雄. 臨床医学各論（第2版）. 医師薬出版. 2015.
5）岡庭豊. 病気がみえる vol.2（第1版）循環器疾患. メディックメディア. 2006.
6）医療情報科学研究所. visual note 2nd. メディックメディア. 2002.
7）高橋茂樹. 循環器（STEP内科）. 海馬書房. 2015.
8）村川祐二. 新 病態生理できった内科学. 医学教育出版社. 2007.

Chapter 3-5

5節 特殊環境における体調変化

1. 解剖学的・機能的特徴

1）生体の適応

生体が環境の変化に対して応答し、生存を図ることを生体の適応と呼ぶ。生体に備わっている適応の仕組みによって、人は寒冷や酷暑の環境あるいは高地にいても生存することが可能となる。環境因子の長期にわたる変化に対して起こる、生体の変化を特に順化という。

A：気候順化

（1）暑さへの適応

暑さへの適応の際には、主に汗腺の働きが高まり、発汗量が増加するようになり、皮膚血管も拡張して皮膚の血流が増加して、放熱の促進が起こりやすくなる。また、発汗による水分や塩分喪失を防ぐために、①アルドステロン分泌増加による汗のなかの塩分量減少、②バゾプレッシン分泌増加による尿量の減少、③口渇による水分摂取促進、などの反応も起こる。これにより、暑さへの適応ができる。

（2）寒さへの適応

寒さへの適応の際には、皮下脂肪の肥厚、皮膚血管の収縮による放熱の抑制が起こりやすくなる。同時に産熱機構が、ふるえ産熱からより効率の良い非ふるえ産熱に変化する。これらの機序により、耐寒能力が高まる。

B：高地順化

高山地帯に長く居住する場合などには、生体内に低酸素に適応した仕組みがつくられる。例えば、肺換気量が増して、肺でより多くのガス交換がなされるようになる。また、赤血球の増加などにより、組織への酸素供給の仕組みが効率化する。このような生理機能の長期的な変化によって、高所における長期にわたる生活が容易になる。平地に居住する人が高い山に登ると頭痛などを引き起こすのに対し、高山に長期間居住する人では高地順化により、普通の生活を営むことができる。

2）ホメオスタシスとは

ホメオスタシスとは、体内のすべての制御過程が休みなく相互作用することにより、体内の環境が一定に維持されることである。人の身体は、環境の変化や身体に加えられる種々の刺激に対応して、体内の諸臓器組織が互いに連絡し、調整し合い、常に身体全体としての機能を最良の状態に保つような機構を備えている。

3）ホメオスタシスの調整

体内のホメオスタシスは常に乱されている。例えば、夏の強烈な太陽にさらされたり、1,500m走で酸素不足に陥るなど、身体の外部から物理的に乱されることがある。また、朝食を抜くと血糖値が低下するなど、身体の内部から乱されることもある。心理的ストレスが原因となってホメオスタシスが失調することもある。

ホメオスタシスの失調はほとんどの場合軽度で一時的であり、体細胞が反応して内部環境はすばやく回復する。しかし、中毒を起こしたり、極度の温度に激しくさらされる、あるいは重度の感染を起こすといった具合に、ホメオスタシスの失調が強く持続する場合もある。

身体には、内部環境を元のバランスの取れた状態に戻す制御システムが存在する。必要な補正は、ほとんどの場合、神経系と内分泌系が単独もしくは共同で作用することにより行われる。神経系は安定状態からの変化を感知すると、その変化を打ち消す能力のある器官に対して神経インパルス（活動電位）の形で信号を送る。内分泌系は多くの腺

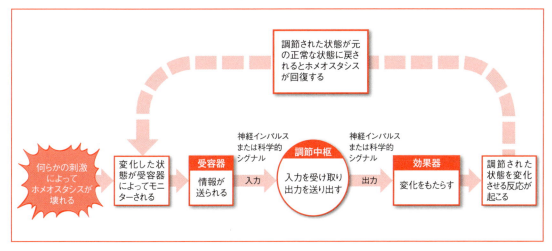

逆向きの点線矢印はネガティブフィードバックを表す。
(J.G.Totora著, 桑木恭之・黒澤美枝子他訳. トートラ人体の人体の構造と機能 第3版. 丸善出版. 2010.9. をもとに作成)

図1　フィードバックシステムの作用

を含んでおり、ここからホルモンというメッセンジャー分子を血液に分泌する。神経インパルスが迅速な変化を引き起こすのに対して、ホルモンは通常ゆっくりと作用する。しかし、どちらの制御手段も、通常はネガティブフィードバックシステムを介して、最終的に同じ結果を目指している（図1）。

以下に代表的な疾患を挙げる。

2. 環境の変化によって起こる疾患

1）エコノミークラス症候群

A：疾患の概念

エコノミークラス症候群は、長時間の飛行機利用に伴って生じる、①深部静脈血栓症、②肺血栓塞栓症のことである。

B：病態生理

長時間同じ姿勢で座り続けていると、大腿部の重さで静脈が押しつけられ、下肢の静脈の流れが滞る。流れが滞ると血管壁に血栓ができ（深部静脈血栓症）、立ち上がって歩く際に血栓が血管壁から剥離し、静脈還流に乗って移動する。この血栓が肺動脈の毛細血管に行き着いたときに、毛細血管が詰まる（肺血栓塞栓症）。

特徴的な発症状況として、安静解除直後の最初の歩行時、排便・排尿時、体位変換時などがある。

初期症状は、深部静脈血栓症では下肢の浮腫・腫脹、発赤、チアノーゼ、疼痛などが出現する。しかし、これらの症状がみられないか、または無症状であることが多い。肺血栓塞栓症では、下肢にできた血栓が肺に詰まることにより、呼吸困難、胸痛、不整脈、胸部重苦感、失神などの症状が出現し、大変危険な状態となる。

C：病因

静脈血栓の形成には、静脈の内皮障害、血液凝固亢進、静脈血流停滞の3つの成因がある。静脈の内皮障害では、好中球から誘導されるサイトカインや組織因子による内皮機能不全が凝固亢進し、血栓形成が成立する。血液凝固亢進では、凝固系や線溶系における制御機構の破綻に伴う凝固系の持続的な促進状態により、血栓形成が成立する。静脈血流停滞では、好中球の内皮接着や内皮の低酸素状態が促進されるが、単独では十分条件とはならず、内皮障害や凝固亢進の必要条件のもとで、血栓形成が成立する。飛行機のエコノミークラスの乗客から症状が報告されたことから、エコノミークラス症候群という呼び名がついたが、エコノミークラスだけでなく、ビジネスクラス、ファー

ストクラス、または飛行機だけでなく、長時間の車の運転、長時間のデスクワーク中にも発症する可能性がある。

D：競技復帰の基準

深部静脈血栓は、膝窩静脈より末梢では、数日から数週で消失するものが多い。下肢の腫脹・疼痛・チアノーゼの消失、下腿筋の疼痛・筋硬度の消失、血液検査にてD-ダイマー測定値の正常化が目安となる。

E：その他の疾患

・肺梗塞

F：評価

(1) 深部静脈血栓症

深部静脈血栓症の診断は、その背景・危険因子を評価し、身体所見に加え血液検査でD-ダイマーを測定する。疑わしい場合には超音波検査、さらにCTにて静脈血栓の画像診断を行う。静脈造影は、これらで診断困難な場合のみに限定される。また、下腿筋の疼痛（無症状のことが多い）・硬化が重要所見となる。

(2) 肺血栓塞栓症

肺血栓塞栓症の診断は、比較的急性発症の胸痛やⅠ型呼吸不全で、右心不全徴候を認めたり、心電図、胸部Ｘ線写真から他疾患が除外される場合は、肺シンチグラムを行う。疑わしい症状があるにもかかわらず、肺シンチグラムで診断がつかない場合、または確実な肺シンチグラム所見を認める症状に乏しい場合は、肺動脈造影、ヘルカリCT、MRIを行う。

G：治療

(1) 一般的な治療

深部静脈血栓症は、できるだけ早期に抗凝固療法、血栓溶解療法を行う。急性深部静脈血栓は通常、数日から数カ月で消失する。抗凝固療法の終了には血液検査のD-ダイマー測定値の正常化が参考となる。

肺血栓塞栓症では、抗凝固療法、血栓溶解療法、カテーテル治療、外科的治療（直視下血栓摘除術）を行う。急性肺血栓塞栓症は最も重篤な病態であり、予防が重要である。

(2) 東洋医学的治療

腰下肢の循環改善、緊張緩和を目的として水分、水道、地機、陰陵泉、太渓、復溜、承筋、承山などへ鍼灸治療を行う。また、下腿の筋ポンプに寄与する腓腹筋、ヒラメ筋を柔軟にしておくことは重要である。

H：予防

予防の基本は下肢の運動である。歩行は下肢を積極的に動かすことにより下腿の筋ポンプ機能を活性化させ、下肢への静脈鬱滞を減少させる。こまめに機内を3〜5分程度歩くようにする。トイレに行きやすいように座席は通路側を選択し、座席から遠いほうのトイレに行くようにする。また、座席では1時間に一度は足関節底背屈運動を20〜30回程度行う。

弾性ストッキングを着用する。下肢を圧迫して静脈の総断面積を減少させることにより、静脈速度を増加させ、下肢への静脈鬱滞を減少させる。長時間の同一姿勢や足を組むことは、静脈鬱滞を促進するので避けるようにする。

適度な水分を摂る。脱水を避けることが重要で、コーヒーやアルコールは控える。血液粘度上昇防止、血栓予防において糖電解質飲料の摂取が単なる水よりも優れている。

その他、下腿のセルフマッサージ、深呼吸を行うとよい。

2）ジェットラグ（時差ボケ）

A：疾患の概念

12時間前後の時差のある地域をジェット機で高速移動した際に生じる、心身の一過性の不調状態である。

B：病態生理

体内リズムと環境のリズムのずれによって引き起こされる。体内リズムが狂っているのに無理矢理生活を現地の時刻に合わせようとすることにより、睡眠障害、眠気、疲労感、食欲不振、頭痛、腹部不快感、眼の疲れなど、さまざまな症状が現れる。

日本から東向きのフライト（アメリカ行き）と西向きのフライト（ヨーロッパ行き）を比較すると、東向きのフライトのほうがより症状が強く現れる。

東向きのフライトは1日が短くなるため、現地で体内リズムを前進させて現地に同調する必要があり、リズム周期を短くして同調するという時間生物学的な無理が生じるため、症状が強く現れると考えられる。

西向きのフライトでは1日が長くなるため、現地時間に同調しやすい。本来の生体リズムは1日24時間よりやや長い傾向にあることから、適応しやすいと考えられる。

また、南向きのフライト（オーストラリア行き）では時差が少ないため、ジェットラグは起こらない。2時間程度の時差は、体感しない場合が多い。

C：病因

体内リズムと環境の明暗リズムが合わないことが原因である。体内リズムに対して急激に環境の明暗周期が変動したときに、環境が昼なのに体内リズムは夜、あるいは環境が夜なのに体内リズムは昼といった食い違いが生じる。

D：競技復帰の基準

正常な睡眠パターンを取り戻すまでには3～4日かかるのが一般的である。

E：その他の疾患

・睡眠障害

F：評価

睡眠障害、眠気、疲労感、食欲不振、頭痛、腹部不快感、眼の疲れ、集中困難、気分の高揚や憂うつ、吐き気、いらいらなどの心身症状を評価する。

G：治療

(1) 一般的な治療

現地到着後、外に出てできるだけ太陽光を浴びる。また、現地到着後の運動も体内リズムを整えるので散歩、ストレッチ、ランニングなどの運動を行う。

(2) 東洋医学的治療

精神的興奮を鎮静させ、自律神経の乱れを整える目的で頭頚部・肩背部を中心とした鍼灸治療を行う。睡眠障害には神門、肝兪、筋縮、百会などを選穴する。また、その他の症状に合わせて全身調整を行う。

H：予防

時差のきつい東向きのフライト（アメリカ行き）では現地時間の午前中に到着するため、午後に太陽光を浴びながら軽い運動を行う。また、日本を出発する前になるべく現地時間に身体を慣らすために、早寝早起きをする。毎朝6時に起床している人であれば毎日1時間ずつ早起きにして、朝3時くらいに起床できるように持っていく。その際、高照度光を浴びるとさらに効率的である。2,000～5,000ルクス程度の強い光を起きてすぐ1時間程度浴びる。家庭用の蛍光灯は数百ルクス程度なので、高照度光療法器を使用すると良い。起きてすぐ高照度光を浴びることは、確実に体内リズムを動かす。

西向きのフライト（ヨーロッパ行き）では現地到着時間が夕方であることが多く、現地到着後早めに睡眠を取る。日本を出発前には遅寝遅起きを行うと良い。

また、飛行機内での過ごし方は重要である。日本の空港で出発前に時計を現地時間に合わせ、機内ではなるべく眠る、水分をよく摂る、アルコールは控える、適度に身体を動かすなどを行う。

3）暑熱（熱中症・日焼け）

A：疾患の概念

暑熱環境でのスポーツ活動では、①熱中症、②日焼けが問題となる。

熱中症とは、暑さによって生じる障害の総称で、熱疲労、熱射病、熱失神、熱痙攣などの病型がある。

日焼けとは、紫外線（UVA、UVB、UVC）による急性皮膚障害である。UVBが原因となり、皮膚の炎症を引き起こすサンバーン（日光皮膚炎）と、その炎症後にUVAが原因となりメラニン色素沈着を引き起こすサンタンとを合わせて呼ぶ。

B：病態生理

(1) 熱中症

運動をすると、大量の熱が発生する。一方で皮膚血管の拡張と発汗によって体表面から熱を放散し、体温のバランスを保とうとするが、暑い環境では熱放散の効率は悪くなる。このような状況で生理機能の調節や体温調節が破綻して、熱中症は起こる。スポーツ活動で主に問題となるのは、熱疲労と熱射病である。

熱疲労は熱中症のなかでも一般によくみられる病型で、発汗による脱水と皮膚血管の拡張による循環不全の状態であり、脱力感、倦怠感、めまい、頭痛、吐き気などの症状がみられる。

熱射病は一見熱疲労と同じような症状を示すが、死の危険性が高い緊急状態である。体温調整が破綻し、過度に体温が上昇（40℃以上）して脳機能に異常を来たした状態である。種々の程度の意識障害がみられ、応答が鈍い、言動がおかしいといった状態から進行すると昏睡状態になる。高体温が持続すると脳だけでなく、肝臓、腎臓、肺、心臓などの多臓器障害を併発し、死亡率が高くなる。

熱失神は、炎天下でじっと立っている、立ち上がったとき、運動後などに皮膚血管の拡張と下肢への血液貯留のため血圧低下と脳血流の減少が起こり、めまい、失神を引き起こす。

熱痙攣は、大量に汗をかき、水のみあるいは塩分の少ない水を補給して血液中の塩分濃度が低下したときに、痛みを伴う筋痙攣が下肢だけでなく、上肢、腹筋などに起こる。

(2) 日焼け

紫外線は波長によってUVA（320nm ～ 390nm）、UVB（290nm ～ 320nm）、UVC（200 ～ 290nm）に大別される。

UVAは表皮基底層から真皮まで達し、メラノサイトの働きを活発にし、多量のメラニンを放出する。また、真皮の細胞を傷つける。雲やガラスを通ってしまうので、炎天下以外でも日焼けを引き起こす。

UVBはUVAより刺激が強く、皮膚に紅斑や水泡を引き起こす。さらに膠原線維や弾性線維を変性させ、しみや皺を増加させる。皮膚がんの発生にも関与する。

UVCは細胞を破壊する作用が強く、殺菌に応用されているが、自然界ではオゾン層で散乱、吸収が起こり、地表には到達しない。

C：病因

(1) 熱中症

気温・湿度が高い環境下で運動をしたときに発症する。また、運動強度が高いほど熱生産が多くなるので、気温、湿度が高い環境下での高強度運動も原因となる。その他、無風、急な暑さ、厚着、体調不良、肥満なども原因となる。

(2) 日焼け

紫外線を強く長く浴びると起こる。

D：競技復帰の基準

熱中症では、意識障害、神経症状がなく、バイタルサインおよび末梢血液、血液ガス検査（酸素飽和度など）が正常化したら、まず日常生活へ復帰する。医師から運動の許可があれば、涼しい環境で軽い運動から徐々に始める。暑熱下の運動は体力が十分に回復したあとで、暑さに十分身体を慣らす。そして、2～4週間のトレーニングを経て、競技への完全復帰を行う。熱疲労などの軽症例では、症状が消失し次第、競技復帰は可能であるが、当日の復帰は見合わせ、1～2日様子をみてから運動量と強度を徐々に上げながら慎重に進めるべきである。意識障害例では最低3週間は運動を制限したほうが良い。

E：その他の疾患

・光老化

F：評価

重症度の評価はⅠ度、Ⅱ度、Ⅲ度に分類される。Ⅰ度は軽度で、熱失神・熱痙攣に相当する。

Ⅱ度は中等症で、熱疲労に相当する。熱疲労では、頭痛、めまい、吐き気、嘔吐、脱力感、倦怠感を呈するが、体温は正常もしくは軽度上昇する程度で40℃を超えることはなく、通常意識障害もない。

Ⅲ度は重症で、熱射病に相当する。熱射病では、40℃以上の高体温、発汗停止、意識障害が起こる。

特に意識障害が重要である。重症昏睡、応答が鈍い、なんとなく言動がおかしい、日時や場所が分からないなどの症状は、命にかかわる緊急事項なので早急に救急車を手配する。

G：治療

(1) 一般的な治療

①熱中症

スポーツ現場ではまず、重症な病型である熱射病（Ⅲ度）かどうか判断する必要がある。高体温（40℃以上）と意識障害（応答が鈍い、言動がおかしいなど）がみられる場合は熱射病を疑い、救急車を要請する。そして、涼しい場所に運び、足を心臓より高く上げて寝かせ、身体に水をかけたり、濡れたタオルを当てたりし（タオルをいくつか用意し、氷水につけて冷やしたものを交互に使うと良い）、扇風機などで強力に扇ぐ方法が推奨される。また、氷やアイスパックなどを頸部、腋窩部、鼠径部など太い血管に当てて冷やすことを追加的に行うと良い。現場で可能な方法を組み合わせて一刻も早く冷却を開始し、救急隊の到着を待つ。マラソン大会の救護所など医療スタッフが対応可能な場合には、アイスバスなどの氷水に身体を浸して冷却する方法が最も効果的である。救命できるかどうかは、いかに早く体温を下げられるかにかかっている。

意識が正常な場合には涼しい場所に移動し、衣服を緩めて寝かせ、身体（総頚動脈、腋窩動脈、大腿動脈など太い血管）を冷却し、スポーツドリンクなどで水分と塩分補給を行う。また、団扇などで扇ぎ、体温を下げるように努める。吐き気などで水分が補給できない場合には、医療機関での点滴などの治療を行う。

②日焼け

日焼けが著しい場合は、熱傷の処置に準じて、冷たい水で絞ったタオルで湿布することが大変重要である。湿布の時間はほてりや痛みが治まってくるまでとし、その後は十分に保湿剤が配合されている薬剤や化粧品を使う。しみも増加するので、美白効果のある薬剤や化粧品の使用を勧める。そのほか、ビタミン導入法（超音波導入・イオン導

入）や光線療法（レーザー・LED）などがある。

(2) 東洋医学的治療

身体を冷却することを終えたあと、頭痛、めまい、吐き気、脱力感、倦怠感などの改善を目的に全身治療を行う。暑病には曲沢への刺絡が有効である。また、合谷、列欠、曲池、委中など熱を引かせる効能のある経穴へも施術する。日光皮膚炎には三陰交、曲池、神門などを選穴する。

H：予防

(1) 熱中症予防

①身体を暑さに慣らす

気温が高くなり始めたら、暑さに慣れるまでの順化期間として、少なくとも1週間、できれば2週間程度を設定し、運動強度、時間、服装などを調整する。順化期間の初めの2～3日は運動量を落とし、徐々に負荷を高めていく。また、普段の冷房使用にも注意する。本格的な暑さの前（5～6月）に冷房を使い過ぎると、暑さへの慣れを遅らせることになる。

②定期的な水分補給

運動中の発汗量は1時間に2ℓにも及ぶことがあり、多量の発汗によって脱水が体重の2%以上になると運動能力が著しく損なわれる。運動前の2時間前に0.5ℓ程度水分摂取し、運動中は喉の渇きに応じて自由に水分補給する。水分補給の必要量は個人（運動強度、体格など）によって異なるが、例えばマラソンでは400～800mℓ/時間の補給量がおよその目安である。自由に水分補給ができる環境作りも重要である。

飲料は食塩（0.1～0.2%）と糖質を含んだものが効果的で、1時間以上の運動をする場合には4～8%程度の糖質を含んだものが良い（ナトリウムが100mℓ中40～80mg入っていれば、0.1～0.2%の食塩水に相当）。スポーツドリンクを水で薄めて適度な濃度にして利用すると良い。温度は5～15℃に冷やしたものが適している。スポーツドリンクを好まない選手には、水を飲む前にミネラルを多く含んだ天然の塩を少しだけ指先につけてなめさせるのも有効である。

運動後に体重減少量が2%以内に収まるように、

体重測定を行うことも重要である。例えば、体重50kgの人であれば、練習後の体重減少量が1kg以内に収まるようにする。体重減少量が1kg以内であれば水分補給が適量であったといえる。

また、脱水とは逆に水を摂り過ぎることにより低ナトリウム血症＝水中毒（細胞中の水が過剰になることで発症し、血中ナトリウム濃度が136mEq/ℓ未満となり、軽症では無症状のこともあるが、倦怠感、吐き気、嘔吐、筋痙攣などを引き起こす。重症では肺水腫、脳浮腫、呼吸困難、意識障害などを引き起こし、最悪の場合死亡する。原因は不明であるが、水を過剰に摂取し、運動後に体重が増加している場合は要注意）を引き起こすこともあるので、体重減少量以上に水を摂り過ぎないようにする。

③体調管理

暑さへの耐性は個人差が大きく、体力が弱い、肥満、暑さに慣れていない、体調不良といった要因が大きく影響を及ぼす。体力の弱い人は、体調によって暑さへの耐性が変わる。体調が悪いと体温調節能力が低下するので、疲労、睡眠不足、発熱、風邪など体調が悪い場合には無理をしない。胃腸障害などで下痢があると脱水傾向となり、熱中症にかかりやすくなるため、注意が必要である。特に初夏の時期は規則正しい生活を送り、暴飲暴食を防ぐことが大切である。

（2）日焼け予防

サンスクリーン剤（日焼け止め）を常時使うことと、帽子やサンシェード（日陰）をうまく使う。サンスクリーン剤は100％紫外線をカットするものではない。UVBの防御指数であるSPF（sun protection factor）値が40〜50、UVAの防御指数であるPA（protection factor of UVA）値が（＋＋）〜（＋＋＋）のものを選択する。実際に使用する際に使用量が少ないと、結果としてSPF・PA値が下がってしまうのでしっかり塗り、2〜3時間に1回程度塗り直すことが重要である。

また、紫外線は眼からも侵入し、急性紫外線角膜炎、白内障などを引き起こす。紫外線被爆量はサングラスを着用することで約90％カットされるので、サングラスの着用も大切である。

4）低温

A：疾患の概念

寒冷環境や冬季競技において問題となるのが低体温症である。低体温症は、深部体温（直腸温など）が35℃未満に下がった状態と定義される。32〜35℃を軽症、28〜32℃を中等症、28℃未満を重症と分類される。症状は軽症ではふるえ、細かい動作ができない、判断力低下などが起こる。中等症以上では意識障害、不整脈、腱反射低下、血圧低下、心停止などが起こる。

B：病態生理

低環境下で熱産生を熱放散が上回ると体温低下、末梢循環の低下、各組織への酸素供給の減少が起こり、さらに熱産生を減らすことで低体温症となる。低温では骨格筋の伸長短縮サイクルの時間が延長し、短縮時の最大筋力低下を認め、運動効率が低下する。また、低温下では最大酸素摂取量も低下するため、疲労を来たしやすい。

C：病因

寒冷と強風が体温を急速に奪う原因となる。また、摂取カロリー不足や濡れた衣服を着用し続けることで、気化熱により体温が奪われることも原因となる。

D：競技復帰の基準

体温が正常に戻り、各種症状が完全に消失してから復帰する。

E：その他の疾患

・凍傷

F：評価

腋窩体温のような体表面温度ではなく、直腸温や食道温のような深部体温を評価として用いるが、スポーツ現場では困難であるため、鼓膜温を測定する市販の体温計を用いると良い。また、環境温や症状、その状態に至った状況から総合的に低体温症と判断することが重要である。

G：治療

(1) 一般的な治療

意識の有無を確認し、軽症であれば暖かい場所で休養させ、濡れた衣服を着替えさせ、乾いた毛布で身体を包む。温かい水分補給は、深部体温を上昇させるのに効果的である。お湯があれば、砂糖を入れた紅茶を飲ませると良い。電気毛布、カイロなどで鼡径部、腋窩部を温めるのも良いが、低温火傷に注意する。これらの応急措置でも症状に変化がなければ、医療機関へ搬送する。また、意識障害があれば救急車とAEDを要請し、一次救命処置を開始する。

(2) 東洋医学的治療

腰背部、腹部、下肢など冷えがある部位の経穴を取穴し、必要に応じて灸を中心とした鍼灸治療を行う。腰陽関、大腸兪、腎兪、三陰交、太渓などを選穴する。

H：予防

熱産生のエネルギー源である糖質摂取が重要である。寒冷環境下において、空腹の状態で運動を行うことは避けるべきである。そして、服装も重要である。汗をかき、濡れた衣服からは気化熱のため体温が奪われる。長時間にわたって競技を行う場合には、環境温や天候の変化に応じて、着衣と脱衣を行えるように準備をする。また、ウォーミングアップから競技開始までにある程度の時間が空いてしまう場合は、衣服での調節を行うなど保温対策を十分に行う。

5）高所

A：疾患の概念

高地では、主に動脈血酸素飽和度と最大酸素摂取量の低下がみられる。高地誘発性の病には、頭痛、睡眠障害、吐き気、衰弱など、さまざまな症状を呈する急性高山病がある。

B：病態生理

多くは軽症であるが、稀に重症型の肺水腫や高地脳浮腫を引き起こし、死に至ることがある。症状は頭痛、睡眠障害、食欲不振、吐き気、めまいの順で多い。その他、集中力欠如、無気力、呼吸困難、咳、胸痛、動悸、倦怠感、浮腫などがみられる。咳、喘鳴、血性喀痰を伴う呼吸困難や意識障害は肺水腫や脳浮腫を疑い、緊急治療が必要となる。

頭痛は脳血流量の増加、頭蓋内圧の上昇、脳の浮腫が原因とされているが、はっきりとした原因は不明である。睡眠は低酸素血症の増悪と二酸化炭素蓄積により障害を受け、さらに無呼吸を伴うことにより睡眠障害を悪化させる。

C：病因

2,500m以上の高所へ急に移動したときに出現する。5,000m以上の超高所ではよく起こる。

D：競技復帰の基準

頭痛などの症状が消失するまでは、各種症状の緩和に専念する。

E：その他の疾患

・上気道感染症

F：評価

自覚症状により評価する。また、パルスオキシメータによる動脈血酸素飽和度測定も有用である。標高2,000～3,000mでは90～93％、3,000m代では85％、5,000mでは76％まで低下する。基準値は94～100％である。

G：治療

(1) 一般的な治療

アセタゾラミド、デキサメサゾン、アスピリンなどの薬物療法を行う。

(2) 東洋医学的治療

頭部を絡う経脈の流れを良くするため、四肢末端の経穴に対し施術を行う。頭痛には合谷、列欠、三陽絡、太渓、豊隆、崑崙、丘墟、風池、百会などを選穴する。

H：予防

予防の基本はゆっくり登ることであるが、3,000m以上では1日に300～500m以上登らないこと、水分補給を十分に行うことである。高山病予防にもアセタゾラミド、デキサメサゾンなどを服用する。

【塚本賢史】

【参考文献】

1) 佐々木三男．時差ボケの実態とその対策．日本生気象学会雑誌．1991．28(2)．77-83．
2) 荒金久美．光と皮膚．Pharmaceutical Society of Japan．1998．34(1)．30-3．
3) 中野昭一．図解生理学．医学書院．2000．
4) 李世珍．臨床経穴学．東洋学術出版社．2004．
5) 久木留毅，佐藤満．一流競技者の長時間移動を伴う海外遠征時のコンディション変化について．専修大学社会体育研究所報．2005．41-51．
6) 代田文誌．鍼灸治療基礎学．医道の日本社．2005．
7) 澤田賢一，渡辺純夫．症状から診る内科疾患．メジカルビュー社．2005．
8) 林光俊．ナショナルチームドクター・トレーナーが書いた種目別スポーツ障害の診療．南山堂．2007．
9) 古河惠一，長野護，重吉康史．体内時計と時差症候群（時差ぼけ）．近畿大医誌．2007．32(3)．171-4．
10) 加来卯子，庄山茂子，小渕信幸，栃原裕．紫外線に対する意識とサングラス装着の実態．人間と生活環境．2008．15．47-53．
11) 三木誠．内科診断学．医学書院．2008．
12) 森明子，国安勝司，藤田大介，渡邉進．足関節底背屈運動が腓腹筋の血行動態に及ぼす影響について．川崎医療福祉学会誌．2008．18(1)．163-7．
13) Randall L.Wilber．高地トレーニングと競技パフォーマンス．講談社．2008．
14) 循環器病の診断と治療に関するガイドライン（2008年度合同研究班報告）．肺血栓塞栓症および深部静脈血栓症の診断、治療、予防に関するガイドライン（2009年改訂版）．2009．
15) 公益社団法人東洋療法学校協会．臨床医学各論．医歯薬出版．2009．
16) 小城武彦．トートラ人体の構造と機能 第3版．丸善．2010．

17) Roger W.Earle，Thomas R.Baechle．NSCA決定版ストレングス＆コンディショニング（第3版）．ブックハウス・エイチディ．2010．
18) 厚生労働省．深部静脈血栓症／肺塞栓症（いわゆるエコノミークラス症候群）の予防Q＆A（一般の方々のために）．厚生労働省ホームページ：http://www.mhlw.go.jp/stf/seisakunitsuite/bunya/0000121802.html（2018年2月27日）
19) Roger W.Earle，Thomas R.Baechle．NSCAパーソナルトレーナーのための基礎知識．特定非営利活動法人NSCAジャパン．2012．
20) 公益財団法人日本体育協会．スポーツ活動中の熱中症予防ガイドライン．公益財団法人日本体育協会．2013．
21) 公益社団法人東洋療法学校協会．臨床医学各論（第2版）．医歯薬出版．2013．
22) 岡田泰伸．ギャノング生理学（原著第24版）．丸善出版．2014．
23) 金田正樹．登山で起こる凍傷と低体温症．臨床スポーツ医学．2015．32(11)．1088-93．
24) 公益財団法人日本体育協会．公認アスレティックトレーナー専門科目テキスト4 健康管理とスポーツ医学．公益社団法人日本体育協会．2015．
25) 公益社団法人東洋療法学校協会．生理学．医歯薬出版．2015．
26) 内田直．時差ボケ（ジェットラグ症候群）を克服．YOMIURI ONLINE：http://www.yomiuri.co.jp/adv/wol/opinion/sports_110322.html（2018年2月27日）
27) 真鍋知宏．ランニングと低体温症．臨床スポーツ医学．2015．32(11)．1094-7．
28) 公益社団法人東洋療法学校協会．東洋医学臨床論〈はりきゅう編〉．医道の日本社．2016．
29) 公益社団法人東洋療法学校協会．衛生学・公衆衛生学（第2版）．医歯薬出版．2016．

Column

海外遠征で注意したい腰部痛と消化器系症状

近代五種ナショナルチームトレーナー
手塚賢二
[出身養成校：東京メディカルスポーツ専門学校]

国際大会で海外へ移動する際、エコノミークラス症候群やジェットラグなどに注意することはよく聞くことであるが、その他にも気をつけていることが2つある。

ひとつ目は長時間の座位による腰部への負担である。椎間板の内圧は立位よりも座位で高くなる。普段の練習でも腰部に痛みを訴える選手は多いのだが、長時間同じ姿勢でいることで移動先で腰痛が悪化したことも何度か経験した。現地入りから試合までの日程が数日しかない場合、タイムラグの調整だけでなく腰部の除痛も行わなければならないので、現在では、出発前日や出発ロビーであらかじめ腰背部に置鍼やテーピングを行い、機内でも後部へ移動しストレッチや通路を歩くことを心がけ、長時間の座位で身体が固まらないようにしている。

ふたつ目は便秘である。現地の水や生ものなどでお腹を下すことはあるのだが、下痢よりも便秘に直面することのほうが多い。水、氷、生野菜や生魚などに気をつけるようにしているためか、「便が出なくて何日目です」という話も聞くようになった。便秘も腰痛と同じく体幹部に力が入らないといった競技パフォーマンスに直結する。そこではじめは食物繊維の摂取や睡眠時間、運動療法などを実施していたが、現在では鍼施術を行うようにした。便秘のタイプ（弛緩性、痙攣性、直腸性）を探り、腰背部、腹部、下肢の経穴に対して約1cm刺入、10分間の置鍼を初日に行い、翌日以降は経穴や鍼による刺激量を変えて施術している。

海外遠征の際、エコノミークラス症候群やジェットラグのみならず、便秘や腰痛も競技パフォーマンスに影響するため、飛行機に乗る前からの対策、機内での対策、移動先での対策と心がけることで少しずつ結果は出てきていると感じている。

1. 総論

2. 現場で必要な知識

3. 各論

4. 鍼灸マッサージの有効性

5. スポーツ現場の実際

Chapter 4

鍼灸マッサージの
有効性

Chapter 4-1

①節 症状別

① スポーツ分野における頚部痛に対する鍼・マッサージ治療

概要 (Overview)

　頚部痛の症状で、鍼やマッサージを受療するスポーツ選手は少ない。スポーツ分野では鍼治療による頚部痛に対する臨床研究も少なく、症例報告が散見される程度である。症例報告では鍼やマッサージ治療は頚部痛や頚部の可動域改善、筋緊張緩和に効果的であることが報告されている。今後頚部痛に対する鍼の臨床研究を進めていく必要がある。

エビデンスレベル：Ⅱ～Ⅴ

解説 (Explanation)

　スポーツ分野での頚部痛に対する鍼灸マッサージの利用状況は、他の部位と比較して少ない。これは頚部に外傷・障害が多い競技がコンタクトスポーツであり、コンタクトスポーツに対する鍼灸マッサージ治療を行っている報告自体が少ないことにも起因している。T大学トレーナーズ・クリニックにおいてスポーツ外傷・障害により鍼治療を受けた選手への実態調査では、頚部が主訴部位であった選手は、全体の6位であり5.0％であった。ラグビーやアメリカンフットボールといった選手の頚部痛に対して鍼灸マッサージ治療を行い、疼痛や可動域などが改善している症例が報告されている。今後、スポーツ分野における頚部痛や頚部障害に対する臨床研究が行われるよう、症例報告も含めて研究を進めていく必要のある分野である。

システマティック・レビュー (Systematic review)

　スポーツ選手の頚部痛に対する鍼灸マッサージ治療に関するシステマティック・レビュー（SR）はまだない。そこで一般的な頚部痛に対する鍼治療のSRについて紹介する。

　2016年に出されたコクラン共同計画のSR[2]では27編の論文が収集条件に合致し、合計10,098人の患者が対象になった。結果、器質的な頚部痛に対して、鍼治療は疼痛軽減の軽減即時効果においてsham鍼よりも有効であった。また、短期間のフォローアップ期間においても、疼痛軽減、機能不全に対してsham鍼や非活動性の治療よりも鍼治療は有効であった。また、鍼は安全な治療機器であり、副作用がほとんどない点も有用であるとしている。

臨床研究 (Clinical study)

　古屋ら[3]は、国体セーリング会場でのコンディショニングルームにおける調査において、頚肩背部の筋痛のみの愁訴を持つ72人の選手に鍼治療を、15人の選手にマッサージ治療を行った。鍼は毫鍼を使用し、刺鍼の深さは5mm程度とした。治療には、天柱（BL10）、風池（GB20）、肩外兪（SI14）、附分（BL41）、膏肓（BL43）、肩井（GB2）、大杼（BL11）、肺兪（BL13）、心兪（BL15）、隔兪（BL17）、肝兪（BL18）、脾兪（BL20）から経穴を選択した。マッサージ治療は、症状を有する筋肉を対象とした局所治療とした。その結果、鍼、マッサージともに治療前後で有意にVAS（Visual Analogue Scale）値が改善した（図1）。

症例報告 (Clinical case)

　井澤[4]は、ラグビー日本代表チームにおいてトレーナーとして帯同していた際、ラグビー選手たちの治療に鍼治療を行っていたことを報告している。コンタクトが競技の中心となるラグビーにおいては、バーナー症候群や急性および慢性の頚部痛を抱える選手が多い。そのような選手たちには頚椎の可動域検査などの理学的検査を行ったうえで、マッサージ、モビライゼーションといった手

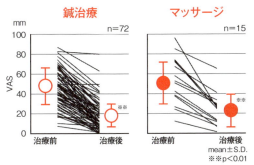

(古屋英治, 金子泰久, 小川裕雄, 他. 国体セーリング選手のコンディション調整に対する鍼治療の検討. 全日本鍼灸学会雑誌. 2006. 56(2). 173より転載)

図1　頸肩背部痛に対する鍼・マッサージ治療の効果

技療法、微弱電流器、鍼治療を行っていた。鍼治療は寸3-3番や寸6-3番を用いて、硬結や緊張がある部位に速刺速抜にて施術を行った。また、選手たちにはセルフケアとしてストレッチポールを用いて、脊柱のアライメントを整え、肩甲骨の可動域を広げて頸部の過緊張を軽減する目的で指導を行った。疲労を翌日に残さないという目的で鍼・マッサージ治療は有効であった。

廻谷ら[5]は、大学アメリカンフットボール選手の傷害に対する鍼治療の報告のなかで、頸椎捻挫は腰痛症、腰椎椎間板ヘルニアに次いで鍼治療受療者が多かったと報告している。頸椎捻挫はオフェンシブラインの選手に多くみられていた。治療効果は痛みの程度、練習状態を自覚的に5段階で分けたNRS（Numerical Rating Scale）を用いて評価した結果、痛みの程度、練習状態ともに改善している例が多くみられていた。平均治療回数も4.2回と、他の部位の疾患よりも少ない傾向にあったと報告している。

【泉　重樹】

参考文献（Reference）

1) 宮本俊和. スポーツ領域の鍼灸 筋疲労・筋力・筋損傷への効果―筑波大学におけるスポーツ外傷・障害に対する鍼治療. 日本臨床スポーツ医学会誌. 2011. 19(2). 228-30.
2) Trinh K, Graham N, Irnich D, et al. Acupuncture for neck disorders. Cochrane Database Syst Rev. 2016. 5. CD004870.
3) 古屋英治, 金子泰久, 小川裕雄, 他. 国体セーリング選手のコンディション調整に対する鍼治療の検討. 全日本鍼灸学会雑誌. 2006. 56(2). 166-74
4) 井澤秀典. ラグビー選手の頸部痛に対する治療. 医道の日本. 2016. 75(3). 66-73.
5) 廻谷滋, 宮本俊和, 近藤貴子, 他. 大学アメリカンフットボール選手の傷害に対する鍼治療の効果. 体力科學. 1996. 45(6). 802.

2 スポーツ分野における肩関節障害に対する鍼・マッサージ治療

概要 (Overview)

肩関節障害を訴え、鍼やマッサージを受療する選手は、全体の1割弱である。鍼治療は、腱板炎などの痛みや関節可動域制限の改善に効果が期待できる。

エビデンスレベル：Ⅱ〜Ⅴ

解説 (Explanation)

スポーツ分野での肩関節障害に対する鍼の利用状況は、他の部位と比較して多くはない。T大学トレーナーズ・クリニックにおけるスポーツ外傷・障害により鍼治療を受けた選手1,409例の実態調査では、肩関節が主訴部位であった選手は、全体の6.3％を占めた[1]。また、国体ゴルフ競技大会における鍼・マッサージの利用状況調査では、肩関節を主訴部位として訴えた選手は全体の9.3％であった[2]。競技種目によって障害部位は異なるとは考えられるが、肩関節の障害で鍼を受療するスポーツ選手は全体の1割弱であることが推測できる。

スポーツ分野での肩関節障害に対する臨床研究は非常に少ない。

宮本ら[3]は、Pubmedと医学中央雑誌（医中誌Web）を用いて、スポーツ選手を対象としたスポーツ障害と鍼灸に関する文献検索を行っている。そのなかで、腱板炎などの肩関節のスポーツ障害を代表する6疾患に関する臨床研究の文献は、1件だけであった。鍼の症例報告では、肩関節痛や肩関節可動域が改善した症例などが散見できる。

一方、マッサージの臨床研究については、Pubmedと医学中央雑誌を用いて、過去10年のスポーツ選手を対象とした臨床研究や症例報告について検索したが、該当する文献が見当たらなかった。

スポーツ分野における肩関節障害に対する鍼灸マッサージに関する報告には、質の高い盲検化さ れたランダム化比較試験が含まれていた。しかし、残念なことにスポーツ現場では肩関節障害に対して鍼灸マッサージの施術が行われているものの、臨床研究や症例報告は非常に少ない。今後、この分野での臨床研究の発展や症例報告がなされることを期待したい。

臨床研究 (Clinical study)

腱板腱炎を有するスポーツ選手52人を対象とした鍼治療群と対照群とを比較したランダム化単盲検比較試験では、鍼治療群は、慢性的な肩の痛みに対して効果が示されている。

この研究では、肩関節および頚肩背部の局所にある肩髎（TE14）、天髎（TE15）、神堂（B44）、肩貞（SI9）、天宗（SI11）、秉風（SI12）、肩外兪（SI14）、臂臑（LI14）、肩髃（LI15）、雲門（LU2）および局所から遠隔にある後渓（SI3）、養老（SI6）、曲池（LI11）、極泉（HT1）、陽陵泉（GB34）、条口（ST38）、天泉（PC2）と治療者が圧痛などから選穴した経穴以外の2カ所から最大12穴を選択し、4週間で8回の鍼治療を行っている。その結果、鍼治療群では、Constant-Murley-score（疼痛、日常生活、強度、肩関節可動域について100点満点で評価）が19.2点、Streitbergerのプラセボ鍼を使用した対照群は8.4点増加し（P=0.014）、鍼治療群のほうが改善の効果が高かった[4]。

プラセボ鍼でも変化はみられたものの、鍼治療が、腱板腱炎により慢性的な肩関節障害を有しているスポーツ選手の疼痛や可動域などの総合的な機能を改善することを示した結果であった。鍼の臨床研究のなかでは、エビデンスレベルの高い研究の一つであり、スポーツや臨床現場において肩関節障害に対する鍼の効果を示す際の有用なデータとして活用できるであろう。

症例報告 (Clinical case)

症例1：Osborneら[5]は、肩関節前面部に痛みを訴える女子バレーボールのトップ選手4人を対象に、夏の国際大会のツアー26日間に帯同し、鍼治療

を行い、評価をしながら経過を観察した。鍼治療は、肩関節および上腕周囲のトリガーポイント5〜12カ所に刺鍼し、ひびきを得た状態で10分間置鍼を行った。試合中や試合後の肩関節痛の状態について、痛みの評価尺度であるSF-MPQ（Short-Form McGill Pain Questionnaire）を用いて評価した。また、鍼治療時に肩関節可動域および機能性疼痛スコアを測定し、評価した。その結果、大会期間中、1カ月間のタイトな大会スケジュールやトレーニングにもかかわらず、いずれの4選手も肩関節痛や肩関節可動域制限が改善（図1）し、治療前の疼痛レベルの悪い状態にならずにツアーを終えることができている。この症例から鍼治療は、急性の筋・筋膜性疼痛を有する女子バレーボールのトップ選手の肩関節の痛みや機能障害を改善させることに役立つと考えられる。また、これらの効果は回旋筋腱板のバランスと強度の維持に役立つことができるかもしれない。

症例2：山口ら[6]は、スポーツによる肩関節障害の選手15例に鍼治療を行い、症例報告と15例の効果を検討している。鍼治療は、低周波鍼通電または運動鍼を行った。低周波鍼通電の刺入部位は、棘上筋、棘下筋、小円筋、上腕二頭筋、三角筋、小胸筋、烏口腕筋などに1Hzで通電し、筋攣縮を確認後、10〜15分間行った。治療ごとに痛みの程度（辛くて我慢できない〜気にならない）と練習状態（練習できない〜普通にできる）について5段階で評価し、経過を観察した。その結果、15例中7例で改善がみられた。また、3例は治療経過中に改善を示さなかった。症例を分析したところ、脱臼歴がなく、上腕二頭筋長頭腱炎や棘上筋、棘下筋の炎症による疼痛を訴える症例では症状の改善がみられ、脱臼歴があり、烏口上腕靱帯や烏口肩峰靱帯に炎症のあるものは十分な改善がみられず、2例は外科手術を行ったと報告している。

症例3：元吉[7]は、高校時代から水泳の練習時に出現する右肩関節部痛に悩まされていた体育大学女子水泳部選手（19歳）に対して、鍼治療を4回実施したところ、痛みが消失したことを報告している。鍼治療は筋緊張の緩和と腱板および上腕二

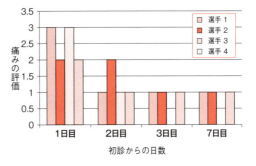

Osborne NJ, Gatt IT. Management of shoulder injuries using dry needling in elite volleyball players. Acupunct Med. 2010. 28(1). 44 をもとに作成

図1 Osborneらによる女子バレーボール4選手に対する鍼治療の効果

頭筋長頭腱の炎症を鎮めることを目的に、患側の巨骨（LI16）、秉風（SI12）、臑兪（SI10）、天宗（SI11）に刺鍼して10分間置鍼を行っている。鍼治療開始当初、肩関節の可動域制限はないものの、水平内転時に肩関節部に痛みを感じ、練習量が半分程度に減っていた。鍼治療終了時には痛みは出現しなくなり、試合に復帰することができている。

上記の症例報告から、病態などは異なるものの、共通して肩関節痛の改善が認められている。鍼治療は、肩関節痛に対して効果が高い可能性があるが、これらを立証するためにも臨床研究を実施し、検討することが肝要であろう。

【近藤 宏】

参考文献（Reference）

1) 宮本俊和．スポーツ領域の鍼灸 筋疲労・筋力・筋損傷への効果―筑波大学におけるスポーツ外傷・障害に対する鍼治療．日本臨床スポーツ医学会誌．2011. 19(2). 228-30.
2) 近藤宏，田山悦男，山本栄治，他．ゴルフ競技大会（男子）における鍼・マッサージの施術活動―第59回国民体育大会（彩の国まごころ国体）でのボランティア活動について．臨床スポーツ医学．2006. 23(9). 1127-31.
3) 古屋英治，森山朝正，片山憲史，他．東京オリンピック・パラリンピックに向けて我々は何をすべきか：今までの総括、これからの目標．全日本鍼灸学会雑誌．2014. 64(3). 141-54.
4) Kleinhenz J, Streitberger K, Windeler J, et al. Randomised clinical trial comparing the effects of acupuncture and a newly designed placebo needle in rotator cuff tendinitis. Pain. 1999. 83(2). 235-41.
5) Osborne NJ, Gatt IT. Management of shoulder injuries

using dry needling in elite volleyball players. Acupunct Med. 2010. 28(1). 42-5.
6) 山口真二郎, 宮本俊和, 奥間武, 他. スポーツによる肩関節障害に対する鍼治療. 医道の日本. 1991. 50(6)14-9.
7) 元吉正幸. 著効を示した水泳肩—腱板炎・上腕二頭筋長頭腱炎の鍼治療. 医道の日本. 2003. 62(6). 54-7.

3 スポーツ分野における腰痛に対する鍼・マッサージ治療

概要（Overview）

腰痛を訴え、鍼を受療するスポーツ選手は30～40％を占め、最も多く鍼灸マッサージ治療を受けている部位の一つである。鍼治療は一般者の慢性腰痛に対する疼痛や機能改善に対するエビデンスがあり、スポーツ選手の腰痛に対しても疼痛改善や練習状況の改善に効果が期待できる。

エビデンスレベル：Ⅰ～Ⅴ

解説（Explanation）

スポーツ選手の腰痛に対する鍼灸の利用状況は、他の部位と比べると多い。理由として、腰痛愁訴者自体が多く、鍼灸にもなじみ深い症状であることが挙げられる。国民生活基礎調査の有訴者率において、男性では腰痛が、女性では肩こりに次いで腰痛が最も高いこと[1]や、日本のスポーツ選手における腰痛発生率に関するシステマティック・レビュー（SR）において、約37％のスポーツ選手が腰痛を抱えていた[2]ことからも分かる。T大学トレーナーズ・クリニックにおいて、スポーツ外傷・障害により鍼治療を受けた選手1,409例の実態調査では、腰部が主訴部位であった選手は最も多く、全体の40％を占めていた[3]。また、H大学AT Roomにおけるスポーツ選手の鍼の使用状況においても、腰痛（殿部痛を含む）が29％と最も多かった[4]。本邦において、スポーツ選手の腰痛に対して鍼灸治療を行うことは多いが、スポーツ選手の腰痛を対象にした質の高いブラインドによるランダム化比較試験や臨床研究は少ないのが現状である。

システマティック・レビュー（Systematic review）

スポーツ選手の腰痛に対する鍼治療に関するSRは、これまでのところ近藤[5]のものがあるのみである。その結果、6編の論文が採用条件を満たしていた。症例対照研究が4編、前後比較研究

が2編であった。アウトカムは、すべての論文が自覚的な症状の変化であった。6編のうち3編で練習の状況をVASまたはNRSを用いて評価しており、2編でJOAスコアを用いていた。治療後、痛みの程度は5編の文献で改善していた。痛みの程度で変化のなかった文献では、練習状況やJOAスコアで改善がみられていた。痛み以外の客観的な評価指標を用いた研究が行われるとともに、より多くのRCT（ランダム化比較試験）が行われることが期待される（表1）。

臨床研究（Clinical study）

先述のように、スポーツ選手の腰痛を対象にしたSRやRCTは非常に少ない。しかし、一般の腰痛患者を対象にした鍼を含むRCTは、海外では確実に増えている。以下に紹介する。

Molsbergerら[6]は、腰痛患者174人と観察者をブラインドし、通常の鍼群、sham鍼群、コントロール群の3群による前向きランダム化比較試験において、自覚的な疼痛を指標に治療終了3カ月後まで観察した。その結果、通常の鍼群が、他の群と比較して治療直後3カ月後においても有意に効果があった。鍼は慢性の腰痛管理において、保存的な整形外科的治療の有力な補助になり得ると結論づけている。

Brinkhaus[7]らは、腰痛患者298人に対して、鍼治療群と非経穴部への浅刺鍼治療群と治療待機対照群について疼痛と腰背機能を評価し、治療効果について検討した。その結果、鍼治療は治療待機対照群よりも優れていたが、浅刺鍼治療群とは差がなかった。

ドイツでは、慢性痛に対する従来の治療と鍼治療の効果を比較する大規模な臨床研究が行われている。慢性腰痛患者1,162人を鍼治療群、非経穴部位浅刺による偽鍼群、通常治療群（薬物療法、理学療法、運動療法の3つを併用）に無作為に分け、6カ月間治療を行った。その結果、腰痛症状の改善がみられたと回答した患者は鍼治療群で47.6%、偽鍼群で44.2%だった。一方、通常治療群では27.4%であった。治療後の効果の持続性についても、鍼治療群が通常治療群の2倍効果があったと結論づけた。これらの結果に基づいて、ドイツでは鍼治療は医療保険を使うことが認められている[8]。

症例報告（Clinical case）

妻木[9]は、サッカークラブワールドカップにおける審判のメディカルサポートの報告のなかで、FIFAおよび日本サッカー協会の依頼を受けて、筆者を含め鍼灸師・あん摩マッサージ指圧師免許保持者3人がサポートを担当したとしている。外国人の審判たちに対しても鍼治療やマッサージ治療を行い、腰痛を持つ審判に対しても、鍼治療により別メニューとならず、効果があったとしている。また、日本の鍼治療の方法が海外の審判に受け入れられ、満足度が高く再診率も高かったとしている。

東洋医学的な診察法を用いた方法により、スポ

表1 抽出された文献、研究方法およびアウトカムの種類

文献No	研究の種類	セッティング	主なアウトカム	効果
#1	前後比較研究	大会会場	痛みの程度（Visual Analog Scale:VAS）	痛みの程度は有意（P<0.01）に減少した
#2	症例対照研究	大学施設内	痛みの程度（VAS）、練習状況（VAS）、体幹動作時痛、RDQ, JOAスコア	痛みの程度有意差なし（43.7±20.3mm→36.7±18.4mm）練習状況有意差に改善、（48.0±29.4mm→32.8±19.6mm）、RDQ有意差なし（3.8±2.9→2.7±3.2）、JOAスコア有意差に改善（21.6±3.9点→23.4±3.9点）、体幹動作時痛有意差なし
#3	前後比較研究	大会会場	腰部の筋痛VAS	痛みの程度は有意（P<0.01）に改善（53.2±21.5mm→21.5±16.4mm）
#4	症例対照研究	大学施設内	疼痛VAS,JOAスコア	痛みの程度は6回目で有意に改善、（36.7±9.5→3回43.3±10.5mm→6回目21.4±7.2mm）JOAスコア有意差なし
#5	症例対照研究	大学施設内	痛みの程度、練習状況（NRS5段階）	痛みの程度は腰痛症および腰椎椎間板ヘルニアの選手は最終治療時に有意に改善、練習状況は腰痛症、腰椎椎間板ヘルニア、腰椎分離症の選手で改善あり
#6	症例対照研究	大学施設内	痛みの程度、練習状況（NRS5段階）	初回に比べ最終治療時は練習状況および痛みの程度に改善あり

（近藤宏. 腰痛を有するスポーツ選手への低周波鍼通電が筋活動に及ぼす影響. 平成26年度筑波大学大学院人間総合科学研究科スポーツ医学専攻博士論文. 2015. 34より引用、一部改変）

ーツ選手の腰痛を鍼治療している例もみられる。木村ら[10]は、随証治療による鍼灸治療が奏功した水球選手の例を報告している。腰痛を患った選手に対し、原穴への接触鍼、八宗穴への置鍼などを施術し、治療直後から症状が改善した。スポーツ選手に対する証に随った鍼灸治療の有効性を示唆している。

【泉 重樹】

参考文献 (Reference)

1) 厚生労働省. 平成25年度国民生活基礎調査. 2016.
2) 大隈祥弘, 小野修司, 向野義人. 我が国におけるスポーツ選手の腰痛発生率に関する文献的考察システマティックレビューによる検討. 日本臨床スポーツ医学会誌. 2011. 19. 565-74.
3) 宮本俊和. スポーツ領域の鍼灸 筋疲労・筋力・筋損傷への効果—筑波大学におけるスポーツ外傷・障害に対する鍼治療. 日本臨床スポーツ医学会誌. 2011. 19(2). 228-30.
4) 泉重樹, 春日井有輝. 法政大学スポーツ健康学部アスレティックトレーニングルーム活動報告：法政大学におけるアスレティックトレーナー活動4. 法政大学スポーツ健康学研究. 2014. 5. 1-11.
5) 近藤宏. 腰痛を有するスポーツ選手への低周波鍼通電が筋活動に及ぼす影響. 平成26年度筑波大学大学院人間総合科学研究科スポーツ医学専攻博士論文. 2015.
6) Molsberger AF, Mau J, Pawelec DB, Winkler J. Does acupuncture improve the orthopedic management of chronic low back pain—a randomized, blinded, controlled trial with 3 months follow up. Pain. 2002. 99. 579-87.
7) Brinkhaus B, Witt CM, Jena S, et al. Acupuncture in patients with chronic low backpain:a randomized controlled trial. Arch Intern Med. 2006. 166. 450-7.
8) Witt CM, Jena S, Selim D, et al. Pragmatic randomized trial evaluating the clinical and economic effectiveness of acupuncture for chronic low back pain. Am J Epidemiol. 2006. 164. 487-96.
9) 妻木充法. サッカークラブワールドカップ（日本/2007）における審判のメディカルサポートの報告 トレーナー業務と鍼灸師の役割. 全日本鍼灸学会雑誌. 2008. 58. 684-9.
10) 木村真梨, 柴原直利, 津田昌樹, 他. 鍼灸治療が奏効した水球選手の2例. 日本東洋医学雑誌. 2009. 60. 623-8.

---

4 スポーツ分野における膝関節障害に対する鍼・マッサージ治療

概要 (Overview)

膝関節障害に対する鍼灸マッサージの効果について、変形性膝関節症（以下、OA）の疼痛緩和に鍼治療が有効であることが示されているが、スポーツ選手を対象とした報告は症例報告に留まっている。

エビデンスレベル：Ⅰ（スポーツ選手以外）～Ⅴ

解説 (Explanation)

本邦のスポーツ分野における、膝関節障害に対する鍼治療の利用状況をまとめた。T大学トレーナーズ・クリニックで鍼治療を受けた1,409選手中、膝関節を主訴としたのは8.6％だった[1]。東海・北信越地区高校男子レスリング大会参加選手の鍼治療経験者は非常に少なく（22人、8.9%）、そのうち膝を治療対象としたのは16.6％（5人）であった[2]。また、膝への鍼治療経験があるS県高校陸上競技会参加選手の競技別内訳は、短距離が10.8％（102人中11人）、長距離は21.2％（99人中21人）であった[3]。以上の結果から、膝関節を対象に鍼治療を受療する選手は、鍼治療経験者の1～2割程度だと推定される。

膝関節に対する鍼灸マッサージの報告の多くはOAを対象としており、特に鍼治療の効果については一定のコンセンサスは得ているものの、現在も議論されている[4-7]。一方、スポーツ選手を対象とした報告はほとんどない。過去10年のスポーツ選手を対象とした鍼灸・あん摩マッサージ指圧の報告を検索すると和文で47件、英文で21件ヒットするが、除外条件から内容を精査すると実質的には2件だけだった（表1）。解析対象をスポーツ選手に限定していないが、Collinsらは、膝関節前面の痛みに対する非観血的療法のRCT文献を対象にメタ解析を行い、スポーツ医学誌に報告している[8]。そこでは、スポーツセラピストは多種の運動療法の次の療法として、装具とともに

鍼治療を検討すべきと結んでいる。その文献では、灸治療やマッサージは条件にかなう質の高い文献がなかったため取り上げられていない。今後、スポーツ選手を対象とした質の高い研究が多数報告されることを期待する。

臨床研究（Clinical study）

スポーツ選手を対象に、東洋療法単独で効果を示している臨床研究は少ない。現場で選手に対応する際、東洋療法とともに外傷・障害からの復帰であればアスレティック・リハビリテーション、パフォーマンス向上であれば強化トレーニングなど、複数の療法を併用することがほとんどである。ここでは、越智らが実施した鍼と経皮的通電療法のSSP療法に運動療法を併用した報告を紹介する。

対象の膝OA患者をA群：鍼+SSP（18人）、B群：鍼+SSP+運動療法（20人）、C群：運動療法群（10人）に分けた。治療は鍼治療が大腿部9カ所と風市（GB31）、足三里（ST36）、陽陵泉（GB34）、陰陵泉（SP9）へ雀啄を、SSP療法は3〜10Hzで10分、運動療法は主に大腿四頭筋のエクササイズを行った。評価は治療開始4週後にJOAスコアと膝伸展筋力を測定した。その結果、JOAスコアはC群に比べA、B群が改善し（P＜0.01、P＜0.05）、筋力はB、C群において初期値よりも高値を示した（P＜0.01、P＜0.05）。鍼とSSP療法の効果の違いは不明であるが、運動療法を併用することの重要性を示しており、現場で選手をサポートする際の根拠となり得る興味深い結果であった。

症例報告（Clinical case）

鍼と灸を用いた症例として、越智は、スポーツ外傷による手術歴がある膝OA患者の、疼痛に対する一症例を複数例のなかで報告している[11]。治療は足三里（ST36）、陰陵泉（SP9）、委中（BL40）、内側関節裂隙部などに40mm16号鍼で置鍼を、足三里（ST36）、血海（SP10）、梁丘（ST34）、委中（BL40）、内側関節裂隙部などに温筒灸を、筋緊張除去を目的に腸脛靱帯、大腿直

表1　抽出された文献、研究方法およびアウトカムの種類

医学中央雑誌

条件	2006〜2016年(8/23現在)、原著、ヒト				
Keyword	膝, スポーツ, 各療法				
	鍼	灸	あん摩	マッサージ	指圧
	16	10	7	13	1
除外条件適用後	(2)※	0		0	

※有効であった対照群、数症例の1部

Pubmed

条件	10year, human, English		
Keyword	knee pain, sport, + each therapy		
	acupuncture	moxibution	massage
	16	0	5
除外条件適用後	0	0	0
除外条件	①臨床論文ではない ②選手またはスポーツに起因した症状ではない ③膝に関連していない ④東洋療法以外またはそれを主としない治療		

筋、内側広筋、腓腹筋へ40mm14号鍼で雀啄を約1〜2週の間隔で計5回実施した。その結果、VAS値が95から5へ減少した。

今村は、ジャンパー膝に対する良導絡電気鍼治療の成果を報告している[13]。対象は平均26歳の男女58人（各40人、18人）で、運動前後で痛みを感じて運動ができない程度であった。最も多かった原因はランニング（28%）であった。治療は探索機で探した治療点（膝蓋骨周囲の2〜7カ所、触診で感受性が高い点と一致した）に、滑膜へ至る深さで刺入して通電を行った。平均治療期間は14カ月で、結果は73.4%が著効（痛みを感じないで以前の活動に戻れた）した。

井上らは、ラットの膝蓋腱部に鍼通電刺激（10Hz、30秒）を行い、血流の変化を観察した[14]。血流は通電刺激中に減少し、その後、増加に転じて数分間持続した。この結果は膝蓋部周囲への鍼通電において前述の臨床結果と共通であり、その効果を考えるうえで一つの根拠となるだろう。

このように、臨床だけではなく基礎研究も大切であり、並行して検討されることでさらにエビデンスを高めることができるだろう。

【櫻庭　陽】

参考文献（Reference）

1) 宮本俊和. スポーツ領域の鍼灸 筋疲労・筋力・筋損傷への効果—筑波大学におけるスポーツ外傷・障害に対する鍼治療. 日本臨床スポーツ医学会誌. 2011. 19(2). 228-30.

2) 青木謙介, 花岡裕吉, 廣瀬文彦, 宮本俊和. 男子高校生レスリング選手における鍼治療の実態調査. 東方医学. 2013. 29(1). 41-7.

3) 青木謙介, 池宗佐知子, 松原裕一, 他. 高校生陸上競技選手における鍼治療の実態調査. 東方医学. 2013. 29(1). 49-55.

4) Witt C, Brinkhaus B, Jena S, et al. Acupuncture in patients with osteoarthritis of the knee:a randomised trial. Lancet. 2005. 366(9480). 136-43.

5) Hinman RS, McCrory P, Pirotta M, et al. Acupuncture for chronic knee pain:a randomized clinical trial. JAMA. 2014. 312(13). 1313-22.

6) Song GM, Tian X, Jin YH, et al. Moxibustion is an Alternative in Treating Knee Osteoarthritis: The Evidence From Systematic Review and Meta-Analysis. Medicine (Baltimore). 2016. 95(6). e2790.

7) Perlman AI, Ali A, Njike VY, et al. Massage therapy for osteoarthritis of the knee:a randomized dose-finding trial. PLoS One. 2012. 7(2). e30248.

8) Collins NJ, Bisset LM, Crossley KM, et al. Efficacy of nonsurgical interventions for anterior knee pain:systematic review and meta-analysis of randomized trials. Sports Med. 2012. Jan 1. 42(1). 31-49.

9) 越智秀樹, 勝見泰和, 片山憲史, 他. 変形性膝関節症に対する運動療法を併用した鍼灸治療の効果 運動療法併用の重要性の検討. 東洋医学とペインクリニック. 1993. 23(3). 136-42.

10) 越智秀樹, 勝見泰和, 池内隆治, 他. 変形性膝関節症に対する鍼治療の検討—運動療法併用の重要性について. 明治鍼灸医学. 1995. 17. 7-14.

11) 越智秀樹. 変形性膝関節症に対する鍼灸治療 変形性膝関節症に対する鍼灸治療の症例分類 発症分類で難渋しそうな3症例の検討. 現代鍼灸学. 2009. 9(1). 107-15.

12) 今村幸子. 膝蓋腱炎（ジャンパー膝）の良導絡電気鍼治療と追跡調査. 日本良導絡自律神経学会雑誌. 2001. 46(2). 67-70.

13) 井上基浩, 片山憲史, 北條達也, 他. ラットの膝蓋腱血流に及ぼす膝蓋腱部鍼通電刺激と大腿神経電気刺激の影響. 体力科学. 2001. 50(1). 119-28.

> **5** スポーツ分野における
> 足部外傷・障害に対する鍼・マッサージ治療

概要（Overview）

　サッカーによる外傷・障害は、足関節、膝関節、大腿と下腿に起こるといわれているが、足部と足関節を合わせると外傷・障害の発生が最も多い部位となる[1-3]。そのため、足部・足関節に対する治療方法についての知見を収集することは重要である。本稿では、スポーツ活動において最も好発するスポーツ外傷である足関節捻挫と、治療に難渋することの多い足底筋膜炎についての概要を述べる。

エビデンスレベル：Ⅰ～Ⅴ

解説（Explanation）

1）足関節捻挫

　足関節捻挫に対する治療効果の検討として、ラットを用いた基礎的研究ではZhang[4]やLao[5]が、鍼通電刺激には抗炎症作用と痛覚過敏を抑制する働きがあったとしている。また、Hahm[6]は足関節捻挫モデルラットに対する鍼通電刺激を行い、周波数2Hzでは鎮痛と浮腫抑制の効果があったが、周波数100Hzでは鎮痛のみの効果であったとしている。鍼刺激による鎮痛効果が内因性オピオイドに関連した機序によるものなのか、関連しない機序によるものなのか、その両方の機序によって発現しているのかは、今後の検討が望まれるところである。

　ヒトを対象とした臨床研究については、Kimら[7]がシステマティック・レビューにて2,012人の被験者を含む20の研究について検討をしている。このなかでは、総論的にエビデンスが低く、今後の質の高い研究が望まれるとしている。しかし、これら多くの報告が鍼刺激が効果的であることを報告しており、本稿でもそれらについて、いくつか紹介する。

　鍼のみの介入効果を検討している報告では、鍼

刺激は、貼付薬に比べて、痛み・腫脹、機能面での改善が良かったとの報告[8]がなされている。この報告では、申脈（BL62）、丘墟（GB40）、解渓（ST41）、照海（KI6）、崑崙（BL60）、太渓（KI3）、阿是穴（Ashi point）へ、徒手により得気（ひびき）を感じるところで置鍼（30分間）を15日間実施している。

また、他の治療法と鍼の併用を検討している報告[9]では、クライオセラピーと圧迫包帯、運動療法などの一般的な理学療法に鍼通電刺激を併せて実施すると、理学療法のみの場合よりも効果的であり、治療終了までの期間と関節可動域の回復までの期間が3日ほど短くなったとしている。このなかで理学療法として、クライオセラピーを受傷後48時間継続し、腫脹が大きく出ている場合には圧迫包帯を行い、腫脹が減少した時点で、圧迫包帯をサポーターに代えている。鍼通電刺激は、耳鍼6穴（Shen men, Ankle, Vertebral Innervation, Thalamus, Tragus, Endocrine）と三陰交（SP6）、跗陽（BL59）、解渓（ST41）、崑崙（BL60）、太渓（KI3）、商丘（SP5）の6穴について、左右両側で24カ所に被験者の我慢できる範囲で皮膚表面への刺激を1分間行っていた。

さらに、患側に対してではなく、健側への鍼刺激の効果を検討した報告[10]では、健側の太渓（KI3）への雀啄（120Hz、30秒間）と置鍼（20分間）により、貼付薬に比べて痛みと腫脹が早く改善し、治療期間も短くなったとしている。

足関節捻挫の重症度を考慮した適切な応急処置や治療・アスレティック・リハビリテーションが十分に行われないために、足関節に不安定感や疼痛・腫脹などの症状を呈する後遺症が残存することが多いが[11]、これは足関節不安定性と呼ばれている。足関節不安定性は、足関節捻挫再発の危険因子であるとともに、パフォーマンスを低下させる要因の一つでもある。その足関節不安定性に対する鍼治療の効果を検討した報告[12]では、鍼通電刺激により足関節不安定性を有する群の腓骨筋反応時間が短縮し、健常者に近づくとしている。この報告では、短腓骨筋の筋腹へ2本の鍼を刺入

し、1Hz、10分間の低周波鍼通電刺激を実施している。

2) 足底筋膜炎

足底筋膜炎（PF）は、一般に踵部・足底部の痛みを引き起こし、米国人口の約10%で生じるといわれている。一般的な治療プロトコルとしては、アイシング、非ステロイド性抗炎症剤（NSAID）による薬物療法とストレッチングとなっている。アイシング、NSAIDによって治療を行うグループ（G1）と、G1に併せて鍼処置を行うグループ（G2）の治療効果を、PFの疼痛スケールにより比較検証した報告[13]がある。これによると、G2の3回目の治療後の疼痛スコアは、G1の疼痛スコアと比較して、有意に低値を示していた。このことから、鍼はPFの痛みの減少に対する主要な治療的手段になると思われる。この報告のなかでは、8週間で16回（2、3日に1回の頻度）の鍼治療を実施している。圧痛部位を触診し、上髎（BL31）、秩辺（BL54）、飛揚（BL58）、崑崙（BL60）、申脈（BL62）、足三里（ST36）、合谷（LI4）、大陵（PC7）、商丘（SP5）、復溜（KI7）、交信（KI8）、外関（Triple Burner 5）、行間（LV2）、太衝（LV3）、環跳（GB30）、陽陵泉（GB34）、光明（GB37）、懸鍾（GB38）に対して、得気を感じるまで鍼を回旋術により刺入していた。

【吉田成仁】

参考文献（Reference）

1) Fried T, G.J. Lloyd. An overview of common soccer injuries. Sports Medicine. 1992. 14(4). 269-75.
2) Inklaar H. Soccer injuries I: Incidence and severity. Sports Med. 1994. 18(1). 55-73.
3) Inklaar H. Soccer injuries II: Aetiology and prevention. Sports medicine (Auckland, NZ). 1994. 18(2):81-93.
4) Zhang R, et al. Electroacupuncture attenuates inflammation in a rat model. J Altern Complement Med. 2005. 11(1). 135-42.
5) Lao L, et al. A parametric study of electroacupuncture on persistent hyperalgesia and Fos protein expression in rats. Brain research. 2004. 1020(1). 18-29.
6) Hahm T.S.. The effect of 2 Hz and 100 Hz electrical

stimulation of acupoint on ankle sprain in rats. Journal of Korean medical science. 2007. 22(2). 347-51.

7) Kim T.H., et al. Acupuncture for treating acute ankle sprains in adults. The Cochrane Library. 2014.

8) JIANG Y. -b.and X.y.WANG. Clinical Observation of Acupuncture Therapy for Treating Acute Sprains of the Malleolus Joint [J]. Journal of Clinical Acupuncture and Moxibustion. 2011. 1. 017.

9) Paris D.L., F Baynes, and B.Gucker. Effects of the neuroprobe in the treatment of second-degree ankle inversion sprains. Physical therapy. 1983. 63(1). 35-40.

10) Bei-xing W 1, JIN Chun-lan 2, CHEN Wen-qin 1 (1. Peking University Hospital, Beijing 100871, China; 2. Institute of Acupuncture & Moxibustion, China Academy of TCM); Control observation on treatment of acute ankle joint lateral collateral ligament injury by acupuncture at Taixi (KI 3) point of the healthy side [J]. Chinese Acupuncture & Moxibustion. 2004. 4.

11) 三木英之, 蒲田和芳. 急性足関節靭帯損傷のリハビリテーションとスポーツ復帰. 臨床スポーツ医学. 2002. 19(2). 143-8.

12) 吉田成仁, 他. 足関節不安定性に対する鍼通電刺激が腓骨筋反応時間へ及ぼす影響. 日本臨床スポーツ医学会誌. 2010. 18(2). 274-9.

13) Karagounis P, et al. Treatment of Plantar Fasciitis in Recreational Athletes Two Different Therapeutic Protocols. Foot & ankle specialist. 2011. 4(4). 226-34.

---

6 スポーツ分野における肘部の障害に対する鍼・マッサージ治療

概要（Overview）

　肘の代表的なスポーツ障害にテニス肘がある。テニス肘は上腕骨外側上顆周囲に痛みが起こることから、上腕骨外側上顆炎とも呼ばれている。テニス肘はスポーツだけではなく、むしろ日常生活や労作による手の過使用で起こることが多い[1]。これまで報告されているテニス肘に対する鍼治療、マッサージの効果をみても、対象者はテニスプレーヤーではないものがほとんどである。本稿ではテニスプレーヤーに限らず、テニス肘（上腕骨外側上顆炎）について述べる。

　テニス肘に対する鍼治療の効果は、短期的な鎮痛と機能改善が期待できる。マッサージについては報告数が少ないが、鍼と同様に鎮痛効果と機能改善が期待できる。

エビデンスレベル：Ⅰ～Ⅴ

解説（Explanation）

　上腕骨外側上顆部周囲の痛みは、スポーツ活動に大きな障害となる。その痛みに対する効果として、Hakerら[2]は82人のテニス肘患者を対象にして鍼治療の効果を検討している。手三里（LI10）、曲池（LI11）、肘髎（LI12）、尺沢（LU5）、外関（TE5）に対して、30mm30号鍼を深さ1.25～2.5cmで刺入し、回旋後20分間置鍼する鍼群44人と、鍼群と同様の経穴に対して皮下へ刺入するsham鍼群38人に分け、1週間に2～3回の治療を10回行い、その効果を5段階の疼痛スケールで比較した。その結果、10回の治療後では、sham鍼群と比較して鍼治療群で有意な鎮痛効果が認められた。しかし、12週後の評価では、両者に有意な差は認められなかった。テニス肘の痛みについては、Finkら[3]の検討においても短期間の効果が認められている。手三里、曲池、前腕伸筋群起始部の阿是穴、尺沢、合谷（LI4）、外関に対して40mm25号の鍼を用いて、回旋後25分間置

鍼した鍼群と、鍼群の刺鍼部位から5cm以上離した部位に行うsham鍼群を設定し、1週間に2回の鍼治療を10回行い、治療後2週、8週、48週に痛み（安静時、動作時、労作時）を6段階のスケールで評価している。両群ともに時間経過とともに痛みは減少しているが、動作時痛と労作時痛は治療後2週間後の評価において、鍼群で有意に低い結果であった。しかし、治療後8週、48週の評価では両群間に有意な差は認められなかった。また、Finkら[5]は、痛みだけではなく上肢の機能についても併せて検討している。前述の検討と同様の治療プロトコールにて、痛み（VAS）と前腕伸筋の等尺性最大筋力、上肢の機能評価スコアであるDASH（Disabilities Of the Arm, Shoulder and Hand）を用いて治療後2週、8週に評価を行っている。治療後2週の評価においては、sham鍼群と比較して鍼群の痛みは有意に低値を示していた。さらに、前腕伸筋の等尺性最大筋力が有意に高値を示し、DASHにおいては有意に低値を示した。これは、鍼による機能障害の早期回復を示している。しかし、治療後8週の評価においては、どの項目も両群間で有意な差は認めなかった。

病態の局所である上肢ではなく、遠隔部への刺鍼によるテニス肘への効果を検討した報告もある。Molsbergerら[4]は、陽陵泉（GB34）へ2cmの深さで得気を得るまで刺入して5分間の治療を行う群と、肺兪への刺さない鍼を用いたsham鍼群とを比較している。治療後72時間の時点で、痛みを11段階の評価スケールで評価したところ、50％以上の鎮痛が起こった患者の割合が鍼群で有意に高かったと報告している。

テニス肘と鍼治療について、Greenら[6]のシステマティック・レビューでは、4編のRCT（鍼治療2編、レーザー鍼1編、ビタミンB$_{12}$注射と鍼の併用1編）の解析を行っているが、研究デザインなどの欠点や臨床的な相違があり、メタ解析は行えなかった。そのうち、鍼治療を行っている2編の論文より、鍼はテニス肘の疼痛に対して短期的には有効であるが、24時間以上の有効性は示

されておらず、鍼治療を支持あるいは否定するエビデンスは不十分であり、鍼治療の有効性を結論づけるためには、適切な方法と十分な症例数を用いた追試が必要であると結論づけている。Changら[7]が行った9件のRCT（6件が鍼治療、3件がレーザー鍼治療）のメタ解析では、4件（すべて鍼治療）の報告において有意差が認められており、ここでも短期的な疼痛の緩和効果があると述べられている。

テニス肘患者に対しては、臨床的に複数の治療法を組み合わせて行うこともある。このことについて、鍼治療とSSP、ストレッチを併用した池内ら[8]による症例集積では、①40mm18号鍼を用いて上腕骨外側上顆（切皮程度）から前腕伸筋の筋腹3～4カ所（深さ10mm程度）に軽雀啄、②鍼を行った領域にSSP電極を4カ所貼付して3Hzと20Hzの粗密波を10分間、③手関節掌屈で前腕伸筋のストレッチ（5～6秒保持を10～20回）を行った。その結果、平均治療回数6.5±2.8回、平均治療期間58.8±33.2回、痛みの変化は初回時を10としたペインスケールが3.8±2.0となった。

一方、テニス肘に対するマッサージの効果は、Hsuら[9]がテニス肘患者をマニピュレーション群と鍼群に分けて検討している。マニピュレーション群では、橈骨の調整と上腕二頭筋の緊張緩和を目的とした手技を30秒の間隔で1分間に2度行った。鍼群では、手三里（LI10）、曲池（LI11）、尺沢（LU5）、合谷（LI4）、外関（TE5）、阿是穴の筋層に達するまで鍼を刺入し、回旋で得気を得たのちに25分間の置鍼を行った。両群とも1週間に2回、計4回の治療を行った。評価は痛み（安静時、日常生活時、作業時）をVASで、機能的な評価として握力（痛みを感じない握力、最大握力）、DASHを測定した。測定は治療前、3回目の治療時、治療後2週および8週に行っている。マニピュレーション群では、安静時、日常生活時、作業時の痛みはともに治療前と比較して、3回目の治療時から有意に低下した。鍼群では安静時の痛みに有意差はなかったが、日常生活時の痛みが治療後2週から有意に低下し、作業時の痛みは3

1. 総論

2. 現場で必要な知識

3. 各論

4. 鍼灸マッサージの有効性

5. スポーツ現場の実際

第4章1節　症状別　267

回目の治療時から有意に低下した。握力においては、鍼群で痛みを感じない握力と最大握力は3回目の治療時から有意に上昇しているのに対して、マニピュレーション群では痛みを感じない握力が治療後8週でのみ有意に上昇していた。DASHではマニピュレーション群は3回目の治療時から有意に低下しているのに対して、鍼群は治療後2週から有意に低下している。本研究では、マニピュレーションのほうが早期から痛みを軽減しDASHを軽減させるが、握力については鍼のほうが回復が早いことを示している。

【吉田行宏】

参考文献 (Reference)

1) Walker-BK, et al. Prevalence and impact of musculoskeletal disorders of the upper limb in the general population. Arthritis Rheum. 2004. 51(4). 642–651.

2) Haker E, et al. Acupuncture treatment in epicondylalgia:a comparative study of two acupuncture techniques. The Clinical Journal of Pain. 1990. 6. 221-6.

3) Fink M, et al. Chronic epicondylitis:effects of real and sham acupuncture treatment:a randomised controlled patient- and examiner-blinded long-term trial. Forsch Komplementarmed Klass Naturheilkd. 2002. 9(4). 210-5.

4) Molsberger, et al. The analgesic effect of acupuncture in chronic tennis elbow pain. Br J Rheumatol. 1994. 33(12). 1162-5.

5) Fink M, et al. Acupuncture in chronic epicondylitis:a randomized controlled trial. Rheumatology. 2002. 41:205-9.

6) Green S, et al. Acupuncture for lateral elbow pain. Cochrane Database Syst Rev. 2002.

7) Chang WD, et al. Analgesic effect of manual acupuncture and laser acupuncture for lateral epicondylalgia:a systematic review and meta-analysis. Am J Chin Med. 2014. 42(6). 1301-14.

8) 池内隆治, 他. 上腕骨外側上顆炎に対する鍼治療の効果. 全日本鍼灸学会雑誌. 1994. 44(2). 176-80.

9) Hsu CY, et al. Manipulation Therapy Relieved Pain More Rapidly Than Acupuncture among Lateral Epicondylalgia (Tennis Elbow) Patients:A Randomized Controlled Trial with 8-Week Follow-Up. Evid Based Complement Alternat Med. 2016. Article ID 3079247.

Chapter 4-2

② 筋障害別

1 スポーツ分野における筋痛に対する鍼・マッサージ治療

概要（Overview）

スポーツ活動や不慣れな運動を行った際に、その直後ではなく1～2日遅れて自覚する筋肉の痛みのことを遅発性筋痛（delayed onset muscle soreness：DOMS）という。DOMSはスポーツにおいて、パフォーマンスを下げる要因となるばかりか、日々トレーニングを行うアスリートにとってはコンディションに影響を与える大きな因子の一つになっている。したがって、スポーツにおいてはそのコントロールが課題となっている。

DOMSに対する鍼の効果は、鍼の刺激条件やDOMS作製の部位によって異なるが、その筋が関与する関節運動の際の自覚的な痛みを減少させ、痛みを早期に消退させる可能性がある。しかし、スポーツのパフォーマンスに関係する最大筋力や関節可動域などの機能に対しての効果は、検討の余地を残している。また、マッサージにおいても鍼と同様に自覚的な痛みを減少させるが、機能的な効果については今後の検討が待たれる。

エビデンスレベル：Ⅱ～Ⅴ

解説（Explanation）

DOMSは伸張性収縮によって引き起こされることから、鍼やマッサージの研究においても伸張性収縮を負荷してDOMSが誘発されている。DOMSはその筋が関与する動きを行った際に痛みを自覚するため、鍼やマッサージなどの介入効果を判断する指標として、関節運動の際の自覚的な痛みが主な評価として用いられている。伊藤ら[1]は、上腕屈筋群に伸張性収縮を負荷してDOMSを誘発し、圧痛点治療群と非圧痛点治療群、コントロール群を設定して、その効果を比較検討して

いる。圧痛点治療群では、負荷後20分に上腕二頭筋、上腕筋上の索状硬結部に存在する圧痛点最大5カ所、40mm16号鍼を10mm刺入して10分間置鍼を行った。非圧痛点治療群では同様に負荷後20分に、圧痛点の外方1cmの部分に鍼を行った。コントロール群ではDOMSの誘発のみで、介入は行わなかった。他動的な肘関節の完全屈曲・伸展時の痛み（VAS）と肘関節の疼痛誘発角度を、運動負荷前・直後、鍼治療直後、負荷後1～3日、負荷後7日の各時点で測定し比較した。その結果、肘関節屈曲時の痛みが鍼治療直後と負荷後3日において、コントロール群と比較して圧痛点治療群で有意に低値を示した。さらに、Itohら[2]は、上腕屈筋群にDOMSを誘発し、その10分後に上腕二頭筋の圧痛点3カ所に対して、40mm18号鍼を1～2cm刺入して10分間置鍼を行う圧痛点群と、上腕二頭筋と上腕筋の非圧痛点および非経穴部4カ所に対して、同様の刺鍼をする非圧痛点群、無刺激のコントロール群を設定した検討も行っている。この報告においては、肘関節最大屈曲時の痛みをVASで評価し、負荷前・後、鍼後、負荷後1～3日、負荷後7日に評価を行っている。前述の検討と同様に、肘関節最大屈曲時の痛みは、鍼後と負荷後3日において、コントロール群と比較して圧痛点群が有意に低値を示した。DOMSに対する鍼通電の効果を、MRIおよび痛みを指標として検討した片山ら[3]は、バドミントンで誘発した前腕部のDOMSに対して、運動負荷直後に腕橈骨筋の筋腹2カ所（鍼の距離5cm）に対して2Hzで10分間の鍼通電刺激を行い、MRIによるT1およびT2から緩和時間の算出と、動作時の自覚的な痛み（5段階評価）を測定した。自覚的な痛み、緩和時間とも負荷のみの対照群では負荷後24時間にピークを迎えたのに対して、鍼通電群では負荷後12時間にピークを迎え、その後の測定においても、自覚的な痛みは対照群より低かっ

第4章2節　筋障害別　269

た。これらのことから、DOMSを誘発する伸張性収縮を伴った運動を行った後に鍼（鍼通電）を行うことは、DOMSのピークを抑えるとともに、その痛みを早期に消退させることが示唆される。

DOMSの痛みは運動パフォーマンスに影響することから、さまざまな機能的側面からの検討もなされている。Hübscherら[4]は、肘関節屈筋群にDOMSを誘発し、鍼群、sham鍼群、コントロール群を設定し比較検討している。鍼群では、負荷直後と負荷後24時間および48時間に、陽陵泉（GB34）、天府（LU3）、尺沢（LU5）、曲池（LI11）、血海（SP10）、阿是穴（圧痛点）に対して、30mm30号鍼を刺入し得気を得てから15分間置鍼を行った。sham鍼群では鍼群の刺鍼部位の近傍に浅い鍼を行い、コントロール群ではDOMSの作製のみ行った。評価項目は、肘関節屈曲・伸展時の痛み（VAS）と上腕二頭筋の圧痛、肘関節屈曲等尺性筋力で、負荷前、鍼前・後、負荷後24時間の鍼前・後、負荷後48時間の鍼前・後、負荷後72時間に行った。負荷前のVASに対する負荷後72時間のVASの変化量は、sham鍼群とコントロール群と比較して、鍼群で有意に低い値を示した。圧痛はコントロール群で負荷後24時間、48時間の測定で閾値の低下がみられたものの、測定期間を通して3群の間に有意な差は認められなかった。肘関節屈曲等尺性筋力は、コントロール群において負荷後48時間までの測定で低下量が大きかったが、測定期間を通して3群の間に有意な差は認められなかった。寺田ら[5]は、さらに多角的に検討を行っている。踵上げ運動を負荷して左右の下腿にDOMSを誘発し、負荷後24時間に鍼刺激および偽鍼刺激を左右ランダムに行った。鍼刺激側では、腓腹筋内側頭の中央領域やや上部で最も圧痛のある部位1カ所に対して50mm20号鍼を15～20mm刺入し、刺入直後を含めて5分ごとに計5回の回旋操作（20秒間）を加えた。偽鍼側では先端が丸い形状で皮下に刺入されない鍼を用いた。筋の弾性と足関節可動域、足関節底屈筋力、片脚垂直跳び、圧痛（VAS）、下腿伸展時痛（VAS）を負荷前・後、刺激前・後、

負荷後48時間に、つま先立ち時の動作時痛（VAS）、足関節の自覚的な動かしやすさ（VAS）、筋の自覚的緊張度（VAS）はさらに負荷後72、96、120時間まで評価を行った。鍼刺激側、偽鍼刺激側を比較して有意な差ではないが、足関節底屈筋力は刺激後の鍼刺激側で低かった。つま先立ち時の動作時痛は負荷後48時間、筋の自覚的緊張度も負荷後96時間で鍼刺激側が低い傾向であった。下腿伸展時痛のみ負荷後48時間の測定で鍼刺激側が有意に低かった。それ以外の項目については、両群に差は認められなかった。これらのことから、現段階ではDOMSの痛み以外の機能面に関しての鍼の効果は明確にされておらず、今後の検討が待たれる。

一方、DOMSに対するマッサージは、Hilbertら[6]がハムストリングスに運動負荷でDOMSを誘発し、その負荷後2時間に20分間のマッサージ（軽擦法、叩打法、揉捏法）を行う群と、マッサージを行わないコントロール群とを比較している。ピークトルク、POMS、ROM、筋痛の不快度、白血球数は両群間で有意な差は認められなかったが、筋痛の強度については負荷後48時間の測定において、マッサージ群が有意に低かった。Zainuddinら[7]は、上腕屈筋群に運動負荷でDOMSを誘発し、負荷後3時間に10分間のマッサージ（軽擦法、揉捏法、強擦法、圧迫法）を行う群と、無刺激コントロール群を比較している。両群の腕橈骨筋の圧痛（VAS）および肘関節伸展時の痛み（VAS）のピーク値を比較すると、マッサージ群が有意に低い値を示した。本研究ではCreatine Kinaseの測定も行っているが、両群とも負荷後4日にピークを迎え、その値はマッサージ群が有意に低かった。このように、DOMS誘発負荷後のマッサージは、前述の鍼と同様に鎮痛効果が認められる。しかし、池内ら[8]が行った上腕屈筋群へのDOMSの誘発と、その後24時間に同部位へ行った12分間のマッサージ（軽擦法、揉捏法）による検討では、肘関節屈曲伸展時の自覚的な痛み（VAS）は無刺激コントロール群と比較してマッサージ群で高値を示し、圧痛閾値も

低値を示した。この報告に示されるように、マッサージがDOMSを悪化させてしまう可能性も否定できないことから、刺激方法や刺激量、刺激のタイミングなどについては注意が必要であり、DOMSに対する効果的なマッサージの詳細については今後の検討が待たれる。

【吉田行宏】

参考文献（Reference）

1) 伊藤和憲, 他. 遅発性筋痛に対する鍼治療の予防効果─圧痛点治療の有用性に関する比較試験. 明治鍼灸医学. 2005. 37. 11-7.
2) Itoh K, et al. Effects of tender point acupuncture on delayed onset muscle soreness（DOMS）-a pragmatic trial. Chinese Medicine. 2008. 3. 14.
3) 片山憲史, 他. 磁気共鳴法による遅発性筋痛の解析と鍼治効作用の検討. 関西臨床スポーツ医・科学研究会誌. 1994. 4. 71-3.
4) Hübscher M, et al. Effects of acupuncture on symptoms and muscle function in delayed-onset muscle soreness. J Altern Complement Med. 2008. 14(8). 1011-16.
5) 寺田和史, 他. エキセントリック運動により生じた遅発性筋痛に対する鍼刺激の効果. 体力科学. 2001. 50(5). 583-92.
6) Hilbert JE, et al. The effects of massage on delayed onset muscle soreness. Br J Sports Med. 2003. 37(1):72-75.
7) Zainuddin Z, et al. Effects of massage on delayed-onset muscle soreness, swelling, and recovery of muscle function. J Athl Train. 2005. 40(3). 174-80.
8) 池内隆治, 他. 遅発性筋痛に及ぼす手技療法の影響. 東方医学. 2009. 24(4). 11-8.

2　スポーツ分野における筋疲労に対する鍼・マッサージ療法

概要（Overview）

筋疲労はスポーツや運動により生じるため、筋疲労の程度を軽減することはコンディショニングやスポーツ外傷・障害の予防につながる可能性があり、スポーツ東洋療法が効果を示すと考えられる。そのため、筋疲労に対する治療の効果やエビデンスの現状、知見を把握することは重要である。今後、施術者は、エビデンスに基づき筋疲労をケアすることが求められる。本稿では、筋疲労に対する鍼灸・マッサージについての概要を述べる。

エビデンスレベル：Ⅱ〜Ⅴ

解説（Explanation）

1）筋疲労に対する東洋療法

筋疲労とは、「最大筋力（もしくは最大パワー）が低下する現象」あるいは「一定の筋力（もしくは一定のパワー）を継続して発揮できなくなる現象」とされる[1]。筋疲労の要因には、①代謝産物（遊離Mg^{2+}、無機リン酸）の蓄積、②筋グリコーゲンの減少、③Ca^{2+}濃度の上昇、④筋小胞体のCa^{2+}取り込み機能の低下、⑤活性酸素種の増加が挙げられる[2]。

これまで、スポーツ選手の筋疲労に対して東洋療法を用いて治療もしくはケアを行っている報告は多数ある。しかし、鍼灸・マッサージの効果に関する詳細なメカニズムは明らかにされていない。また、灸治療に関する文献は見当たらず、今後の研究が待たれる。本稿では、筋疲労に対する鍼・マッサージについて、これまで行われてきた基礎研究、臨床研究を中心に解説する。

2）スポーツ選手と鍼治療の調査

大学競技スポーツ選手を対象とした鍼治療の調査研究[3]では、鍼治療を受けた目的として、「痛

表1　筋疲労に対する鍼灸・マッサージの基礎研究

著者, 発行年	介入方法	対象者, 数	研究デザイン	筋疲労に関する鍼灸・マッサージの主な結果
藤本ら, 2013年	低周波鍼通電刺激	健常成人 12人	RCT クロスオーバー	還元型グルタチオンの増加 疲労感（VAS）が軽減する傾向
大隈ら, 2012年	円皮鍼 （M-Test）	ラグビー選手 20人	RCT	筋反応時間測定時のピークトルク低下の抑制傾向
堀之内ら, 2012年	低周波鍼通電刺激	健常成人 6人	RCT クロスオーバー	過酸化脂質が運動後に軽減する傾向 運動負荷直後の疲労感（VAS）が軽減
古屋ら, 2009年	円皮鍼 （脊髄神経支配領域）	健常成人 29人	RCT ダブルブラインド	円皮鍼群の上腕屈筋群の運動減少率は sham群と比較し小さい
青山ら, 2006年	円皮鍼 （脊髄神経支配領域）	トライアスロン選手 10人	RCT ダブルブラインド	角速度240度/秒の等速性の膝伸展運動で 総仕事量減少率の抑制
高橋ら, 2005年	円皮鍼 （脊髄神経支配領域）	トライアスロン選手 12人	RCT クロスオーバー ダブルブラインド	角速度60度/秒の等速性の膝伸展・屈曲運動で 最大トルク、最大仕事量、総仕事量、平均パワー、 最大トルク平均の減少率増加の抑制
杉山ら, 2004年	円皮鍼 （脊髄神経支配領域）	トライアスロン選手 12人	RCT クロスオーバー	等速性膝伸展運動で総仕事量、平均パワー、 最大トルク平均の減少率低下の抑制
金子ら, 2002年	円皮鍼 （脊髄神経支配領域）	トライアスロン選手 16人	RCT ダブルブラインド	血中乳酸値の緩衝作用の促進
入江ら, 2001年	マッサージ	健常成人 12人	RCT クロスオーバー	遠心性・求心性軽擦は、筋疲労感（VAS）を 軽減
伊藤ら, 1996年	置鍼	日本白色家兎 27羽	動物実験	置鍼刺激は電気刺激による等尺性収縮時張力 の減少を抑制
Emilianoet al, 2013年	マッサージ	活動的な男性 9人	RCT クロスオーバー	全身運動においてマッサージは、ストレッチなど アクティブリカバリーに比べ、効果を認めない
JakemanJR et al, 2010年	マッサージ	活動的な女性 32人	RCT	スクワットジャンプと等速性筋力において マッサージと圧迫の手技は、コントロールと比 較し減少率を抑制
Toda S, 2009年	刺鍼	マウス	動物実験	刺鍼した、マウス下肢骨格筋の カルニチン、グルタチオンの上昇
Brooks CP et al, 2005年	マッサージ	健常成人 52人	RCT	マッサージはコントロール群と 比較し握力低下の程度を抑制する傾向

みの軽減（43.5%）」の割合が非常に高く、「疲労の除去（15.9%）」、「筋肉のハリの除去（15.9%）」も比較的高い割合であった。治療効果として「よく効いた」、「やや効いた」と回答した割合は83％であった。また、「治療効果があった」と回答した選手に対して、さらに「どんな効果があったか」という質問では、「痛みの軽減」と回答した割合が非常に高く、「疲労の除去」、「筋肉のハリの除去」と回答した割合も比較的多かった。これらのデータを治療目的、治療効果（達成度）としてクロス集計した結果では、「疲労の除去」の達成度が最も高かった（99%）。「痛みの軽減」、「筋肉のハリの除去」に関しても、その達成度は63.9％、85.1%と高かったことが報告されている。これらのことから、鍼治療は、「疲労の除去」に対して高い割合で効果を示す可能性が高い治療法である。

基礎研究（Fundamental research）

1）定量的運動による疲労

　筋疲労に対する鍼治療の基礎研究（定量的運動による疲労）の介入方法は、①毫鍼、②低周波鍼通電、③円皮鍼を用いた研究に大別される（表1）。

A：毫鍼

　伊藤ら[4]は、筋疲労の実験モデルを作製し、置鍼の影響を検討した。家兎の前脛骨筋に対して30Hz強縮負荷後に置鍼すると等尺性収縮時の張力の減少を抑制し、かつ回復を促進したことを報告している。また、上位神経を切断しても置鍼の効果がみられ、その作用機序は、軸索反射などの末梢機序によって起こる血管拡張・筋血流量の増加が関与していることを示唆している。Toda[5]は、刺鍼した骨格筋において、ビタミン様物質であるカルニチンや抗酸化物質であるグルタチオンが増

表2　筋疲労に対する鍼灸・マッサージの臨床研究

著者, 発行年	介入方法	対象者, 数	研究デザイン	筋疲労に関する鍼灸・マッサージの主な結果
近藤ら, 2012年	円皮鍼 (M-Test)	マラソン大会参加者 17人	RCT ダブルブラインド	酸化ストレス (ヒドロキシラジカルの活性) が軽減する傾向
平嶋ら, 2010年	円皮鍼	高校投手 5人	RCT クロスオーバー	投球翌日の疲労感が抑制する傾向
片山ら, 2001年	円皮鍼	ロードレース参加者 175人	RCT	円皮鍼群のほうがsham群より筋痛、筋疲労の緩和が高い
金子ら, 2001年	円皮鍼 (脊髄神経支配領域)	トライアスロン選手 53人	RCT	円皮鍼群のほうがsham群より身体が軽くなったと答えた選手が多い
Delextrat A et al, 2013年	マッサージ	バスケットボール選手 16人	RCT N of 1	マッサージ群のほうがコントロール群と比較しVAS (疲労) の値が低い
Akimoto T et al, 2003年	低周波鍼通電 円皮鍼	女子サッカー選手 21人	RCT	競技期間中の鍼治療は、Cortisol の軽減 SIgA の増加、疲労のスコアの軽減

加していることを報告している。鍼刺激が疲労回復の効果を示す一つの機序といえる。実際には、スポーツ選手の疲労した筋に対して刺鍼し効果を示すことは、臨床上よくみられる。

B：低周波鍼通電刺激

全身運動における筋疲労や酸化ストレスの状態を指標とした研究が行われている[6-7]。その結果、筋疲労部位に低周波鍼通電刺激を行うと、抗酸化物質である血中グルタチオンの増加や過酸化脂質が軽減される傾向がみられ、身体の疲労を軽減することが示唆されている。

C：円皮鍼

円皮鍼の研究では、2つの貼付方法が検討されている。1つ目は、脊髄神経支配領域を指標に貼付する方法である。下肢であれば、L2-S1棘突起外方2cmに位置する、腎兪 (BL23)、気海兪 (BL24)、大腸兪 (BL25)、関元兪 (BL26)、次髎 (BL32) に貼付する。研究では、等速性屈曲・伸展運動において運動減少率や総仕事量などの減少率の抑制、血中乳酸の緩衝を早める効果が示されている[8-12]。ダブルブラインドによるランダム化比較試験が行われ、質の高い研究である。2つ目は、M-Testに基づく配穴により貼付する方法である。研究では、筋反応時間測定時のピークトルクの低下を抑制する傾向を示している[13]。マッサージに関する報告では、全身運動の疲労に対して、ストレッチと比較し効果を認めないといった

報告はあるものの[14]、筋疲労感の軽減[15]や等速性筋力[16]、握力[17]の減少率を抑制することが示されている。

臨床研究 (Clinical study)

1) 競技活動による疲労

本稿における臨床研究は、実際の競技活動で生じた筋疲労に対し、鍼・マッサージの効果を検討した文献について紹介する (表2)。

円皮鍼による研究では、マラソン大会[18-19]やトライアスロンのトレーニング前後[20]の検討が行われており、貼付方法としては、脊髄神経支配領域を指標に貼付する方法[20]やM-Testに基づく配穴[18]、その他、あらかじめ筋疲労が生じると予測される筋に貼付する方法[19) 21)]が行われていた。その結果、運動後の自覚的な疲労感が軽減することが示されている。また、運動直後の酸化ストレスの程度を軽減する傾向が報告されている。マッサージでは、バスケットボール選手を対象に研究[22]が行われており、コントロール群と比較し、疲労感が軽減することが示されている。低周波鍼通電療法について、Akimotoら[23]は、女子サッカー選手の競技会期間中に治療を行い、上気道感染症と関連する分泌型免疫グロブリンA (SIgA) やストレスと関連するコルチゾール、疲労のスコアが、コントロール群と比較し、軽減したまま期

間を過ごすことができたと報告している。治療方法は、左右の合谷（LI4）と足三里（ST36）の間で低周波鍼通電療法を行い、通電中に頬車（ST6）と孔最（LU6）に円皮鍼を貼付している。

　いずれにしても、スポーツの競技特性や選手の鍼に対する感受性を考慮し、これまで述べてきた知見をもとに施術することが望ましい。これまで定量的な運動負荷により疲労を生じさせ、東洋療法の効果を検討した報告は多いが、実際の競技によって生じる筋疲労に対しての介入研究が少なく、今後の研究の発展に期待したい。

【藤本英樹】

参考文献（Reference）

1) Allen DG, Lamb GD and Westerblad H. Skeletal muscle fatigue:cellular mechanisms. Physiol Rev. 2008. 88. 287-332.

2) 和田正信, 山田崇史, 松永智. 低頻度疲労の特徴とメカニズム―骨格筋における変化. 体力科学. 2012. 61(3). 297-306.

3) 秋本崇之, 宮本俊和, 河野一郎. 大学競技スポーツ選手における鍼治療の実態. 臨床スポーツ医学. 1998. 19(2). 228-30.

4) 伊藤譲, 松本勅, 川喜田健司. 家兎前脛骨筋の筋張力に及ぼす置鍼の影響. 全日本鍼灸学会雑誌. 1996. 46(4). 326-33.

5) Toda S. Effect of mannual acupuncture oncarnitine and glutathione in muscle. The Blulletin of Kansai University of Health Sciences. 2009. 3. 26-9.

6) 藤本英樹, 林知也, 坂井友実, 他. 鍼通電刺激が一過性の運動負荷による血中グルタチオンの変動に及ぼす影響. 日本温泉気候物理医学会雑誌. 2013. 76(2). 105-16.

7) 堀之内貴一, 林知也, 木村啓作, 他. 鍼通電刺激が反復運動誘発性酸化ストレスに及ぼす影響. 全日本鍼灸学会雑誌. 2012. 62(1). 38-46.

8) 古屋英治, 金子泰久, 上原明仁, 他. ランダム化比較試験による筋疲労の回復に及ぼす円皮鍼の効果―shamを用いた比較試験. 全日本鍼灸学会雑誌. 2009. 59(4). 375-83.

9) 青山太一, 後和直樹, 塚原由里子, 他. 膝関節伸展運動にともなう筋出力低下に及ぼす円皮鍼の影響（第3報）低負荷高回転による等速性運動での検討. 東洋療法学校協会誌. 2006. 29. 73-76.

10) 高橋伸子, 小室聡子, 青山太一, 他. 膝関節屈曲・伸展にともなう筋出力低下に及ぼす円皮鍼の影響（第2報）高負荷低回転による等速性運動での検討. 東洋療法学校協会誌. 2005. 28. 103-7.

11) 杉山直人, 三浦ゆかり, 佐藤亨子, 他. 膝関節屈曲・伸展運動にともなう筋出力低下に及ぼす円皮鍼の影響 等速性運動での検討. 東洋療法学校協会誌. 2004. 27. 35-9.

12) 金子泰久, 伊藤博子, 飯田通容, 他. 最大運動負荷試験時における各指標の経時的変化に及ぼす円皮鍼の効果. 東洋療法学校協会誌. 2002. 25. 85-93.

13) 大隈祥弘, 小野修司, 向野義人. M-testを用いた円皮鍼治療が筋出力および筋反応時間に及ぼす影響. 日本臨床スポーツ医学会誌. 2012. 20(1). 87-95.

14) Emiliano CE, Eloisa L, Martina A, et al. Stretching and deep superficial massage do not influence blood lactate levels after heavy-intensity cycle exercise. Journal of Sports Science. 2013. 31(8). 856-66.

15) 入江毅, 徳竹忠司, 吉川恵士. 軽擦が筋疲労・筋持久力回復に及ぼす影響. 日本手技療法学会雑誌. 2001. 12(1). 29-33.

16) Jakeman J, Byrne C, Eston R. Efficacy of lower limb compression and combined treatment of manual massage and lower limb compression on symptoms of exercise-induced muscle damage in women. Journal of Strength and Conditioning Research. 2010. 24(11). 3157-65.

17) Brooks C, Woodruff L, Wright L, et al. The immediate effects of manual massage on power-grip performance after maximal exercise in healthy adults. Journal of Alternative and Complementary Medicine. 2005. 11(6). 1093-101.

18) 近藤宏, 藤本英樹, 櫻庭陽, 他. マラソンにおける酸化ストレスと疲労に対する鍼刺激の影響―二重盲検比較試験による検討. 全日本鍼灸学会雑誌. 2012. 62(1). 55-62.

19) 片山憲史, 井上基浩, 池内隆二, 他. 長距離走における筋痛・筋疲労に対する円皮鍼の影響. 関西臨床スポーツ医・科学研究会誌. 2001. 10. 5-7.

20) 金子泰久, 西塚博之, 井上正子, 他. 全身持久力トレーニングによって発生する筋疲労に対する円皮鍼の予防効果―トライアスリートに対するアンケート調査. 東洋療法学校協会誌. 2001. 24. 38-44.

21) 平嶋大輔, 谷口剛志. 野球選手の投球パフォーマンス・筋疲労に及ぼす円皮鍼の効果―プラセボを用いた比較試験. 東洋医学. 2010. 16(4). 47-50.

22) Delextrat A, Calleja G, Audrey H, et al. Effect of sports massage and intermittent cold-water immersion on recovery from matches by basketball players. Journal of Sports Sciences. 2013. 31(1). 11-9.

23) Akimoto T, Nakahori C, Aizawa K, et al. Acupuncture and responses of immunological and endocrine marker during competition. Medicine and Science in Sports and Exercise. 2003. 35(8). 1296-302.

3 ハムストリングスの肉離れに対する鍼灸・マッサージの有効性

概要（Overview）

　大腿部のスポーツ外傷・障害のなかでハムストリングスの肉離れに遭遇する機会は多く、鍼灸・マッサージ治療を行うこともある。ハムストリングスの肉離れにおける鍼灸・マッサージ治療は適切なアスレティック・リハビリテーションとともに行うことで、疼痛の改善だけでなく、機能改善に効果が期待できる。

エビデンスレベル：Ⅴ〜Ⅵ

解説（Explanation）

　ハムストリングスの肉離れは疾走動作で認められやすく、トップアスリートの肉離れ322例のうち、119例がハムストリングスであった[1]と報告されている。

　某大学にて、大腿部の鍼治療を受けた選手の90％がハムストリングスの肉離れを訴えていた[2]。大腿部の肉離れ経験者によると、肉離れ時の病院などの受診状況は、整形外科のみが14.2％に対し、治療院（整骨院・接骨院・鍼灸院）のみが31.9％であった[3]。このように大腿部の肉離れを経験した選手たちは、治療のために整形外科だけでなく治療院（整骨院・接骨院・鍼灸院）を選択しており、鍼灸・マッサージを肉離れ治療の選択肢としている。

　ハムストリングスの肉離れに対する鍼灸・マッサージ治療に関する臨床研究の報告は少なく、症例報告が主となる。臨床報告や症例報告をみてもハムストリングスに有効な経穴や治療法は明記されておらず、複数の経穴を活用したものや、損傷部位にアプローチするなどさまざまな方法が示されている。また、肉離れに対するアスレティックリハビリテーションのプログラムに合わせた治療も示されている。肉離れに対するアスレティックリハビリテーション・プログラムに合わせた治療を行うことが可能である。

今後、ハムストリングスの肉離れに対する鍼灸・マッサージ治療の症例の集積とともに、比較化試験など臨床研究が望まれる。

臨床研究（Clinical study）

　宮本ら[3]は、ハムストリングスの肉離れと診断され、かつ鍼治療を2回以上（平均治療回数7.6回）受けた選手の練習状況と痛みの程度を初回治療と最終治療で比較したところ、練習状況、痛みの程度ともに改善すること（$p < 0.01$）を報告している。再発を繰り返すものは、練習や試合における筋疲労緩和を目的とした鍼治療を行う必要がある。肉離れは損傷の程度や経過時期により鍼治療の方法（置鍼、運動鍼、鍼通電など）が異なるため、適切な時期に適切な治療を行う必要がある。

症例報告（Clinical case）

　ハムストリングスの肉離れに対する症例報告は多くない。また、症例報告には鍼灸・マッサージ治療のみ行うだけでなく、アスレティック・リハビリテーションとともに用いられている。

　動物を用いた基礎研究には肉離れモデル作製に関するものはあるが、肉離れモデルへの鍼灸治療の効果をみたものは少なく、ハムストリングスを対象とした研究はない。吉田ら[4]は、腓腹筋への牽引刺激によりラット肉離れモデルを作製し、50Hz、15分間の鍼通電刺激を5回行ったところ、3回目（牽引刺激72時間後）より疼痛閾値の改善が認められ、5回目（牽引刺激120時間後）には筋張力が刺激前の値に戻る可能性を示した。

　ヒトを対象とした研究では、ハムストリングスの肉離れを訴える男子陸上短距離選手に対し3回の治療を施している。初回はアイシング後に大腸兪（BL25）、承扶（BL36）、殷門（BL37）、飛揚（BL58）、崑崙（BL60）、築賓（KI9）の経穴と、中殿筋や患部を除いた硬結部の鍼治療を行っている[5]。治療2回目からは患側圧痛部への斉刺とともに、殷門（BL37）、飛揚（BL58）や崑崙（BL60）への刺鍼と至陰（BL67）への施灸を行ったところ、3回で全力疾走が可能となり、その後の大会

に出場できた。

廻谷ら[6]は、大腿二頭筋の肉離れに対し、熱感がなくなったことを確認し、鍼治療を行った。受傷初期は、損傷筋や周辺組織の修復を目的として損傷した局所周囲に切皮程度の置鍼と単刺を行った。筋の腫脹軽減後からは、2Hz、15分間の鍼通電を行った。鍼治療は週2回、2週間行い、受傷4週間後には競技復帰した。鍼治療時には、マッサージやストレッチ、筋力・筋持久力に対するリハビリテーションを並行して行った。これらの鍼灸治療を行うに当たって、受傷直後には鍼治療よりもRICE処置が優先される。

海外では、リハビリテーション・プログラムの一つとして鍼治療が用いられている。Jayaseelanら[7]は、ランニングによりハムストリングス腱損傷をした2人の高齢者ランナーに対し、ストレッチなどの指導だけでなく、トリガーポイントを利用した鍼治療を8〜9回（8〜10週間）行ったところ、痛みや圧痛だけでなく、機能改善がみられたことを報告している。Brughelliら[8]は、ハムストリングスの肉離れを再発したオーストラリアンフットボール選手に対し、理学療法や徒手療法とともに鍼治療を取り入れたリハビリテーション・プログラムを行った。リハビリテーション・プログラムは9週間で構成されており、エクセントリック運動を安全にかつ効果的に取り入れたものであった。その結果、ピークトルクが改善し、それ

は23週間維持した。しかしながら、本論文では治療部位や使用経穴、治療方法について言及されていなかった。

ハムストリングスの肉離れに対する鍼治療を行うに当たり、確立された方法は存在しない。急性期には鍼治療よりも適切にRICE処置を行う必要がある。その後、それぞれの治療を行うことで競技復帰に導くことが可能となる。

【池宗佐知子】

参考文献（Reference）

1) 奥脇透. トップアスリートにおける肉離れの実態. 日本臨床スポーツ医学会誌. 2009. 17(3). 497-505.
2) 宮本俊和, 青木謙介, 池宗佐知子, 原賢二. スポーツ選手の肉離れに対する鍼治療の実際. 医道の日本. 2006. 65(8). 44-8.
3) 山元勇樹, 加藤基, 福田崇, 大垣亮, 宮川俊平. 大学新入生アスリートの大腿部肉離れ既往における整形外科受診の有無. 日本臨床スポーツ医学会誌. 2016. 24(2). 289-99.
4) 吉田行宏, 林知也, 矢野忠. ラットin vivo肉離れ損傷モデルの作製とそれに及ぼす鍼通電刺激の効果について. 日本温泉気候物理医学会雑誌. 2010. 73(3). 177-90.
5) 朝日山一男. 鍼灸を用いた肉離れへのアプローチ. 医道の日本. 2006. 65(8). 63-7.
6) 廻谷滋, 今岡義人. 肉離れの鍼灸治療（症例を中心に）. 医道の日本. 2006. 65(8). 57-62.
7) Jayaseelan DJ, Moats N, Ricardo CR. Rehabilitation of proximal hamstring tendinopathy utilizing eccentric training, lumbopelvic stabilization, and trigger point dry needling: 2 case reports. J Orthop Sports Phys Ther. 2014. 44(3). 198-205.
8) Brughelli M, Nosaka K, Cronin J. Application of eccentric exercise on an Australian Rules football player with recurrent hamstring injuries. Phys Ther Sport. 2009. 10(2). 75-80.

Chapter 4-3

③節 体調管理と活動

① スポーツ選手のコンディショニングに対する鍼灸マッサージ

概要 (Overview)

スポーツ選手のコンディショニングに対する鍼灸マッサージの効果には、①筋力、持久力への効果、②免疫・内分泌マーカーへの影響、③POMS（profile of mood state）スコアへの影響、④筋肉痛緩和への効果などが挙げられる。

エビデンスレベル：Ⅱ～Ⅲ

解説 (Explanation)

コンディショニングとは「ピークパフォーマンスの発揮に必要なすべての要因を、ある目的に向かって望ましい状況に整えること」であり、「パフォーマンスの向上と傷害予防」がその目的とされている[1]。さらに具体的な目的や方法は競技種目、選手のレベル、性別などによりさまざまである。本節では外傷・障害の治療を必要としない健康な被験者を対象とした研究のなかから、①運動パフォーマンスに影響する筋力、持久力、②風邪症候群などにかかわる免疫機能、③パフォーマンスと深く関連する選手の主観的な気分や感情、④運動後にしばしば訴えられる筋肉痛に対する鍼灸マッサージの効果について、先行研究をもとに概説する。

臨床研究 (Clinical study)

1）筋力、持久力への効果

A：筋力への効果

Hübscherら[2]は、ホビーアスリート33人を対象に、筋パフォーマンスに対する鍼の直後効果について、sham鍼・プラセボレーザー鍼と比較検討した。刺鍼部位は、足三里（ST36）、三陰交（SP6）、気海（CV6）および耳の神門とした。等

尺性最大収縮では、鍼群は8％、sham鍼群は5％、プラセボレーザー鍼群は3％増加し、鍼群とプラセボレーザー鍼群間に有意な差が認められた（図1）。一方、大腿直筋筋電図の平均周波数（MPF）、ドロップジャンプの値には差が認められなかった。

また、Huangら[3]は、片側の足三里（ST36）、下巨虚（ST39）への鍼通電（週3回・4週間）が両側の足関節背屈筋力に及ぼす影響を健康成人30人に対して検討した。両側の筋力はともに上昇（右21.3％、左15.2％）し、コントロール群（右3.0％、左4.8％）に対して有意な差が認められた。

一方、等速性運動前に下肢、頭部および顔面部へ20分間のマッサージを行うことで、等速性運動のピークトルクが減少したという報告がある[4]。著者は、このとき唾液流量が増加し、POMSの緊張尺度が有意に減少したことから、マッサージによって副交感神経の活動が優位になったことが考えられるとしている。

B：持久力への効果

Ehrlichら[5]は、36人の健康成人を対象に、百会（GV20）、鳩尾（CV15）、膏肓（UB43）、章門（LV13）、内関（PC6）、三陰交（SP6）、足三里（ST36）へ刺鍼（週1回、5週間）を行ったところ、鍼群は運動負荷試験において無酸素性作業閾値（AT）が上昇（6.62％）し、コントロール群（－3.38％）と有意な差があったことを報告している。また藤本ら[6]は、健康成人10人を対象とした研究で、運動負荷直前の血海（SP10）、箕門（SP11）への鍼通電によって、呼吸性作業閾値（RC）が延長したと報告している。このとき、コントロール群では運動負荷20分後に酸化ストレス度が安静時に比べて上昇し、鍼通電群では変化がなかった。

以上のことから、鍼刺激は筋力・全身持久力の向上に一定の効果があると考えられる。ただし、

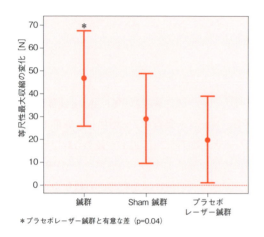

*プラセボレーザー鍼群と有意な差（p=0.04）

（HÜBSCHER Markus, et al. Immediate effects of acupuncture on strength performance: a randomized, controlled crossover trial. European Journal of Applied Physiology. 2010. 110(2). 353-8. をもとに作成）

図1　等尺性最大収縮は、鍼群がプラセボレーザー鍼群より有意に増加した[2]

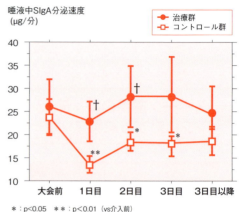

*：p<0.05　**：p<0.01（vs介入前）
†：p<0.05（群間）

（AKIMOTO Takayuki, et al. Acupuncture and responses of immunologic and endocrine markers during competition. Medicine and Science in Sports and Exercise. 2003. 35(8). 1296-302. をもとに作成）

図2　大会中の鍼治療は、サッカー選手の唾液SIgA分泌を維持した[7]

刺激方法や回数、方法は一定でないため、実際の選手を対象に実施する際には、先行研究で実施された方法と、選手の競技特性をよく理解して運用する必要がある。一方、マッサージは副交感神経活動を惹起することから、運動前に行うと筋出力にはむしろ抑制的であるものの、最大の筋力発揮を要求されない競技においては、精神的な緊張を軽減する効果がパフォーマンスに寄与する可能性があるかもしれない。

2）免疫機能の指標への影響

鍼刺激の免疫・内分泌に関するマーカーへの影響については、いくつかの臨床研究がポジティブな効果を報告している。Akimotoら[7]は、3日間で6ゲームを行う大会に参加する21人の女性サッカー選手を対象に、大会前日と大会中に鍼治療を行った。使用した経穴は合谷（LI4）、足三里（ST36）、頬車（ST6）、孔最（LU6）であり、唾液中SIgA、唾液中コルチゾルレベルを指標にコントロール群と比較検討したところ、鍼は激しい運動で減少するとされるSIgAの減少を抑制し、ストレスホルモンとも呼ばれるコルチゾルの分泌の上昇を抑制した（図2）。

また松原ら[8]は、2泊3日の国内合宿に参加したアマチュアサッカー選手18人を対象として、夕食後に鍼刺激を行った。刺鍼部位はAkimotoらと同じ合谷（LI4）、足三里（ST36）、頬車（ST6）、孔最（LU6）であり、唾液中SIgA、風邪徴候に関するアンケートを検討したところ、鍼刺激群はSIgA分泌速度およびSIgA濃度が増加した。マッサージに関する報告は見当たらなかった。これらの報告から、鍼刺激は免疫機能や内分泌機能に影響を与えることで、試合や合宿に参加するアスリートのコンディション維持に貢献できる可能性があると考えられる。

3）POMS（profile of mood states）スコアへの影響

Akimoto[7]、松原[8]の研究では、いずれも選手の気分や感情の状態を緊張、抑うつ、怒り－敵意、活力、疲労感、混乱に分類してスコア化するPOMSを併せて測定した。Akimotoの報告では、鍼刺激群はPOMSの活力のスコアが高く、疲労感は少なかった。このとき、POMSとは別に聴取した主観的な筋緊張や疲労感も、コントロール群に比べて少なかった。また松原の報告では、鍼

群では怒り－敵意、混乱で有意な低下が認められた。

大隅ら[9]は、大学ラグビー選手15人に8週間継続して鍼治療（M-testによって使用する経穴を選び、円皮鍼を貼付する）を行い、POMS、%ΔHR30、M-test、疲労部位調べを指標にコンディショニングに及ぼす影響を検討した。鍼治療群のPOMSの活力スコアは鍼治療群のほうが高く、M-testの合計スコアは治療前と比べて有意に減少した。また、M-testのスコアはPOMS、%ΔHR30と有意な相関があり、M-testがスポーツ選手のコンディション維持、また評価手段としても有用であることを示した。マッサージに関する報告はなかった。継続して鍼治療を行うことでアスリートの活力を高め、疲労感を低減できることは、パフォーマンスに大きく寄与できる可能性がある。

4）筋肉痛に対する効果

筋肉痛の抑制に対する円皮鍼の効果が報告されている。宮本ら[10]は、フルマラソンに参加した15人のランナーにあらかじめ円皮鍼を足三里（ST36）、三陰交（SP6）、血海（SP10）、梁丘（ST34）に貼付し、ゴール後から5日間にわたってプラセボ群と筋痛のVASを比較したところ、円皮鍼群は有意に低値を示した。金子ら[11]は、オリンピックディスタンスのトライアスロンに参加した149人を円皮鍼群、プラセボ群にランダムに割り付け、レース前に腎兪（BL23）、気海兪（BL24）、大腸兪（BL25）、関元兪（BL26）、次髎（BL32）に貼付したところ、プラセボ群ではレース直後から翌日まで筋肉痛のVASはレース前に比べて高かったが、円皮鍼群はレース翌日には回復した（図3）。

筋肉痛に対するマッサージの効果については、Smithら[12]が14人の健康成人を対象に伸張性収縮運動の2時間後に30分のスポーツマッサージを行った結果、遅発性筋痛を抑制したという報告がある一方で、その効果は20分程度で最大となるが、1時間程度で消失してしまい、これはセラ

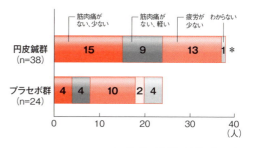

*：sham鍼に対して円皮鍼群は有意差あり（p<0.05）

（金子泰久,古屋英治,坂本歩.トライアスロン競技後の筋肉痛に及ぼす円皮鍼の効果―プラセボを用いた比較試験.全日本鍼灸学会雑誌.2006. 56(2).158-65.をもとに作成）

図3 トライアスロンレース中に円皮鍼を貼付したところ、翌日の筋肉痛が減少した[11]

バンドを用いたエクササイズでも同様の効果があるというAndersenら[13]による報告もある。

円皮鍼・プラセボ円皮鍼を用いた研究はマスキングが容易なため、鍼の臨床試験でしばしば問題となるプラセボ効果をほぼ除去できており、信頼性が高いと考えられる。運動中の円皮鍼刺激がその後の筋痛を低減できることは、練習が連続する合宿や、複数日にまたがるレースイベントなどに参加するアスリートのコンディショニングに寄与できる可能性があると考えられる。運動中にも刺激を与え続けることができる円皮鍼は、その利用や衛生管理も簡便であり、スポーツ選手に対するコンディショニングの一手段として今後さらに活用されることが期待される。

【金子泰久】

参考文献（Reference）

1) 公益財団法人日本体育協会. 公認アスレティックトレーナー専門科目テキスト6 予防とコンディショニング. 公益財団法人日本体育協会. 2011. 3-4.
2) HÜBSCHER Markus, et al. Immediate effects of acupuncture on strength performance:a randomized, controlled crossover trial. European Journal of Applied Physiology. 2010. 110(2). 353-8.
3) HUANG Li-Ping, et al. Bilateral effect of unilateral electroacupuncture on muscle strength. The Journal of Alternative and Complementary Medicine. 2007. 13(5). 539-46.
4) ARROYO-MORALES Manuel, et al. Psychophysiological effects of preperformance massage before isokinetic exercise. The Journal of Strength & Conditioning Research. 2011. 25(2). 481-8.

5) EHRLICH D, HABER P. Influence of acupuncture on physical performance capacity and haemodynamic parameters. International journal of sports medicine. 1992. 13(06). 486-91.

6) 藤本英樹, 他. 運動誘発性酸化ストレスに対する鍼通電刺激の影響. 全日本鍼灸学会雑誌. 2008. 58(2). 203-12.

7) AKIMOTO Takayuki, et al. Acupuncture and responses of immunologic and endocrine markers during competition. Medicine and Science in Sports and Exercise. 2003. 35(8). 1296-302.

8) 松原裕一, 宮本俊和, 河野一郎. 鍼刺激が合宿期間中の唾液分泌型免疫グロブリンAに及ぼす影響. 日本温泉気候物理医学会雑誌. 2010. 73(3). 191-201.

9) 大隈祥弘, 向野義人. 継続的鍼治療が大学ラグビー選手のコンディショニングに及ぼす影響 M-Test・疲労部位しらべ・POMSテスト・%ΔHR30によるコンディション判定を用いての検討. 日本臨床スポーツ医学会誌. 2010. 18(2). 264-73.

10) 宮本俊和, 他. マラソン後の筋痛と筋硬度に対する円皮鍼の効果—二重盲検ランダム化比較試験による検討. 日本東洋医学雑誌. 2003. 54(5). 939-44.

11) 金子泰久, 古屋英治, 坂本歩. トライアスロン競技後の筋肉痛に及ぼす円皮鍼の効果—プラセボを用いた比較試験. 全日本鍼灸学会雑誌. 2006. 56(2). 158-65.

12) SMITH Lucille L, et al. The effects of athletic massage on delayed onset muscle soreness, creatine kinase, and neutrophil count: a preliminary report. Journal of Orthopaedic & Sports Physical Therapy. 1994. 19(2). 93-9.

13) ANDERSEN Lars L, et al. Acute effects of massage or active exercise in relieving muscle soreness: randomized controlled trial. The Journal of Strength & Conditioning Research. 2013. 27(12). 3352-9.

2 女性アスリートの月経困難症（月経痛）に対する鍼灸・マッサージの有効性

概要（Overview）

女性アスリートにおいて、月経困難症（月経痛）を有すると考えられるものは多く、その対処法として鎮痛剤を服用する割合が高い。女性アスリートを対象とした月経困難症に対する鍼灸・マッサージの効果を検討した研究報告はない。しかしながら、一般女性に対する研究成果を踏まえると女性アスリートにおいても鍼灸・マッサージは十分に活用でき、セルフケアとしても活用が可能である。

エビデンスレベル：I〜Ⅳ

解説（Explanation）

女性アスリートは、月経前症候群（PMS）、月経困難症、月経周期異常などさまざまな問題を抱えている。月経困難症により服薬を含め治療を要する割合は、25歳未満の一般女性が約40%に対し、アスリートでは25%程度と低いことが示されている[1) 2)]。しかしながら、市販薬、処方薬を含めると月経困難症を有するアスリートの約9割が鎮痛剤を利用している[2)]。

これまで、月経困難症に対する鍼灸・マッサージは一般女性を対象とした研究のみであるが、有効性を示すことのできる報告も多い。一方で、女性アスリートを対象とした研究は皆無であり、本稿では、月経困難症におけるこれまでの研究成果から、今後の展望を検討する。

臨床研究（Clinical study）

まず、マッサージ・指圧療法の効果について述べることとする。月経期間中、三陰交（SP6）への20分間の指圧刺激はコントロール群と比較して指圧刺激直後から3時間、痛みを軽減させた[3)]。Saraら[4)]は、月経困難症に伴う痛みの軽減についてマッサージ群（32人）と運動療法群（24人）をコントロール群（28人）と比較した。マッサ

ージ群はラベンダーを含むオイルを用い、上肢内側に15分間の軽擦法を行った。運動群は1週間に3回、規定されたアイソメトリック運動を行った。その結果、マッサージ群、運動療法群はともに、月経に伴う症状を軽減させる効果が示されている。Kimら[5]は、また、Marzoukら[6]は、月経前7日間に腹部への10分間のアロマセラピーマッサージもしくはプラセボオイルマッサージを行い、次の周期ではクロスオーバーさせ検討したところ、アロマセラピーマッサージ群において月経痛の緩和がみられた。

次に鍼灸治療について述べることとする。中村ら[7]は、標治法として次髎（BL32）、会陽（BL53）、腰兪（GV2）、関元（CV4）、三陰交（SP6）を用いた治療を行った。次髎（BL32）と三陰交（SP6）には置鍼を、その他の部位には九分灸を3壮行った。治療前後で月経随伴症状日本語版（Menstrual Distress Questionnaire：MDQ）を用いて評価したところ、婦人科疾患を有さない患者群では治療前後でMDQの値が低下していた。婦人科疾患を有する患者群においても、3カ月以上継続した治療により、MDQが低下し、月経に伴う諸症状の軽減が認められた。吉元ら[8]は三陰交（SP6）への3カ月間の円皮鍼貼付実験を行い、その後3カ月の追跡実験を行った。その結果、円皮鍼貼付期間中は月経痛の重症度分類において重度であると答えるものが減少し、また服薬量も有意に低下した。Iornoら[9]は、太渓（KI3）、太衝（LV3）、公孫（SP4）、足三里（ST36）、天枢（ST25）、帰来（ST30）、関元（CV4）、気海（CV6）、申脈（BL6）、神門（HT7）、合谷（LI4）、内関（PC6）、紫宮（CV19）への30分間の鍼治療を8週間行い、鍼治療後3カ月と6カ月において経過観察を行った。その結果、鍼治療介入期間中には痛みのVASの軽減とともにNSAIDs（非ステロイド系抗炎症薬）の服薬量の軽減が認められた。Gaoら[10]は、月経前の約1週間の間に20分間、関元（CV4）と神闕（CV8）へ箱灸を行ったところ、2サイクル目には、痛みだけでなく月経に伴う諸症状の軽減が認められた。

また、腹部トリガーポイントへの鍼治療と腹部のストレッチの併用は、月経痛の軽減が治療後だけでなく1年後まで継続してみられることが報告されている[11]。月経痛や月経に伴う諸症状に対する鍼や指圧の有効性をメタ解析を用いて検討[12]したところ、機能性月経困難症でみられる痛みは三陰交（SP6）や陰陵泉（SP9）への指圧により改善し、QOLをはじめ身体的、精神的な要因に関しては三陰交（SP6）への鍼治療により改善した。

このように、月経に伴う痛みなど諸症状の緩和に鍼灸・マッサージ治療の有効性が示されている。また、鍼灸・マッサージ治療は月経痛時の鎮痛剤などの服薬量を減少させる可能性がある。多くの研究がはり師・きゅう師をはじめとした治療者を必要とする治療であるが、三陰交へ指圧刺激やアロマオイルを用いたセルフマッサージは選手自身で実施可能であり、女性アスリートにおいても有効な手段となる可能性がある。

【池宗佐知子】

参考文献（Reference）

1) 働く女性の身体と心を考える委員会．月経痛—働く女性の健康に関する実態調査結果．働く女性の身体と心を考える委員会報告書．財団法人女性労働協会．2004. 21-5.

2) 能瀬さやか, 土肥美智子, 難波聡, 秋守恵子, 目崎登, 小松裕, 赤間高雄, 川原貴. 女性トップアスリートの低用量ピル使用率とこれからの課題. 日本臨床スポーツ医学会誌. 2014. 22（1）. 122-7.

3) Mirbagher-Ajorpaz N, Adib-Hajbaghery M, Mosaebi F. The effects of acupressure on primary dysmenorrhea: a randomized controlled trial. Complemental Therapies in Clinical Practice. 2011. 17(1). 33-6.

4) Azima S, Bakhshayesh HR, Kaviani M, Abbasnia K, Sayadi M. Comparison of the effect of massage therapy and isometric exercises on primary dysmenorrhea: a randomized controlled clinical trial. J Pediatr Adolesc Gynecol. 2015. 28. 486-91.

5) Kim YJ, Lee MS, Yang YS, Hur MH. Self-aromatherapy massage of the abdoen for the reduction of menstrual pain and anxiety during menstruction in nurses: a placebo-controlled clinical trial. European J Integrative Medicine. 2011. 3. e165-8.

6) Marzouk TM, El-Nemer AM, Baraka HN. The effect of aromatherapy abdominal massage on alleviating menstrual pain in nursing students: a prospective randomized cross-over study. Evid Based Complement Alternat Med. 2013. doi. 10. 1155/2013/742421.

7) 中村真理, 長崎絵美, 米山奏, 坂口俊二. 月経随伴症状に対する鍼灸治療の効果. 全日本鍼灸学会雑誌. 2013. 63(4).

252-9.

8) 吉元授, 田口玲奈, 今井賢治, 北小路博司. 全日本鍼灸学会雑誌. 2009. 59(4). 406-15.

9) Iorno V, Burani R, Bianchini B, Minelli E, Martinelli F, Ciatto S. Acupuncture treatment of dysmenorrhea resistant to conventional medical treatment. Evid Based Complement Alternat Med. 2008. 5(2). 227-30.

10) Gao J, Wang Q, Xian S, Feng YM, Cao WX, Ye JY, Zhang QQ, Zou CL, Wu QG, Liu SJ. The effect of moxibustion on alleviating menstrual pain in a population of young nursing students: A prospective randomized cross-over pilot study. Complement Ther Med. 2015. Dec；23(6). 773-81.

11) Huang QM, Liu L. Wet needling of myofascial trigger points in abdominal muscles for treatment of primary dysmenorrhoea. Acupunct Med. 2014. 32(4). 346-9.

12) Abaraogu UO, Tabansi-Ochuogu CS. As acupressure decreases pain, acupuncture may improve some aspects of quality of life for women with primary dysmenorrhea: A systematic review with meta-analysis. J Acupunct Meridian Stud. 2015. 8(5). 220-8.

Chapter 5

スポーツ現場の実際

Chapter 5-1

① サッカー

1. 現場での自身のポジション

1）メディカルスタッフの構成

　筆者は、公益財団法人日本サッカー協会・サッカー日本代表チームのチーフアスレティックトレーナーとして活動をしている。2018FIFA World Cup ロシア大会における代表チームのメディカルスタッフの構成は、ドクター2人（整形外科医・内科医）とアスレティックトレーナー4人である。アスレティックトレーナーはメディカルスタッフの一員としてドクターの指示のもと、選手・スタッフのコンディショニングサポート、メディカルサポートを行うことが活動の主な内容である。そして、代表チームの勝利に貢献することが、最大のミッションである。そのため、選手一人ひとりのコンディションを整えるために必要なあらゆる要因に対して、適切な対応を行うことが求められる。

2）活動内容

　以下に具体的な活動内容を記す。
①ドクターとともに行う選手・スタッフの健康管理
②傷害予防と治療およびリハビリテーションの管理
③コーチとともに行うフィジカルコンディションの管理
④ドクターとともに行う医学的情報の収集とデータ管理
⑤メディカルルームの運営と管理
　選手自身にコンディションの悪さを自覚してもらうことによって、ケア・コンディショニングの必要性を促すことが重要である。特に育成年代の

場合、疲労回復はセルフケアで行うように指導している。

2. 関連職種との連携

　代表チームに帯同しているドクター、アスレティックトレーナーで構成されるメディカルスタッフ間では、代表チーム活動中に限らず、頻繁にコミュニケーションを取り、連携を図っている。また、代表チーム活動中においては、監督やコーチングスタッフ、総務といった代表チームスタッフと随時ミーティングを行い、日々の報告を行うことで連携を図っている。さらに、代表チーム召集前、活動中、解散後においても各選手の所属するクラブチームのスタッフ（メディカルスタッフ）と緊密な連携を取っている。

　選手に対するコンディショニングは短期的な、また単発的なアプローチでは不十分な効果しか望めない。選手が最大限のパフォーマンスを発揮できるためのコンディショニングとは、長期的な計画のもとに、選手をサポートするさまざまな関連職種の人たちが多方面からかかわっていく包括的なアプローチが必要不可欠である。こういった包括的なサポートを継続していくためには、独りよがりなかかわり方ではなく、関連職種間で信頼関係を築き、互いの役割を認めつつ、自分自身の役割を果たすことが求められる。

3. サッカーにおける疾患と治療

1）Jリーグの外傷統計

　サッカーは、主に足を使うスポーツなので、当然ながら下肢のけがが多くなる。Jリーグ外傷統計によると、けがの部位発生件数は、骨・関節で

表1　Jリーグ外傷統計（2011年シーズンの上位4件）

部位発生件数	外傷別発生件数
・大腿部52件 ・頚部50件 ・足関節34件 ・膝関節26件	・打撲・挫傷99件（41.8%） ・靭帯損傷45件（19.0%） ・肉離れ37件（15.6%） ・挫創・裂創19件（8.0%）
（日本サッカー協会医学委員会より）	（JFAメディカルセンターより）

は足関節、膝関節、足部、股関節の順に、筋肉では大腿部、ふくらはぎの順に高くなっている。また、Jリーグにおいての外傷別発生件数は、打撲・挫傷が最も多く、全体の約40％以上を占めている（表1）。

2）アスレティックリハビリテーションの必要性

過去に経験した外傷・障害の既往やアスレティックリハビリテーションが十分でないことが、外傷・障害の危険因子として報告されている。このことから、選手に対して外傷・障害の治療はもとより、競技復帰を行う前にアスレティックリハビリテーションをしっかりと実施させることも、スポーツ現場が我々に対して求める重要な役割である。

日本代表チームにおいても同様の外傷・障害が発生するとともに、皮膚炎や上気道炎、不眠などの多様な内科的疾患が発生することがあり、それらに対応する必要がある。

足関節捻挫、急性期では損傷の程度がさまざまであり、まず、RICE処置が重要である。

荷重により痛みが生じ、跛行を生じたり、荷重がかけられなかったりするようなら、必ず病院で受診し適切な検査を受け、医師の診断が必要である。

4．試合および練習の前後に行うケア

1）試合前・練習前に行うケアと東洋療法

召集される選手たちには、日頃からセルフケア

およびセルフコンディショニングの重要性を指導している。我々トレーナーが選手からいわれるがままにケアするのではなく、「自分のコンディションは自分が一番よく知っている」という意識を変えてもらう必要がある。なぜけがをするのか、なぜコンディションが悪いのか、自分の身体のことをまずはしっかりと把握させることが練習に取り組む第一歩である。

海外チームに所属するか、もしくは国内チームに所属するかによって、また各チームの活動状況によって、コンディションがさまざまであることが常である。そのため、シーズンの疲労回復、コンディションの調整、抱えている障害のコントロールなどへの対応が要求される。また、暑熱対策としては、気温30度、湿度60％といった環境でのトレーニングを行うこともあることから、こういった環境下でのトレーニングでは大量の発汗による水分とミネラルの損失が起きやすく、心身の疲労感やストレスが高まるため、対応が必要となる。トレーニング開始前から十分な水分とミネラルの摂取を指導する。

トレーニング前のテーピングでは、スポーツ外傷・障害の再発予防、除痛や機能向上などが求められる。各選手の身体の状況、プレーへの影響を考慮しつつ、効果的に実施する必要がある。しかし、外傷・障害から十分に回復できていない状況でテーピングを行い、無理を押してトレーニングしたり、試合に出場することは、再受傷やパフォーマンスの低下、ひいては選手寿命を縮めることにつながるため、安易なテーピングはなされるべきではない。

東洋療法としては、試合前・練習前にはリラックス効果を目的とする短時間のマッサージは行うが、長時間の施術は行わない。筋の張り感や疲労感を訴える部位に、マッサージまたは鍼を施行している。

2）試合後・練習後に行うケアと東洋療法

試合後・練習後には、アイシングの必要な選手

にはアイスパックを使用し、アイスバスを用いた
リカバリーも行っている。また、夕食を終えた後、
1時間後を目安にメディカルルームにおけるケア
実施のスケジュールを立てる。ここでは、肉離れ
などの筋肉系の外傷・障害を予防するために、筋
疲労を回復させることを目的として、マッサージ
や鍼を用いる。基本的にはフォームローラーやス
トレッチポールを用いたセルフケアを実施させた
うえで、施術が必要な部位に対して行う。マッサ
ージで浅層筋の筋緊張を緩め、深層筋の筋緊張に
対しては鍼を用いて施術することで、効果的に筋
疲労を改善することができる。また、鍼には鎮痛
効果があるため、除痛を目的とした鍼施術も可能
である。

　しかし、こういった症状に対する対症的なアプ
ローチでは、スポーツ外傷・障害に対して後手に
回るコンディショニングとなり、効果的ではない。
特に、若い世代の選手に対して、安易に鍼灸マッ
サージによって症状を消し去ることは、選手のセ
ルフケアへの意識を削ぎ落としてしまい、選手に
対してデメリットをもたらす可能性があることを
忘れてはならない。年代を問わずサッカー選手へ
の対応として必要なことは、目の前の選手が抱え
る疲労や痛みといった症状の根本的な原因を探求
し、たどり着き、それらを改善することであろう。

　サッカー選手はプレー中にさまざまな動きを、
さまざまな強度で行う必要があり、ボールや相手
競技者といった外的な要因に対応するための柔軟
なボディーコントロールが要求される。選手のプ
レーを観察し、サッカーの動き（Football action）
から問題となる基本的な動き（Basic action）や
基本動作（Basic movement）を分析することで、
問題となる動的アライメントを見つけ出す。さら
に、そのマルアライメントを修正するための指導
を行うことこそが、アスレティックトレーナーと
して選手にかかわる場合に最低限やるべき仕事で
あろう。

　また、サッカーにおける最大限のパフォーマン
スを発揮させることが目的であるため、サッカー
選手をみるに当たっては、各選手のポジション、

利き足、頻繁に行われるプレースタイルなどの観
点でのアセスメントを行うことも大切である。こ
ういった考え方により、サッカー選手のためにな
るアプローチが可能となる。疲労が蓄積しやすい
部位・痛みの出やすい部位の症状が出る前に必要
なアプローチを実施することで、症状の出現を未
然に防ぐことができる。

　また、試合に出場した選手に関しては、積極的
にマッサージを行うことは控えている。それは、
90分間フルに出場したら筋組織に相当なダメー
ジを受けていると考えられるからである。

　アスレティックトレーナーのミッションが、選
手が最高のパフォーマンスを発揮するために必要
なあらゆる状況を整えることであると考えると、
痛みや症状に対応する治療技術はなくてはならな
いものであるが、それだけではなく予防的な観察
眼とスキルを身につける必要がある。また、さま
ざまな観点からの多元的な評価が大切であり、東
洋医学的・西洋医学的といった偏った見方のみで
なく、それらを含めた総合的な評価をしていくこ
とが重要であると考える。

5. 今後の展望

　現在、コンディション把握のために、VASテ
スト（主観的コンディショニング評価）、血液検査、
脈拍、体組成測定や体脂肪とインピーダンス測定
も継続して行っているが、今後は特に筋疲労の状
況をより正確に評価できるツールの開発が待たれ
る。筋損傷はサッカー選手に多発する疾患である
が、特に肉離れや筋腱の炎症など、慢性的な疲労
が原因となる筋損傷を予防することが喫緊の課題
である。こういった外傷・障害の予防につながる
筋の疲労状態の評価が可能になれば、より良いコ
ンディショニングにつながるアプローチができる。
その意味では、各関節・動きの柔軟性の評価とし
てのM-testと、安定性やmotor controlを含めた
筋機能の評価としてのFunctional Movement
Screenを併せて用いるコンディション評価方法は、

筋疲労の指標となり得る可能性があると考える。

　最後に、より良いメディカルサポートと外傷・障害予防に向けて筆者の感じている必要なことを挙げる。それは、アスレティックトレーナーとして、選手の疲労度（筋疲労度）の評価とメディカル間での共通理解の必要性である

　選手の疲労度（筋疲労度）は連日、変化する。その状況を見極め、評価しなければならない。それに従い、適切な調整や練習方法を模索し、肉離れや炎症性疾患などの外傷・障害予防とつながる。そして、副交感優位のリラックス空間の提供も必要であり、そこから、自分自身の身体の状態を知り、セルフケア・コンディショニングの重要性に気づいてほしい。

【妻木充法・前田 弘】

【参考文献】
1) Fried T, G.J. Lloyd. An overview of common soccer injuries. Sports Medicine. 1992. 14(4). 269-75.
2) Inklaar H. Soccer injuries. Sports Medicine. 1994. 18 (1). 55-73.
3) Inklaar H. Soccer injuries II: Aetiology and prevention. Sports medicine (Auckland, NZ). 1994. 18(2). 81-93.
4) Hawkins R, C.Fuller. A prospective epidemiological study of injuries in four English pro-fessional football clubs. Br J Sports Med. 1999. 33(3). 196-203.
5) Hawkins R, et al. The association football medical research programme: an audit of injuries in professional football. Br J Sports Med. 2001. 35(1). 43-7.
6) Peterson L, et al. Incidence of football injuries and

complaints in different age groups and skill-level groups. The American Journal of Sports Medicine. 2000. 28 (suppl 5). S-51-57.
7) Junge A, J.Dvorak, T.Graf-Baumann. Football injuries during the World Cup 2002. The American Journal of Sports Medicine. 2004. 32 (1 suppl). 23S-7S.
8) Dvorak J, A.Junge. Football injuries and physical symptoms a review of the literature. The American Journal of Sports Medicine. 2000. 28 (suppl 5). S-3-9.
9) Dvorak J, et al. Risk factor analysis for injuries in football players possibilities for a prevention program. The American Journal of Sports Medicine. 2000. 28 (suppl 5) :S-69-74.
10) 公益財団法人日本サッカー協会スポーツ医学委員会年報. 2011～2012(上期)

【妻木充法　略歴】
　1852年生まれ。日本大学文理学部心理学科、東洋鍼灸専門学校本科卒業。順天堂大学大学院医学研究科修了。東京メディカルスポーツ専門学校名誉学校長、ジェフ千葉メディカルアドバイザー、鍼灸あん摩マッサージ指圧師、日本スポーツ協会公認アスレティックトレーナーマスター、医学博士。日本代表サッカーチームトレーナー、ジェフユナイテッド市原トレーナーを経て、FIFAレフェリーのメディカルサポートとなり、2002年日韓、2006年ドイツ、2010年南アフリカ、2014年ブラジルワールドカップほか、2008年北京オリンピック、2012年ロンドンオリンピック帯同。

【前田 弘　略歴】
　1965年生まれ。東京医療福祉専門学校本科卒業。公益財団法人日本サッカー協会チーフアスレティックトレーナー、鍼灸あん摩マッサージ指圧師、日本スポーツ協会公認アスレティックトレーナー。妻木スポーツマッサージ療院勤務を経て、ジェフユナイテッド千葉トレーナーとなり、2007年より現職。2010年南アフリカ・2014年ブラジルワールドカップ帯同。

Chapter 5-2

2節 野球

1. スポーツ現場における具体的な活動・関連職との連携方法

スポーツ現場に従事・帯同する治療家（以下、セラピスト）は、一般の治療院やクリニックで働くケースとは異なり、職場、チームの環境、ルールに従い、その場の状況を把握して同じチーム内の医療スタッフと上手に連携を取りながら仕事を進めることが必要とされる。選手個人のコンディショニングメニューやリハビリメニューに東洋療法をどのように組み入れていくか、互いに常にコミュニケーションを取りながら治療計画を立て、施術を行うことが大切である。

なお、筆者はアメリカメジャーリーグのサンフランシスコ・ジャイアンツに、チームセラピストとして帯同している。したがって、本節はメジャーリーグにおける現場の解説になることを留意されたい。

1）スポーツメディスンチーム

メジャーリーグでは、現場の医療スタッフはスポーツメディスンチーム（Sports Medicine Team）と呼ばれる組織をつくり、ヘッド・アスレチックトレーナー（以下、ヘッドトレーナー）を頂点にピラミッド型の体系をつくり、指示や情報伝達しながら仕事を進めていく（図1）。

構成はヘッド・アスレチックトレーナー、アシスタント・アスレチックトレーナー、そして鍼灸マッサージ師（Acupuncturist/Massage Therapist）はセラピスト（Therapist）と呼ばれ、他にも理学療法士（Physical Therapist：PT）、カイロプラクター（Chiropractor）などが各専門職としてセラピストのセクションに属す。皆同じスポーツ医学教育を受けており、自分の専門以外

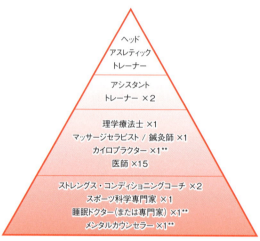

** 遠征には帯同しない。

図1　メジャーリーグにおけるスポーツメディスンチームの組織図

にもアスレティックトレーニングにかかわる一般業務も分担して行う。

医師（Medical Doctor）は通常3人（外科・整形外科・内科）が日替わりで常駐し、他12人の各専門医は必要なときの対応に当たる。医師同士も常にコミュニケーションを取っており、情報の共有を大切にしている。

治療は行わないが選手の身体を管理するポジションとして、ストレングス＆コンディショニングスペシャリスト/コーチ（Strength & Conditioning Specialist/coach：CSCS）、栄養士（Nutritionist）、スポーツ科学専門家（Sports Scientist）、メンタルカウンセラー（Psychologist/Counselor）などもチームに属す。

スポーツメディスンチーム内において、すべてのコミュニケーションは西洋医学用語ベースで行われるため、東洋療法に関しても分かりやすいように言葉を置き換えて伝達・報告することが要求される。毎日仕事初めにはミーティングが行われ、各選手の治療・リハビリ計画の説明と指示がヘッドトレーナーから出され、その指示のもとに選手に鍼灸・マッサージ治療を行う。よって、ヘッド

トレーナーの指示なしに選手が個人的に直接、鍼・灸・マッサージ治療を受けに来ることがないように、スポーツメディスンチームとして明確な診断と治療目的を立てて各選手に対応している。

2）アメリカのアスレティックトレーナーと教育制度

アスレティックトレーナーはスポーツメディスンチームを管理・運営するとともに、セラピストや他のスタッフと連携して理学療法、リハビリテーション、コンディショニングなども行い、両方の職種をまたいで幅広く仕事をする。特にヘッドトレーナーはスポーツメディスンチームの最高責任者であり、司令塔として常にすべての選手の位置・状態を把握・管理する。必要なときにセラピストおよびアシスタントトレーナーに指示を出し、セラピストもその指示に従って施術や治療を行う。そして常に、監督（Team Manager）やGM（General Manager）に選手の情報を伝達する義務を持つ。また、必要なときには選手の代理人（Agent）とも連絡を取り、選手の健康状態を伝えることも大切な仕事である。よって、アスレティックトレーナーの本来の仕事は、スポーツメディスンチーム内のすべての情報を把握・管理し、大きな責務を任されている「管理職」であるといえる。

アメリカの4年制大学で教えられているアスレティックトレーナーの教育を総称して、「アスレティックトレーニング（Athletic Training）」と呼ぶ。トレーナー室も「アスレティック・トレーニングルーム（Athletic Training Room）」と呼ばれる。アスレティックトレーニング学部ではアスレティックトレーナーになるために必要とされる基礎知識が記されている、トレーナーの教本『Principles of Athletic Training』をすべて学ぶ。NATA BOC（National Athletic Trainer's Association）が認定するATC（Certified Athletic Trainer）の資格試験問題も、ほとんどがこの教本から出題される。

興味深いことは、この教本の内容はスポーツ医学の知識や理学療法などについてだけでなく、組織の管理と運営、スポーツの社会的における法的責任と保険問題、リスク管理など、アスレティックトレーナーが行う管理・運営・責任に関する項目が多いことである。

大学の教授から聞いた話によると、以前（1980年代）はカイロプラクター、マッサージセラピスト、PT、その他の医療資格者がスポーツチームに帯同して、アスリートにそれぞれ独自の治療や施術を行っていたようだ。

その後、スポーツ大国アメリカはさまざまな種類のスポーツでスターを輩出し、世間からも注目を受けるようになった。プロスポーツが生まれ、莫大な経済効果を生む一大産業に発展していった反面、過酷な勝負の世界の裏には、現場でたびたび起こる病気やけがなどさまざまな医療問題がスポーツ社会やアスリート個人の保障・利害関係へと影響するようになった。それらの問題を未然に防いだり起こった問題に対処できる、「アスレティックトレーナー」というスポーツ社会の専門教育を受けている医療資格者が現場に帯同するようになったという。

3）現場と治療院の違い

治療院やクリニックベースで働く治療家と違い、スポーツ現場に帯同するチームセラピストは、治療した選手の状態がどのように変化していくかを、毎日の練習や試合での動き（以下、パフォーマンス）や治療後の選手の感覚の違いなどと同時にみながら確認できる。また、必要があればコーチからの技術的な動きのアドバイスも同時に受けることができ、総合的な評価と変化をみながら治療を行い、次のステップへ進むことができる。

チームセラピストの仕事として、「選手のパフォーマンスをよく観察すること」が治療と同じく非常に大切な仕事となる。パフォーマンスを観察する際には「観察する距離と角度」を考えたうえ、「状態が良いときの身体の動き」をよく覚えておくことが大切である。それによって選手に問題が

発生する前後に、「どこがどのように悪いため問題が起こっているか」を西洋医学的にも東洋医学的にも推測しやすくなり、治療をする際の重要な情報となる。同時にそのスポーツ種目特有の動き（種目特異性）を観察・把握することが大切である。

特にバランスを重視しながら治療を進める東洋医学的治療をスポーツに活かすためには、常に動いている身体を頭のなかでイメージしながらベッドの上に寝ている選手（患者）の身体に触れ、治療を進めていかなければならない。また、現場（フィールド）、ホテル、移動と、選手と生活を共有する時間が長くなることで、日常の生活習慣、食生活、普段の身体の動きなども同時に観察することができ、より多くの情報をもとにアスレティックトレーナー・PTとともに細かいコンディショニングプログラムや治療計画を立て、選手に対応することができる。そしてチーム内の他のセラピスト（理学療法士・カイロプラクター、他）と連携することで、東洋医学的治療だけでは補い得ない部分などもカバーすることができ、互いに違う角度から意見を出し合って選手個人に適した統合医療を行うことができる。

4）アメリカの鍼師免許制度

アメリカ国内で鍼灸の施術を行うには、全米鍼東洋医学免許委員会（NCCAOM）の認定する鍼師免許、または州で定められた鍼師免許を取得する必要がある。日本の鍼灸師免許取得者がアメリカの鍼灸免許を取得する場合は、日本で取り終えたクラスを免除される場合もあるが、その州の制度によって、必要とされる残りのクラスと実習の単位を現地大学で取り終えて卒業した後、同じ資格試験を受けることができる。

カリフォルニア州では州独自の鍼師免許試験に合格することが必須で、鍼師は患者に直接漢方薬を処方することができる。また、大学在学中に最低950時間以上（2018年6月現在）のクリニック実習が必修科目であるため、卒業後にすぐに開業して多くの患者をみている生徒も少なくない。大学にはクリニックが併設されており、学生診療を行っている（詳細は各大学のWebサイトを参照）。

5）衛生法

アメリカの衛生法では、鍼施術をする際に施術者の皮膚が鍼体に直に触れることが禁止されているため、日本の鍼挿入法などを行う際は指サックまたは滅菌ガーゼなどを用いて鍼体を保持する必要がある。使用する鍼は日本のセイリン鍼をはじめ、中国・韓国製などさまざまな種類の鍼が使われている。いずれも一穴に1本使い捨て滅菌鍼管鍼を使用することが法律で決められている。また、灸治療では直接灸は認められていないため、知熱灸や隔物灸などを使って施術することが多い。スポーツの現場においては煙を出すことが禁止されている場所も多く、知熱灸には無煙棒灸を使用し、透熱灸は紫雲膏を置くなどして米粒大艾や糸状灸も焼ききらず皮膚に損傷が起こらないように注意して施術を行っている。

6）アメリカでの中医学

アメリカの東洋医学教育は、中医学の『黄帝内経』を基礎教育として漢方薬学を交えて細かく学んでいく。私はカリフォルニア州の認定する鍼灸大学で、中国人の医師から中医漢方薬学と治療教育を受けることができた。これは自分にとって東洋医学に対する考え方や知識をさらに深めることができたとともに、漢方薬学から表される「弁証論治」とその治療法などの知識が加わり、自分の治療に対する考え方が幅広くなったと感じる。そして患者と向き合ったときに、今まで以上にさまざまな角度から人の身体を診ることができるようになり、解決の糸口がよりつかみやすくなったと思える。

7）ドライニードリング

近年、アメリカのスポーツ界では、鍼灸師の施

術する鍼治療と似た「ドライニードリング」という手技・治療法がPTや医師、医療資格者の間で行われている。これは、ある医師が筋・筋膜の痛みに皮下注射針を使ってトリガーポイントを刺激して痛みをやわらげたり、皮下に薬物を注射して治療をしたのが始まりといわれている。通常使用する鍼は寸3〜6−3番〜8番で、施術方法はトリガーポイント、モーターポイント、および各阿是穴に置鍼する。パルス通電などは併用しない。脊髄反射効果を狙ったゲートコントロール・セオリーに基づく治療法である。医師をはじめPTやカイロプラクターおよび各医療資格者は講習会を受け、認定証が発行されて施術をすることができる。各州によって法律が違い、鍼師以外は施術ができない州もある。また、ドライニードリングはアメリカ保険医療機関が保険適用項目に指定しており、患者は保険診療を受けることができる州もある。鍼灸師の行う鍼治療とは区別されているといわれている。

8）マッサージ

アメリカでは一般的に「マッサージ」とはスパなどの施設でみられる「リラクゼーション」の一部という認識があり、スポーツ界でのマッサージも治療のための手技療法ではなく、現場でリハビリテーションおよびコンディショニングプログラムのなかに組み込まれる、ローションなどを用いた軽擦法で、時間も5〜10分程度の短い手技として使われることが多い。

一方で理学療法の一部の治療として認識されている手技療法で、セラピューティックマッサージ（Therapeutic Massage）、ソフト／ディープ・ティッシュー（Soft/Deep Tissue）、筋膜リリース（Myofascial Release）、アクティブ・リリース（Active Release Technique/ART）など、特別な施術名を付けて呼ばれている手技療法などがスポーツの世界でよく使われ、これらの手技療法は総称して「ハンズ・オン（Hands On）」や「マニュアル・セラピー（Manual Therapy）」と

呼ばれ、施術時間は20分程度から長いときは1時間ほどかけて行う場合がある。

将来アメリカでスポーツの現場で働くセラピストを目指す者は、日本で勉強できる指圧・あん摩・マッサージの手技をしっかり身につけておくと他の手技療法も受け入れやすく、鍼灸治療においても患者の皮膚に触れたときの手指と脳の感覚が磨かれ、取穴や治療をする際に大変役に立つと思われる。

2. 現場における東洋療法

現場における東洋療法は、基本的に理学療法の一部として考えられている。頻繁に起こり得る整形外科的疾患に対して、PTやアスレティックトレーナーとともにリハビリテーションやコンディショニングを行う際に他の理学療法と協力・補助し合いながら治療・施術を進めることが必要だからである。治療の目的としては「リンパ液・血液の流れを促進し、身体を温め、血液栄養を身体各部に行き渡らせ、自然治癒能力を促進し、免疫機能を活性化する」ことである。その結果として、①疲労の除去、②精神的安定性の向上、③筋肉の弛緩と柔軟性の向上、④関節の動きの改善、⑤痛みの改善などにつながり、スポーツ外傷・障害に対してとても有効な治療の一つと考えている。

東洋療法では、損傷部位や局部の炎症や熱、痛みを取り除くことにフォーカスするのではない。身体に起こる問題は他の身体部位および内外のバランス、なかでも「陰、陽、表、裏、寒、熱、虚、実」のバランスが人体の正気の強弱、病変部位の深浅、病邪の盛衰などに影響を及ぼし、その歪みが部分的なリンパ・血行の滞りや冷え（虚）、そこから発生する熱（虚熱）などを起こして病や外傷・障害の原因となると考えて治療を進めていく。そのため東洋療法の考え方・目的・有効性を選手やスポーツメディスンチームのスタッフにあらかじめよく説明し理解してもらったうえで、西洋医学ベースのコンディショニング、治療、リハビリ

1. 総論

2. 現場で必要な知識

3. 各論

4. 鍼灸マッサージの有効性

5. スポーツ現場の実際

第5章2節　野球　291

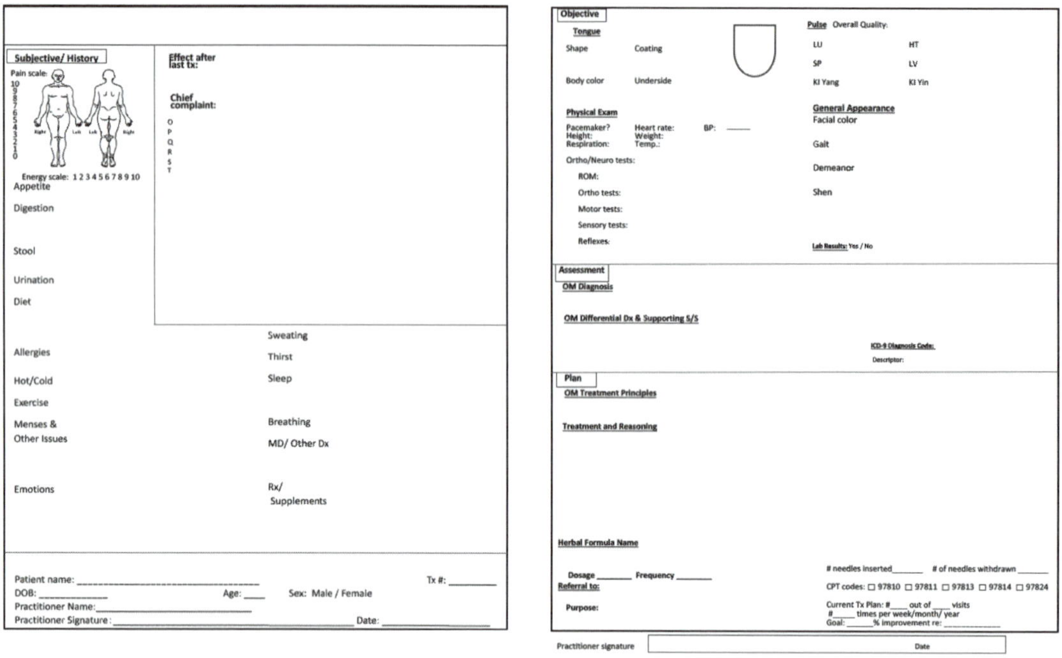
Subjective/ History
Pain scale:
10 9 8 7 6 5 4 3 2 1 0
Right Left Left Right
Energy scale: 1 2 3 4 5 6 7 8 9 10
Appetite
Digestion
Stool
Urination
Diet
Effect after last tx:
Chief complaint:
O P Q R S T
Allergies
Hot/Cold
Exercise
Menses & Other Issues
Emotions
Sweating
Thirst
Sleep
Breathing
MD/ Other Dx
Rx/ Supplements
Patient name: ____ Tx #: ____
DOB: ____ Age: ____ Sex: Male / Female
Practitioner Name: ____
Practitioner Signature: ____ Date: ____

Objective
Tongue
Shape Coating
Body color Underside
Pulse Overall Quality:
LU HT
SP LV
KI Yang KI Yin
Physical Exam
Pacemaker? Heart rate: BP: ____
Height: Weight:
Respiration: Temp.:
Ortho/Neuro tests:
ROM:
Ortho tests:
Motor tests:
Sensory tests:
Reflexes:
General Appearance
Facial color
Gait
Demeanor
Shen
Lab Results: Yes / No
Assessment
OM Diagnosis
OM Differential Dx & Supporting S/S
ICD-9 Diagnosis Code:
Descriptor:
Plan
OM Treatment Principles
Treatment and Reasoning
Herbal Formula Name
Dosage ____ Frequency ____
Referral to:
Purpose:
needles inserted____ # of needles withdrawn ____
CPT codes: □ 97810 □ 97811 □ 97813 □ 97814 □ 97824
Current Tx Plan: #____ out of ____ visits
#____ times per week/month/ year
Goal: ____% improvement re: ____
Practitioner signature Date

AIMC (2003)

図2　筆者が使用しているカルテ

計画のなかに組み込まれて施術を行っていくことが必要である。

3. 種目特異性的に多い疾患としての外傷・障害の治療例

1）自然治癒力を高めることを目的とした治療

毎日の過酷な勝負の世界で戦うアスリート、特に野球という種目では精神的な安定性とコントロールがとても必要とされる。そのため、毎日の身体・メンタルのコンディションづくりは必要不可欠である。病気やけがをして戦線を離脱した選手のリハビリはもとより、登板日までのコンディションを考える投手、チーム戦略・選手起用を指揮する首脳陣などの精神的負担は計り知れない。頭痛や消化器系の問題なども多く、何種類もの薬を常用する代わりに副作用の少ない東洋療法を取り入れ、自然治癒力を高めることで治癒効果が期待できる。

A：主な症状例

頭痛、偏頭痛、不眠、眼精疲労、腹痛、下痢、便秘、食欲不振、手足の熱感、倦怠／疲労感、など

B：東洋医学的診断方法

①問診
②腹診
③舌診／脈診
④触診（身体各部）

C：東洋医学的診断（例）

①脾虚症（Spleen Deficiency）：倦怠／疲労感、食欲減退、胃腹痛、平滑脈
②腎虚症（Kidney Deficiency）：気力／体力低下、頻尿、耳鳴り、関節痛
③肝虚症／肝実症（Liver Qi Stagnation under the Qi Deficiency）：頭痛、偏頭痛、精神的不安・心配・イライラ、悪夢、不眠、喉の渇き、左臍部押圧時の不快感、速脈、紅舌

D：治療（例）

①腹部は鍉鍼もしくは接触鍼ののち、灸治療

（透熱灸）

②背部・四肢部は置鍼（要穴他）ののち、灸治療（知熱灸）

2）術後のリハビリ計画に東洋療法を組み入れたプログラム例

近年、頻繁に行われている内側側副靱帯再建術（Tommy John surgery：TJS）の術後に行う、西洋医学ベースのリハビリプログラムに組み込まれた東洋療法による統合医療治療の略例を紹介する。

A：術後回復期（1〜7日）

①目的：炎症・腫脹・疼痛の軽減、ROMの回復、筋萎縮の遅延

②東洋医学的治療計画：自然治癒力・免疫機能・回復力の促進、精神的不安・不眠、痛みの改善（毎日）

③治療：自然治癒力を高めることを目的とした治療。

腹部は鍉鍼もしくは接触鍼ののち、灸治療（透熱灸をしてから腹部の張りや圧痛、皮膚感覚の変化をみる）。背部・四肢部は鍉鍼もしくは接触鍼ののち、置鍼（要穴他）と灸治療（知熱灸）

B：早期リハビリ期（2〜3週）

①目的：肘関節可動域の回復（ブレースロック解除）

②治療計画：自然治癒力・免疫機能・回復力の促進、筋肉疲労の軽減（毎日〜週3日）

③治療：腹部に鍉鍼もしくは接触鍼ののち、灸治療（透熱灸）。背部・四肢部は鍉鍼もしくは接触鍼ののち、置鍼（要穴他）と灸治療（知熱灸）。体部各筋肉・軟部組織の修復の補助を目的とした鍼灸治療（知熱灸）、初期瘢痕組織のモビライゼーション

C：中期リハビリ期（4〜7週）

①目的：肘関節全可動域の確保、固有受容器の機能回復、筋力向上

　a）4週目：肘関節可動域 運動（ブレース）

　b）5週目：肘関節完全伸展（ブレースの除去）

　c）6週目：肘関節全可動域の自動運動（0〜145度）

　d）7週目：肘関節全可動域運動プログラム・PNF対角パターン（軽）

②東洋医学治療計画：自然治癒力・免疫機能・回復力の促進、筋肉疲労の軽減、軟部組織の柔軟性向上、関節運動回復の補助（週3日）

③治療：腹部に鍉鍼もしくは接触鍼ののち、灸治療（透熱灸）。背部・四肢部は鍉鍼もしくは接触鍼ののち、置鍼（要穴他）と灸治療（知熱灸）。体部各筋肉・軟部組織の柔軟性向上治療を目的とした鍼灸治療（知熱灸）、初期瘢痕組織のモビライゼーションと軽いマッサージ（10分）

D：アドバンス期（8〜14週）

①目的：肘関節全可動域の確保と維持、上下肢筋力向上、全身運動の開始

　a）8週目：肘関節伸展・屈曲抵抗運動の開始（マニュアル）

　b）10週目：肘関節抵抗運動の継続（マニュアル）

　c）12〜14週目：アイソメトリックマシーン・ウエイトトレーニングの開始、ゴルフスイング、水泳

②治療計画：身体能力・関節運動向上の補助、筋肉疲労の軽減と回復力の促進、神経筋促通の補助（週2日）

③治療：腹部は鍉鍼もしくは接触鍼ののち、灸治療（透熱灸）。体部各筋肉・軟部組織の柔軟性向上を目的とした鍼灸治療（知熱灸）、瘢痕組織のモビライゼーション、筋疲労回復のためのマッサージ（10〜15分）、頭部鍼や耳鍼治療（＋手技療法）

E：回復期（14〜32週）

①目的：肘・手関節のストレングス・プログラムの継続、上肢筋力向上、固有受容器の機能回復、現場復帰

　a）14週目：肘関節抵抗運動の継続、プライオメトリック、エキセントリック抵抗運動、含む）

b）16週目：インターバル投球プログラム開始（Thrower's Ten Program）

c）22〜24週目：投球プログラムの継続

d）30〜32週目：技術練習

②治療計画：筋肉疲労の軽減と回復力促進、関節運動向上の補助、神経筋促通の補助（週2日）

③治療：腹部への鍉鍼もしくは接触鍼や灸治療（透熱灸）、体部各筋肉・軟部組織の柔軟性向上を目的とした鍼灸治療（知熱灸）、筋疲筋疲労回復のためのマッサージ（10〜15分）、頭部鍼や耳鍼治療（＋手技療法）

3）先発投手の中4日リカバリーサイクルのなかに組み込まれた東洋療法の略例

A：登板日

・身体各部のストレッチのみ

・治療なし

B：登板翌日

・心肺機能トレーニング（水泳、水走、ステイショナリーバイク、長距離ランニング、階段昇降）、肩関節、インナーマッスルトレーニングとストレッチ

・治療：腹部への鍉鍼もしくは接触鍼や灸治療（透熱灸）、体部各筋肉・軟部組織の柔軟性向上目的の置鍼や灸治療（知熱灸）、筋疲筋疲労回復のためのマッサージ（10〜15分）

C：中日1

・コンディショニングトレーニング1（ラン各種）、ウエイトトレーニング（上半身）

・治療なし

D：中日2

・コンディショニングトレーニング2（アジリティードリル各種）、ウエイトトレーニング2（下半身）、インナーマッスルトレーニング

・治療：腹部への鍉鍼もしくは接触鍼や灸治療（透熱灸）、背部・四肢部への鍉鍼もしくは接触鍼や置鍼（要穴他）、灸治療（知熱灸）、コンディショニングマッサージやART（20〜30分）

表1　通常行われる理学療法治療サイクルのなかに組み込まれた東洋医学療法の一例

①ホットパック（5分）または全身ワールプール温浴（10分）

②鍼治療（置鍼）（10分）または、局所低周波治療／鍼通電パルス治療（3〜5分）

③局所灸治療（透熱灸）（10分）

④局所超音波治療（3.3Hz、10〜12mv）（5分）

⑤局所レーザー治療（10分）

⑥軽擦マッサージ（ローション使用）（5分）

⑦頭部鍼・耳鍼＋手技療法

⑧ATC/PTとのコンディショニングストレッチ

E：登板前日

・最終チェック日。ストレッチ主体の運動のみ

・治療なし

4）その他の整形外科的疾患に対する理学療法の一部にあてはめた局部的なアプローチとしての統合医療

　通常行っている東洋療法は、他の理学療法や運動療法と合わせた治療計画のなかに組み込まれる（表1）。そのため次の治療が後に控えており、費やせる時間が非常に短い。治療院やクリニックで行うように、長い時間をかけて身体前後面に置鍼をして寝かせておけるような時間はなく、短いときは5〜10分程度、長くても15〜20分で次に行うメニューに移動しなければならない。そのため、手際のよい作業と短時間で治療効果を出さなければならないという使命もある。現場で行われている理学療法の一例を表1に示した。

　定期的な医師の診断をもとに、ヘッドトレーナーやPTとの話し合いと指示により、理学療法の一部として低周波治療を局部パットを使う代わりに、鍼（寸6−3〜5番鍼）を使い、置鍼をした鍼にパルス通電を併用して、硬結、麻痺、機能不全などがある筋肉に対して局部的に電流を流す方法を用いる場合もある。時間は3〜5分と短い時間で行う。

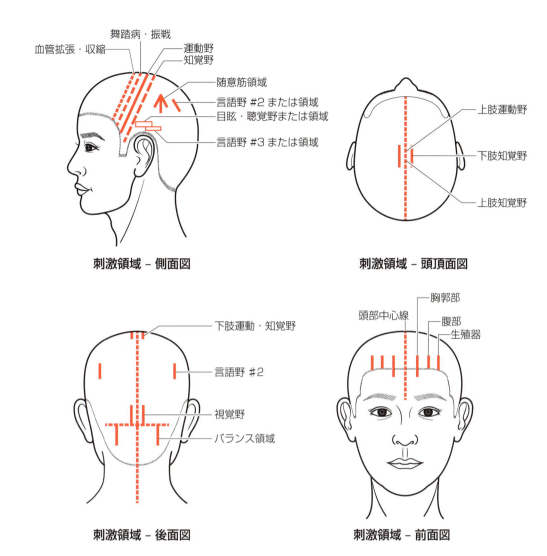

図3　頭部の取穴部位

5）頭部鍼と耳鍼

英語で、頭部鍼はSkull Acupuncture Therapy、耳鍼はAuricular Acupuncture Therapy/Auriculotherapyと呼ばれる。

使う鍼は中国製の短鍼で、適切なポイントを決め、進入角度や深さを考慮したうえで鍼管を用いず直接刺鍼する。頭部・耳の取穴は、ともに患者が押圧を強く感じるポイントを重視している（図3）。特に耳の取穴は細い鍉鍼などで押圧を加え、注意深く反応の出ているポイントを探し出して刺鍼する。

頭部や耳の穴への鍼治療は、置鍼している間に体幹や四肢が自由に運動できることで、ストレッチ療法や手技療法を組み合わせると筋肉弛緩や運動機能改善効果も増し、アスリートのコンディショニングづくりに大変有効である。

4. 今後の展望

先にも述べた東洋療法の特有の効果を発揮できる治療の一つとして、「自然治癒力を高め、免疫力や身体の回復力を促進させる」対症療法が挙げ

られる。術後のリハビリテーションなど長い時間を費やすケースなどでは運動できる部位や時間が限られ、その他の身体部位の筋力の低下または血行障害による組織の冷えを招き、治癒に時間がかかるケースも考えられる。鍼灸治療により身体の内外面のバランスを整えることで、リンパ液や血液の流れを促進させ、自然治癒力を高め、リハビリテーションに費やす時間を少しでも短縮できるという効果が望めるため、スポーツ医療には大変有効な治療である。しかしながら、日々のリハビリ運動と単調な生活の繰り返しで精神的負担が大きく、目にみえる即時治療効果を期待する選手とスタッフに対して、リハビリテーションのなかに鍼灸治療を浸透させることはなかなか難しい。1日でも早く戦列に復帰できるように、東洋療法の効果を十分説明をしたうえで、我慢強く選手と常に心のキャッチボールをするよう心がけ、二人三脚で治療を進めていけるようになれば、西洋医学と東洋医学の本当の統合医療が行えると考えている。また、異国の医療文化に東洋医学が溶け込み、一人でも多くの人々に理解されて日々の生活のなかに受け入れられるように努力していくことが、今の私たちのできることと考える。

【小川波郎　略歴】
日本鍼灸マッサージ師・日本体育協会AT、全米／カリフォルニア州認定鍼灸師・マッサージ師、NATA認定ATC、ART認定セラピスト。日本鍼灸理療専門学校卒、渡米。以来、各スポーツ分野で鍼灸マッサージセラピストとして選手やチームに従事（MBA、CART、IRL、NASCAR、USPTA、他）。2008年よりメジャーリーグ、サンフランシスコジャイアンツ・チームセラピストとしてチームに帯同、3度のワールドシリーズ優勝経験を持つ。

Chapter 5-3

③節 女子バスケットボール

1. 現場でのポジション

　公益財団法人日本バスケットボール協会（以下、JBA）の技術委員会には、男子・女子代表強化部会、アンダーカテゴリー強化部会、ユース育成部会が設置され、日本代表、ユニバ、U19、U18、U17、U16、ジュニアユース・ユースキャンプ（U12〜14）など、年代ごとに強化・育成事業が実施されている。

　JBAではこれらに参加する選手をサポートするため、男女それぞれ1人の専任トレーナーを雇用している。通常、各カテゴリーの合宿・遠征・大会には2人のトレーナーが派遣される。そのため、専任トレーナーはアシスタントトレーナーとともに、すべてのカテゴリーをサポートできる体制を整えている（図1）。

1）専任トレーナーとアシスタントトレーナーの役割

A：専任トレーナー（1人）

　2009年から導入。ヘッドトレーナーとして活動を行う。主な業務を以下に記す。
①合宿・遠征・大会中に発生した外傷・疾患への対応や体調管理（睡眠、食事、月経など）
②各カテゴリーの総括・指導者、JBA担当者とスケジュールや参加選手の情報管理
③選手の個人記録の管理（既往歴、現病歴、予防接種、ケアなどの記録）
④チームスタッフ（コーチ、マネージャーなど）、ドクター、アシスタントトレーナーとの連携
⑤参加選手所属チームのトレーナー、保護者（未成年者の場合）との情報交換
⑥選手に対する教育活動
⑦ドーピングの啓蒙

⑧セルフケアおよびリハビリ指導
⑨外部講師による講習会の実施（栄養、睡眠など）
⑩遠征先・大会開催地の情報収集（移動時間、時差、気候、住環境など）
⑪テーピング、物理療法機器などの備品管理
⑫学会などにおける講演活動
⑬その他

B：アシスタントトレーナー

　アシスタントトレーナーまたはヘッドトレーナーとして活動を行う。

　合宿・遠征・大会に参加し、専任トレーナーのアシスタントまたは、専任トレーナーが不在の場合（他のカテゴリーの活動に帯同中など）はヘッドトレーナーとしてチームのサポートを行う。

2. リオオリンピックに向けた取り組み

　アテネオリンピック（2004年）からリオデジャネイロオリンピック（2016年）まで女子日本代表トレーナーが行ってきた取り組みについて紹介する。

1）教育・啓蒙活動

A：研修会・勉強会の開催

・JBAトレーナー研修会（年1回、一般参加）
・集中研修会（年1回、サポートトレーナーおよびWリーグトレーナーのみ参加）
・バスケットボールトレーナー勉強会（年複数回、一般参加）

B：外傷予防の普及

・ジュニア向け外傷予防プログラムの作成
・U12ブロックエンデバー医科学講習

第5章3節　女子バスケットボール　297

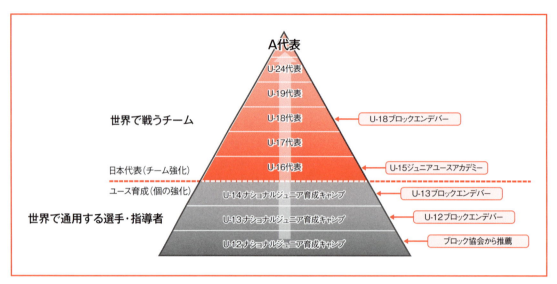

図1　JBA強化・育成体制（2016年度）

2）現場での情報収集と情報伝達

A：各選手のコンディショニングファイルの作成

代表活動時以外は選手が管理・保管し、合宿・遠征・大会などに参加する場合に持参する。

代表トレーナーと選手または選手所属チームのトレーナー、選手の保護者との情報共有を行う。ファイルには、既往歴、現病歴、ケアの記録、リハビリ内容、合宿・遠征・大会中に発生した外傷・障害・疾病などの報告書、その他の課題などが収納されている。

B：コンディショニングアンケートの実施

参加選手に事前にアンケートを実施し、代表活動に支障があるような外傷・障害や疾病の有無を確認する。そのほか、テーピング使用の有無なども確認し、合宿などの準備の参考とする。

C：集合時の体温測定

チーム内での感染症の蔓延を防ぐため、合宿の初日は集合時の体育館入室前に体温測定を実施する。37度以上の熱発が認められた場合は、十分に水分摂取しながら休憩を取らせた後、再測定する。

D：トレーナー報告書の作成

合宿・遠征・大会などの終了時は、選手ごとに外傷・障害・疾病などの状況を記した報告書を作成し、チームスタッフ、保護者へ選手の状況を報告する。医師が帯同した場合は、診療情報提供書も別途手渡している。

3. バスケットボールに多い疾患と治療についての考え方

1）バスケットボールに多い疾患

バスケットボールは足関節捻挫が非常に多く、次に膝の外傷・障害、腰痛症など、下肢に集中していることが特徴的である。急激なストップ、ジャンプ、ダッシュ、ターンが多く、コンタクトを伴う競技であることが原因と考える。

受傷直後は、応急処置としてRICE処置を行い、必要であれば医療機関を受診し、医師の診断を仰ぐ。

治療施術の際は、初めに機能評価（問診、視診、触診、整形外科的テスト）を行い、炎症所見や筋力低下、関節可動域制限や関節不安定性、マルアライメントなどの機能障害の程度を確認してから施術を行っている。

2）治療について

外傷・障害時の主な治療方法は、以下の通りである。

　①アイシング
　②マッサージ
　③鍼灸（毫鍼、円皮鍼、鍼通電）
　④物理療法（超音波、干渉波、微弱電流、温熱など）

腫脹、痛みなどの炎症症状や、しつこい張りなどには鍼治療が有効で、スポーツ現場で用いることが多い。代表合宿では、夕食後から就寝までの3時間で複数名の施術を行うため、一人当たり40分から1時間程度で治療効果を上げていかなくてはならない。そのため、外傷・障害の程度によって治療方法を何種類か組み合わせることで、短時間でも効果ある方法を行っている。

また、一時的に患部の痛みを取り除くだけではなく、全身の身体状況（姿勢、患部外の柔軟性や筋力低下、動きの癖など）から外傷・障害をみて疾患の原因を探り、再発しないために患部のメディカルリハビリテーションやアスレティックリハビリテーションの指導が必要である。特に高校生以下の選手は、チームに常駐のトレーナーが在籍していることはまれで、受傷後に低下した機能を回復しないまま競技復帰し、再受傷することが少なくない。代表合宿に来た際、痛みを訴える選手に対して、病態の説明、現在行うべきメディカルリハビリテーション、アスレティックリハビリテーションやセルフケア方法など、コンディショニングを指導し、学校に戻っても継続できるように指導している。

3）足関節捻挫への取り組み

各年代の日本代表まで選出される選手の競技開始年齢の多くは、小学生、遅くても中学生からで、ほとんどの選手が足関節捻挫を経験している。多くの選手や指導者は足関節捻挫を軽視する傾向があり、重症度にもよるが、足関節捻挫の既往がある選手は機能障害が残存していることが多い。足関節の機能障害をそのままにしておくと、不安定性や可動域制限によって、アライメント異常や不良動作が生じ、これら不良動作により膝や腰への負担が増し、外傷・障害の原因となっている。

足関節捻挫を繰り返す選手の足関節の不良動作をヒールレイズ動作で確認することができる（図2）。

小趾球荷重の場合（図2左）、足関節が内返し動作となるため、再捻挫を来たす恐れがある。この不良動作の原因は、足関節外側靭帯の緩みによるものだけでなく、腓骨筋や母趾屈筋、総趾屈筋の筋力低下が考えられるため、チューブやタオルを使ってリハビリトレーニングを行う必要がある。また、後脛骨筋の緊張により内返し動作が強くなっている場合もあり、ほぐすことで母指球に荷重しやすくなる。

スポーツ現場では、痛みを取るだけではなく、前述したような足関節周囲の機能が改善してから徐々に競技復帰することで、再受傷の防止ができると周知徹底する必要がある。

4）パワーポジションの重要性

バスケットボールは主にパワーポジションが基本姿勢となる（図3）。この基本姿勢を正しく取れるよう、JBAでは現在、小学生（ミニバス）からパワーポジションの啓蒙に取り組んでいる。

正しいパワーポジションを取るためには、身体各部の機能を適切な動作ができる状態に維持しておくことが重要となる。

一例として、足関節が硬い場合、パワーポジションを取ろうとすると足部外転、内側アーチの低下などの代償運動が生じ、その結果、下腿外旋、膝外反位（knee-in toe-out）となりやすい。また、後方重心となりやすく大腿四頭筋の負担が増える（図3）。これら不良動作で急激なストップ動作や方向転換を繰り返すと、膝関節へのストレスが強くなり、ACL損傷、ジャンパー膝などの外傷・障害につながることが多い。

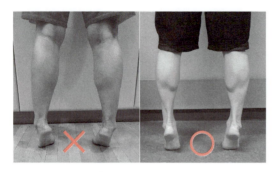

図2　ヒールレイズ動作

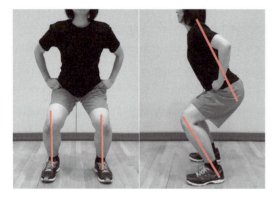

図3　正しいパワーポジション

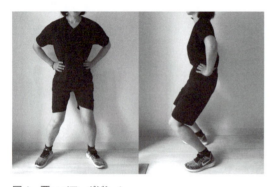

図4　悪いパワーポジション

4. 練習前後に行うケアや東洋療法

1) 練習前

　代表合宿では、練習前に既往のある部位の補強トレーニングと、柔軟性が低下している部位のセルフケアやストレッチを各自行っている。選手自身では十分なストレッチができない場合、トレーナーが補助で入ることもある。筋の張りが強い場合に患部のマッサージを行うこともあるが、筋が緩み過ぎない程度に留めている。

2) 練習後

　練習後はけがを抱えている選手を中心に、ケア時間を設定している。シニア選手は病態の確認をしてから一人当たり40分から1時間程度施術を行う。マッサージ、スタティックストレッチ、鍼灸、物理療法が主な治療方法である。ジュニア選手は、自己管理の方法を身に付ける必要があるため、病態の確認後、病態の説明とセルフケア方法を指導する。その場で改善の有無を確認し、必要に応じてトレーナーがマッサージ、スタティックストレッチ、鍼灸、物理療法を行う。

5. 試合前後に行うケアや東洋療法

　試合前後に行うケアは、練習時とほぼ変わりはない。ただし、鍼治療に関しては筋が緩み過ぎると、試合当日選手が違和感を生じることがあり、張り緩和目的の鍼治療は、試合前日は避けることがある。

6. 今後の展望

　現在、専任トレーナーとともにアシスタントトレーナーが派遣され、各代表合宿や世界大会に帯同している。専任トレーナーを中心にトレーナー活動をすることで、一貫したサポートが可能となった。システムだけでなく、身体の使い方、必要な筋力や持久力、柔軟性の確保、セルフケア指導など、各年代に合わせた指導を行い、一人でも多くの選手が日本代表選手として活躍できること、また多くの選手が競い合うことで、日本のバスケットボール競技のレベルを底上し、世界で上位の競技になるよう、バスケットボール界の発展に貢献していきたいと考えている。

【伊藤由美子　略歴】

鍼灸マッサージ師、日本スポーツ協会認定アスレティックトレーナー。日本鍼灸理療専門学校卒業後、整形外科勤務、富士銀行株式会社女子バスケットボール部専属トレーナー、公益財団法人日本バスケットボール協会専任トレーナーを務める。数々の世界大会ほか、アテネオリンピック競技大会、ロンドンオリンピック世界予選、リオデジャネイロオリンピック競技大会（8位入賞）などに同行。全日本テニス選手権オフィシャルトレーナーの経験もある。

【津田清美　略歴】

鍼灸マッサージ師、日本スポーツ協会公認アスレティックトレーナー。早稲田大学大学院スポーツ科学科修士課程修了。（株）日本通運、（株）シャンソン化粧品、アイシン・エィ・ダブリュ（株）ほか、全日本女子バスケットボールチームトレーナーとしてアトランタオリンピック（7位入賞）、世界選手権、アジア大会などに同行。陸上競技日本代表トレーナーとして世界陸上（東京大会、セビリア大会、エドモントン大会、パリ大会）に同行もしている。

Chapter 5-4

④節 視覚障がい者柔道

1. 現場での自身のポジション

1) 視覚障がい者柔道について

　パラリンピックの柔道は、視覚障がい者のみで行われる競技種目である。水泳などの他の種目のように、切断などの肢体不自由や知的障がい選手の試合はない。ルールは、基本的には健常者のものと同じであるが次の2点が異なる。①お互い組んでから試合が始まること、②組んでいた者が試合途中で離れた場合、「まて」がかかり、試合開始の状態に戻って再開されることである。体重別階級も、選手の視力に関係なく健常者と同じである[1]（見え方によるB1・B2・B3のクラス分けがあり、同じ1勝でもほぼ全盲であるB1選手の得られるポイントは高くなる）。

2) 活動内容

　筆者は2014年よりNPO法人日本視覚障害者柔道連盟の強化スタッフとして、その後、ハイパフォーマンス・サポート事業のスタッフとしてリオデジャネイロ・パラリンピック（以下、リオパラ）に参加した。

　主な活動内容は、試合会場や合宿所での選手のケア、定期的な体力測定、映像収集（全国大会、強化合宿、国際大会に帯同し、日本人選手、海外選手のどちらも記録した）であった。情報の分析は、晴眼の大学柔道経験者が行った。その他に、視覚障がい者選手に特化した体力測定方法や情報提供のための新たな方法（図1）の開発も、共著者らとともに行った。

2. スポーツ現場における具体的な活動・関連職種との連携方法

　大会や合宿中、医師の指示のもと、各種テーピングや急性期の外傷などについては柔道整復師が担当し、練習後の疲労の除去や慢性疾患などについては鍼灸師らが担当した。他の医療資格保有者、監督・コーチとの連携を密にし、選手の状態を、予後を含めて正確に伝え、ケアに当たるよう心掛けていた。

　スタッフの構成（選手村外スタッフを含む）は、リオ・オリンピックのメディカルスタッフがドクター2人、トレーナー2人[1]で、パラリンピックではドクター1人、トレーナー6人（トレーナー内訳：柔整師4人、鍼灸師2人）であった。

3. 柔道で多い疾患と治療

1) 急性期の処置

　種目別事故発生率（図2）をみると、アメフト、ドッジボール、ラグビー、柔道（4.8%）の順で、柔道は全体の第4位[3]。他競技の平均2.2%と比較しても2倍以上高い。部位と外傷については特定の部位が突出して多いということはなく、足から膝、腰、肩、上肢の各部位で10〜16%の割合で外傷が発生している。外傷の種類は、捻挫と骨折が全体の70%を占める。特に足趾、鎖骨の骨折、足関節捻挫が多くみられる[4]。

　特に柔道で問題になるのは、頚椎・頚髄損傷、急性硬膜下血腫・脳震盪などの重大な事故の発生である[5]。選手が倒れた場合、選手周囲の安全を確保し、身体を動かさないよう注意しながら声を掛ける（表1）。もし意識がない場合は呼吸・脈

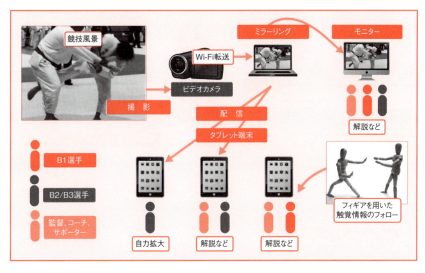

図1　視覚障害者選手のための現場での試合状況を確認できる情報フィードバックシステム

拍を確認し、必要な場合には人工呼吸や胸骨圧迫を行う。呼吸の確認は、死戦期呼吸にも注意する。救急車の要請も速やかに行う。意識があっても手足の動きが悪くなったり、しびれの出現が認められるなどの場合は脊髄損傷をまず疑い、プレーに戻したり、放置したりせず、医師の受診を優先する[5]。急性硬膜下血腫は脳への損傷が大きい場合には受傷直後より意識障害が起きるが、血管の損傷の場合は受傷直後には自覚症状がないことも多い。少しでも疑いがある場合は、速やかに医療機関を受診させる[6]。

視覚障がい者と健常者での障害部位別発生頻度を比較するとほぼ同じ分布を示すが、視覚障がい者では突き指などの手指の障害と上肢の障害が多く発生する傾向が認められた[7]。突き指が多い原因としては、組んで始めることにより手が道着に巻き込まれることで発生した例が多くみられた。上肢の障害はトレーニングの過負荷によると思われるものが多くみられたが、海外選手との引き手争いで力負けしてしまうことへの対策の結果生じたものと考えられた。そこで、図3のような引き手の強さを評価し、またトレーニングもできる機器を開発した。評価では、大学柔道選手に比べて持続力が弱い傾向が認められたことから、その対策を行っている。

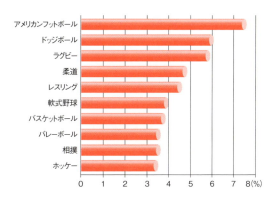

(公益財団法人日本体育協会. スポーツ安全協会要覧2016-2017. 7をもとに作成)

図2　種目別事故発生率上位10種目

表1　現場における頭頸部外傷の判定方法

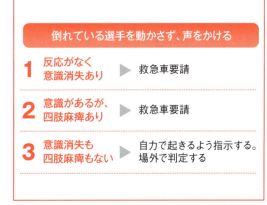

(麻生敬ら. 公認アスレティックトレーナー専門科目テキスト8 救急処置. 財団法人日本体育協会. 2007. 91より一部改変)

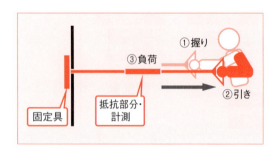

図3　引き手の強さ評価・トレーニング

2）通常に行うケアや東洋療法

　柔道では回転運動などでアップを行い、打ち込み、投げ込みといった基礎練習の後、乱取りなどの本格練習が始まる。これらの練習前にテーピングやストレッチ（動的なものが中心に）が行われる。練習後には各選手の状態に合わせアイシング、ストレッチ（静的なものが中心）、PNF（固有受容性神経筋促通療法）、鍼治療、マッサージを行う。

　筋損傷が発生した場合は、急性期としては現場ではRICEを最優先し、その後に医師の指示のもとにその他の物理療法やアスレティック・リハビリテーションを開始する。鍼治療は初期では切皮程度の置鍼とし、ある程度炎症状が改善してから通常の治療を行う。

　慢性疾患や疲労では、全身の場合はマッサージを中心に行う。局所の場合は疲労している筋、拘縮している筋を特定し、その筋に対して低周波鍼通電や単刺などの鍼治療やマッサージを行うとともに、同時になぜその部位に障害が起きたのかを考える必要がある。実際の例としてハムストリングス（片側）に障害がみられた場合、環境などの外的要因のほかに内的原因として、①左右のハムストリングスのバランスが悪い、②拮抗筋とのバランスが悪い、③殿筋がうまく使えずハムストリングスに負担がかかっている、などが考えられ、それぞれについて検討し、再発予防のための対応が求められる。

　特に③の場合にはFMSなどで選手の状況を正確に把握し、その状態によりコレクティブエクササイズなどの導入も必要になる。可動域制限が認められる場合、筋膜の滑走に原因があることもある[7]。鍼治療の方法としては、筋膜の滑走が悪い場合は近接する2つの筋に違う周波数で通電することにより改善することがある。また、PNFもマッサージや鍼治療で筋緊張がある程度改善した後に行うと、可動域の改善により有効である。

3）試合前・後に行うケアや東洋療法

　試合前・後のケアでは、普段の練習と大きく変わることはない。試合前に風邪をひいた場合なども含めて、ドーピングの禁止物質に関連して市販の風邪薬を服用できないことも多い。そのような場合に風邪の諸症状に対する治療法の一つとして、東洋療法的な考えに基づいた治療法を習得しておくことは現場で有用であると考える。

4．今後の展望

1）リオパラにおける成果と今後の問題点

　リオパラに向けて、選手のケア、（視覚障がい者の特性にあった）体力測定、映像収集、視覚障がい選手への情報伝達方法の開発などを行ってきた。その結果、けがや疲労のために練習が制限されることが少なくなり、体力測定をすること自体が選手のモチベーションを維持・向上させ、その結果をもとに体力の向上を図ることで競技力の向上に貢献することできた。また、海外選手の映像収集・分析から、対戦する選手への対応にも貢献することができたものと考えている。監督・コーチやスタッフら多くの人の力が集結し、その結果がリオパラでの多くのメダル獲得につながった。一方で、問題点も明らかになってきている。

　海外ではウクライナの活躍が顕著である。その理由として、障がい者が自立して活躍できる選択肢が限られているために、人的資源の集中が起こっていることによるといわれている。日本では、

オリンピック選手でもプロ競技者になることや企業と契約した専属選手として生計を立てることは難しい。障がい者スポーツでは興行収入を見込むことができるほどの規模の種目はなく、企業から注目されるような種目も乏しい。そのため、障がい者アスリートが経済的に自立した競技選手になることは、一層困難である。

視覚障がい者柔道でのメダリストは盲学校出身者や教員が多くいる。彼らは盲学校教員という経済的に自立できる収入、学校という練習環境を得ている場合や、そのような教員に指導されてきたことで継続性のある競技環境を得てきた。障がい者のキャリアパスにもかかわることだが、盲学校、特に鍼灸マッサージの資格を得られる理療科に進学することで、競技に対する医科学的視点、選手自身やチームメイトに対するセルフケアの手段、卒業後の経済的基盤、引退後の後進指導の立ち位置などを同時に獲得できる可能性がある。リオパラのメダリストには、視覚障がい者柔道の存在を知らず、大学在学中に視覚障がいから柔道の継続を断念しかけた選手もいた。鍼灸マッサージの関係者が盲学校理療科と視覚障がい者柔道の道を提示することで、才能ある選手の発掘にもつなげられるはずである。

2）スポーツ領域における東洋療法の専門性の向上と学際的連携

医療技術としてみれば、物理療法機器の発達により、鍼灸マッサージ以外で筋緊張を改善する方法は増えている。一方でこれらの機器は表層に近い筋をターゲットとするものであり、深部の筋にほとんど侵襲なく、ピンポイントでアプローチできる手段は、鍼治療が現在のところ唯一である。

鍼治療は筋挫傷や肉離れをはじめ、深部の筋への治療手段としての有用性は高いが、そのために必要とされる解剖学的知識、手技方法の会得やリスク管理などの習得は欠かせず、競技レベルの高度化に合わせてより高度な専門性の獲得も求められている。また、治療だけでなく、なぜその外傷・

障害が発生したのか原因究明を行い、発生予防のための対策（トレーニングや環境の改善）を立て、その効果を検証することも重要である。これは、鍼灸マッサージ師が単独で行うことのできるものではないため、医師やコーチなど、競技にかかわるスタッフ間での学際的連携が必須となるだろう。視覚障がい者柔道についていえば、監督やチームドクターと、選手の体力データ、外傷・障害の状況や推移などを共有することで、選手の強化計画を論じてきた。

3）障がい者アスリート支援の超高齢社会への応用

ここまで、パラリンピック競技への支援について言及してきたが、今なぜパラリンピックなのかといえば、超高齢社会に突入し、さらに高齢化が進行する日本の将来像（あるいはすでにみえている近未来像）に重なるからである。誰もが時間とともに老いていき、視力は衰え、肢体の不自由さが現れ、認知力も低下する。すなわち、障がい者アスリートへの支援体制の構築とは、すなわち日本の人口の多くを占めることになる高齢者の健康対策の指針にもつながることになると考えられる。加齢によって抱える多様な障がいを認めつつ、健康な生活を送るという、一見して矛盾のある課題に向き合ううえで、障がい者アスリート支援は大きな示唆を与えてくれるものと確信する。東京パラリンピックの開催決定が話題に上っている今こそ、そのような行動につなげる契機になることを願っている。

本内容の一部は、スポーツ庁ハイパフォーマンスサポート事業研究開発プロジェクトの活動によるものである。また日本視覚障害者柔道連盟の許可・協力を得て執筆した。

【廻谷 滋、他】

【参考文献】
1）公益財団法人日本オリンピック委員会ホームページ（リオ デジャネイロオリンピック2016日本代表選手団〔柔道〕）：https://www.joc.or.jp/games/olympic/riodejaneiro/sports/judo/team/（2018年6月）
2）初瀬勇輔．視覚障害者柔道、視覚障がい者のパラリンピックスポーツ（2016年版）．筑波大学ブラインドパラスポーツMTG．2016．43-6．
3）公益財団法人日本体育協会．スポーツ安全協会要覧2016-2017：http://www.sportsanzen.org/content/images/1about_us/yoran.pdf．
4）福427徹，他．スポーツ外傷・障害予防ガイドブック．公益財団法人スポーツ安全協会，公益財団法人日本体育協会．2017．12，65-6．
5）公益財団法人日本体育協会．公認アスレティックトレーナー専門科目テキスト8 救急処置．公益財団法人日本体育協会．2007．83-100．
6）公益財団法人日本体育協会．公認アスレティックトレーナー専門科目テキスト3 運動器の解剖とスポーツ外傷・障害の基礎知識．公益財団法人日本体育協会．2007．157-9．
7）佐藤卓弥，他．視覚障害者柔道選手の外傷・障害実態調査（会議録）．全日本鍼灸学会雑誌．2015．65．218．
8）木村裕明．生理食塩水によるエコーガイド下筋膜リリース．臨床スポーツ医学．33(5)．482-91．

【廻谷 滋　略歴】
筑波大学非常勤講師。（株）東京スポーツ鍼灸代表取締役（小手指4丁目鍼灸院院長）。はり師・きゅう師。日本体育協会公認AT。日本障がい者スポーツ協会公認障がい者スポーツトレーナー。日本陸連A級トレーナー。健康運動指導士。筑波大学理療科教員養成施設臨床専攻課程修了。早稲田大学大学院スポーツ科学科修士過程修了。元・筑波大学スポーツR&D非常勤研究員。日本PNF学会会員。日本臨床スポーツ医学会準会員。

【佐藤卓弥　略歴】
2002年、筑波大学理療科教員養成施設卒業。2010年、同大学院人間総合科学研究科スポーツ医学専攻にて修士（スポーツ医学）。筑波大学スポーツR&D非常勤研究員の後、同大学理療科教員養成施設に非常勤講師で勤める。鍼灸マッサージ師。

【林健太朗　略歴】
東京大学医学部附属病院リハビリテーション部鍼灸物理療法部門医療技術職員。あん摩マッサージ指圧師・はり師・きゅう師。2008年、国際鍼灸専門学校卒業。2010年、筑波大学理療科教員養成施設卒業。2012年、同臨床専攻生修了。国際鍼灸専門学校、こころ医療福祉専門学校専任教員、筑波大学理療科教員養成施設非常勤講師、筑波大学スポーツR＆Dコア非常勤研究員を経て、2017年より現職。

【山本小百合　略歴】
茗溪学園中学校高等学校職員。2013年筑波大学体育専門学群卒業。2015年、同大学院人間総合科学研究科体育学専攻修了。筑波大学R&Dコア非常勤研究員を経て、2017年より現職。柔道四段。

【宮本俊和　略歴】
東京有明医療大学客員教授。1981年、筑波大学理療科教員養成施設臨床専攻課程修了。元・筑波大学大学院人間総合科学研究科スポーツ医学専攻教授・同大学理療科教員養成施設長。1984年から筑波大学陸上競技部の鍼治療を開始した。『スポーツマッサージ』（分担執筆、文光堂）、『スポーツ障害の実際』（編集、医道の日本社）など、スポーツ障害の治療に関する執筆・監修多数。日本視覚障害者連盟強化スタッフ、日本障害者スキー連盟理事。

Chapter 5-5

5 陸上

1. 現場での自身のポジション

筆者は大阪体育大学にてトレーナーという領域で活動する先生、先輩に出会ったことが、この世界に入るきっかけとなった。また、自身が中学から大学にかけてけがを多くしたこともあり、自分のようにけがで思うように競技ができない選手たちのサポートがしたいと考え、大学陸上部の選手たちに自分ができることを考えた結果、学生トレーナーとして活動を開始した。当初は見よう見まねでマッサージをしていたので、文献を読んだり講習会に参加することで次第に知識を吸収していった。その頃、ミズノからスポーツイベントでのトレーナー活動の手伝いを依頼されるようになり、大学四年時には鍼灸学校に通い、大学卒業後はそのままミズノでトレーナーとして契約することになった。

また、公益財団法人日本陸上競技連盟には医事委員会トレーナー部という組織がある。もともとはスポーツメーカーが販促目的で提供していたトレーナーサービスを、陸上競技大会で選手に公平に受けられるサービスにしてほしいという連盟の意向を受けて発足。それから、もうすぐ30年になろうとしている。筆者がナショナルチームの国際大会・合宿への帯同のきっかけとなったのは、同委員会トレーナー部からの依頼であった。これを通じてオリンピック、アジア大会、世界選手権の陸上代表選手たちのサポートを務めるようになり、2006年よりトレーナー部部長として国内の主要大会での大会のサポートやナショナルチームをサポートするトレーナーを育成、選出する立場ともなった。

2. 現場における具体的な活動 関連職種との連携方法

現場での選手のサポートは大会のレベルによって多少に違いはあるが、おおむね試合会場での前日練習のウォームアップ補助、けがのある選手に対するテーピングや徒手での治療を行う。練習後には翌日の試合に向けて疲労除去のためにアイシングやクーリングを行い、コンディションを整えて翌日に備える。治療などは合宿やチームの練習場所に出向いて行うこともあれば、会社のトレーナールームに選手が訪ねてきて行うこともある。

関連職種との連携についてはドクターとの連携が必須であり、トレーナーは選手、指導者、ドクターとの橋渡しを行う。医学的不調で日常生活に支障が出ているときは速やかに、通常練習が継続ができないときは本人、指導者と話し合って方向性を考えてから医療機関の受診を促すことになる。

3. 陸上で多い疾患と 治療についての考え方

陸上競技の急性の外傷で最も多いのは肉離れであり、部位としてはハムストリングスに頻発する。肉離れは再発も多いため注意が必要である。急性期は、代謝低下による炎症の波及抑制、腫れや出血、痛み緩和のためのアイシング、圧迫などによる血流量の低下が求められる（表1）。

東洋医学では冷えをマイナス要因と捉えるが、この場合は速やかなアイシングを優先する。ただし、アイシングの過度の継続や凍傷への配慮は必要で、冷やすものは0度に近い氷、溶けやすい氷を使う。表面が白い氷は温度が低すぎるため、使用を避けるとよい。過度のアイシングは血流の阻

表1　肉離れに対するRICE処置

	受傷直後	24〜48時間	それ以降
冷却	氷で20分冷却する	1時間のうちに15分冷却する（就寝時以外）	運動後あるいは痛みや熱感を感じたときに15分冷却する
圧迫	弾性包帯で圧迫する	弾性包帯で圧迫する	運動時や振動や揺れに痛みを感じるときに弾性包帯やテーピングで圧迫する
挙上	背臥位で膝曲げ・下腿挙上、腹臥位で膝曲げをする	できる限り継続する	必要なし
安静	免荷する	痛みやけがの程度により、免荷したり杖を使用して荷重を軽減する	必要なし

害や出血の吸収に悪影響を及ぼすこともあるので、ときどき血流の確保や筋の硬さを取るような手技を加えることも考えておくとよい。また、肉離れのストレッチ開始のタイミングであるが、強い痛みを感じるときはストレッチよりも筋の収縮を自動運動で、膝屈曲（図1）と股関節伸展（図2）をゆっくり行うほうが筋の緊張緩和やストレッチ導入をスムーズに行えることがある。

　慢性的な障害では腱炎が挙げられる。特にアキレス腱炎は種目を問わず発症し、遷延することが多く、競技者生命を左右することも少なくない。まず病態把握が必須で、画像診断で腱実質、腱周囲、滑液包、踵骨、下腿筋など、どこにどんな問題があるかを判断して、運動継続か中止か、リハビリやトレーニングで回復するか、あるいは外科手術するかを含め、道筋を立てて取り組むことが重要となる。

4. 現場で行うケアや東洋療法

1）練習前後に行う東洋療法

　陸上競技の選手は競技種目の特性や個人の身体的特性の違いにより、練習時のウォーミングアップや練習の内容、クーリングダウンの行い方が異なる。その日に行う練習の内容やその目的、選手個人の体調と練習内容に合わせた身体の状態をつくるため、指導者や選手自身とのコミュニケーションは重要である。負荷のかかる部分を理解して、

動きのチェックも行いながら、けがの予防的ケアや疲労の回復を随時行う。求められる筋の力や柔軟性、関節にかかる負荷を予測して、柔軟性を出したり、可動域を広げたり、出力を促したりすることで対処していく。

　手技としてはストレッチや徒手抵抗による運動が多い。どうしても痛みが強いときなどは、鍼による鎮痛効果や筋緊張の緩和を狙うこともある。

2）試合前・後に行うケアや東洋療法

　試合前・後であっても練習前・後と同様に、競技特性と選手の個性に配慮したうえでケアを行う。ただし、試合前はハイパフォーマンスが目的となるため、そのために最適となる身体要素の筋や関節の状態、精神的な緊張の適正化を図る必要がある。それを妨げることのないように、トレーナーは「余計なことはしない」スタンスを取り、明らかな心身の不調に関してだけ介入する。メンタルの過緊張に対しては、四肢の要穴や頭部に刺鍼して介入する場合もある。

5. 今後の展望

　我々はさまざまな分野の医学の進歩と体育学を融合させて、陸上競技選手をサポートする必要がある。東洋療法の良さを生かしながら、医師による画像診断での評価、その診断の有用性を利用して、より正確なリスクの少ない手法で治療選択を

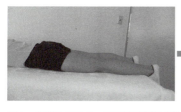 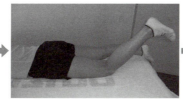 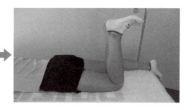

図1　肉離れのストレッチ前に行う自動運動（膝屈曲）

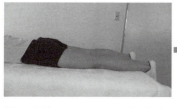 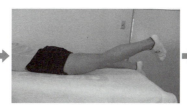 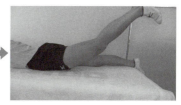

図2　肉離れのストレッチ前に行う自動運動（股関節伸展）

していく必要を感じる。特に鍼灸は「身体に傷をつけることによって人の自己再生能を促す」という力がある。この手法は治癒遅延を起こしているスポーツの慢性疾患において、より良い方法となっていくと考えている。

【岩本広明】

【岩本広明 略歴】
大阪体育大学体育学部卒、大阪鍼灸専門学校（現 森之宮医療学園）卒。日本陸上競技連盟 医事委員会トレーナー部部長、日本オリンピック委員会強化スタッフ、日本スポーツ協会アスレティックトレーナー、鍼灸師。大学在学中より陸上競技部学生トレーナーとして活動。1990年、ミズノ株式会社とアスレティックトレーナーとして契約。日本選手団トレーナー、ミズノトラッククラブトレーナーとして1993年よりオリンピック、世界陸上など各種国際大会に多数帯同多数。

Chapter 5-6

6節 水泳

1. 水泳におけるトレーナー業務

　筆者は公益財団法人日本水泳連盟医科学委員会連携組織日本水泳トレーナー会議（以下、JSTC）に所属し、日本水泳ドクター会議と連携を密に取り、年度ごとの主要大会（オリンピック・世界選手権・アジア大会・パンパシフィック選手権・ユニバーシアードなど）の試合・合宿帯同および測定、ジュニア世代の試合帯同および育成合宿での測定・講習、日本選手権・ジャパンオープン・ワールドカップ・ジャパンマスターズ水泳など全国大会での、トレーナーオープンブース設営など行っている。

　本節では水泳トレーナーの実際について、筆者の経験に基づいて述べる。

1）JSTC トレーナー活動

　JSTCでは年二度（基礎・夏期）の実技講習会と、11月に年度主要大会に帯同したトレーナーからの現場報告会を行っている。トレーナーらは基本的なマッサージ・指圧を行うことができるうえで、各々得意な手技を用いて選手に対応している。ケアだけでなく、フィジカルトレーニング、リハトレなど競技力向上・故障予防などの教育、実際に起きた現場でのケア対応の情報共有を行っている。

　また、JSTCを中心に各地方（北海道・東北・関東・中部・関西・中国・四国・九州）の担当者を決め、各地方試合でのオープンブース設営、講習会や情報交換会を行っている。

2）代表トレーナーの役割

　先述したように代表トレーナーは皆、選手から

のニーズの高いマッサージ・指圧を基本的な技能として修めており、そこに鍼灸、理学療法、フィジカルトレーニングと各自が得意分野を持っている。これにより、代表選手は今の身体の状態に応じてケアを受けたいトレーナーを選べるようになっている。

　代表トレーナーは日常的なケア以外にも以下のような活動にも積極的に携わっている。

①合宿、試合でのケア対応
②セルフケア・ストレッチ・補強トレーニングのサポートおよび指導
③練習前の補強トレーニング用具の設置
④コーチ・ドクター・トレーナーの連携および情報共有
⑤移動時などのチーム荷物の運搬
⑥その他

3）代表選手の測定

　4月に行われる年度ごとの代表選考会・日本選手権で選ばれた選手を、選手権直後に集合させ、講習会・チームビルディングなどが行われる。そこでトレーナーは、各選手にアンケート・測定（関節可動域、筋力バランスなど）および故障箇所・既往歴など現段階での身体情報を収集し、昨年までの情報を考慮しながら、代表帯同ドクターとトレーナーで情報共有を行う。こうした測定はジュニア代表の合宿でも同様に対応する。

4）合宿・試合でのケア対応

　ケアを行う際には、本人の主訴、コーチからの情報、測定情報を吟味し、短い時間のなかでも結果が出るように対応する。ケア終了後、毎日トレーナーミーティングを行って現段階での選手の身体情報を共有する。故障箇所のある選手に対して

310

は一人のトレーナーで抱え込んで対応せず、帯同トレーナー全員で最善策を考え、早期治癒できるように対応している。

2. 現場で行うケアと東洋療法

1）練習前・後に行う東洋療法

水中練習前には各自ストレッチ・セルフケア、体幹・補強トレーニングを行うが、選手自身で伸びにくく感じる箇所のストレッチや、意識の入りにくい箇所のトレーニングに対してトレーナーが補助することがある。筋肉の張り・疲労がある場合、短時間で指圧・マッサージを行う場合もある。

練習後のケアは予約制が取られる。選手はトレーナールームに貼り出された時間表を確認し、各自受けたいトレーナーと時間の欄に名前を記入しておく。トレーナーは、泳ぎ込みの時期には30～40分で選手の主訴を中心に全身をほぐす。故障箇所がある選手には、鍼や物理療法で対応する。

2）試合前・試合後に行うケアや東洋療法

試合前後のケアは、練習前後の対応と変わらない。競泳は一つの種目において、予選・準決勝・決勝の3レースがあるため、レース後のケア対応は増える。試合中は20～30分でケア対応を行う。

3. 水泳で多い外傷・障害とその治療

筆者はさまざまな競技の選手を施術してきたが、競泳選手の筋肉は格段に柔らかく、非常にデリケートであると感じている。患者の主訴通りの部位を触ってみても一見柔らかくこりがないように感じることも多いが、深部にこりがあるケースも多い。したがって、筋線維に沿ってしっかり深部をほぐさないと、根本的な疲労を取り除くことができないのである。また、揉み返しが起こりやすい

性質の筋肉なので、起始・停止を考え、接面を大きく捉えつつ、意識は点で、筋線維に沿ってほぐすように心がける。

競泳は全身運動である。そのため、疾患はオーバーユースによる関節痛（肩・肘・膝）、腰痛、肩こり、頚の張りなどが多い。泳ぎ込みの時期には、午前・午後2時間、長いときは3時間の水中練習が行われる。1回の練習で5,000mから、最長で10,000mもの距離を泳ぎ、さらに練習前には30分ほどの補強トレーニング、週2～3回のウェイトトレーニングと多岐にわたる。そのため、強化時期においてトレーナーのケア対応は非常に重要である。

慢性期の治療については、全身の疲労をほぐして疲労を取り除いてほしいという要望が多い。これにはマッサージ・指圧で対応している。故障箇所に対しては、鍼や物理療法で対応し、早期治癒を目指す。

急性期の治療について、競泳においては少ないが、稀に筋膜損傷、捻挫、練習中選手同士の手がぶつかっての打撲などがある。応急処置としてRICE処置、特にアイシングを繰り返し行い、帯同ドクターの診断のうえ、鍼・物理療法での消炎対応を行う。

1）クロール

各泳法で起こりやすい外傷・障害とそれに対するケアを紹介する。

クロールのストロークは、浅い入水から肘の位置まで前腕で水をつかむキャッチが重要である。そこから腕全体でつかんだ深い位置の水を、体幹脇にある筋群（広背筋・大胸筋・大円筋・小円筋・肩甲下筋など）で引いてきて、肘が伸びる寸前に腕を抜く。前腕、上腕三頭筋の腕の筋肉、付け根の筋肉の疲労とともに、広背筋など体幹側面筋群の疲労が強くなるので、疲労箇所をしっかりほぐす。

肘痛を起こすときには、キャッチで特に使う上腕二頭筋短頭・上腕三頭筋内側頭の張りが強く出

る。肩痛は、上腕二頭筋長頭腱炎・回旋筋腱板炎が多い。肩のどこに痛みがあるかを把握して対応する。日頃の姿勢による猫背や肩が前で固まっていることで肩甲骨の動きが悪くなっているため、大胸筋の筋腱移行部、大菱形筋・小菱形筋を緩めて胸鎖関節からの鎖骨の動きや、胸郭の動きを改善することで軽減する。

キックは、打ち下ろす大腿四頭筋と、戻しのハムストリングスの張りが強い。加えて、キックの強い選手は上下に動かす大腿四頭筋とハムストリングスだけでなく、内反させながら内転筋群を使うため、内転筋群もしっかりほぐすことが重要である。

2）バタフライ

バタフライは腹筋と背筋を交互に動かす上下動のある泳法である。呼吸時は背部中央（鳩尾辺り）から腰、殿部・股関節周り、リカバリー時は両肩甲骨を内側に寄せる筋群（大菱形筋・小菱形筋・僧帽筋）、腕を前に持っていくときは三角筋前部が特に疲労する。

キャッチの動きはフリー（クロール）と同様で、疲労箇所も同じである。ただし、ドルフィンキックは両脚を同時に強く打ち戻すため、疲労感は特に強くなる。

3）バック（背泳ぎ）

バックにおいては、スタート・ターン後のバサロキックでドルフィンキックと同様の筋肉が疲労する。さらに、スタートでの急な反り腰による腰痛の選手が多い。

プルでは、リカバリー時の三角筋前部、キャッチから肘の位置まで腕相撲のようにかき込んでくるときに上腕二頭筋短頭と前腕（特に小指側）、肘を伸ばすときの上腕三頭筋（特に内側頭）が疲労する。キャッチからフィニッシュまでの腕の動きで体幹、腕付け根の大胸筋（特に下部線維）、広背筋が常に動くので疲労する。

またバックは仰向けに泳ぐため、特に女子選手が頸の疲れを訴えるケースが多い。胸鎖乳突筋・斜角筋・僧帽筋上部の疲労を取ることが重要となる。

4）ブレスト（平泳ぎ）

ブレストは他の3種目の「かききる」「上下に蹴る」といった直線的な動きとは違い、「円状にかき込む」「回し蹴る」といった円の動きで、捻りや捻じる動作が多いため、手首・肘・肩・股関節・膝・足首などの関節を使う。特に前腕を回す肘、下腿を回す膝（膝蓋靱帯、鵞足〔縫工筋・薄筋・特に半腱様筋〕）が疲労し、故障しやすい箇所のため、それぞれの関節を跨ぐ筋・腱を念入りにほぐす。

プルでは、キャッチ時の前腕、腕をかき込んでくるときの大胸筋・広背筋・大菱形筋・小菱形筋、キックでは下腿を引きつけるハムストリングス・腓腹筋、足首を曲げる前脛骨筋、回し蹴る大腿四頭筋（特に外側広筋）・腸脛靱帯・内転筋、足底でつかんだ水を後ろに蹴るときに働く腓腹筋内側が疲労する。バタフライ同様、呼吸時に上下動があるため腰痛と、キック時の引きつけの可動範囲以上の動きで痛める鵞足炎が非常に多い。他の3種目にない足首を引きつける前脛骨筋の疲労も強い。

---

5. 今後の展望

現在JSTC会員は300人を超え、全国各地に点在、活動している。年に2回の技術講習会を行っているが、ここでは、筋線維の走行を頭に入れ、立体的にターゲットとなる筋肉のすべての線維をほぐし、疲労を取り除くような手技を身につける。また、オープンブース対応や各県代表合宿でのケアの重要性と体幹・フィジカルトレーニング指導など、今後はさらに内容の濃い現場対応の治療法・補強トレーニングを指導し、各地方大会から各県

大会レベルにまで広げる必要がある。たくさんの選手が中学・高校・大学の全国大会、さらにには日本選手権・代表選考会に出場できるように、トレーナーの教養を今以上に身につける協会にしていきたいと筆者は考えている。

【小沢邦彦】

【小沢邦彦 略歴】

1969年、長野県出身。1992年、日本大学卒業。1995年、日本鍼灸理療専門学校卒業、はり師きゅう師・あん摩マッサージ指圧師免許取得。公益財団法人日本オリンピック委員会強化スタッフ、公益財団法人日本水泳連盟医科学委員会医事部連携組織 日本水泳トレーナー会議副代表を務める。リフレッシュ指圧センターを開業し院長を務め、トレーナー養成塾である「小沢塾」も主宰している。1999年以降、オリンピック・パラリンピック、世界選手権、パンパシフィックなど多数の水泳の国際大会にトレーナーとして帯同している。

索 引

欧文

AED（自動体外式除細動器） …………… 46, 50, 251
ALS（二次救命処置） ……………………… 50, 51, 53
AST ……………………………………… 44, 241, 242
BLS（一次救命処置） ……………………………… 50, 51
CPK ……………………………………………… 44
CPR（心肺蘇生） ………………………………… 50, 51
EMS ……………………………………………… 91
FABERテスト ……………………… 186, 187, 188
FNS（大腿神経伸展）テスト …………… 179, 180
low energy availabilty（LEA） ………… 83, 84
PHV年齢 ……………………… 63, 64, 65, 68
POMS（Profile of mood states） …… 100, 228, 229, 270, 277, 278, 279
Q角（Q-angle） ………………… 198, 201, 203
RICE処置 ……… 49, 50, 167, 176, 193, 206, 211, 217, 218, 276, 285, 298, 304, 308, 311
SLR（下肢伸展挙上）テスト ………… 41, 179, 180
TFCCストレステスト ……………………… 167
TFCC損傷 …………………………… 167, 168
VO₂max ……………………………………… 60, 71

和文

あ

アイシング … 49, 50, 87, 88, 101, 102, 103, 156, 158, 184, 188, 206, 265, 275, 285, 299, 304, 307, 311
アイヒホッフテスト ……………………… 167, 168
アクアコンディショニング ……………… 101, 103
アクティブコンプレッションテスト ………… 153
アスレティックトレーニング専門職 …… 17, 18, 19, 20, 21, 22, 23
アスレティックリハビリテーション … 9, 15, 32, 93, 94, 95, 96, 101, 104, 157, 190, 221, 275, 285, 299
アダプテッド・スポーツ …………………………… 6
アプリヘンジョン（apprehension）テスト …… 154,203
アプレー（Apley）テスト …………………… 205
アミノ酸 ………………………………………… 126
アライメント … 40, 41, 42, 98, 144, 146, 151, 163, 182, 190, 201, 206, 207, 221, 223, 257, 286, 299

い

異所性骨化 ………………………………… 193
位置エネルギー …………………………… 121, 122
インターナルインピンジメント ………… 148, 157
インフォームド・コンセント …………………… 47

う

ウエイトコントロール ……………………………… 99
運動エネルギー ……………… 116, 121, 122, 123
運動器 ……… 40, 41, 42, 63, 64, 67, 70, 72, 74, 94, 236, 237
運動制限 ……………… 43, 149, 152, 163, 176, 188, 193
運動量 … 83, 84, 96, 113, 116, 120, 121, 213, 237, 248, 249
運動療法 …… 72, 86, 94, 151, 152, 176, 180, 237, 253, 261, 262, 263, 265, 280, 281, 294
運動量保存の法則 ………………………………… 121

え

エクスターナルインピンジメント …………… 148, 149
エコノミークラス症候群 …………… 32, 239, 245, 253
エネルギー産生栄養素バランス ………………… 125
エネルギーバランス ……………………… 127, 128
エビデンス …… 2, 53, 92, 103, 258, 260, 263, 264, 267, 271
円皮鍼 ……… 34, 48, 152, 235, 272, 273, 274, 279, 281, 299

お

オスグッド（Osgood-Schlatter）病 …… 42, 64, 66, 67, 199, 200, 203, 206, 207
温熱療法 ………………………………… 86, 88, 94, 162

か

カーフレイズ ……………………………………… 213
外傷・障害の予防 … 4, 15, 21, 97, 101, 104, 152, 271, 286
外側側副靱帯（LCL） ……… 159, 160, 196, 197, 203, 204
外的要因 …………………………… 4, 5, 97, 98, 304
回転運動 ……… 116, 117, 118, 119, 121, 123, 304
角運動量 ……………………………………… 116, 121
角加速度 ……………………… 116, 118, 119, 123

角速度……………………… 116, 118, 121, 123, 272
角変位……………………………………………… 118
角力積……………………………………………… 121
鷲足……………………………… 198, 201, 203, 312
加速度………………… 116, 117, 118, 119, 123, 138
下腿骨骨折………………………………………… 214
下腿部………………… 117, 118, 120, 210, 212, 213
下橈尺関節……………………………… 165, 166, 167
カルテ……………………………………………… 47, 292
慣性モーメント………………… 116, 119, 120, 121
関節安定性…………………………………………… 94
関節弛緩性………………………………… 40, 41, 42
関節痛………………………………… 72, 168, 292, 311
関節軟骨……………… 64, 65, 67, 164, 186, 196, 206
感染性廃棄物容器（シャープコンテナー）………… 49
完全房室ブロック…………………………………… 43
嵌頓症状（locking）……………………………… 199
患部以外へのエクササイズ……………………… 94, 96
寒冷療法（アイシング）………………… 86, 87, 88, 94

き

気管支喘息………………………… 43, 44, 132, 230
危機管理マニュアル………………………………… 46
キネティクス…………………………… 115, 116, 118
キネマティクス…………………… 115, 116, 117, 118
機能性月経異常…………………………………… 234
機能性月経困難症……………… 77, 79, 234, 235, 281
基本の食事………………………………………… 128
逆動力学…………………………………………… 123
救護班……………………………………………… 46, 47
急性硬膜外血腫…………………………… 136, 137
競技特性…… 4, 40, 41, 77, 83, 84, 95, 97, 99, 167, 170, 274, 278, 308
筋横断面積………………………………… 69, 70, 71
筋挫傷……………………………… 176, 193, 305
禁止物質………… 5, 82, 129, 131, 132, 133, 304
筋性背部痛………………………………… 175, 176
筋性腰痛…………………………………………… 182
筋の協調性…………………………………………… 94
筋反応時間………………………… 265, 272, 273
筋量…………… 64, 65, 68, 69, 70, 110, 111, 126, 128

く

クーリングベスト………………………………… 103

グラスピング（grasping）テスト………………… 204
クラス分け…………………………… 7, 10, 302
グリコーゲン………… 55, 56, 57, 124, 125, 271
クロール………………………………… 311, 312

け

頚髄損傷…………………………… 8, 139, 302
頚椎椎間板ヘルニア……………………………… 142
頚椎捻挫………………… 137, 138, 144, 145, 257
経皮的神経電気刺激（TENS）…………………… 90
血圧…… 8, 44, 60, 61, 72, 79, 100, 228, 242, 243, 248, 250
血管抵抗………………………………………… 60, 61
月経周期………… 77, 79, 80, 81, 82, 83, 84, 233, 235, 280
月経周期調節……………………………………… 80, 81
月経前症候群…………… 77, 80, 81, 82, 233, 235, 280
月経痛……………… 77, 79, 80, 82, 235, 280, 281
血流再配分…………………………………………… 60
健康寿命……………………………… 32, 74, 76
肩甲上腕関節脱臼………………………………… 154
肩甲上腕リズム………………… 150, 151, 154
肩鎖関節脱臼………………………… 155, 156
腱の強度…………………………………………… 65
腱板炎……………………… 148, 150, 155, 258, 312
腱板断裂………………………… 148, 149, 150

こ

高圧蒸気滅菌（オートクレーブ滅菌）…………… 48
高山病……………………………………………… 251
後十字靱帯（PCL）………………… 196, 197, 204
甲状腺機能異常……………………………… 43, 233
厚生労働省統合医療情報発信サイト………………… 2
光線療法………………………… 86, 91, 249
公認障がい者スポーツ指導者制度………………… 9
後方引き出しテスト……………………………… 204
高齢者…… 65, 69, 70, 72, 73, 74, 75, 76, 88, 92, 115, 191, 243, 276, 305
コーチングスタッフ…………………… 99, 138, 284
股関節インピンジメント………………… 186, 188
股関節痛……………………………… 186, 187
国際パラリンピック委員会………………… 6, 10
骨化性筋炎………………………………………… 193
骨折…… 53, 67, 89, 144, 167, 169, 170, 171, 173, 175, 187, 188, 211, 302
骨粗鬆症……………………………… 82, 132

骨端核······66, 67
骨端症······42, 64, 66, 67
コンディション···· 2, 5, 15, 77, 79, 80, 81, 82, 96, 97, 98,
　　99, 100, 104, 114, 269, 278, 279, 284, 285, 286, 292
コンディション評価······98, 99, 100, 286
コンパートメント症候群······164, 194, 211, 212
コンプレッション衣類······101, 104

さ

再使用を前提とした鍼具······48
最大1回拍出量······71
最大換気量······71
最大酸素摂取量······59, 60, 61, 71, 100, 229, 250, 251
最大心拍数······60, 71, 229
再発予防······95, 96, 104, 190, 207, 217, 285, 304
擦式手指消毒（ラビング法）······47
サルコペニア······65, 70

し

次亜塩素酸ナトリウム······49
シーバー病······66, 67
ジェットラグ（時差ボケ）······246, 247, 253
視覚障がい······6, 7, 8, 11, 305
視覚障がい者······8, 302, 303, 304
自覚的コンディション······100
持久力······71, 72, 74, 95, 98, 106, 132, 162, 277, 300
止血帯法······53, 54
止血法······53, 54
仕事······121, 122, 123
脂質······56, 124, 125, 126, 127, 241
肢体不自由······6,8,11,302
膝蓋骨亜脱臼／脱臼······202, 203
脂肪エネルギー比率······126, 128
尺骨神経管症候群······169
ジャクソンテスト······142, 143, 145
尺屈軸圧試験······167
ジャパンパラ競技大会······11
ジャンパー膝······200, 263, 299
重心······111, 117, 118, 119, 120, 122, 199
柔道······11, 24, 80, 155, 166, 181, 302, 303, 304, 305
スクリューホーム現象 (screw home movement)···198
手関節屈曲テスト······170
手関節伸展テスト······171
手根間関節······169

手根中手関節······165, 169
手指衛生······47
順動力学······123
障がい者スポーツ······6, 7, 9, 10, 11, 305
障がい者スポーツトレーナー······9
使用済み鍼などの廃棄······48
消毒用アルコール······46, 48
上方肩関節唇損傷······152
情報収集······297, 298
情報伝達······288, 298, 304
上腕骨外側上顆炎······266
上腕二頭筋長頭腱炎······152, 157, 259, 312
食事······43, 83, 84, 100, 124, 125, 128, 187, 214, 227, 297
初経発来······67
女性アスリートの三主徴······82, 83, 128
尻上がり現象······200, 201, 203
神経-筋協調性······207
シンスプリント······211, 212, 213
身体活動量······74, 75
身体機能······23, 70, 71, 73, 76, 94, 124, 125, 162
身体障がい······6, 8, 11
心拍出量······59, 60, 61, 86
心拍数······52, 56, 59, 60, 61, 72, 86, 100, 138, 228, 229,
　　242, 243
深部静脈血栓······245, 246

す

髄核······142, 177, 179
ストレス··· 79, 98, 104, 141, 148, 152, 153, 158, 212, 228,
　　230, 234, 241, 242, 243, 273, 285, 299
ストレッチング···· 96, 101, 102, 104, 151, 180, 181, 183,
　　206, 219, 224, 265
ストレングスコーチ······37, 96, 184
ストレングストレーニング······101
スパーリングテスト······141, 142, 143
スピードテスト······151, 152
スペシャルオリンピックス······10
スポーツ基本計画······11
スポーツ基本法······3, 11, 42
スポーツ基本法の基本理念······3
スポーツ鍼灸······25
スポーツ損傷······40, 41, 42
スポーツ損傷予防······42
スポーツ東洋療法······2, 3, 4, 5, 97, 98, 100, 101, 104
スポーツマッサージ······24, 25, 26, 33, 101, 104, 279

せ

生活機能 ……………………………………………… 70
清拭（スワブ法） …………………………………… 48
精神障がい ………………………………………… 9, 11
精神的ストレス ……………… 98, 230, 234, 236, 237
成長軟骨層 ……………………………………… 64, 67
生物学的ストレス ………………………………… 98
生理的ストレス …………………………………… 98
世界アンチ・ドーピング機構（WADA）… 129, 130, 131
脊柱 …………………… 173, 175, 177, 182, 207, 257
脊柱起立筋 ……………………………… 173, 175, 182
施術計画書 ………………………………………… 46
施術所以外における施術 ………………………… 46
施術野の消毒 ……………………………………… 48
セルフケア …… 99, 206, 257, 280, 284, 285, 286, 297, 300, 305, 310, 311
セルフチェック ……………… 44, 45, 72, 99, 100, 207
前鋸筋 ……………………………………… 156, 173, 175
全国障害者スポーツ大会 ………………………… 11
前十字靱帯（ACL） …………………………… 196, 197
前十字靱帯不全膝 ………………………………… 199
全身関節弛緩性 ……………………………… 40, 41
専任トレーナー …………………………… 37, 297, 300
前方アプリヘンジョンテスト …………………… 154
前方インピンジメントテスト …………… 186, 187, 188

そ

速乾性手指消毒薬 ……………………………… 47, 48
足関節捻挫 …… 166, 207, 217, 218, 221, 264, 265, 285, 298, 299, 302
足関節不安定性 …………………………… 221, 265
足底筋膜炎 ……………………………… 223, 264, 265
速度 ……………… 116, 117, 118, 119, 120, 121, 122, 123
鼡径部痛症候群（グロインペイン） ………… 188, 190

た

対応力 ……………………………………………… 5
体温 ……………………… 52, 100, 103, 248, 249, 250, 251
体重 … 40, 41, 43, 52, 59, 80, 82, 84, 98, 108, 128, 196, 205, 210, 212, 213, 222, 223, 232, 249, 250
タイトネス …………………………………… 41, 157
大腰筋 ………………………………… 70, 71, 186
タオルギャザー …………………………… 213, 217, 218

ち

タナ（滑膜ひだ）障害 ……………… 164, 202, 203
単回使用（シングルユース） ……………………… 48
炭水化物エネルギー比率 ………………………… 125
たんぱく質 …………… 124, 125, 126, 127, 128, 232
弾発感（snapping） ……………………………… 199

ち

チーム医療 ………………………………………… 4
力 ……………… 116, 118, 119, 120, 121, 122, 123
力のモーメント ……………………………… 119, 121
知的障がい ………………………………………… 9, 11
遅発性筋痛（DOMS） ……… 103, 269, 270, 271, 279
中水準消毒薬 ……………………………………… 48
超音波療法 ……………………………… 86, 88, 89, 94
聴覚障がい ……………………………………… 6, 8, 11
治療使用特例（TUE） ……………… 10, 129, 133

つ

椎間関節 ………………… 140, 144, 146, 173, 177, 182
椎間関節性腰痛 ………………………………… 182
椎間板 ……… 141, 144, 173, 177, 179, 180, 182, 253
使い過ぎ症候群（overuse syndrome） …… 200, 201, 202, 206, 212
使い捨て（ディスポーザブル） …………………… 48
槌指（Mallet finger） …………………………… 170

て

低水準消毒薬 ……………………………………… 48
ディスポーザブルシーツ ………………………… 48
低体温症 ……………………………………… 53, 250
ティネル（Tinel）徴候 …………………………… 171
低用量ピル …………………………………… 77, 81
テーピング …… 13, 35, 94, 96, 101, 104, 156, 162, 167, 168, 172, 184, 206, 213, 217, 219, 253, 285, 297, 298, 302, 304, 307, 308
適応と不適応の鑑別 ……………………………… 47
テニス肘 …………………………… 160, 161, 266, 267
デフリンピック ……………………………… 10, 11
電気療法 ……………………………………………… 89

と

投球障害肩 ……………………………………… 157

投球動作········ 67, 152, 153, 156, 157, 162, 163, 164, 173
橈骨手根関節·· 165
糖質·························· 56, 124, 125, 127, 128, 249, 251
動脈コンプライアンス······························ 62
ドーピング··· 5, 10, 80, 129, 130, 133, 158, 226, 297, 304
ド・ケルバン（De Quervain）病········· 166, 167, 168
徒手療法······························· 46, 86, 94, 276
突然死·· 43
トレーナー業務······························ 2, 184, 310
ドロップアームテスト·························· 150, 151

な

内側側副靱帯（MCL）········· 159, 160, 162, 163, 196, 197,
   198, 199, 201, 202, 204, 206, 293
内的要因································· 4, 5, 97, 98
内反／外反テスト··································· 204
内部障がい··· 6, 8

に

ニアーのインピンジメントサイン··············· 149
二関節筋··· 198
肉離れ（伸展損傷）········ 42, 191, 193, 195, 275, 276, 285,
   286, 287, 305, 307, 308, 309
二次性変形性膝関節症······························ 206
二次チェック···································· 99, 100
日本アンチ・ドーピング機構（JADA）··········· 129
日本障がい者スポーツ協会····················· 9, 12
日本鍼灸に関する東京宣言2011··················· 3
日本人の食事摂取基準（2015年版）········ 125, 126, 127
乳酸性作業閾値·· 56
ニュートンの運動法則······························ 118

ね

熱中症····················· 51, 52, 100, 247, 248, 249, 250

の

脳震盪······················· 137, 138, 147, 184, 302

は

バーナー症候群····························· 141, 142, 256
バイオメカニクス···················· 112, 113, 115, 116, 123

背屈制限··· 221
賠償責任保険··· 46
バスケットボール······ 6, 13, 115, 117, 170, 222, 231, 297,
   298, 299
バタフライ··· 312
発育（速度）曲線································· 63, 64
バック（背泳ぎ）···································· 312
パフォーマンスの向上········ 97, 104, 106, 114, 277
パラスポーツ·· 6
パラリンピック··· 2, 6, 9, 10, 11, 24, 29, 30, 34, 302, 305
パワーポジション······························ 299, 300
パワー······· 94, 95, 106, 107, 108, 109, 111, 116, 121, 271
半月板··································· 196, 197, 199, 206

ひ

ピアノキー（piano key sign）徴候················· 156, 167
ピークパフォーマンス···················· 97, 99, 277
ヒールレイズ····························· 213, 299, 300
膝くずれ（giving way）··················· 199, 202
微弱電流刺激（MES）······························ 91
ビタミン·································· 124, 127, 128
非特異的腰痛··· 181
皮内鍼··· 48
腓腹筋痙攣··· 214
日焼け······························ 247, 248, 249, 250
標準予防策（スタンダード・プリコーション）······ 47
平泳ぎ膝··· 202
疲労骨折···· 67, 83, 124, 128, 173, 175, 181, 187, 188, 195,
   211, 222
貧血············ 43, 44, 81, 98, 100, 124, 228, 231, 232, 233

ふ

フィジカルコーチ···································· 96
フィンケルシュタインテスト················· 167, 168
物理的・科学的ストレス······························ 98
物理療法····· 88, 92, 94, 147, 152, 158, 176, 180, 181, 206,
   299, 300, 304, 311
プライマリーケア···································· 99
ブルガダ症候群······································· 43
ブレスト（平泳ぎ）··································· 312
フローマン（Froment）徴候························ 171

318

へ

平衡機能	100
並進運動	116, 117, 118, 119, 121, 122
ペインフルアークサイン	150
変位	117, 121, 146, 203
変形性膝関節症	74, 199, 262, 263

ほ

ホーキンスのインピンジメントサイン	150
歩行速度	70, 71, 115
歩行能力	70
保護者の同意	47
ポジティブスタンディングサイン (positive standing sign)	187, 188
歩数	74, 75
補装具	94, 96
ホメオスタシス	244, 245

ま

マーブルピック	213
マックマレー (McMurray) テスト	205
マルアライメント	200, 201, 202, 206, 207, 286, 298
マルファン症候群	43

み

ミネラル	124, 125, 127, 128, 214, 249, 285

む

無月経	77, 82, 83, 84, 85, 128, 233, 235, 236

め

滅菌バッグ	48
メディカルグローブ	47
メディカルチェック	40, 42, 43, 44, 45, 72, 77, 183, 207
メディカルリハビリテーション	86, 93, 299

も

モディファイドクランクテスト	153
モデル化	116, 117

や

ヤーガソンテスト	151, 152

ゆ

ユニバーサルスポーツ	6

よ

腰椎	174, 177, 181, 182, 184,
腰椎椎間板ヘルニア	179, 180, 257, 261
腰椎分離症	181, 261
腰痛	72, 74, 75, 81, 179, 180, 181, 182, 183, 184, 234, 237, 253, 257, 260, 261, 262, 298, 311, 312
腰痛症	182, 257, 261, 298
予診票	47

ら

ラックマン (Lachman) テスト	204
ランナー膝	202

り

力学的エネルギー	121, 122, 123
力積	120, 121
リスク管理	86, 95, 142, 289, 305
離断性骨軟骨炎	66, 67, 163, 164, 220
リトルリーグ肩	67, 157
流水と石鹸による手洗い	46, 47

れ

裂離骨折	64, 170, 200

ろ

老化	69, 72
ロックウッド分類	155
肋骨	152, 173, 174, 177
肋骨骨折	173, 175

| 編集協力 | 公益社団法人全日本鍼灸学会スポーツ鍼灸委員会 |

カバーデザイン	有限会社エムサンロード
本文デザイン	有限会社北路社
図版作成	株式会社アイエムプランニング
	坂根潤
校正協力	斉藤智

鍼灸マッサージ師のためのスポーツ東洋療法

2018年9月30日　第1版1刷発行
2023年5月25日　第1版2刷発行
監修者　福林徹
編著者　公益社団法人東洋療法学校協会スポーツ東洋療法研究委員会
発行者　戸部慎一郎
発行所　株式会社医道の日本社
　　　　〒237-0068　神奈川県横須賀市追浜本町1-105
　　　　TEL 046-865-2161
　　　　FAX 046-865-2707

2018©IDO-NO-NIPPON-SHA

印刷・製本　図書印刷株式会社
ISBN 978-4-7529-1000-8　　Printed in Japan
本書の無断転載・複写複製（コピー、スキャン、デジタル化）を禁じます。